SISTEMA YAMAMURA DE
ACUPUNTURA

SISTEMA YAMAMURA DE **ACUPUNTURA**

TRATAMENTO DE DORES E DOENÇAS

Autores
**Ysao Yamamura
Márcia Lika Yamamura**

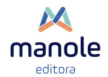

Copyright © Editora Manole Ltda., 2025, por meio de contrato com a autora.

Logotipo   Copyright © Center AO

Fotos e ilustrações do miolo e da capa: acervo Center AO
Projeto gráfico: Departamento Editorial da Editora Manole
Editoração eletrônica: Formato Editoração
Capa: Iuri Guião

CIP-BRASIL. CATALOGAÇÃO NA PUBLICAÇÃO
SINDICATO NACIONAL DOS EDITORES DE LIVROS, RJ

Y18s

    Yamamura, Ysao, 1942-2021
        Sistema Yamamura de acupuntura / Ysao Yamamura, Marcia Lika Yamamura. - 1. ed. - Barueri [SP] : Manole, 2025.

      Inclui índice
      ISBN 9788520468173

      1. Acupuntura. I. Yamamura, Marcia Lika. II. Título.

                              CDD: 615.892
24-94677   CDU: 615.814.1

Meri Gleice Rodrigues de Souza - Bibliotecária - CRB-7/6439

23/10/2024   28/10/2024

Todos os direitos reservados.
Nenhuma parte deste livro poderá ser reproduzida,
por qualquer processo, sem a permissão expressa dos editores.
É proibida a reprodução por fotocópia.

A Editora Manole é filiada à ABDR – Associação Brasileira de Direitos Reprográficos.

Editora Manole Ltda.
Alameda Rio Negro, 967 – cj 717
Tamboré – Barueri/SP
CEP 06454-000
Fone: (11) 4196-6000
www.manole.com.br | https://atendimento.manole.com.br/

Impresso no Brasil | *Printed in Brazil*

*"O bom acupunturista é aquele que resolve,
o ótimo é o que resolve com menor número de agulhas,
o GÊNIO é aquele que antevê e não deixa adoecer"*

Ysao Yamamura

Autores

Prof. Dr. Ysao Yamamura

Professor Livre-Docente e Chefe do Setor de Medicina Chinesa-Acupuntura da Disciplina de Ortopedia do Departamento de Ortopedia e Traumatologia da Universidade Federal de São Paulo/Escola Paulista de Medicina. Diretor Presidente do Center-AO – Centro de Pesquisa e Estudo da Medicina Chinesa.
(*in memoriam*)

Dra. Márcia Lika Yamamura

Acupunturiatra e Pediatra. Especialização em Infectologia Pediátrica e em Cuidados Paliativos. Chefe do Grupo de Medicina Chinesa-Acupuntura da Disciplina de Ortopedia do Departamento de Ortopedia e Traumatologia da Escola Paulista de Medicina/UNIFESP. Supervisora do Programa de Residência Médica em Acupuntura da UNIFESP (2017- 2023). Coordenadora do Curso de Especialização em Medicina Chinesa-Acupuntura. *Board Member do International Council of Medical Acupuncture and Related Techiniques* (ICMART). Presidente de la *Federación Iberolatinoamericana de las Sociedades Medicas de Acupuntura* (FILASMA) (2018-2021). Diretora do Center-AO – Centro de Pesquisa e Estudo da Medicina Chinesa (www.center-ao.com.br).

Sumário

Prefácio XIII
Agradecimentos XV
Introdução XIX

Capítulo 1
Zang Fu (Órgãos e Vísceras) e o Esqueleto 1

Capítulo 2
Divisões e subdivisões do *Yang* e do *Yin* do corpo humano e do Esqueleto 13

Capítulo 3
Conceito do *Jing Shen* (Quintessência Energética) e a formação
dos microssistemas 18

Capítulo 4
Sistema *Yin* do *Jing Shen* e Sistema Yamamura de Acupuntura dos Ossos Longos
(SYAOL) 29

Capítulo 5
O esqueleto, as relações com o corpo e com os Meridianos Principais.
Lado *Yang* e *Yin* dos ossos 42

Capítulo 6
Sistema Yamamura dos Ossos Longos (SYAOL) e Meridianos Distintos.
Aplicações clínicas 50

Capítulo 7
Sistema Yamamura de Acupuntura de Ossos Longs (SYAOL) e Meridianos Curiosos.
Aplicações clínicas 85

Capítulo 8
Sistema Yamamura de Acupuntura de Ossos Longos (SYAOL) e os Meridianos
Principais e Secundários. SYAOL e Meridianos Unitários. Aplicações clínicas . . . 110

Capítulo 9
Sistema Yamamura de Ossos Longos (SYAOL) e *Zang Fu* (Órgãos e Vísceras): esquema
de tratamento de Algias Viscerais e Doenças. Aplicações clínicas 152

Capítulo 10
Sistema Yamamura de Acupuntura Articular e Periarticular (SYAA).
Aplicações clínicas 189

Capítulo 11
Sistema Yamamura de Acupuntura dos Pontos Craniométricos (SYA Pontos
Craniométricos). Aplicações clínicas 230

Capítulo 12
Sistema Yamamura de Acupuntura da Linha de Implantação dos Cabelos (SYALIC).
Aplicações clínicas 254

Capítulo 13
Sistema Yamamura de Acupuntura do Osso Occipital (SYAOO).
Aplicações clínicas 290

Capítulo 14
Sistema Yamamura de Acupuntura da Mandíbula (SYA Mandíbula).
Aplicações clínicas 333

Capítulo 15
Sistema Yamamura de Acupuntura dos Trajetos Musculares (SYA Trajetos
Musculares). Sistema Yamamura de Acupuntura dos Músculos (SYA Músculos).
Aplicações clínicas 347

Capítulo 16
Sistema Yamamura de Acupuntura da Patela (SYA Patela).
Aplicações clínicas 384

Capítulo 17
Sistema Yamamura de Acupuntura do Osso Esterno (SYA Esterno).
Aplicações clínicas 421

Capítulo 18
Sistema Yamamura de Acupuntura Vertebral (SYA Vertebral).
Aplicações clínicas 463

Capítulo 19
Sistema Yamamura de Acupuntura das Suturas Cranianas (SYA Suturas Cranianas).
Aplicações clínicas 481

Capítulo 20
Sistema Yamamura de Acupuntura do Osso Nasal (SYA Nasal).
Aplicações clínicas 503

Capítulo 21
Sistema Yamamura de Acupuntura dos Ossos Metacarpos e Metatarsos
(SYA Metacarpos e Metatarsos). Aplicações clínicas 519

Capítulo 22
Sistema Yamamura de Acupuntura. Comentários Finais 528

Bibliografia consultada 532
Índice remissivo 537

A Medicina é uma área do conhecimento em constante evolução. Os protocolos de segurança devem ser seguidos, porém novas pesquisas e testes clínicos podem merecer análises e revisões, inclusive de regulação, normas técnicas e regras do órgão de classe, como códigos de ética, aplicáveis à matéria. Alterações em tratamentos medicamentosos ou decorrentes de procedimentos tornam-se necessárias e adequadas. Os leitores, profissionais da saúde que se sirvam desta obra como apoio ao conhecimento, são aconselhados a conferir as informações fornecidas pelo fabricante de cada medicamento a ser administrado, verificando as condições clínicas e de saúde do paciente, dose recomendada, o modo e a duração da administração, bem como as contraindicações e os efeitos adversos. Da mesma forma, são aconselhados a verificar também as informações fornecidas sobre a utilização de equipamentos médicos e/ou a interpretação de seus resultados em respectivos manuais do fabricante. É responsabilidade do médico, com base na sua experiência e na avaliação clínica do paciente e de suas condições de saúde e de eventuais comorbidades, determinar as dosagens e o melhor tratamento aplicável a cada situação. As linhas de pesquisa ou de argumentação do autor, assim como suas opiniões, não são necessariamente as da Editora.

Esta obra serve apenas de apoio complementar a estudantes e à prática médica, mas não substitui a avaliação clínica e de saúde de pacientes, sendo do leitor – estudante ou profissional da saúde – a responsabilidade pelo uso da obra como instrumento complementar à sua experiência e ao seu conhecimento próprio e individual.

Do mesmo modo, foram empregados todos os esforços para garantir a proteção dos direitos de autor envolvidos na obra, inclusive quanto às obras de terceiros e imagens e ilustrações aqui reproduzidas. Caso algum autor se sinta prejudicado, favor entrar em contato com a Editora.

Finalmente, cabe orientar o leitor que a citação de passagens desta obra com o objetivo de debate ou exemplificação ou ainda a reprodução de pequenos trechos desta obra para uso privado, sem intuito comercial e desde que não prejudique a normal exploração da obra, são, por um lado, permitidas pela Lei de Direitos Autorais, art. 46, incisos II e III. Por outro, a mesma Lei de Direitos Autorais, no art. 29, incisos I, VI e VII, proíbe a reprodução parcial ou integral desta obra, sem prévia autorização, para uso coletivo, bem como o compartilhamento indiscriminado de cópias não autorizadas, inclusive em grupos de grande audiência em redes sociais e aplicativos de mensagens instantâneas. Essa prática prejudica a normal exploração da obra pelo seu autor, ameaçando a edição técnica e universitária de livros científicos e didáticos e a produção de novas obras de qualquer autor.

Prefácio

A vida estressante dos tempos modernos com suas implicações físicas e mentais, por sobrecarga emocional, constitui fator que propicia o processo do adoecer. Cada vez mais a humanidade tem menos disponibilidade e tempo para o lazer, cuidar e manter a saúde; portanto, nesta condição de vida atribulada, onde as crises de dor e de mal estar requerem atendimento de efeito, que possam minorar rapidamente os seus males. A medicina preventiva como era realizada pelos antigos chineses não encontra mais espaço e tempo na atualidade.

A procura crescente ao Pronto Atendimento de Acupuntura do Hospital São Paulo (EPM/UNIFESP), fundado pelo Prof. Ysao Yamamura na década de 90, exigiu uma resolução mais rápida e de efeito, pelo número elevado de pacientes a serem atendidos. Para tanto se fez, então, necessário desenvolver técnicas de acupuntura, fugindo do tradicional, com características de bom efeito e de execução rápida. Assim, foram desenvolvidos por nós vários microssistemas de acupuntura com este intuito embasado nas teorias clássicas de Acupuntura. Alem da criação dos microssistemas Yamamura, o Prof. Ysao Yamamura introduziu os novos conceitos do uso integrado dos Meridianos Distintos, Curiosos e Principais pois, segundo a Teoria do *Santai* descrita no Ling Shu, o Homem só pode viver entre Céu e Terra.

Considerando-se, entao, os fatores emocionais como sendo inerentes à mente humana e possivelmente à gênese de doenças, seja do sistema musculoesquelético, seja dos órgãos internos, foi dado ênfase maior nos microssistemas que possam atuar em processos emocionais, destacando-se o Sistema Yamamura de Acupuntura dos Pontos Craniométricos e dos Pontos Vertebrais. Para quando as emoções já acometeram os Órgãos Internos e o sistema musculoesquelético, microssistemas específicos foram desenvolvidos como o Sistema Yamamura de Acupuntura dos Ossos Longos, do Osso Occipital, da Linha de Implantação dos Cabelos, do Osso Esterno e da Patela.

Todos os macrossistemas por nós desenvolvidos foram amplamente testados e comprovados os seus efeitos em um serviço de pronto atendimento de grande movimento.

Agradecemos a colaboração dos médicos e residentes que compõem o *staff* do Setor de Medicina Chinesa-Acupuntura da EPM/UNIFESP e do Center-AO e imensamente aos pacientes, a razão de termos desenvolvido os microssistemas, para o alívio imediato.

Ysao Yamamura
Márcia Lika Yamamura

Agradecimentos

Ao meu pai, Ysao Yamamura, à minha mãe Maria Jose Nozaki, à minha irmã Erika Sayuri e ao meu grande companheiro de aventuras, meu filho Yohan, netinho querido e razão de viver do vovô. Minha família é a razão de tudo que faço. Nunca vi meu pai, como médico e professor, sucumbir-se a qualquer vicissitude da vida. Nunca deixou de ir ao Pronto Atendimento e ao Ambulatório para ensinar os médicos e residentes. Passamos por inúmeras situações, poucos souberam, mas fizemos isso juntos, como família, com alegria em todos os momentos. Este livro é seu legado para a Humanidade.

Ao estimado Dr. Fernando Claudio Genschow, incansável na defesa da Acupunturiatria, dedicando-se ao diálogo contemporâneo da acupuntura, desmistificando a medicina chinesa e atualizando-a em prol da defesa da segurança dos pacientes e do ato médico da acupuntura. Meu agradecimento, com muito amor, por ser meu tutor e curador nos momentos escuros e profundos da vida.

Aos nossos pacientes atendidos no Pronto Atendimento de Acupuntura e no Ambulatório de Acupuntura do Hospital São Paulo (EPM/UNIFESP), que são a nossa inspiração para a idealização dos serviços de Acupuntura e razão pela qual criamos o Sistema Yamamura de Acupuntura, para acolher, entender, atender o paciente e suas dores orgânicas e emocionais.

À Dra. Angela Tabosa, por tantas décadas de ensino e pesquisa junto ao Prof. Ysao.

Ao Prof. Dr. Serafim Vincenzo Cricenti, *in memoriam*, pela amizade e proximidade familiar, que desde o início contribu para o diálogo acadêmico da acupuntura, trazendo clareza e descrição sobre a localização anatômica dos pontos de acupuntura.

Aos Professores do Departamento de Ortopedia e Traumatologia, em especial, Prof. Dr. Jose Laredo Filho, por ser visionário e ter permitido que o Prof. Ysao criasse o primeiro Setor de Medicina Chinesa-Acupuntura dentro da EPM/UNIFESP; Profs. Drs. Walter Manna Albertoni, Flávio Faloppa, Akira Ishida, Moises Cohen, Eduardo Barros Puertas, Reynaldo Jesus Garcia Filho, Fernando Baldy dos Reis, Marcus Vinícius Malheiros Luzo; por acolher a Acupuntura dentro da Ortopedia e nos permitir fazer nosso trabalho.

À Dra. Maria Lucia dos Santos Vaz e ao Dr. Jose Medina Pestana, pelo cuidado incansável para com o Prof. Ysao e pelo acompanhamento dos 23 anos de transplante. Aos Drs. Nelson Hossne Junior e Marcos Damião, pela nobreza em exercer a medicina de forma eficaz e humana.

À nossa família expandida – todos os alunos das 55 Turmas de Especialização e Aperfeiçoamento formados ao longo de 45 anos de ensino, e aos residentes da Acupuntura da UNIFESP – e todos que tiveram o privilégio de aprender e entender o que é Medicina Chinesa e Acupuntura com o Prof. Ysao Yamamura.

Aos nossos apoiadores que acreditam no ideal do Prof, Ysao e levam seus ensinamentos aos nossos médicos, Luiz Fortunato, Mitsuo Kisse, Ivanor Tonini, Guendi Tukiama, Jose Henrique de Paiva, Eugenia Eserian, Sonia Arakaki, Dra Sylvia Ariano, Dra Maria Assunta Nakano, Celia Whitaker Carneiro, Maria do Socorro Paiva Oliveira, Gilberto Labonia, Edson Sugano, Osvaldo Pikunas, Fabio Shiba, Tiokei Ogusco, Tiago Rosa, Felipe Caldas, Maria Valéria Pires Dávila, Claudio Urbano, Mario Fujita (*in memoriam*), Elisabete Carneiro, Fernando Chami e demais colaboradores. Às nossas queridas assistentes administrativas Sueli Nunes, Maria Oliveira e Marcia Matias pelo cuidado incansável em prol dos pacientes e dos médicos na Acupuntura.

Aos atuais professores do Center AO, Jose Udevanier Rebouças Filho, Raphael Aguiar Costa, Bruno Acharezzi, Lorena Anunziato, Mary Gun, Rodrigo de Vasconelos Valença, Fabricio Osmani, Sylvia Ariano, Maria Assunta Nakano, Fernando Dotta de Barros, Celia Whitaker Carneiro, Stela Cezarino de Morais, Hildebrando Sabato.

Aos doutores Tomas Dawid (Uruguai), Guillermo Chaibun (Uruguai), Francisco Lozano (México), Hedi Luxemburger (Alemanha) e, em especial, Konstantina Theodoratou (Grécia), pela parceria no ensino e na defesa da acupuntura médica mundial.

Ao Jose Udevanier Rebouças Filho, atual vice-coordenador da Pós, por sua integridade em tudo que faz, por perpetuar junto comigo os ensinamentos do Prof. Ysao aprendidos com ele na residência médica para os médicos alunos do Center AO.

Ao Raphael Aguiar Costa, pela parceria e apoio no ensino da nossa acupuntura.

Ao Dr. Ektor Tsuneo Onishi, por sua liderança na Otorrinolaringologia, pioneiro no estudo da acupuntura para tratamento do zumbido, e por acolher a mim em um momento tão difícil após a partida do Prof. Ysao, o que me possibilitou, dia após dia, trilhar o caminho acadêmico novamente, e por acreditar no Sistema Yamamura de Acupuntura, viabilizando o doutorado sobre nossos microssistemas. E por me lembrar que "*índios serão sempre índios*". Tra-ca-trá.

Ao Dr. Luiz Fortunato, grande amigo do Prof. Ysao e da família, confidente, discípulo, divulgador de tudo que aprendeu com ele nos anos de convivência, pelo apoio incondicional e ensino de todos os Sistemas Yamamura.

À Sociedade Argentina de Acupuntura (SAA) e à Dra. Adriana Galiano por formar o primeiro centro formador dos Sistemas Yamamura em Buenos Aires, Argentina, em 2023.

Ao querido Dr. Dirceu de Lavor Sales, pela sua luta árdua pela acupuntura, pelos anos a fio liderando a sociedade médica de acupuntura, incompreendido muitas vezes, tendo sacrificado sua vida familiar e pessoal pela acupuntura médica; e por me apadrinhar na vida pessoal e associativa.

Ao Dr. Hildebrando Sabato, pela defesa da acupuntura em todos os níveis, ensino, pesquisa, defesa profissional, e por "carregar a kombi" durante todas essas décadas, desde a SMBA e agora, CMBA.

Ao Prof. Ricardo Ghelman, brilhante pesquisador e incentivador da Saúde Integrativa, por acolher a mim, a Medicina Chinesa e a Acupuntura dentro das racionalidades médicas da abordagem integrativa.

À Dra. Sissy Fontes, por acreditar nos cuidados integrativos, na Acupuntura e na Medicina Chinesa, e principalmente, em mim. E ao Heitor Rossi Lopes pela parceria da Medicina de Família e Comunidade com a Acupuntura.

À Liga Acadêmica de Acupuntura da UNIFESP e a todos seus Presidentes por incentivar a Acupuntura durante a graduação médica. E ao meu estimado João Victor Belinello da Graça, "filhote" que a acupuntura me trouxe, por ter construído comigo a Liga de Acupuntura da USCS.

A todos os médicos do meu grupo ACUPUNTURANDO, o ponto de encontro do médico acupunturista, onde há 8 anos debatemos ciência, prática e defesa da Acupuntura Médica.

À nossa querida Sonia Cristina de Campos, pelo apoio incondicional e sempre abençoado ao nosso trabalho. À Denise Oliveira, pelos cuidados com Tui Na ao Prof. Ysao.

Ao Alex Evan Dovas pela parceria com o Prof. Ysao nas ilustrações.

À possibilidade de a cada dia, estarmos vivos para fazermos o que podemos e devemos pela Humanidade.

Meus sinceros e emocionados agradecimentos a todos.

Márcia Lika Yamamura

Introdução

A utilização de pontos de acupuntura tradicionais relacionados com os trajetos dos Meridianos Principais, na prática clínica, encontra uma serie de dificuldades e de complicações pelo fato de se localizarem na prede da cavidade toracoabdominal ou nas proximidades de estruturas orgânicas nobres como medula espinal, nervos e vasos sanguíneos.

Em consequência, pelo receio de lesão de órgãos internos, mormente, pulmão, olho, medula espinal, tronco cerebral, a inserção inadequada da agulha de acupuntura não atinge o ponto de acupuntura. Com isso, a manipulação desta agulha pode não ser feita de modo adequado e não se obter o *Te Qi* (sensação de acupuntura), de modo a não produzir o efeito terapêutico desejado.

A situação complica-se quando o paciente apresenta morbidades como obesidade maligna quando se torna difícil a localização do ponto de acupuntura pelo ocultamento das referências anatômicas; assim como a medida padrão do *cun* fica prejudicada e, também a dificuldade de percepção da profundidade onde se localiza o ponto de acupuntura. (Figura I.1).

Existem situações que o paciente apresenta edema ou lesões de membros inferiores dificultando a localização dos pontos, com o possível impedimento de se inserir a agulha, pois este local pode ser a via de penetração de micro-organismos patogênicos levando a instalação de processos infecciosos, como a erisipela. (Figura I.2).

Em outras situações, como na ocorrência de lesões de pele seja por psoríase, varizes, por queimaduras, são causas impeditivas de inserção de agulhas de acupuntura nas áreas de pele lesionadas (Figura I.3).

A amputação de membros ou lesão da medula espinal (secção completa) seria indicação de ineficácia da acupuntura? Se considerar que os *Zang Fu* (Órgãos e Vísceras) estão em plena atividade, não haveria recurso por meio da acupuntura para mantê-los fortalecidos ou mesmo serem tratados? Em um paciente tetraplégi-

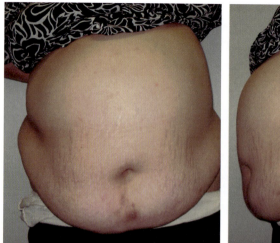
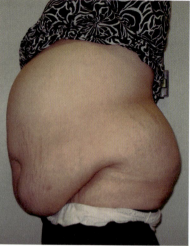

FIGURA I.1 Paciente com obesidade do tipo maçã, abdome em avental, por deficiência do Pi (Baço/Pâncreas). A localização e a profundidade dos pontos de acupuntura do Ren Mai, dos Meridianos do Shen (Rins), Wei (Estômago) e Pi (Baço/Pâncreas) tornam-se bastante dificultosas.

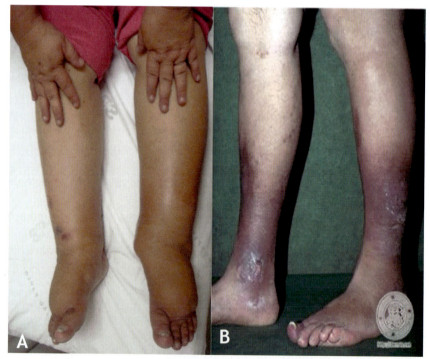

FIGURA I.2 Em **A**, edema de membros inferiores que além de dificultar a localização dos pontos de acupuntura, podem propiciar a penetração de bactérias patogênicas podendo causar erisipela; enquanto em **B**, lesões de pele por deficiência circulatória são contraindicações de inserção de agulha de acupuntura na área lesada. Neste caso, pontos de acupuntura como o BP-6 (*Sanyinjiao*) não poderão ser utilizados.

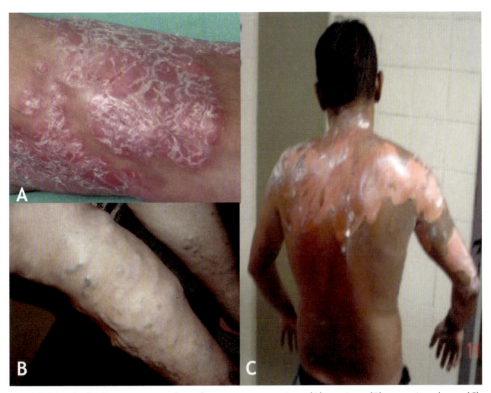

FIGURA I.3 As lesões extensas de pele como na psoríase (**A**), varizes (**B**) e queimaduras (**C**), entre outras são causas impedem a inserção de agulhas nas áreas de pele lesionadas.

co com intestino preso, quando os pontos importantes estão abaixo da lesão medula espinal, o que fazer?

Nos casos referidos acima são grandes as dificuldades de realizar a inserção de agulha de acupuntura ou até mesmo a impossibilidade de se realizar tratamento por técnica tradicional de acupuntura.

Existem técnicas que fogem das regras de tratamento pelos Meridianos Principais, são os chamados "microssistemas" como Acupuntura Auricular (Figura I.4), a Acupuntura Escalpeana (Figura I.5), a Acupuntura da mão (Su Jok) (Figura I.6), a técnica do YNSA (Figura I.7) e outras técnicas como ECIWO (Figura I.8). Estas técnicas de microssistema atuam nos pontos *Jing* e têm efeito intenso e imediato, mas não há como adequar ao conceito de tonificação, dispersão, de dispersar o Vento, o Calor, o Frio, a Umidade e, tampouco, utilizar pontos *Yuan* (Fonte), pontos *Shu* do Dorso, pontos *Mo* (alarme) e, assim perde-se, a aplicação dos conceitos energéticos básicos da acupuntura, tornando-se uma técnica mais de resolução dos sintomas do que prevenir futuras doenças, que seria o conceito fundamental de Acupuntura Clássica.

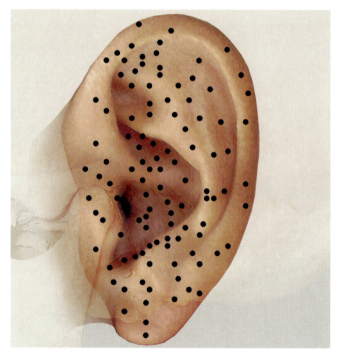

FIGURA I.4 Representação gráfica das localizações das estruturas corpóreas na orelha externa.
Fonte: acervo Center AO.

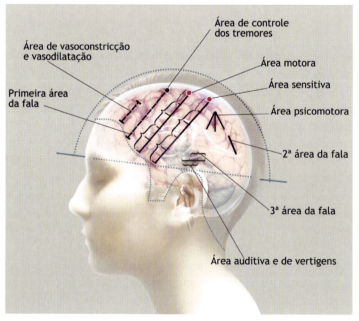

FIGURA I.5 Localização de algumas áreas da acupuntura escalpeana.
Fonte: acervo Center AO.

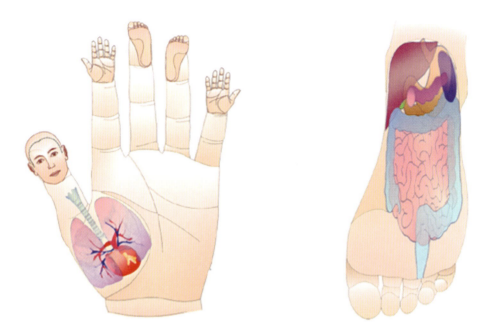

FIGURA I6 Similaridade da mão com o corpo, segundo a Técnica Su Jok.
Fonte: acervo Center AO.

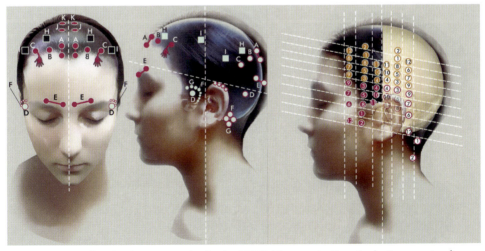

FIGURA I7 Localização dos pontos da técnica YNSA (Yamamoto New Scalp Acupuncture).
Fonte: acervo Center AO.

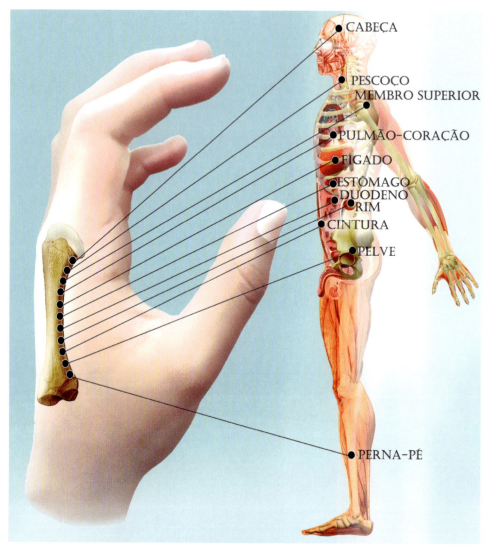

FIGURA I.8 Localização dos pontos de correspondência com o corpo humano localizados no segundo osso metacarpiano, segundo a técnica ECIWO.
Fonte: acervo Center AO.

A finalidade do presente livro é de apresentar uma nova técnica de acupuntura baseada nos pontos *Jing* localizados no periósteo de ossos longos, nos ossos do crânio e linha de implantação de cabelos, que se possa aplicar os conceitos básicos da acupuntura tradicional, como dispersar a Plenitude ou tonificar o Vazio de um *Zang Fu* (Órgãos e Vísceras). Novos conceitos de fisiopatologia e sistema de acupuntura relacionados aos músculos e aos trajetos dos músculos também serão apresentados.

O desenvolvimento das técnicas Yamamura de acupuntura contido neste livro é composto por *"Sistema de Acupuntura dos Ossos Longos"*, *"Sistema de Acupuntura dos Ossos do Crânio e da Linha de Implantação dos Cabelos"*, *"Sistema de Acupuntura dos Músculos"*, este constituído de duas partes, a *"Acupuntura dos Músculos e dos Tendões"* e dos *"Trajetos Musculares"*.

A acupuntura realizada nas articulações está contida no primeiro sistema.

As técnicas que compõem o Sistema Yamamura de Acupuntura têm respaldo no Capítulo VII do Hoangdi Nei Ching Ling Shu intitulado *"Utilização das agulhas"* onde estão descritos os *"nove métodos de Acupuntura"* e mais *"cinco procedimentos de Acupuntura"*. Dentre estes destacam-se os seguintes métodos e procedimentos que foram ampliados, aplicando-se as teorias do *Yang* e do *Yin* e dos Princípios dos Cindo Movimentos, teoria dos *Zang Fu* (Órgãos e Vísceras), dos *Jing Luo*, e são eles:

- Método *Yuan Dao Ci*: puntura no Alto para tratar doença do Baixo, e vice-versa;
- Método *Ju Ci*: técnica de tratamento ao oposto;
- Método *Bao Ci*: puntura para tratamento de dores sem localização fixa;
- Método *Hu Ci*: tratamento de dores musculares e dos tendões;
- Método *Duan Ci*: para tratar dores ósseas.

Para a elaboração da técnica de acupuntura deste livro, foram utilizadas as diversas funções desses métodos, além de se associar os conhecimentos convencionais sobre musculatura humana.

A aplicação prática das técnicas que compõem o Sistema Yamamura de Acupuntura mostrou-se ser bastante eficaz e são amplamente utilizadas no Pronto Atendimento de Acupuntura do HSP/EPM e na clínica diária.

1

Zang Fu (Órgãos e Vísceras) e o Esqueleto

A concepção energética do corpo humano embasa-se na teoria do *Yang* e do *Yin*,[1] que, em sua evolução, deu origem à teoria e aos princípios dos Cinco Movimentos. Segundo a concepção dos antigos chineses, tudo na Natureza, principalmente os seres vivos, formou-se à custa desses princípios, assim como a fisiologia e o processo de adoecimento. Sendo o Ser Humano integrante da Natureza, essas concepções são também aplicáveis a ele, e assim se pode entender a fisiologia do corpo humano de maneira diferente da convencional.

Segundo a teoria dos Cinco Movimentos, na Natureza existem Cinco Movimentos (Água, Madeira, Fogo, Terra, Metal) que se relacionam entre si em um mecanismo de geração, de dominância, de contradominância e de inibição, mantendo assim a harmonia e o equilíbrio entre os Cinco Movimentos.[2]

Em relação ao Ser Humano, os Cinco Movimentos são representados pelos *Zang* (Órgãos) essenciais à vida, como o coração e os rins. Como a concepção dos órgãos internos do Ser Humano é diferente da Medicina Convencional (Ocidental), será utilizada a terminologia chinesa; assim, os cinco órgãos essenciais são o *Xin* (Coração), o *Gan* (Fígado), o *Pi* (Baço/Pâncreas), o *Fei* (Pulmão) e o *Shen* (Rins). A esses cinco órgãos internos, denominados *Zang* (Órgãos), estão relacionados os *Fu* (Vísceras) e as estruturas do corpo, como cabeça, ossos, nariz, olhos etc., bem como a parte mental (*Shen Qi*) do Ser Humano (Quadros 1 e 2).

---

1 Consultar os livros Medicina Tradicional Chinesa (Van Nghi, 2010) e Acupuntura – Arte de inserir (Yamamura, 2003).

2 Os autores consideram que há um quinto princípio além dos citados: seria o de interdependência entre os Movimentos de geração, de dominância e de contradominância, isto é, a mãe que gera o filho, o filho também auxilia a mãe (não com o sentido de inibição, mas de auxílio mútuo), assim como a inter-relação entre o avô e o neto, neto e avô, que se auxiliam mutuamente.

QUADRO 1 A teoria dos Cinco Movimentos e suas relações com os *Zang Fu* (Órgãos e Vísceras) e as estruturas corpóreas

Movimento	*Zang* (Órgãos)	*Fu* (Vísceras)	Estruturas Orgânicas
Fogo	*Xin* (Coração)	*Xiao Chang* (Intestino Delgado)	Vasos sanguíneos (arteriais, venosos, linfáticos), *Xue* (Sangue), língua
Terra	*Pi* (Baço/Pâncreas)	*Wei* (Estômago)	Tubo digestivo, "carne", lábios, derme, tecido celular subcutâneo
Metal	*Fei* (Pulmão)	*Da Chang* (Intestino Grosso)	Pele, pelos, poros cutâneos, nariz, conjuntiva
Água	*Shen* (Rins)	*Pangguang* (Bexiga)	Ossos, pequenas articulações, encéfalo, medula óssea, medula espinal, sistema reprodutor masculino, cabelos, ânus, uretra, orelhas, coluna vertebral
Madeira	*Gan* (Fígado)	*Dan* (Vesícula Biliar)	Nervos, ligamentos, tendões, parte tendinosa dos músculos, olhos, cápsula articular, glândulas hormonais, unha, sistema imunológico, tecido mamário, sistema reprodutor feminino

QUADRO 2 Relação entre os *Zang* (Órgãos) e o psiquismo

Zang (Órgãos)	Função psíquica	Sentimentos	Emoções	
			Yang	Yin
Xin (Coração)	*Shen* (Consciência)	Alegria	Ansiedade	Alegria excessiva
Pi (Baço/Pâncreas)	*Yi* (Pensar, Reflexão)	Preocupação Reflexão	Ideias obsessivas	Preocupação excessiva
Fei (Pulmão)	*Po* (Sensibilidade)	Ficar triste	Angústia	Tristeza profunda
Shen (Rins)	*Zhi* (Execução da Vontade)	Ficar com medo, assustado	Autoritarismo	Medo, susto, temor Insegurança
Gan (Fígado)	*Hun* (Criatividade)	Ficar com raiva	Raiva, revolta, ódio, ira	Indecisão

A razão de relacionar determinadas estruturas do corpo com os Cinco Movimentos tem fundamentos embasados na Teoria Básica da Medicina Tradicional Chinesa:

- A pele pertence ao Movimento Metal, que significa pureza (a pele, por meio da transpiração, purifica, elimina substâncias tóxicas).
- Os músculos, os tendões e nervos pertencem ao Movimento Madeira, que representa crescimento, movimento.
- Os ossos pertencem ao Movimento Água, que representa o *Yin* máximo ou o mais profundo e o mais duro dos tecidos.

A associação dos Cinco Movimentos com os Cinco *Zang* (Órgãos) essenciais com o psiquismo é muito importante, pois os estados emocionais refletem nos *Zang Fu* (Órgãos e Vísceras) e nas estruturas relacionadas; assim, em um estado raivoso ou de irritação é frequente o aparecimento de sintomas como dores musculares e tendinite, pois ambos pertencem ao Movimento Madeira.

A formação das estruturas do corpo obedece às inter-relações existentes entre os *Zang Fu* (Órgãos e Vísceras). Dessa forma, todo o sistema ósseo é formado pela influência do Movimento Água e, no corpo humano, pelo *Shen* (Rins); todo o sistema muscular (ligamentos, tendões, parte tendinosa dos músculos), nervos, unhas são formados sob influência do *Gan* (Fígado), e assim por diante (Quadro 1).

Os *Zang Fu* (Órgãos e Vísceras) estão na parte *Yin* do corpo, isto é, no Interior do corpo humano, comunicam-se com o Exterior via *Jing Luo* (Meridianos e Colaterais) e por meio deles formam o membro superior com os cinco dedos, que são considerados a parte mais Exterior dos *Zang Fu* (Órgãos e Vísceras). Os Meridianos Principais são os Canais que se originam nos *Zang Fu* (Órgãos e Vísceras), e se dirigem ao Exterior formando os membros superiores e inferiores (Figuras 1 e 2).

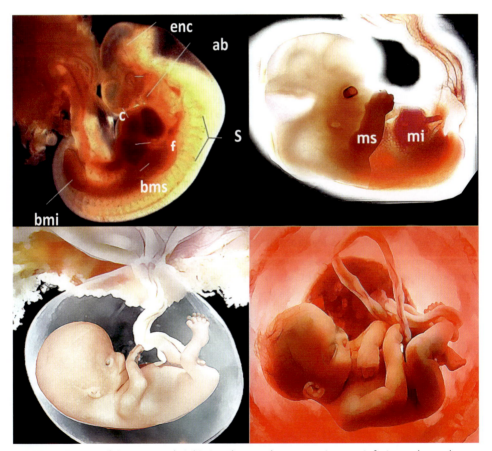

FIGURA 1 Desenvolvimento embriológico de membros superiores e inferiores do ser humano. Os *Zang* (Órgãos) supradiafragmáticos e seus *Fu* (Vísceras) correspondentes originarão os membros superiores e os cinco dedos da mão. Os infradiafragmáticos originarão os membros inferiores e os cinco dedos do pé.

ab: arco branquial; bmi: broto membro inferior; bms: broto membro superior; c: coração; enc: encéfalo; f: fígado; mi: membros inferiores; ms: membros superiores; S: medula espinal.

Fonte: acervo Center AO.

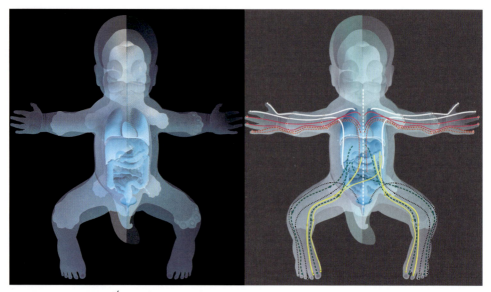

FIGURA 2   Os *Zang* (Órgãos) supradiafragmáticos com seus *Fu* (Vísceras) estão acoplados aos membros superiores, enquanto os infradiafragmáticos, aos membros inferiores. Assim, o *Fei* (Pulmão) e o *Da Chang* (Intestino Grosso), o *Xin Bao Luo* (Circulação-Sexo) e o *Sanjiao* (Triplo Aquecedor), o *Xin* (Coração) e o *Xiao Chang* (Intestino Delgado) originarão os membros superiores, formando os cinco dedos da mão. *Pi* (Baço/Pâncreas) e *Wei* (Estômago), *Gan* (Fígado) e *Dan* (Vesícula Biliar), *Shen* (Rins) e *Pangguang* (Bexiga) darão origem aos membros inferiores, formando os cinco dedos do pé.

Fonte: acervo Center AO.

Os *Zang* (Órgãos), situados cranialmente ao diafragma, acoplam-se a seus respectivos *Fu* (Vísceras), que se localizam caudalmente ao diafragma para dar origem aos membros superiores. Assim, tem-se *Xin* (Coração) e *Xiao Chang* (Intestino Delgado), *Fei* (Pulmão) e *Da Chang* (Intestino Grosso), *Xin Bao Luo* (Circulação-Sexo) e *Sanjiao* (Triplo Aquecedor) (Figura 3).

EMBRIOLOGIA DO MEMBRO SUPERIOR

Os membros superiores são formados pelos *Zang* (Órgãos) e *Fu* (Vísceras), situados na parte *Yang* (Alto) da cavidade toracoabdominal, que são o *Fei* (Pulmão), acoplado ao *Da Chang* (Intestino Grosso), o *Xin Bao Luo* (Circulação-Sexo), acoplado ao *Sanjiao* (Triplo Aquecedor), e o *Xin* (Coração), com o *Xiao Chang* (Intestino Delgado), formando respectivamente os dedos das mãos e o membro superior (Figura 3).

Em contrapartida, os membros inferiores são formados pelos *Zang* (Órgãos) e *Fu* (Vísceras), situados na parte *Yin* (Baixo) da cavidade toracoabdominal, que são o *Gan* (Fígado), acoplado com o *Dan* (Vesícula Biliar), o *Pi* (Baço, Pâncreas), com o *Wei* (Estômago), e o *Shen* (Rins), com o *Pangguang* (Bexiga), formando respectivamente os dedos do pé e o membro inferior (Figura 4).

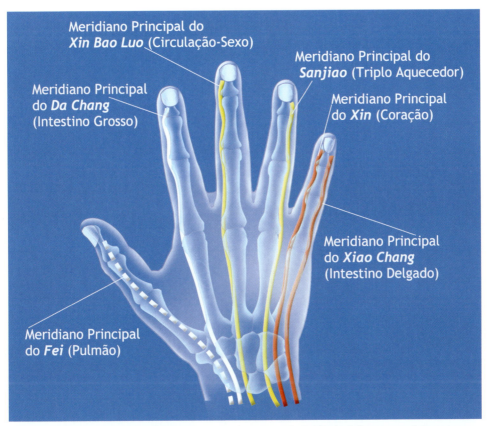

FIGURA 3   Trajetos dos Meridianos Principais da mão: o do *Fei* (Pulmão) segue radialmente para o dedo polegar; o do *Da Chang* (Intestino Grosso) segue pela face radial do 2º dedo da mão; o do *Xin Bao Luo* (Circulação-Sexo) pela face radial do 3º dedo da mão; o do *Sanjiao* (Triplo Aquecedor), pela face ulnar do 4º dedo da mão; o do *Xin* (Coração), pela face radial do 5º dedo da mão, e o do *Xiao Chang* (Intestino Delgado), pela face ulnar do 5º dedo da mão. Em seus trajetos é conferida aos ossos sua característica energética.

Fonte: acervo Center AO.

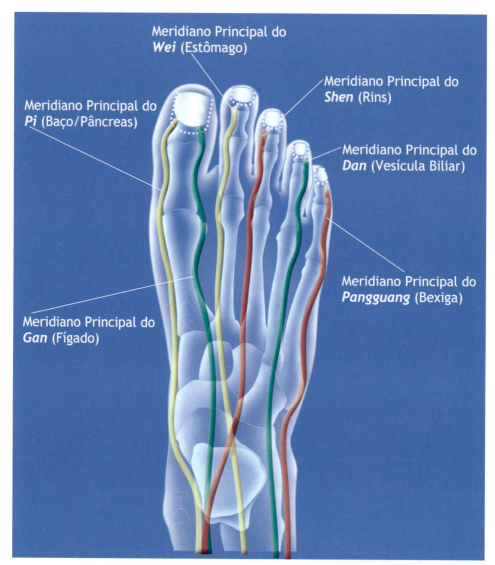

FIGURA 4 Trajetos dos Meridianos Principais do pé: o do *Pi* (Baço/Pâncreas) segue medialmente para o hálux; o do *Gan* (Fígado) segue pela face lateral do hálux; o do *Wei* (Estômago), pela face lateral do 2º dedo do pé; o do *Shen* (Rins), pela face medial do 3º dedo do pé; o do *Dan* (Vesícula Biliar), pela face lateral do 4º dedo do pé, e o do *Pangguang* (Bexiga), pela face lateral do 5º dedo do pé. Em seus trajetos, os Meridianos conferem aos ossos a sua característica energética.

Fonte: acervo Center AO.

Como um Meridiano Principal, como o do *Fei* (Pulmão), poderia formar estruturas orgânicas como osso, músculos, tendões, nervos, vasos sanguíneos, se ele pertence ao Movimento Metal, e as estruturas por ele relacionadas são a pele, pelos, conjuntiva e o *Da Chang* (Intestino Grosso)?

Na evolução do *Yang* e do *Yin* da Natureza, eles passam por fases intermediárias conhecidas como *Yang* do *Yin* e *Yin* do *Yang*, isto é, a transformação do *Yin* para o *Yang* passa pela fase do *Yang* do *Yin*, que quer dizer *Yang* nascendo dentro do *Yin*; e, na transformação do *Yang* para o *Yin*, deu origem ao *Yin* do *Yang*, ou seja, o *Yin* dentro do *Yang*. Essas quatro situações deram origem a quatro *Tian Qi* (Energias Celestes), que são o Calor, o Frio, o Vento e a Secura e, no Centro, a Umidade. Graças a essas *Tian Qi*, deu-se origem às quatro estações do ano (Figura 5).

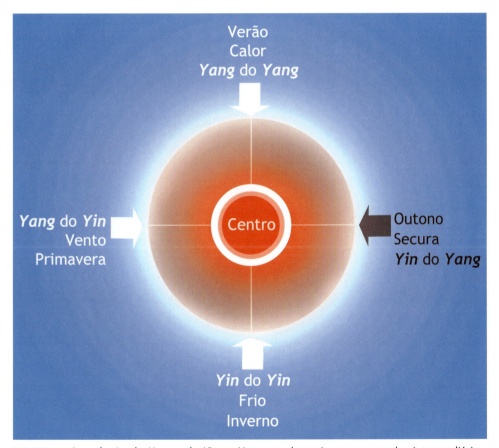

FIGURA 5 A evolução do *Yang* e do *Yin* na Natureza deu origem aos estados intermediários, o *Yang* do *Yin* e o *Yin* do *Yang*, originando-se os *Tian Qi* (Energias Celestes) Calor, Frio, Vento e Secura, e, no Centro, a Umidade; também deu origem às estações do ano correspondentes.

Fonte: acervo Center AO.

Graças a esses Cinco *Tian Qi* (Energias Celestes), com o aparecimento das estações do ano foi que surgiu, no Centro, a Vida (plantas e animais). Para se perpetuarem e se reproduzirem, as plantas necessitam do ciclo evolutivo das estações do ano com os *Tian Qi* (Figura 6).

Os seres vivos (os animais e o ser humano), por sua vez, ao integrarem em si esses Cinco *Tian Qi* (Energias Celestes), puderam viver independentemente das estações do ano.[3] Os antigos chineses teorizaram que os Cinco *Zang* (Órgãos) essenciais estariam ligados a esses *Tian Qi* (Energias Celestes), armazenando-os; assim, os *Zang Fu* (Órgãos e Vísceras) teriam a vitalidade.

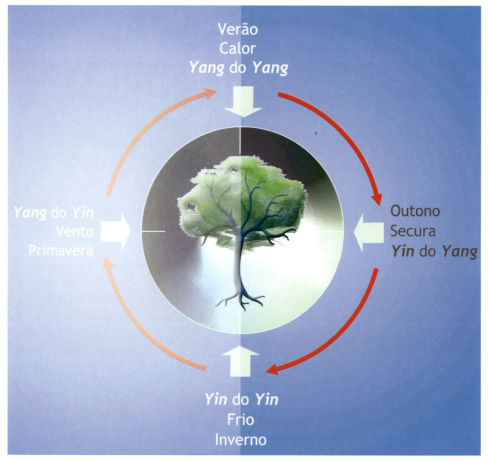

FIGURA 6 As plantas e os seres vivos vivem e se reproduzem graças às estações do ano com seus *Tian Qi* em um ciclo contínuo. A vida depende do Céu (Energia Celeste – *Tian Qi*) e da Terra (Energia Terrestre – *Di Qi*).

Fonte: acervo Center AO.

---

3 É por isso que o ser humano pode viver em regiões inóspitas como no deserto, regiões geladas, no interior da terra ou no espaço sideral, pois carrega dentro de si as estações do ano representadas pelos *Zang* (Órgãos).

De modo que, graças ao Calor (*Yang* do *Yang*) armazenado no *Xin* (Coração), este teria sua vitalidade, assim como o Vento, armazenado no *Gan* (Fígado), a Secura, no *Fei* (Pulmão), o Frio, no *Shen* (Rins), e a Umidade, no *Pi* (Baço/Pâncreas). Então, a atividade do corpo humano depende da interatividade desses *Tian Qi* (Energias Celestes), que constituem a base da teoria dos Cinco Movimentos (Figura 7).

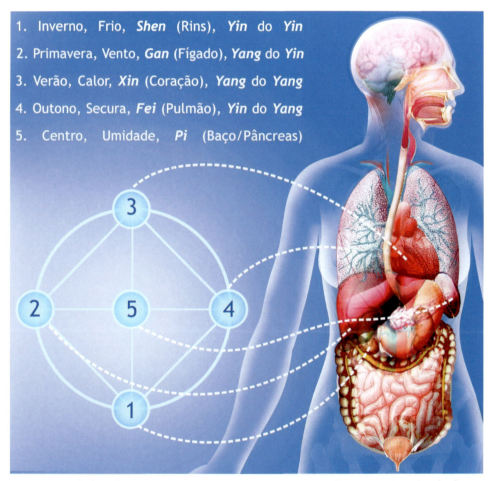

FIGURA 7   Pelo fato de os Cinco Movimentos e seus respectivos *Qi* se terem introjetado dentro do ser humano, ele pode viver independentemente das mudanças sazonais. A vida significa a presença dos Cinco Movimentos em atividade, e isso vale para todas as estruturas do corpo humano.

Fonte: acervo Center AO.

Para o corpo humano se formar e ter sua atividade, ele depende dos Cinco Movimentos, assim como qualquer corpo, para manter a vitalidade de qualquer parte, também necessita dos Cinco Movimentos. Isso significa que no *Fei* (Pulmão), ou em qualquer célula, existe a presença dos Cinco Movimentos, daí a Vida. Assim, o *Fei* (Pulmão) vive e tem sua fisiologia em virtude do fato de dentro dele estarem presentes e em atividade os Cinco Movimentos, isto é, dentro dele há o Movimento Água (*Shen* – Rins), o Movimento Fogo (*Xin* – Coração), o Movimento Madeira (*Gan* – Fígado), o Movimento Terra (*Pi* – Baço/Pâncreas) e o Movimento Metal (*Fei* – Pulmão) (Figura 8).

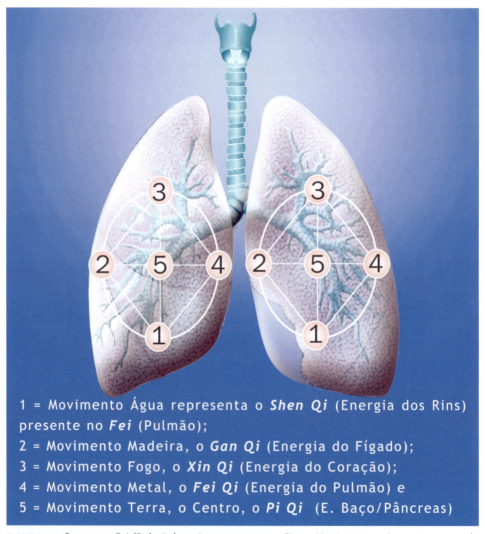

1 = Movimento Água representa o **Shen Qi** (Energia dos Rins) presente no **Fei** (Pulmão);
2 = Movimento Madeira, o **Gan Qi** (Energia do Fígado);
3 = Movimento Fogo, o **Xin Qi** (Energia do Coração);
4 = Movimento Metal, o **Fei Qi** (Energia do Pulmão) e
5 = Movimento Terra, o Centro, o **Pi Qi** (E. Baço/Pâncreas)

FIGURA 8 Como no *Fei* (Pulmão) estão presentes os Cinco Movimentos, é por isso que ele apresenta suas funções energéticas, daí a vitalidade desse *Zang* (Órgão).

Fonte: acervo Center AO.

Consequentemente, no Meridiano Principal do *Fei* (Pulmão), que nada mais é que seu prolongamento para o Exterior, estão presentes, também, os Cinco Movimentos, e estes, abaixo do cotovelo, exteriorizam-se sob a forma dos pontos *Shu* Antigos. Segundo Yamamura, são os Cinco Movimentos contidos no Meridiano Principal que darão origem às estruturas orgânicas relacionadas.[4] Assim, o Movimento Água presente no *Fei* (Pulmão) – e, por conseguinte, em seu Meridiano Principal – é que dará origem aos ossos do seguimento radial, como o rádio, a parte radial do osso do carpo e o polegar (primeiro metacarpo e as falanges), enquanto o Movimento Fogo (*Xin* – Coração) originará os vasos sanguíneos (artéria, veias e linfáticos); o Movimento Madeira (*Gan* – Fígado) presente no *Fei* (Pulmão) originará a unha do polegar e os elementos orgânicos necessários à movimentação (atividade cerebral, hormônios, músculos, tendões, nervos); o Movimento Terra (*Pi* – Baço/Pâncreas) originará a "carne" e o Movimento Metal (*Fei* – Pulmão) dará origem às estruturas responsáveis pela purificação e defesa (pele e pelos) (Figura 9).

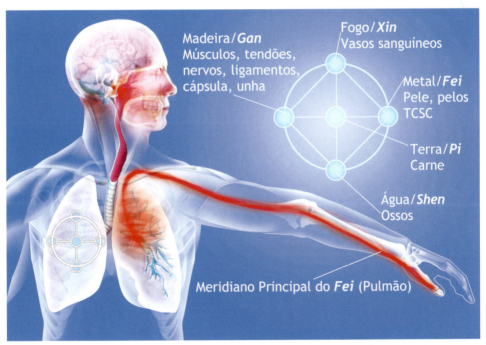

FIGURA 9 Assim como o *Fei* (Pulmão) tem atividade devido à presença dos Cinco Movimentos, seu Meridiano também tem os Cinco Movimentos, e cada Movimento forma as estruturas corpóreas do eixo radial. Assim, o Movimento Água presente no Meridiano do *Fei* (Pulmão) é que originará ossos como o rádio, o primeiro metacarpo e as falanges do polegar.

TCSC: tecido celular subcutâneo.

Fonte: acervo Center AO.

---

4 *Apud*. Yamamura Y. Acupuntura – Arte de inserir.

Dessa forma, os Meridianos Principais com os Cinco Movimentos – e, portanto, o *Qi* dos Cinco *Zang* (Órgãos) – são responsáveis pela formação de toda a estrutura musculoesquelética do corpo, cabendo ao *Shen Qi* (Energia dos Rins) contido nos Meridianos a formação dos ossos.

Quando existe o Vazio do *Shen Qi* (Energia dos Rins) em um determinado Meridiano Principal, pode haver a não formação ou a hipoformação do tecido ósseo, embora se formem outras estruturas orgânicas, como a pele, os músculos, os vasos sanguíneos. Assim, a agenesia óssea do eixo radial pode ser interpretada energeticamente como Vazio do Movimento Água (*Shen* – Rins) no Meridiano Principal do *Fei* (Pulmão), ou a deficiência desse Movimento pode ocasionar a hipotrofia ou a agenesia parcial do segmento ósseo, por exemplo, do rádio, e dar origem à mão torta radial.

Em resumo, assim como o corpo humano se forma e se torna ativo em função dos Cinco Movimentos, o mesmo acontece com os *Zang Fu* (Órgão e Vísceras) e, portanto, com as estruturas orgânicas por eles regidas. Isso significa que o tecido ósseo, ou um único osso, se forma e tem sua atividade graças ao *Qi* dos Cinco Movimentos presentes nele; portanto, em cada osso há a representação dos *Zang Fu* (Órgãos e Vísceras) e de suas estruturas orgânicas. Eis o princípio do Sistema de Acupuntura dos Ossos Longos (SYAOL – Sistema Yamamura dos Ossos Longos).

2

Divisões e subdivisões do *Yang* e do *Yin* do corpo humano e do Esqueleto

Os planos frontal, sagital e transversal do ser humano mantêm correspondência com as subdivisões do *Yang* e do *Yin* da Natureza de acordo com as funções energéticas. Assim:

1. A linha que separa **transversalmente** o Alto do Baixo é o diafragma (Figura 1), então as estruturas orgânicas supradiafragmáticas apresentam características *Yang* (Calor), sendo a região cefálica a parte mais *Yang* do corpo. Por isso, todos os órgãos/tecidos e células dessa região apresentam maior atividade, e, dessa maneira, apesar de o *Xin* (Coração) e o *Fei* (Pulmão) serem considerados *Zang* (Órgãos) – portanto com característica *Yin* –, têm ampla motilidade (movimentos), enquanto estruturas infradiafragmáticas, por serem *Yin* (Frio), revelam menor mobilidade.

   O movimento craniocaudal do diafragma durante o movimento respiratório tem a finalidade de o *Yang* (Alto) ir ao encontro do *Yin* (Baixo) e vice-versa, constituindo recurso natural de união entre o *Yang* e o *Yin*. Isso é obtido pela respiração abdominal. Em termos de tratamento pela acupuntura, no Ling Shu encontra-se a referência "doença do Alto, trate o Baixo, doença do Baixo, trate o Alto", o que constitui o método de acupuntura *Yuan Bao Ci*.

2. O plano **mediano** (linhas medianas anterior e posterior) do corpo separa o hemicorpo direito e o hemicorpo esquerdo (Figura 1). Pela concepção dos antigos chineses, o lado direito apresenta característica *Yin*, considerado lado dominante na mulher (*Yin*), e o esquerdo, o lado dominante do homem (*Yang*). Por esse fato, o hemisfério cerebral esquerdo apresenta maior atividade e força, daí o predomínio de destros pela decussação do trato piramidal. A paridade lado direito/esquerdo, *Yin*/*Yang*, tem conotação importante para entender a instalação de uma dor de um lado para outro: energeticamente, pode explicar que, se uma mulher (*Yin*) apresentar dor do lado direito (lado dominante), significa que a patologia é superficial, de bom prognóstico; se apresentar dor do lado esquerdo (*Yang*, não dominante), significa o aprofundamento da doença. Também se entende a cronificação do processo mesmo

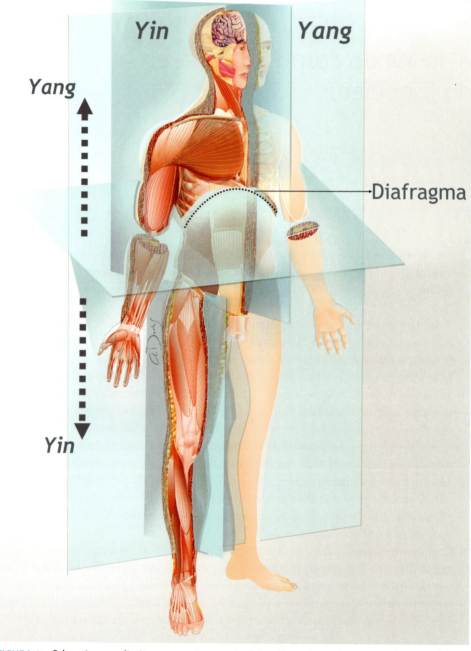

FIGURA 1 O hemicorpo direito apresenta característica *Yin*, seja no homem, seja na mulher, o hemicorpo esquerdo, *Yang*. O diafragma separa o Alto, *Yang*, e o Baixo, *Yin*. Em consequência dessas subdivisões do corpo, as partes passam a apresentar características predominantemente mais *Yang* ou mais *Yin*.

Fonte: acervo Center AO.

que seja a primeira a dor do lado esquerdo, indicando processo profundo e crônico; ou, ao se tratar uma dor do lado direito em mulher, se aparecer dor do lado esquerdo significa aprofundamento da doença; se for o contrário, significa a melhora.

3. O eixo **sagital** do corpo humano separa-o em parte anterior e parte posterior (Figura 1). A parte anterior é considerada *Yin* e a posterior, *Yang*. Considerando que o ser humano nos primórdios de sua existência era quadrúpede, os antigos chineses denominaram parte *Yang* do corpo o dorso, que recebe os raios do Sol; e *Yin*, a parte da sombra (Figura 2). Assim, o dorso, a região posterior dos membros inferiores, a face lateral dos membros superiores e os dorsos das mãos e dos pés são considerados *Yang*, e as demais áreas, *Yin*.

   O ser humano, ao evoluir da posição quadrúpede para a posição ortostática, perdeu muito as referências do que é a parte *Yang* ou *Yin*. Na técnica Sistema Yamamura de Acupuntura dos Ossos Longos (SYAOL), é muito importante a distinção entre a parte *Yang* e *Yin* dos ossos longos (ver adiante). Em terapia pela acupuntura citada no Ling Shu, está relatado que as afecções *Yang* da região dorsal do corpo tratam o lado oposto, o *Yin*, isto é, a região ventral, que é o método *Ju Ci* (tratamento ao oposto).

   Assim é o tratamento pela técnica de acupuntura *Shu-Mo*, ou seja, em caso de dor localizada no ponto *Shu* do Dorso de um determinado *Zang Fu* (Órgão e Víscera), deve-se tratar o seu ponto *Mo* (Alarme) correspondente e vice-versa. Por exemplo, em uma lombalgia baixa, ao se detectar que o ponto doloroso corresponde ao ponto B-27 (*Pangguangshu*) do Meridiano Principal do *Pangguang* (Bexiga), ponto *Shu* do Dorso do *Pangguang* (Bexiga), o tratamento pode ser realizado estimulando-se o ponto VC-3 (*Zhonqji*), ponto *Mo* (Alarme) desse *Fu* (Víscera).

   Na postura quadrúpede do ser humano, observa-se a semelhança entre o membro superior e o membro inferior: praticamente existem todos os ossos e articulações da cintura escapular e da cintura pélvica de maneira simétrica, com leves mudanças decorrentes das funções de cada cintura, assim como dos ossos longos que compõem os referidos membros. Se no Alto (*Yang*) existe a articulação escapulo-umeral, no Baixo (*Yin*), existe a articulação coxofemoral. Assim como o úmero, os ossos do antebraço e os metacarpos estão no Alto e, no Baixo, o fêmur, a tíbia, a fíbula e os metatarsos (Figura 3).

   As correspondências existentes entre os membros superiores e os inferiores no que tange aos ossos, assim como articulações e músculos, são a origem do tratamento pela técnica *Yuan Dao Ci*, ou seja, tratamento baseado na regra Alto/Baixo, *Yang/Yin*, seja em relação aos ossos e às articulações, seja em relação aos músculos (ver Capítulos 10 e 15).

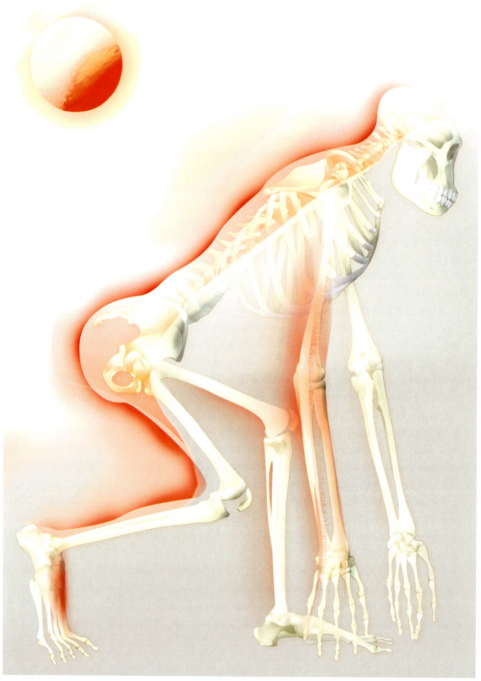

FIGURA 2   No homem quadrúpede, o dorso, a região posterior dos membros superiores e inferiores e o dorso das mãos e dos pés, por receberem diretamente os raios do Sol, apresentam característica *Yang* e a parte sombreada, *Yin*.

Fonte: acervo Center AO.

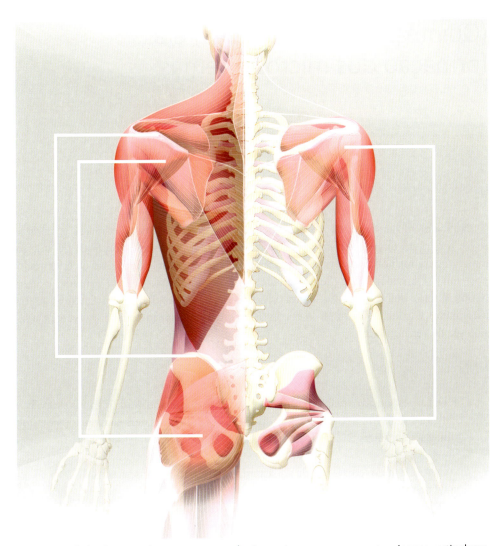

FIGURA 3 Relações estreitas e correspondentes entre os componentes ósseos, articulares, musculares e tendíneos dos membros superiores e inferiores. O trocanter maior do fêmur corresponde ao tubérculo maior do úmero; o músculo deltoide, aos músculos glúteos; a crista ilíaca, à margem superior da escápula; o músculo trapézio, ao grande dorsal; os músculos posteriores da coxa, aos músculos posteriores do braço. Essas relações e outras são utilizadas no tratamento pela técnica Alto/Baixo do Sistema Yamamura de Acupuntura (SYA).

Fonte: acervo Center AO.

3

O conceito do *Jing Shen* (Quintessência Energética) e a formação dos microssistemas

No momento da fecundação do ovócito pelo espermatozoide, forma-se o primeiro *Qi* (Energia), que se denomina *Qi* Essencial (*Yang*) ou *Tong Qi* ou *Shen Qi*, que se materializará formando as distintas partes do corpo humano (*Yin*). Esse *Qi* é formado por *Hun* (Criatividade), *Po* (Sensibilidade), *Yi* (Pensar, reflexão), *Zhi* (Vontade) e *Shen* (Consciência), que serão moldes para os Cinco *Zang* (Órgãos), que, juntamente com os Meridianos Curiosos, formarão o corpo físico e mental, sendo os responsáveis pela fisiologia do ser humano.[1]

HUN

O *Hun* é o responsável pela estruturação que dará origem ao *Gan* (Fígado) e nele habita, constituindo o *Jing* (Quintessência) do *Gan* (Fígado). Existem vários tipos de *Jing Qi* (Quintessência Energética) desse *Zang* (Órgão) (Figura 1):

- *Jing Qi* Anatômico: corresponde ao sistema neurotendinomuscular.
- *Jing Qi* Sensorial: corresponde aos olhos e à visão.
- *Jing Qi* Psíquico: corresponde ao *Hun* (Criatividade).
- *Jing Qi* Energético: corresponde ao Fogo Ministerial.

PO

O *Po*, constituinte do *Shen Qi* (Energia Essencial), é o responsável pela estruturação da formação do *Fei* (Pulmão) e nele habita, constituindo o *Jing Qi* (Quintessência Energética) do *Fei* (Pulmão), e se apresenta sob as formas de:

---

1 Consultar: NGHI, Nguyen Van, RECOURS-NGUYEN, Christine. Medicina tradicional chinesa. São Paulo: Roca, 2010.

- *Jing Qi* Anatômico: corresponde à pele e aos pelos.
- *Jing Qi* Sensorial: corresponde ao nariz e ao olfato.
- *Jing Qi* Psíquico: corresponde ao *Po* (Sensibilidade).
- *Jing Qi* Energético: corresponde ao aparelho laringofaringiano.

YI

O *Yi*, constituinte do *Shen Qi* (Energia Essencial), é o responsável pela estruturação da formação do *Pi* (Baço/Pâncreas) e nele habita, constituindo o *Jing Qi* (Quintessência Energética) do *Pi* (Baço/Pâncreas), e se apresenta sob as formas de:

- *Jing Qi* Anatômico: corresponde à derme.
- *Jing Qi* Sensorial: corresponde aos lábios e ao paladar/sabor.
- *Jing Qi* Psíquico: corresponde ao *Yi*, ao pensar e à reflexão.
- *Jing Qi* Energético: corresponde à repartição *Xue/Qi* (Sangue/Energia).

ZHI

O *Zhi* constituinte do *Shen Qi* (Energia Essencial) é o responsável pela estruturação da formação do *Shen* (Rins) e nele habita; manifesta-se sob a forma de *Jing Qi* e é formado de:

- *Jing Qi* Anatômico: corresponde ao sistema osteomedular.
- *Jing Qi* Sensorial: corresponde à audição.
- *Jing Qi* Psíquico: corresponde ao *Zhi*, à Vontade.
- *Jing Qi* Sexual: corresponde à espermatogênese e à ovulação.
- *Jing Qi* Térmico: corresponde ao controle do Calor e do Frio.
- *Jing Qi* Hereditário: corresponde aos genes.
- *Jing Qi* Energético: corresponde ao Fogo Ministerial.

SHEN

O *Shen* (Consciência) constituinte do *Shen Qi* (Energia Essencial) dá origem ao *Xin* (Coração) e nele habita, constituindo o *Jing Qi* (Quintessência Energética) do *Xin* (Coração), e se manifesta sob as formas de:

- *Jing Qi* Anatômico: corresponde aos *Xue Mai* (Vasos Sanguíneos) e ao *Xue* (Sangue).
- *Jing Qi* Sensorial: corresponde à voz e à fala.
- *Jing Qi* Psíquico: corresponde ao *Shen Qi* (Energia Mental) e à consciência.
- *Jing Qi* Energético: corresponde ao Fogo Imperial.

Além disso, apresenta funções de hidrogênese e de termogênese.

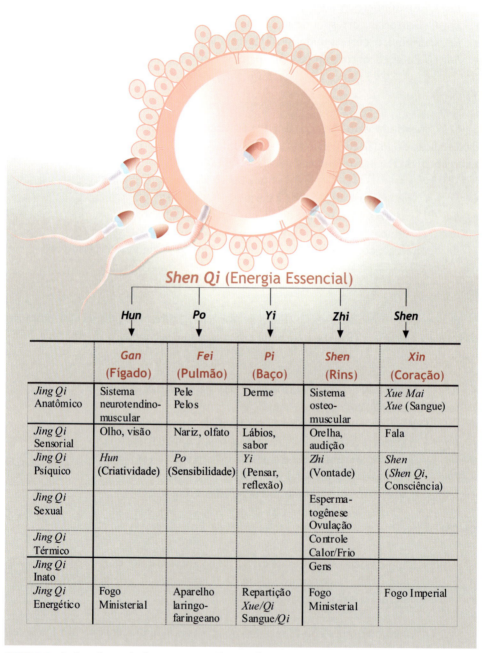

FIGURA 1 Após a fecundação aparece o *Shen Qi* (Energia Essencial) e *Hun, Po, Yi, Zhi* e *Shen*, responsáveis pela estruturação dos *Zang* (Órgãos), que habitam. Constituem os *Jing*, e estes são constituídos de diferentes tipos, como *Jing* Anatômico, o *Jing* Sensorial etc.

Fonte: acervo Center AO.

De modo que os Cinco *Zang* (Órgãos) passam a cada um o seu *Jing Qi* (Quintessência Energética), que é como se fosse uma semente que tem a potencialidade de formar uma nova planta. No caso, o *Jing Qi* do *Gan* (Fígado) tem a potencialidade de formar um novo *Gan* (Fígado), seja em seu aspecto anatômico (fígado anatômico), seja em sua representação mental (Figura 1).

Todos os *Jing Qi* dos Cinco *Zang* (Órgãos) dirigem-se ao *Shen* (Rins), que é um *Zang* (Órgão) receptor, e graças ao *Shen Qi* (Energia dos Rins), como *Qi Hua* (Energia de Transformação), transforma (amolda) os *Jing Qi*, formando *Jing Shen* (Quintessência Energética dos Rins) (Figura 2). Deste fazem parte os *Jing Qi* dos Cinco *Zang* (Órgãos), portanto também os *Fu* (Vísceras) e as estruturas correspondentes. Em uma analogia, o *Jing Shen* é como se fosse a semente com capacidade de gerar um novo ser.

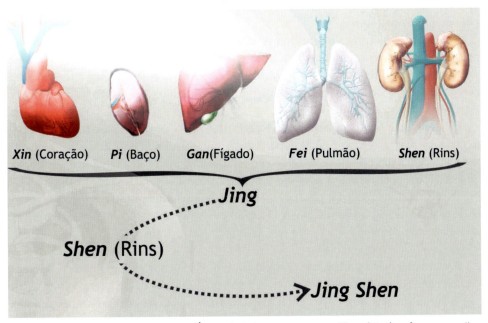

FIGURA 2 Os *Jing* dos Cinco *Zang* (Órgãos) dirigem-se para o *Shen* (Rins) e formam o *Jing Shen* (Quintessência Energética), e neste estão todos os *Jing* dos Cinco *Zang* (Órgãos), portanto também os *Fu* (Vísceras), as estruturas anatômicas relacionadas e a parte do *Shen Qi* (Energia Mental) (ver Figura 1).

Fonte: acervo Center AO.

JING SHEN E OS MICROSSISTEMAS YANG

O *Jing Shen* formado tem sua característica *Yang,* e, como é formado no *Shen* (Rins), que pertence ao Movimento Água, é *Yin* do *Yin,* ou seja, o extremo do *Yin.* Uma parte dirige-se para o Alto pela via da medula espinal, indo até o "mar das medulas", que é o encéfalo (segue essa via, pois estão relacionadas com o *Shen*-Rins). Contudo, por sua característica *Yang,* o *Jing Shen,* à medida que ascende, exterioriza-se em vários níveis e constitui os diversos microssistemas que nada mais são que a exteriorização do *Jing.*
Assim:

Dorso

Provavelmente, os pontos de acupuntura do Meridiano Principal do *Pangguang* (Bexiga) localizados no dorso relacionam-se com os antigos pronefros que se situavam ao longo da coluna vertebral, daí se poderia explicar as manifestações do *Jing Shen* na região da coluna vertebral, que parece ser distribuído pelo Meridiano Curioso *Du Mai* e por seu *Luo* Longitudinal.

O *Jing Shen,* ao tomar o sentido ascendente pela via da medula espinal, no dorso, projeta-se lateralmente em duas localizações:

No **trajeto medial** (1ª linha) do Meridiano Principal do *Pangguang* (Bexiga) a 1,5 *cun* lateral aos processos espinhosos, constituindo os pontos *Shu* do Dorso dos *Zang Fu* (Órgãos e Vísceras) (Figura 3).

Os pontos do *Shu* do Dorso são a exteriorização do *Jing Shen* da parte correspondente aos *Zang Fu* (Órgãos e Vísceras), isto é, estão diretamente ligados à fisiologia e à fisiopatologia deles no que se relaciona ao estado *Yang* ou à Água Orgânica. Os pontos *Shu* do Dorso obedecem às regras dos Cinco Movimentos, seja de geração, dominância ou de contradominância. Os pontos *Shu* do Dorso são muito importantes no tratamento de afecções dos *Zang Fu* (Órgãos e Vísceras) e ao se utilizar a técnica *Shu-Mo* equivale ao tratamento do método *Ju Ci,* ou seja, tratamento ao oposto.

A parte **Jing** do **Jing Shen**, isto é, aquela fração relacionada ao *Jing* Psíquico (Mental) dos *Zang Fu* (Órgãos e Vísceras), exterioriza-se no dorso no trajeto lateral (2ª linha) do Meridiano Principal do *Pangguang* (Bexiga), a três *cun* laterais aos processos espinhosos das vértebras, constituindo os pontos *Jing* (Figura 3).

O conceito do *Jing Shen* (Quintessência Energética) e a formação dos microssistemas 23

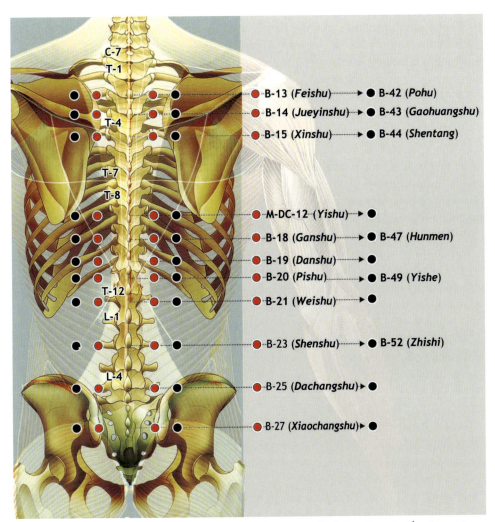

FIGURA 3 Localização dos pontos *Shu* do Dorso (em **vermelho**) dos *Zang Fu* (Órgãos e Vísceras). Em **preto**, estão apontados somente os pontos *Jing* relacionados como o *Shen Qi* (Mental). Tanto os pontos *Shu* do Dorso como os *Jing* obedecem aos princípios dos Cinco Movimentos.

Fonte: acervo Center AO.

Nesses pontos *Jing* exteriorizam-se o *Shen Qi* (Energia Mental) armazenado nos *Zang* (Órgãos) que fazem parte do *Jing Shen*. Assim, é nos pontos emotivos, ou seja, relacionados às emoções que:

- **B-42 (*Pohu*)** – manifesta-se a tristeza contida no *Fei* (Pulmão).
- **B-43 (*Gaohuangshu*)** – manifestam-se todas as emoções contidas no *Xin Bao Luo* (Circulação-Sexo ou Envelope do Coração).
- **B-44 (*Shentang*)** – manifestam-se todas as emoções contidas no *Xin* (Coração) como o *Shen* (Consciência).
- **B-47 (*Hunmen*)** – manifesta-se a raiva/revolta contida no *Gan* (Fígado).
- **B-49 (*Yishe*)** – manifesta-se a preocupação excessiva contida no *Pi* (Baço/Pâncreas).
- **B-52 (*Zhishi*)** – manifesta-se a vontade contida no *Shen* (Rins).

A presença de dor espontânea ou à palpação dos pontos *Jing* serve como um dos recursos de diagnóstico do estado emocional. Assim, por exemplo, se o ponto B-42 (*Pohu*) apresentar dor espontânea ou à palpação, significa presença de estado de tristeza que acometeu o *Fei* (Pulmão), afetando seu *Jing*; nesse caso, os pontos *Shu-Mo*, B-13 (*Feishu*) e P-1 (*Zhongfu*) estarão dolorosos.

Os pontos *Jing* são utilizados para o tratamento de distúrbios emocionais, utilizando-se as técnicas de tonificação ou de dispersão (com aplicação de moxabustão ou de inserção de agulha) no local; ou utilizando-se o princípio dos Cinco Movimentos, por exemplo, a reflexão domina o medo, e assim, no indivíduo com medo, pode-se estimular o ponto B-49 (*Yishe*), ponto *Jing* do *Pi* (Baço/Pâncreas), para inibir o medo.

Os pontos *Shu* do Dorso e os pontos *Jing* do dorso, como todos os microssistemas, têm efeito imediato e intenso.

Orelha

A orelha externa deriva dos arcos branquiais, e estes são dependentes do ponto *Lianquan* (VC-23), ponto de concentração do *Shen Qi* (Energia dos Rins), ponto que recebe o *Qi* de vários Meridianos, como *Ren Mai, Chong Mai, Yin Qiao, Fuchong*, Canal de Energia Principal do *Shen* (Rins).

Há tempos se sabe da existência de pontos *Jing* na orelha externa, constituindo a técnica de Acupuntura Auricular. É o local no qual mais se manifesta o *Jing Shen*, tendo então toda a estrutura do corpo humano [*Shen* (Mente) e *Xing* (Forma)] concentrada no pavilhão auricular (Figura 4). Isso serve tanto como um recurso de diagnóstico como de tratamento, mantendo ampla conexão com o encéfalo via nervos que inervam a orelha. Praticamente toda patologia pode ser tratada por essa técnica, embora não tenha tantas alternativas como pela via dos Meridianos Principais, como ponto Fogo, ponto para combater Umidade etc.

O conceito do *Jing Shen* (Quintessência Energética) e a formação dos microssistemas 25

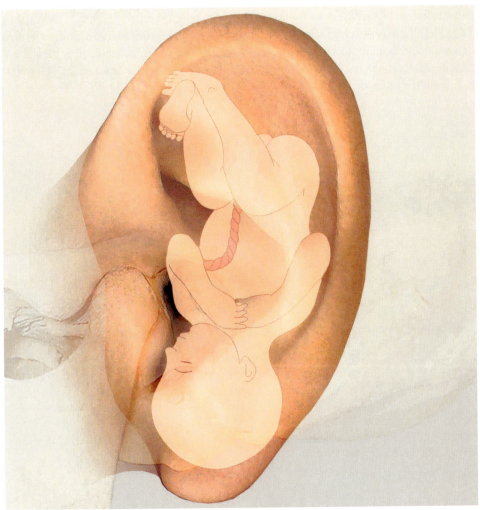

FIGURA 4 Na orelha externa, exteriorizam-se os *Jing* dos Cinco *Zang* (Órgãos), os *Fu* (Vísceras) e as estruturas orgânicas relacionadas aos *Zang* (Órgãos) utilizados para tratamento das mais diversas afecções, seja do sistema musculoesquelético, seja dos Órgãos Internos.

Fonte: acervo Center AO.

Regiões pré-auricular e occipital

A musculatura da região pré-auricular (masseter) e músculos occipitais são derivados dos arcos branquiais, portanto do ponto *Lianquan* (VC-23), ponto de concentração do *Shen Qi* (Energia dos Rins). Por isso, essas regiões são áreas de manifestação do *Jing Shen* (Quintessência Energética dos Rins). Foi descrito um microssistema dessa região constituindo a técnica YNSA (*Yamamoto New Scalp Acupunture*) (Figura 5), no qual os *Zang Fu* (Órgãos e Vísceras) têm localização na região pré-auricular; e os outros pontos descritos por Yamamoto em sua maioria se situam no couro cabeludo, que também é relacionado com o *Shen* (Rins) (Figura 5). Os pontos YNSA, por agir nos *Jing*, têm efeito imediato e intenso.

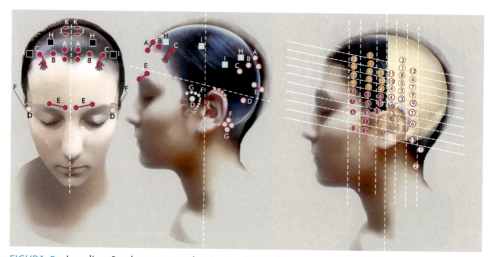

FIGURA 5 Localização dos pontos da técnica YNSA (*Yamamoto New Scalp Acupuncture*), por meio dos quais podem ser realizados diagnóstico e tratamento de afecções do sistema musculoesquelético e dos Órgãos Internos.

Fonte: acervo Center AO.

Couro cabeludo ou escalpo

O escalpo, ou escalpe, também está relacionado energeticamente com o *Shen* (Rins) e constitui a técnica de Acupuntura Escalpeana com locais para atuar nas áreas motoras, sensitiva, áreas de visão, audição, fala, tremores. É uma técnica importante no tratamento de doenças centrais, isto é, do encéfalo, como acidente vascular cerebral (AVC), Alzheimer, paralisias centrais, convulsões, esclerose múltipla, doença de Parkinson (Figura 6).

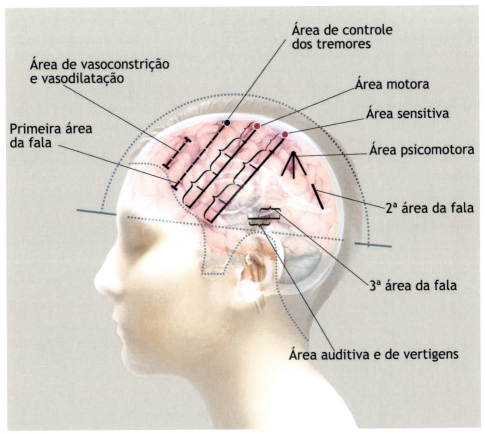

FIGURA 6   Localização de áreas pelas quais podem ser tratadas as afecções neurológicas correspondentes pela técnica de Acupuntura Escalpeana.

Fonte: acervo Center AO.

A estimulação dos pontos ou áreas da Acupuntura Escalpeana deve ser feita preferencialmente por meio de eletroestimulação em uma frequência de 8 Hz.

Ossos do crânio

Constitui a Acupuntura dos Ossos do Crânio do Sistema Yamamura de Acupuntura, a ser descrita adiante.

Esses são os microssistemas de acupuntura, por ora conhecidos, e com certeza serão descritos outros microssistemas, pois o *Jing Shen* espalha-se por corpo todo.

Yamamura considera que o *Jing Shen*, ao atingir o encéfalo, mais propriamente no sistema límbico, nos núcleos supra-hipotalâmicos, conclui a ascensão ao Alto; e daqui se inicia o processo de "descida", indo para o hipotálamo e, depois, para a hipófise, que, por meio de hormônios e neurotransmissores, passam a se relacionar com os Órgãos Internos (*Zang Fu*), completando o ciclo *Yang/Yin, Yin/Yang* e Alto/Baixo, Baixo/Alto.

Acima foi descrita a ascensão da fração *Yang* do *Jing Shen* (Quintessência Energética dos Rins), seguindo para a parte mais alta de uma estrutura relacionada ao *Shen* (Rins), o encéfalo ou o "mar das medulas". A reflexão de que, se existe a fração *Yang* do *Jing Shen*, forçosamente existe a fração *Yin* do *Jing Shen*, que deve se manifestar na estrutura mais *Yin* do *Shen* (Rins), o tecido ósseo (osso e periósteo), é assunto do próximo capítulo.

4

Sistema *Yin* do *Jing Shen* e Sistema Yamamura de Acupuntura dos Ossos Longos (SYAOL)

Assim como a fração *Yang* do *Jing Shen* se dirige para o Alto, parte mais *Yang* do *Shen* (Rins), que é o encéfalo (ver Capítulo 3), é coerente considerar a existência da fração *Yin* do *Jing Shen*, e essa fração *Yin* deve se dirigir para a parte mais *Yin* do *Shen* (Rins), representada pelo tecido ósseo, seja de um osso longo ou plano, isto é, em qualquer osso.

Nesse contexto, deve-se considerar o osso como estrutura "viva", tratando-se do osso e do periósteo, que é a camada mais externa do osso e, portanto, a parte *Yang* do osso/periósteo, no qual existem numerosas terminações nervosas livres. Pelo conceito já visto do *Jing Shen*, no osso/periósteo deve haver a manifestação desse *Jing Shen* [Órgãos e Vísceras, das estruturas orgânicas e do *Shen Qi* (Energia Mental)] (Figura 1).

As manifestações dos Cinco *Zang* (Órgãos), dos Seis *Fu* (Vísceras) e das estruturas do corpo podem ser nitidamente observadas nos ossos longos, apesar de em todo e qualquer tecido ósseo ser possível observar as correspondências.

Será feita a correspondência do corpo humano com ossos longos. Para tanto, é necessário localizar a extremidade *Yang* (Alto) e a extremidade *Yin* (Baixo) de um osso longo. A fim de melhor compreender essa situação, é preciso remontar ao tempo em que o ser humano tinha postura quadrúpede (Figura 2). Conforme discutido anteriormente, a parte *Yang* é aquela na qual o corpo humano recebe os raios de Sol na posição quadrúpede, e a parte *Yin*, a parte da sombra. Portanto, o dorso, a região posterior (dorso) dos membros inferiores e superiores, assim como o dorso das mãos e dos pés e a parte posterior da cabeça, são considerados *Yang*; e o ventre, as faces anterior e medial dos membros inferiores e superiores, a região plantar dos pés, a palma das mãos e a face são considerados *Yin* (Figura 2).

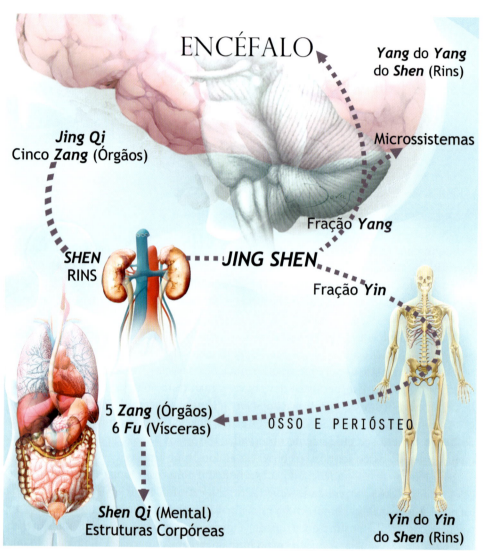

FIGURA 1 A união dos Cinco *Jing* dos *Zang* (Órgãos) forma o *Jing Shen* (Quintessência Energética). Sua fração *Yin* se dirige para a estrutura mais *Yin* do *Shen* (Rins), o osso e o periósteo, e nele se manifesta o *Jing* dos Cinco *Zang* (Órgãos), dos *Fu* (Vísceras) e das estruturas orgânicas relacionadas.

Fonte: acervo Center AO.

Em relação a um osso longo, com extremidades proximal e distal, é considerada extremidade *Yang* aquela parte dirigida para o Alto, e a base, o *Yin*. A extremidade que se dirige para a região anterior é considerada *Yang*; por isso, a cabeça do úmero, a cabeça do rádio, o olécrano, a cabeça dos metacarpianos e das falanges, a cabeça da fíbula e a extremidade proximal da tíbia são considerados *Yang*, e a outra extremidade, *Yin* (não relacionar com a postura anatômica convencional/ocidental) (Figura 2).

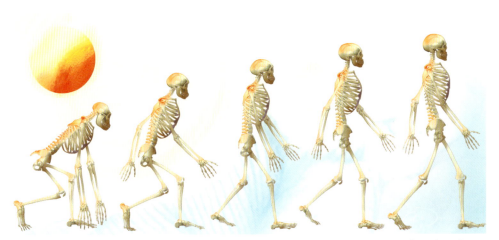

FIGURA 2 Na evolução do ser humano como quadrúpede, ele recebia os raios do Sol no dorso, região posterior da cabeça e dorso das mãos e dos pés, enquanto o ventre, as palmas das mãos e plantar dos pés e a face não recebiam diretamente os raios do Sol. Na postura quadrúpede, as extremidades dos ossos longos que se dirigem para o Alto são consideradas *Yang* e a outra extremidade, *Yin*, assim como ossos longos que se projetam anteriormente; essa extremidade é considerada *Yang*.

Fonte: acervo Center AO.

Os estudos vieram mostrar que existem relações entre os ossos e o corpo humano, conforme mostrado por Zhang [Shandong University (China)], que relacionou o segundo osso metacarpo com o corpo humano, criando-se a técnica ECIWO (*Embryo Containing the Information of the Whole Organism*), em 1973 (Figura 3).

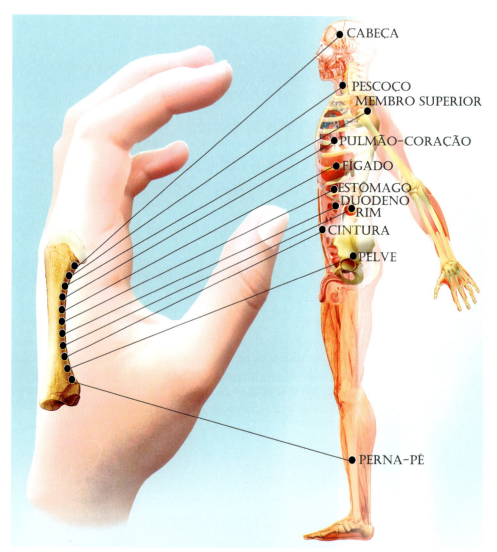

FIGURA 3 Representação, segundo Zhang, dos Órgãos Internos e das estruturas orgânicas no 2º osso metacarpiano (técnica ECIWO).

ECIWO: *Embryo Containing the Information of the Whole Organism.*

Fonte: acervo Center AO.

Em um osso longo, por exemplo, um osso do metacarpo ou do metatarso, existe uma relação com o corpo humano na qual a cabeça do osso metacarpiano corresponde à cabeça; o colo do osso, ao pescoço e a base, aos pés.

A primeira relação desse tipo foi feita por Zhang, conforme mencionado, porém estudos realizados por Yamamura demonstraram que todos os ossos, principalmente os longos, têm correspondência com o corpo humano inteiro, havendo a representação do sistema musculoesquelético e dos Órgãos Internos (Figuras 4 e 5). Essa correspondência pode ser percebida fazendo uma pressão ungueal e deslizando ao longo de um osso longo; observando pontos minúsculos de dor ou mesmo de pequenina área dolorosa, que corresponde ao que foi denominado "micropontos". Pode-se verificar que os "micropontos" localizam-se diferentemente, dependendo dos ossos longos examinados.

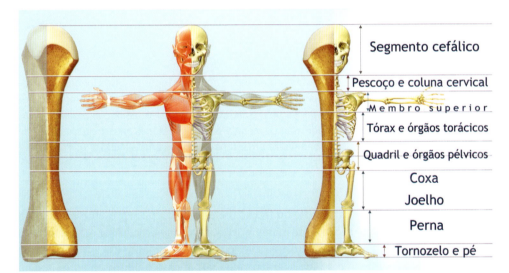

FIGURA 4 Correspondência do corpo humano com o osso longo: a cabeça do osso longo (epífise proximal) corresponde à área da cabeça, e a base do osso longo (epífise distal), ao pé; e a diáfise corresponde ao restante do corpo. Quando se tem patologia do corpo, as áreas correspondentes no periósteo do osso longo tornam-se sensíveis à palpação ungueal.

Fonte: acervo Center AO.

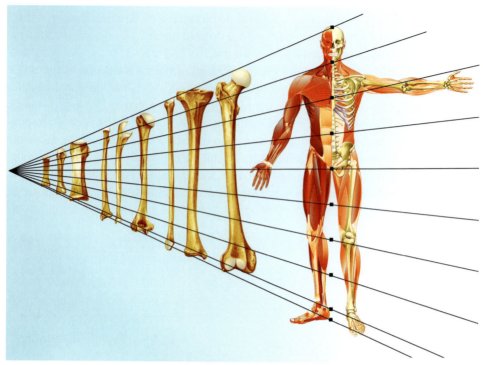

FIGURA 5 Os estudos realizados por Yamamura mostraram que todos os ossos longos com periósteo têm correspondência com o corpo humano. As pequenas áreas de dor encontradas no periósteo de um osso longo podem servir como recurso para diagnóstico, assim como para o tratamento. Os ossos longos mais utilizados são os metacarpianos e metatarsianos, pela facilidade de acesso para o tratamento, pois também estão em íntima conexão com os Meridianos Principais.

Fonte: acervo Center AO.

Se considerarmos que cada parte ou fração (célula) do corpo representa e contém o todo – e a clonagem veio mostrar de maneira irrefutável que uma única célula, mesmo quando adulta, tem totipotencialidade para gerar um novo ser tanto fisicamente quanto mentalmente –, então não é de se estranhar que em um osso o periósteo tenha toda a representação do corpo humano.

Os micropontos determinados em uma pequena área do periósteo representam uma parte do corpo humano, seja do sistema musculoesquelético, seja de Órgãos Internos, e constituem a base da técnica do Sistema Yamamura dos Ossos Longos (SYAOL).

Considera-se que os pontos de acupuntura tradicionais correspondem, principalmente, aos locais em que há maior quantidade de terminações nervosas; e esses locais em que existem é que constituem neurofisiologicamente os pontos de acupuntura. Assim, o periósteo pode ser considerado um ponto de acupuntura, pois é um dos locais em que existe maior concentração de terminações nervosas livres que chegam ao corno posterior da medula espinal, no qual o estímulo da acupuntura pode, por meio de neurônios de associação, seguir em direção ao:

- **Corno anterior da medula**, no qual se conectam com os neurônios motores relacionados com a origem do estímulo, formando o arco reflexo somatossomático; quando o estímulo é feito pela inserção de agulha de acupuntura e quando esse reflexo é obtido, constitui-se o chamado *Te Qi* (Figura 6).
- **Corno lateral da medula espinal**, no qual se relacionam com os Órgãos Internos por meio de reflexo somatovisceral. O mecanismo pode ser inverso, isto é, distúrbios dos Órgãos Internos podem provocar o reflexo viscerossomático, que pode se manifestar em áreas específicas do corpo. É por essa via que é feito muitas vezes o tratamento pela acupuntura, por exemplo, pela técnica *Shu-Mo* (Figura 6).

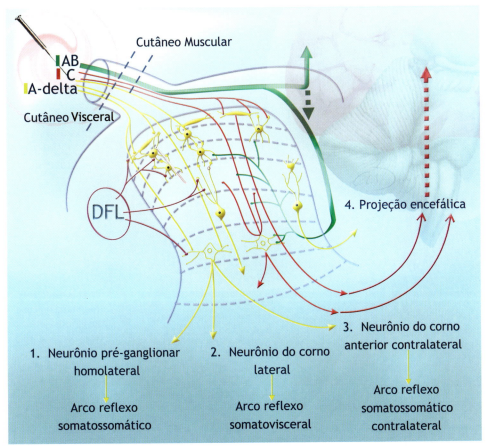

FIGURA 6 A inserção de agulha de acupuntura promove a despolarização das fibras nervosas, principalmente do tipo A-delta e C, cujos estímulos seguem para o corno posterior da medula espinal nas lâminas de Rexed, em que se conectam com os neurônios de associação e podem conectar-se com: 1. **Neurônios do corno anterior homolateral**, desencadeando reflexo somatossomático, advindo daí o fenômeno de *Te Qi* da acupuntura; 2. **Neurônios do corno anterolateral**, que se dirigem aos órgãos internos, desencadeando arco reflexo somatovisceral; 3. **Neurônios do corno anterolateral contralateral**, desencadeando o arco reflexo somatossomático contralateral; 4. **Neurônios do corno anterior contralateral** cruzando a linha mediana e se projetam para o encéfalo pelas vias neurais ascendentes.

Fonte: acervo Center AO.

- **Corno anterolateral da medula espinal contralateral**, do qual se projeta para a região encefálica pelas vias dos tratos medulares, conectando-se com a formação reticular, o sistema límbico e o córtex cerebral. O estímulo da acupuntura atinge os centros superiores e desencadeia resposta psiconeuroimunoendócrina, agindo então sobre a esfera psíquica (emoção), o sistema neurológico, imunológico e endócrino (hormonal) e tendo ação sobre o sistema musculoesquelético e os Órgãos Internos (Figura 7).

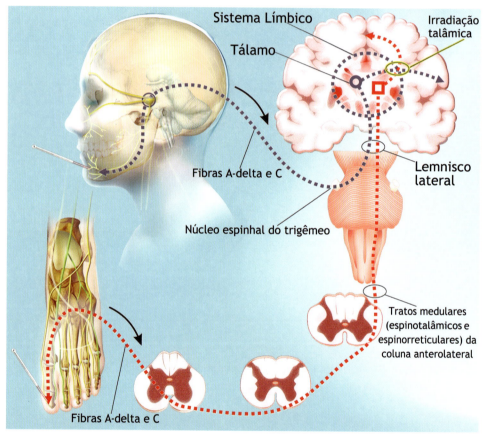

FIGURA 7 Os estímulos da acupuntura que se projetam para o encéfalo seguem as vias dos tratos medulares, principalmente pelas vias espinotalâmicas e espinorreticulares, que se dirigem para a formação reticular e o sistema límbico, antes de atingir a área somestésica. Nesse trajeto fazem verdadeiras conexões neurais com o córtex cerebral, com o sistema da dor e com o hipotálamo e, deste, com a memória e as emoções.

Fonte: acervo Center AO.

De maneira resumida, esse é o mecanismo neuro-humoral de acupuntura, também com liberação de neurotransmissores como a serotonina, dopamina, encefalina, betaencefalina etc.

Essas vias descritas ocorrem em qualquer estímulo realizado no exterior (sistema musculoesquelético), seja na parte somática, seja no periósteo de um osso, e o efeito depende da intensidade e da frequência de estímulo. Por isso os locais em que existe maior número de receptores neurais (terminações nervosas livres) são aqueles em que a estimulação pela acupuntura provoca melhores resultados. Os dados da aplicação clínica sobre os efeitos da acupuntura têm mostrado melhores resultados com o uso dos pontos *Jing*.

Ao nosso ver, a parte *Yin* do *Jing Shen* pode localizar-se em qualquer osso do corpo humano, como os ossos longos – metacarpianos, metatarsianos, falanges dos dedos das mãos, dos pés, rádio, ulna, úmero, costela (Figura 8). Nos ossos chatos como os do crânio, escápula e bacia, a sistematização nestes termos foi realizada no osso occipital (ver Capítulo 13).

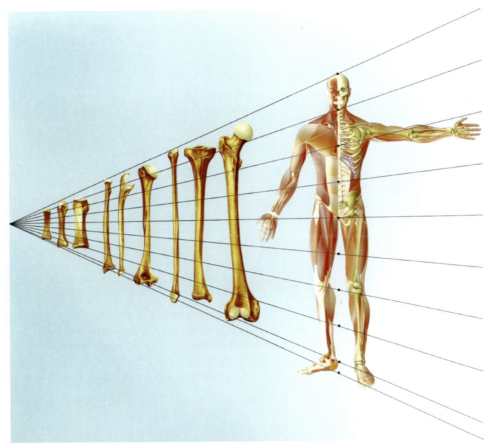

FIGURA 8   Os estudos vieram mostrar que todos os ossos longos e periósteo têm correspondência com o corpo humano. As pequenas áreas de dor encontradas no periósteo de um osso longo servem como recurso de diagnóstico e para o tratamento. Os ossos longos mais utilizados são os metacarpianos e os metatarsianos pela facilidade de acesso para o tratamento e por estar em íntima conexão com os Meridianos Principais.

Fonte: acervo Center AO.

Os ossos como mandíbula e costela, por não se ter ainda conhecimento de quais Meridianos Principais são responsáveis por sua formação, são utilizados, por enquanto, somente como tratamento *Alto/Baixo*, *Yang/Yin* (ver adiante), embora o osso esterno seja o que mais recebe *Qi* pelos diversos Meridianos (ver Capítulo 17).

LOCALIZAÇÃO/PALPAÇÃO DOS PONTOS DE CORRESPONDÊNCIA DO CORPO HUMANO EM UM OSSO LONGO

Os micropontos localizados em uma minúscula área do periósteo com certeza representam uma parte do corpo humano, seja do sistema musculoesquelético, seja dos Órgãos Internos, e constituem as bases para o diagnóstico e o tratamento da técnica "Sistema Yamamura de Acupuntura dos Ossos Longos" denominada SYAOL.

Os micropontos podem ser rapidamente determinados pela pressão ungueal e não por meio de um objeto puntiforme (este pode causar sensação dolorosa pela pressão sobre a pele). A pressão ungueal é feita, geralmente, com o dedo polegar ou o dedo indicador (Figura 9).

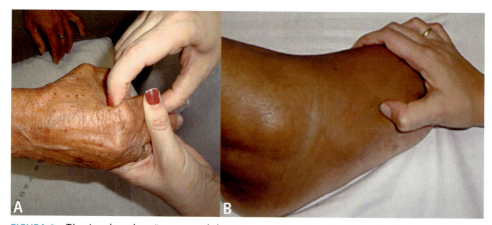

FIGURA 9 Técnica de palpação ungueal dos micropontos situados no periósteo de osso longo. A: procura do microponto no Meridiano Principal do *Da Chang* (Intestino Grosso), que tem trajeto pela face radial do 2º metacarpo, para tratamento de ombralgia *Da Chang* (Intestino Grosso). B: localização do microponto no Meridiano Principal do *Dan* (Vesícula Biliar), que tem trajeto que passa pela face lateral do 4º metatarso, para tratamento de coxalgia da região posterior.

Como mostra a Figura 9, a pressão ungueal dos dedos da mão pode ser feita com a unha do polegar ou do dedo indicador; a mão examinadora segura a mão do examinado e faz-se a pressão ungueal sobre o periósteo do osso longo. Para encontrar o microponto, é feito deslizamento sobre o maior eixo, mantendo-se a pressão ungueal, onde se pode sentir pequeníssimas nodulações, que podem ser **indolores** (sem significado patológico, mas correspondendo a uma estrutura do corpo) ou **dolorosa**, no caso de apresentar patologia do corpo em área correspondem à localização do microponto.

Assim, uma paciente apresenta dor de ombro que piora ao fazer movimento da flexão e rotação intensa, com dor localizada na parte anterior do ombro; trata-se de Estagnação de *Qi* (Energia) e/ou de *Xue* (Sangue). Se piora com o repouso ou à noite, a estagnação é pelo Frio. Nesse caso, a dor com a palpação ungueal do primeiro metacarpiano será encontrada na altura correspondente no membro superior (ombro) do lado radial desse osso.

A palpação ungueal dos ossos metacarpianos e metatarsianos é sempre feita pela região dorsal, bem como a inserção de agulha, independentemente de o trajeto do Meridiano Principal estar localizado dorsal ou ventralmente.

TÉCNICA DE INSERÇÃO DE AGULHA DE ACUPUNTURA NO PERIÓSTEO DO OSSO LONGO

Uma vez localizado o microponto no qual será feita a inserção de agulha de acupuntura, como a profundidade da pele do dorso da mão e do pé até o periósteo é de apenas alguns milímetros, não há necessidade de agulha longa ou com calibre maior, sendo o tamanho da agulha pequeno idealmente (20 × 30 × 0,20).

Após a inserção de agulha de acupuntura, que é feita perpendicularmente à superfície da pele, procura-se com a ponta da agulha, direcionando-a em várias direções (retirar um pouco a agulha e depois reinserir em direção diferente), até obter a sensação de dor quando a agulha toca o ponto. Geralmente, o paciente expressa verbalmente e, o que é mais frequente, por manifestação de uma careta – chamada de "*sinal de careta*" –, para a qual o acupunturista deve voltar sua atenção. Pode-se fazer estímulo com rotação horária/anti-horária (doloroso), apesar de que, quando a agulha de acupuntura toca o periósteo e se obtém o "*sinal de careta*", o efeito da acupuntura já se realizou.

Em se tratando de "técnica de osso longo", é assim o método de introdução de agulha de acupuntura, que pode até ser retirada logo após a estimulação. Como não existe tecido muscular ou partes moles mais espessas para segurar a agulha, e como o periósteo é uma tênue camada de células, este não consegue prender a agulha de acupuntura. Por isso a técnica consiste em inserir a agulha de acupuntura, estimular e retirar a agulha ou deixar *in situ* com pouco efeito. Essa técnica de acupuntura dos ossos longos é largamente utilizada no Pronto Atendimento de Acupuntura do Hospital São Paulo/Escola Paulista de Medicina (UNIFESP), com efeito intenso e imediato (Figura 10).

Quando se tratar de técnica de Acupuntura dos Músculos e dos Pontos Craniométricos (ver adiante), a técnica de inserção e manipulação da agulha de acupuntura difere, pois se trata de uma área maior, por isso necessitando de introdução e estimulação em várias direções, de modo a se obter resultado (Figura 11).

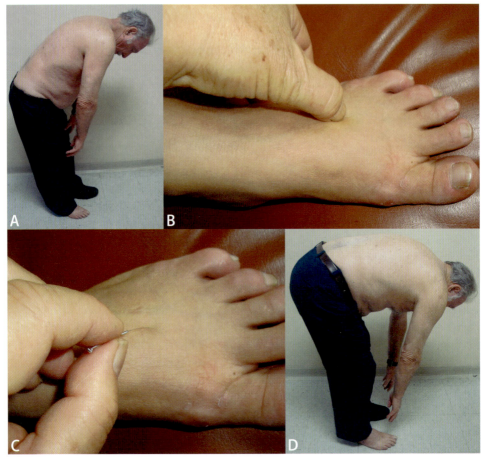

FIGURA 10 Paciente com lombalgia por deficiência do *Shen* (Rins). A: limitação de flexão da coluna vertebral. B: localização do ponto lombar na face medial do 3º metatarso, em que passa o trajeto do Meridiano Principal do *Shen* (Rins). C: inserção de agulha de acupuntura perpendicularmente, tocando o periósteo com manipulação. D: efeito imediato.

Sistema Yin do Jing Shen e Sistema Yamamura de Acupuntura dos Ossos Longos (SYAOL) 41

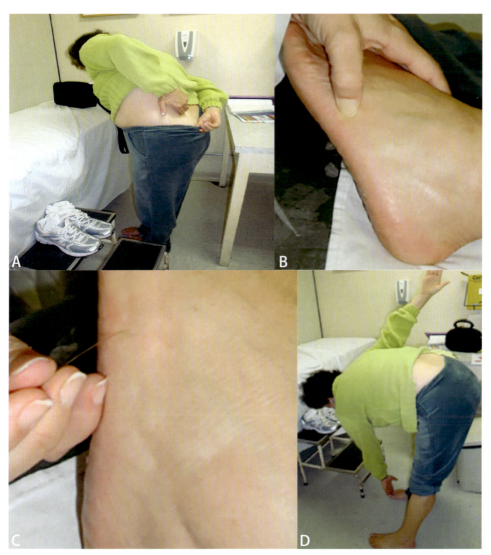

FIGURA 11 A: paciente com lombalgia (dor muscular) perto da região glútea esquerda com limitação de movimento de flexão da coluna vertebral. B: localização da base do 5º metatarso. C: inserção no periósteo no ponto doloroso e manipulação da agulha de acupuntura em várias direções. D: o resultado.

5

O esqueleto, as relações com o corpo e com os Meridianos Principais. Lado *Yang* e *Yin* dos ossos

Como foi abordado no Capítulo 1, os Meridianos Principais são os responsáveis pela formação do esqueleto, principalmente dos membros superiores e inferiores, dando origem aos cinco dedos das mãos e dos pés (ver Capítulo 1, Figura 2). O trajeto desses Meridianos deve ser considerado em relação a sua polaridade *Yang* ou *Yin* e ao trajeto que eles percorrem em relação aos ossos.

Assim:

MERIDIANO PRINCIPAL DO *FEI* (PULMÃO)

O **Meridiano Principal do *Fei* (Pulmão)** tem sentido centrífugo e se situa radialmente em relação aos ossos do antebraço (rádio) e aos ossos do carpo, primeiro metacarpo e falanges proximal e distal (Figura 1). Como o Meridiano Principal do *Fei* (Pulmão) apresenta polaridade *Yin*, o lado do osso pelo qual passa esse Meridiano tem também característica *Yin*. Portanto, no caso do 1º osso metacarpiano, o lado radial tem característica *Yin* e o lado oposto, *Yang*. Isso significa que o lado *Yin* do 1º osso metacarpiano relaciona-se com *Fei-Yin* (Pulmão-*Yin*), e o lado oposto, com *Fei-Yang* (Pulmão-*Yang*), indicando que na patologia *Yin* do *Fei* (Pulmão) poderá ser encontrado um ponto doloroso no periósteo na altura correspondente ao tórax, no qual se localiza o *Fei* (Pulmão). Esse mesmo ponto é a via de tratamento de patologia *Yin* do *Fei* (Pulmão) (Figura 1).

MERIDIANO PRINCIPAL DO DA *CHANG* (INTESTINO GROSSO)

O **Meridiano Principal do *Da Chang* (Intestino Grosso)** tem sentido centrípeto, e seu trajeto situa-se no lado ulnar do dedo indicador e também do 2º osso metacarpiano. Como esse Meridiano tem polaridade *Yang*, o lado dos ossos pelo qual passa terá a mesma polaridade, e o lado oposto, *Yin*. O encontro de micropontos dolorosos na face *Yin* significa que se trata de patologia *Yin* do *Da Chang* (Intestino Grosso) (Figura 1).

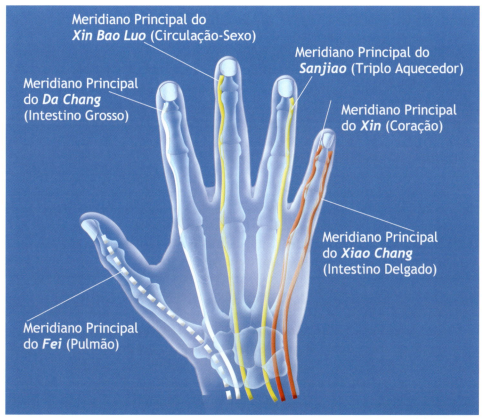

FIGURA 1   Trajetos dos Meridianos Principais da mão: o do *Fei* (Pulmão) segue radialmente ao dedo polegar; o do *Da Chang* (Intestino Grosso) segue pela face radial do 2º dedo da mão; o do *Xin Bao Luo* (Circulação-Sexo), pela face radial do 3º dedo da mão; o do *Sanjiao* (Triplo Aquecedor), pela face ulnar do 4º dedo da mão; o do *Xin* (Coração), pela face radial do 5º dedo da mão, e o do *Xiao Chang* (Intestino Delgado), pela face ulnar do 5º dedo da mão. Em seus trajetos é conferida aos ossos sua característica energética.
Fonte: acervo Center AO.

MERIDIANO PRINCIPAL DO *XIN BAO LUO* (CIRCULAÇÃO-SEXO)

O **Meridiano Principal do *Xin Bao Luo* (Circulação-Sexo)** tem sentido centrífugo e seu trajeto se situa no lado radial do 3º dedo da mão e também do 3º osso metacarpiano. Pelo fato de esse Meridiano ter polaridade *Yin*, o lado dos ossos pelo qual passa terá essa mesma polaridade, e o lado oposto, *Yang*. O encontro de micropontos dolorosos na face *Yin* significa que se trata de patologia *Yin* do *Xin Bao Luo* (Circulação-Sexo) (Figura 1).

MERIDIANO PRINCIPAL DO *SANJIAO* (TRIPLO AQUECEDOR)

O **Meridiano Principal do *Sanjiao* (Triplo Aquecedor)** tem sentido centrípeto e seu trajeto se situa no lado ulnar do 4º dedo da mão e também do 4º osso metacarpiano. Como esse Meridiano tem polaridade *Yang*, o lado dos ossos pelo qual passa terá essa mesma polaridade, e o lado oposto, *Yin*. O encontro de micropontos dolorosos na face *Yang* significa que se trata de patologia *Yang* do *Sanjiao* (Triplo Aquecedor) (Figura 1).

MERIDIANO PRINCIPAL DO *XIN* (CORAÇÃO)

O **Meridiano Principal do *Xin* (Coração)** tem sentido centrífugo, e seu trajeto se situa no lado radial do 5º dedo da mão e também do 5º osso metacarpiano. Pelo fato de esse Meridiano ter polaridade *Yin*, o lado dos ossos pelo qual passa terá essa mesma polaridade, e o lado oposto, *Yang*. O encontro de micropontos dolorosos na face *Yin* significa que se trata de patologia *Yin* do *Xin* (Coração) (Figura 1).

MERIDIANO PRINCIPAL DO *XIAO CHANG* (INTESTINO DELGADO)

O **Meridiano Principal do *Xiao Chang* (Intestino Delgado)** tem sentido centrípeto e seu trajeto se situa no lado ulnar do 5º dedo da mão e também do 5º osso metacarpiano. Pelo fato de esse Meridiano ter polaridade *Yang*, o lado dos ossos pelo qual passa terá essa mesma polaridade, e o lado oposto, *Yin*. O encontro de micropontos dolorosos na face *Yang* significa que se trata de patologia *Yang* do *Xiao Chang* (Intestino Delgado) (Figura 1).

Obs.: A parte *Yin* do Meridiano Principal *Xin* (Coração) do lado *Yang*, do lado ulnar, é coincidente com o trajeto do Meridiano Principal do *Xiao Chang* (Intestino Delgado), e vice-versa.

MERIDIANO PRINCIPAL DO *PI* (BAÇO/PÂNCREAS)

O **Meridiano Principal do *Pi* (Baço/Pâncreas)** tem trajeto centrífugo circulando pelo lado medial do pé e do 1º osso metatarso, tendo polaridade *Yin*, e o oposto desse osso, a polaridade *Yang*, na qual também está o trajeto do Meridiano Principal do *Gan* (Fígado), que tem seu trajeto pelo lado lateral do 1º osso metatarso; nesse caso, esse lado tem característica *Yin* (Figura 2).

MERIDIANO PRINCIPAL DO *WEI* (ESTÔMAGO)

O **Meridiano Principal do *Wei* (Estômago)** tem sentido centrífugo, e seu trajeto se situa no lado lateral do 2º dedo do pé e também do 2º osso metatarsiano. Pelo fato de esse Meridiano ter polaridade *Yang*, o lado dos ossos pelo qual passa o Meridiano terá essa polaridade, e o lado oposto, *Yin*. O encontro de micropontos dolorosos na face *Yang* significa que se trata de patologia *Yang* do *Wei* (Estômago) (Figura 2).

O esqueleto, as relações com o corpo e com os Meridianos Principais. Lado *Yang* e *Yin* dos ossos 45

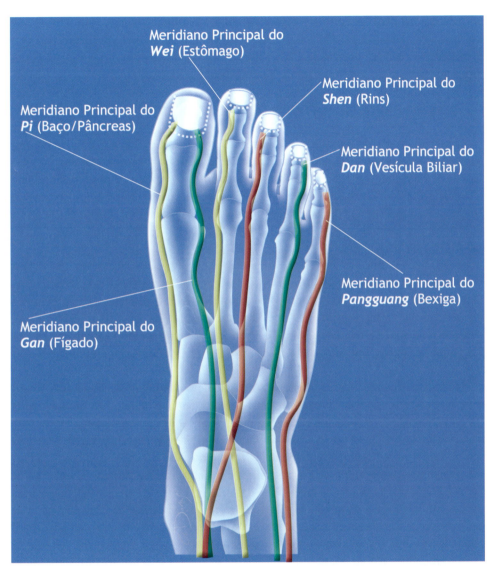

FIGURA 2 Trajetos dos Meridianos Principais do pé: o do *Pi* (Baço/Pâncreas) segue medialmente ao hálux; o do *Gan* (Fígado) segue pela face lateral do hálux; o do *Wei* (Estômago) pela face lateral do 2º dedo do pé; o do *Shen* (Rins), pela face medial do 3º dedo do pé; o do *Dan* (Vesícula Biliar), pela face lateral do 4º dedo do pé, e o do *Pangguang* (Bexiga), pela face lateral do 5º dedo do pé. Em seus trajetos, os Meridianos conferem aos ossos sua característica energética.
Fonte: acervo Center AO.

MERIDIANO PRINCIPAL DO *SHEN* (RINS)

O **Meridiano Principal do *Shen* (Rins)** tem sentido centrífugo, e seu trajeto se situa no lado medial do 3º dedo do pé e também do 3º osso metatarsiano. Pelo fato de esse Meridiano ter polaridade *Yin*, o lado dos ossos pelo qual passa o Meridiano terá essa polaridade, e o lado oposto, *Yang*. O encontro de micropontos dolorosos na face *Yin* significa que se trata de patologia *Yin* do *Shen* (Rins) (Figura 2).

MERIDIANO PRINCIPAL DO *DAN* (VESÍCULA BILIAR)

O **Meridiano Principal do *Dan* (Vesícula Biliar)** tem sentido centrífugo, e seu trajeto se situa no lado lateral do 4º dedo do pé e também do 4º osso metatarsiano. Pelo fato desse Meridiano ter polaridade *Yang*, o lado dos ossos pelo qual passa o Meridiano terá essa polaridade, e o lado oposto, *Yin*. O encontro de micropontos dolorosos na face *Yang* significa que se trata de patologia *Yang* do *Dan* (Vesícula Biliar) (Figura 2).

MERIDIANO PRINCIPAL DO *PANGGUANG* (BEXIGA)

O **Meridiano Principal do *Pangguang* (Bexiga)** tem sentido centrífugo, e seu trajeto se situa no lado lateral do 5º dedo do pé e também do 5º osso metatarsiano. Pelo fato de esse Meridiano ter polaridade *Yang*, o lado dos ossos pelo qual passa o Meridiano terá essa polaridade e, o lado oposto, *Yin*. O encontro de micropontos dolorosos na face *Yang* significa que se trata de patologia *Yang* do *Pangguang* (Bexiga) (Figura 2).

Os trajetos dos Meridianos Principais na mão e no pé podem situar-se dorsalmente como *Fei* (Pulmão), *Da Chang* (Intestino Grosso), *Sanjiao* (Triplo Aquecedor), do *Pi* (Baço/Pâncreas), *Gan* (Fígado), *Dan* (Vesícula Biliar) e *Pangguang* (Bexiga), enquanto o do *Xin Bao Luo* (Circulação Sexo), *Xin* (Coração) e *Shen* (Rins) o fazem pela face ventral da mão e do pé. Independentemente do trajeto dos Meridianos Principais, seja dorsal, seja ventral, o periósteo dos ossos longos é mais facilmente palpado, a inserção de agulha é realizada sempre pela face dorsal das mãos e dos pés e nunca pela face ventral, pois, além de não se estar pressionando o periósteo do osso, as inserções de agulha de acupuntura pela face ventral das mãos e dos pés podem causar síndrome compartimental, dada a grande vascularização neles existente.

Assim como existem o lado direito e o esquerdo do corpo, as estruturas como um osso longo apresentam também um lado *Yang* e um lado *Yin*. Considera-se que o lado no qual está o trajeto do Meridiano Principal assume a característica desse Meridiano, e o lado oposto, a característica oposta. Por exemplo, o **Meridiano Principal do *Fei* (Pulmão)** passa radialmente ao primeiro osso metacarpiano, e, como esse Meridiano apresenta característica *Yin*, esse lado (radial) é considerado *Yin* e a face ulnar será considerada *Yang* (Figura 3).

Se se considerar o **Meridiano Principal do *Da Chang* (Intestino Grosso)**, o trajeto se faz pela face radial do 2º osso metacarpiano, e, como esse Meridiano apresenta ca-

O esqueleto, as relações com o corpo e com os Meridianos Principais. Lado *Yang* e *Yin* dos ossos   47

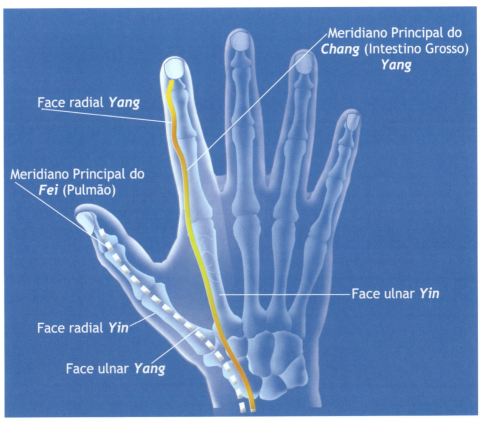

FIGURA 3   As características *Yang* ou *Yin* do Meridiano Principal manifestam-se no trajeto de um osso longo, isto é, se o Meridiano for *Yin*, sua característica é "impressa" no osso em que passa o Meridiano, e o lado oposto, a polaridade oposta (*Yang*). Assim, a face radial do 2º osso metacarpo é *Yang*, pois o Meridiano do *Da Chang* (Intestino Grosso) é *Yang* e o lado oposto é *Yin*.
Fonte: acervo Center AO.

racterística *Yang*, esse lado é *Yang*, enquanto sua face ulnar, o *Yin* (Figuras 1 e 3). Se se considerar o 1º metacarpo em relação ao hemicorpo, o do lado esquerdo é *Yang* e o do direito, *Yin*. Em terapêutica pela acupuntura, no Ling Shu consta a orientação "*afecções do lado direito, trate esquerdo*", o método *Ju Ci* (ver mais adiante), de modo que, se for preciso tonificar o *Yang* do *Fei* (Pulmão), pode-se utilizar o ponto pulmão localizado na face ulnar (ver adiante).

Para o diagnóstico e o tratamento pela técnica dos Ossos Longos (SYAOL) são utilizados, principalmente, os ossos de metacarpo e do metatarso por haver a diferenciação e separação completa dos Meridianos Principais, facilitando assim o reconhecimento imediato dos Meridianos Principais (Figuras 1 e 2). Em contrapartida, além de facilitar a pressão ungueal e a introdução de agulha, esses ossos são relativamente mais longos, tornando possível fazer a similitude com o corpo humano. As falanges também podem ser utilizadas, mas são mais curtas, e ainda existe feixe vasculonervoso nas faces laterais e mediais, sendo mais dolorosas. Além disso, ficam em contato com maior facilidade com o meio ambiente, podendo tornar-se o local de inserção de agulha uma porta de entrada de microrganismos.

Observando o esqueleto humano com os membros superior e inferior abertos, notam-se cinco extremidades: as duas mãos, os dois pés e o crânio (Figura 4); ao associar a concepção dos Cinco Movimentos e em relação ao Alto/Baixo, Direito/Esquerdo, tem-se o seguinte formato exibido na Figura 4.

Nessa concepção, o membro inferior direito é o que apresenta mais característica *Yin*, pertencendo ao **Movimento Água**, cujo *Zang* (Órgão) é o **Shen (Rins)**. Isso significa que na escolha de um osso longo a ser tratado na patologia do *Shen* (Rins) deve-se optar pelos ossos longos do membro inferior direito; por exemplo, quando se deseja tonificar o *Shen* (Rins), pode-se utilizar o 3º metatarso em sua face medial na região correspondente aos Rins.

O membro superior direito pertence ao **Movimento Madeira**, cujo *Zang* (Órgão) é o **Gan (Fígado)**. Isso significa que na escolha de um osso longo a ser tratado na patologia do *Gan* (Fígado) obtêm-se melhores resultados ao se optar pelo uso dos ossos longos do membro superior direito, por exemplo, quando se deseja tonificar o *Gan* (Fígado).

A região cefálica é a região *Yang* do *Yang* pertencente ao **Movimento Fogo**, cujo *Zang* (Órgão) é o **Xin (Coração)** e o osso "longo" correspondente é a mandíbula (não é propriamente um osso longo); como o *Xin* (Coração) armazena o *Shen Qi* (Energia Mental), a manifestação mais importante dele é a emoção. Isso significa que as manifestações clínicas decorrentes das emoções podem ser tratadas via mandíbula (ver adiante).

O membro inferior esquerdo está localizado no espaço *Yin* do *Yang* (*Yin* por estar no Baixo e *Yang*, à esquerda), e corresponde ao **Movimento Metal**, portanto ao **Fei (Pulmão)**. As desarmonias energéticas do *Fei* (Pulmão) podem ser tratadas com melhores resultados ao se usar o *Pi* (Baço/Pâncreas) nesse membro, pois os dois formam o Meridiano Unitário *Tai Yin*.

O membro superior esquerdo está relacionado com o **Movimento Terra**, portanto com o **Pi (Baço/Pâncreas)** [lembrar que o Baço, que representa esse Movimento, é um tecido linfoide, portanto ligado ao *Xin* (Coração), cujo trajeto do Meridiano se localiza no membro superior esquerdo]. Por isso, as desarmonias energéticas do Movimento Terra podem ser mais bem tratadas pelo membro superior esquerdo [se for patologia de *Pi* (Baço/Pâncreas), utilizar o trajeto do *Fei* (Pulmão), pois os dois formam o *Tai Yin*].

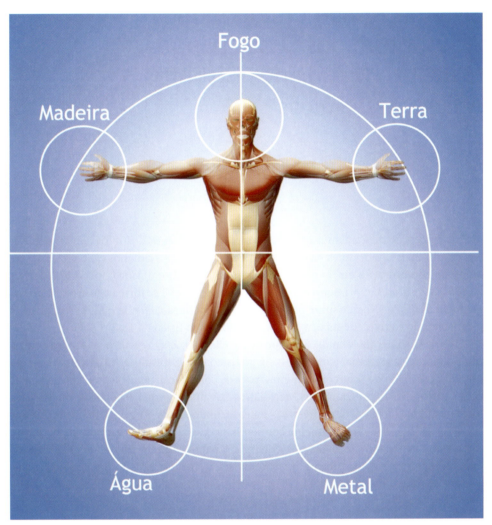

FIGURA 4 O hemicorpo direito é *Yin*, o esquerdo é *Yang*; a região supradiafragmática é *Yang*, a infradiafragmática é *Yin*. Se se considerar essas relações com as extremidades do homem, tem-se que o membro inferior direito corresponde ao *Yin* do *Yin*, portanto ao Movimento Água, que rege o *Shen* (Rins); o membro superior direito, ao *Yang* do *Yin*, ao Movimento Madeira e ao *Gan* (Fígado); a região cefálica, ao *Yang* do *Yang*, ao Movimento Fogo e ao *Shen Qi* (Mental); o membro superior esquerdo, ao Centro, ao Movimento Terra e ao *Pi* (Baço/Pâncreas); e o membro inferior esquerdo, ao *Yin* do *Yang*, ao Movimento Metal e ao *Fei* (Pulmão).

Fonte: acervo Center AO.

6

Sistema Yamamura de Acupuntura dos Ossos Longos (SYAOL) e Meridianos Distintos. Aplicações clínicas

Na concepção de Yamamura e Yamamura,[1] os Meridianos Distintos constituem um dos pilares mais importantes na concepção dos *Jing Luo* (Meridianos e Colaterais), servindo de comunicação entre o *Shen Qi* (Energia Mental) e o *Xing* (Corpo Físico). Segundo esses autores, o primeiro e o mais importante *Qi* que se forma é o *Shen Qi* (Energia Mental) (*Tong Qi*), que surge por ocasião da fecundação, *Qi* este que é o responsável pela formação e atividade seja da Mente, seja do corpo físico.

O *Shen Qi* (Energia Mental) é composto de *Hun, Po, Zhi, Yi* e *Shen*, e estes vão constituir o molde para formar a mente e o corpo físico (ver Capítulo 2). O *Shen Qi* (Energia Mental), por meio de seus componentes, para se comunicar (fenômeno de transdução) com o corpo físico, utiliza-se dos Meridianos Distintos, dando esboço e o molde para formar os *Zang Fu* (Órgãos e Vísceras).[2] Estes formam suas estruturas orgânicas relacionadas; depois o *Shen Qi* juntamente com o *Qi* Ancestral, mantém a atividade do corpo físico e do mental. Quando o *Shen Qi* (Energia Mental) se altera em consequência de estados emocionais sofridos, leva à desarmonia energética e depois às doenças funcionais e às doenças orgânicas (Figura 1).

---

1 Yamamura Y, Yamamura ML. Emoções e dor do sistema musculoesquelético. In: Yamamura Y, Yamamura ML. Acupuntura - Guia de Medicina Ambulatorial e Hospitalar da UNIFESP-EPM. Barueri: Manole; 2015

2 A materialização dos *Zang Fu* (Órgãos e Vísceras) e suas estruturas é feita às custas do *Qi* Ancestral veiculado pelos Meridianos Curiosos.

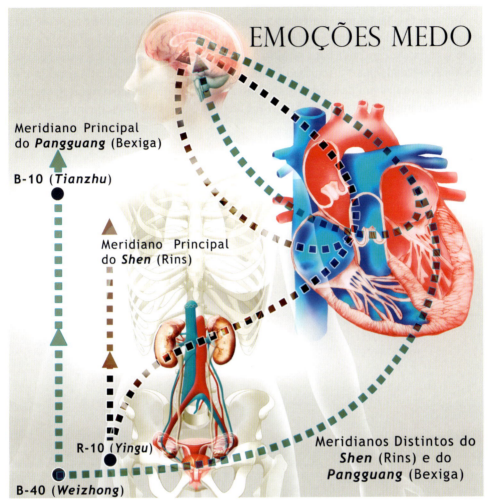

FIGURA 1   As emoções são manifestações do *Shen Qi* (Energia Mental) e se dirigem para o *Xin* (Coração) por meio dos Meridianos Distintos, nos quais são armazenadas. Cada emoção se dirige para o respectivo *Zang* (Órgão) e deste vai para o Meridiano Principal. No caso do medo, vai para o *Xin* (Coração), deste para o *Shen* (Rins) e para seu Meridiano Principal, no ponto R-10 (*Yingu*).
Fonte: acervo Center AO.

EMOÇÕES E O SIGNIFICADO DADO – SENTIDO DE "MOVIMENTO"

Quando o *Shen Qi* (Energia Mental) é tomado por emoções destrutivas, principalmente nos indivíduos revoltados ou contrariados, essas emoções também seguem a via dos Meridianos Distintos que chegam ao *Xin* (Coração) e podem acometer os *Zang Fu* (Órgãos e Vísceras). Porém, quando as emoções chegam ao *Xin* (Coração), são rapidamente derivadas para o *Zang* (Órgãos) protetor, que é o sistema *Xin Bao Luo/Sanjiao* (Circulação-Sexo/Triplo Aquecedor), com a finalidade de proteger o *Xin* (Coração).

Yamamura e Yamamura[3] observaram que, quando um indivíduo sofre ou sente uma emoção, a mente lhe dá um sentido que pode ser de movimento, ou seja, diante de uma raiva sentida, a mente pode dar o sentido de *"quero bater"* (Figura 2). Nesse caso, o sistema *Xin Bao Luo/Sanjiao* (Circulação-Sexo/Triplo Aquecedor) é canalizado para o ponto TA-16 (*Tianyou*), a fim de a mente dar vazão às emoções que atingem o *Xin* (Coração), ou pode dar um sentido mais profundo que afeta os Órgãos Internos, quando o sentido é do tipo *"acabou a minha vida"*.

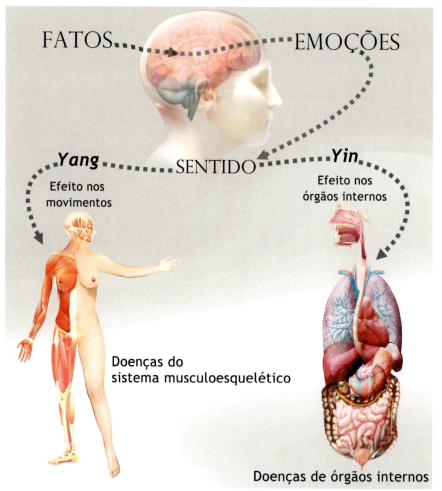

FIGURA 2 Aos fatos que a mente percebe por meio de seus órgãos de sentido e ao reagir com emoção ela dá um sentido que se pode manifestar no sistema musculoesquelético e/ou nos Órgãos Internos. Se as emoções forem destrutivas, levam às doenças do sistema musculoesquelético e/ou dos Órgãos Internos.
Fonte: acervo Center AO.

---

3 Yamamura Y, Yamamura ML. Emoções e doença – Técnica de Mobilização do *Qi* Mental. São Paulo: Center AO [no prelo].

Do ponto TA-16 (*Tianyou*) pode seguir para o *Tai Yang*, *Shao Yang*, *Yang Ming* e deste para o *Tai Yin* (Pulmão). O ponto TA-16 (*Tianyou*) localiza-se na linha horizontal que passa pelo ângulo da mandíbula e na face posterior do músculo esternocleidomastóideo (Figura 3).

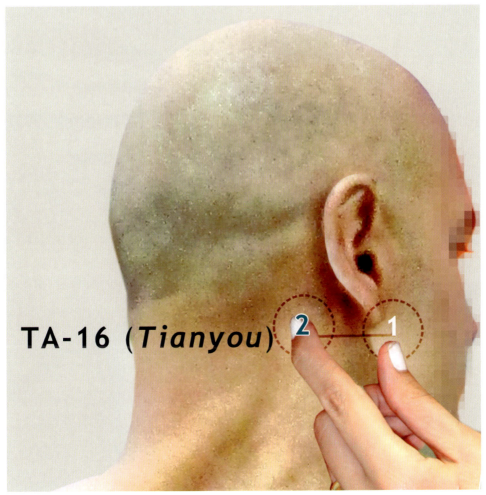

FIGURA 3 Localização do ponto TA-16 (*Tianyou*) do Meridiano Principal do *Sanjiao* (Triplo Aquecedor): toma-se como referência o ângulo mandibular (1). traça-se uma linha horizontal e, na face posterior do músculo esternocleidomastóideo, situa-se o TA-16 (*Tianyou*) (2).

Pela técnica SYAOL, o ponto TA-16 (*Tianyou*) localiza-se na face ulnar do 4º metacarpo, pela qual passa o trajeto do Meridiano Principal do *Sanjiao* (Triplo Aquecedor), na região correspondente ao pescoço (Figuras 4, 5 e 6).

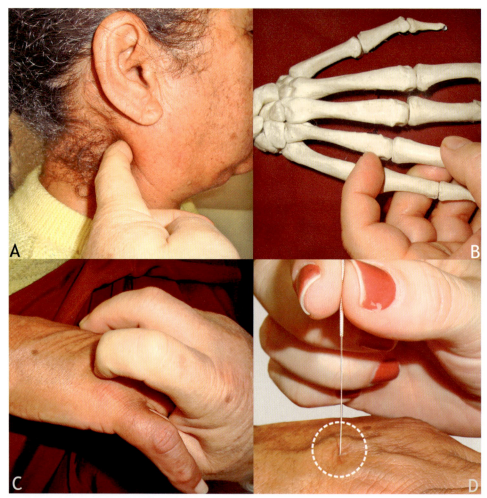

FIGURA 4 Pela técnica SYAOL, o ponto TA-16 (*Tianyou*), que se localiza no pescoço (A), é encontrado na face ulnar do 4º metacarpo, na região correspondente ao pescoço (B). C: localização pela palpação ungueal. D: inserção do lado ulnar para a face radial e manipulação de agulha de acupuntura.

SYAOL: Sistema Yamamura de Acupuntura dos Ossos Longos.

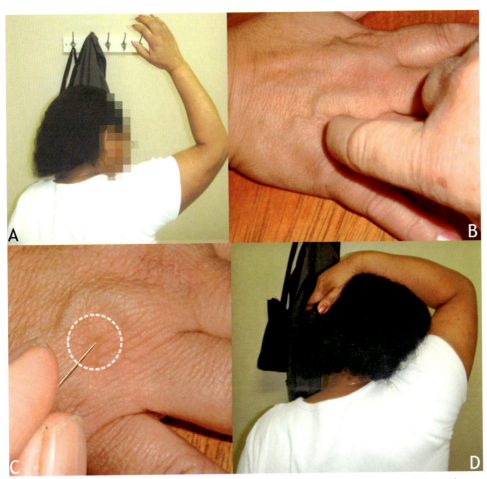

FIGURA 5 A: paciente com ombralgia direita com limitação de movimentos de abdução (mão--orelha contralateral) com componente emocional *"não quero fazer, mas tenho de fazer"*. B: localização do ponto TA-16 (*Tianyou*) pela técnica SYAOL no colo do 4º metacarpo. C: inserção de agulha de acupuntura tocando o periósteo, localizando o ponto doloroso com a ponta, e sua manipulação. D: efeito imediato na resolução da ombralgia e restabelecimento da abdução do ombro.
SYAOL: Sistema Yamamura de Acupuntura dos Ossos Longos.

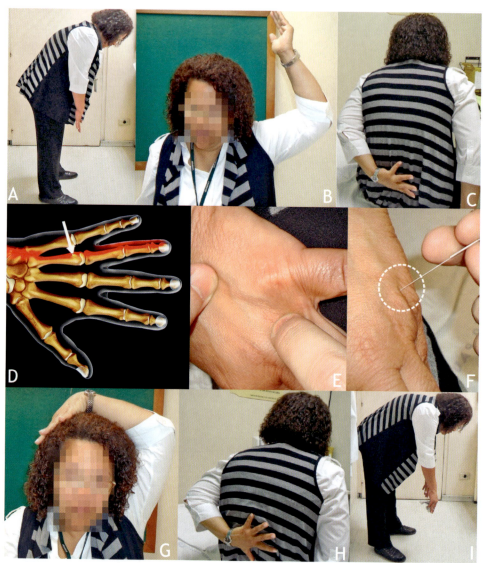

FIGURA 6 Paciente com **lombalgia** crônica sem irradiação, limitação e retificação da coluna vertebral (A), ombralgia esquerda com limitação dos movimentos de abdução (mão-orelha contralateral) (B) e de extensão e rotação interna (mão-dorso) (C), com componente emocional *"tenho de aguentar os filhos e quero bater neles, mas não posso fazer"*. D e E: localização do ponto TA-16 (*Tianyou*) pela técnica SYAOL no colo do 4° metacarpo. F: inserção de agulha de acupuntura tocando o periósteo, localizando com a ponta o ponto de maior dor, e sua manipulação. G, H e I: efeito imediato na resolução das dores e dos movimentos articulares.

SYAOL: Sistema Yamamura de Acupuntura dos Ossos Longos.

O sentido da emoção que emerge no ponto TA-16 (*Tianyou*) do Meridiano Principal do *Sanjiao* (Triplo Aquecedor) pertencente ao *Shao Yang* pode seguir para vários níveis dos Meridianos Unitários (seis Grandes Meridianos), pois este é **"charneira"**, isto é, do *Shao Yang* pode ir tanto para o *Tai Yang* quanto para o *Yang Ming* ou permanecer no *Shao Yang* (Figura 5). Pode, então, a partir do ponto TA-16 (*Tianyou*), desencadear dores, quando houver estagnação de *Qi* nos trajetos que compõem os Meridianos Principais do *Tai Yang, Shao Yang, Yang Ming* ou mesmo do *Tai Yin* (Figura 7).

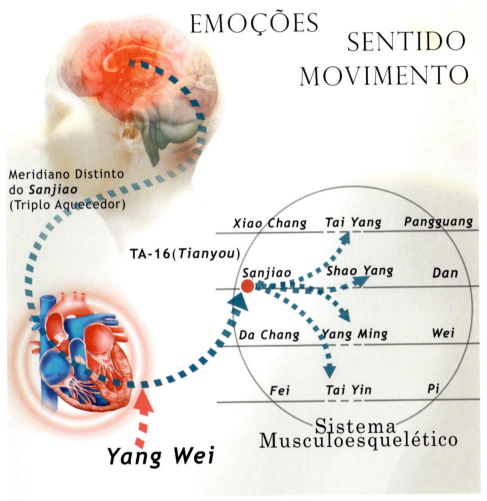

FIGURA 7 As dores do sistema musculoesquelético podem ter origem a partir do ponto TA-16 (*Tianyou*) e dirigir-se para o *Tai Yang*, no qual pode haver dores no Meridiano do *Xiao Chang* (Intestino Delgado) e no *Pangguang* (Bexiga), como lombalgia. Ou permanecer no *Shao Yang* e provocar dores no *Dan* (Vesícula Biliar), como enxaqueca; ir para o *Yang Ming* e manifestar-se por dores no ombro, joelho, ou ir para o *Fei* (Pulmão) e causar dores como ombralgia.
Fonte: acervo Center AO.

O ponto TA-16 (*Tianyou*) é extremamente importante, se considerarmos que a maioria das dores tem origem emocional (Meridiano Distinto). Desse ponto, o *Qi* Turvo pode dirigir-se para o Meridiano Unitário *Tai Yang* [*Xiao Chang* (Intestino Delgado) e *Pangguang* (Bexiga)], se a segunda emoção tiver o sentido de **medo**, nesse Meridiano Unitário pode desencadear bloqueio (Estagnação) de *Qi* e/ou de *Xue* (Sangue) e provocar dores. Se o sentido for de "*quero fazer e não posso*", ataca o membro superior e disso resultou medo, aí é que acomete o Meridiano do *Xiao Chang* (Intestino Delgado), que está ligado ao *Shen* (Rins) (medo); se o sentido for "*tenho de aguentar*" por medo, pode manifestar-se por lombalgia, afetando o Meridiano do *Pangguang* (Bexiga) (Figuras 8, 9 e 10).

Portanto, é a segunda emoção resultante que determina o local de acometimento do Meridiano Principal, provocando estagnação de *Qi* e suas consequências, como dor, inflamação e processo degenerativo. Se for raiva/revolta, permanece no *Shao Yang* e resulta em dores de *Shao Yang* [*Sanjiao* (Triplo Aquecedor)] e *Dan* (Vesícula Biliar); se for preocupação, dor no *Yang Ming* [*Wei* (Estômago) e *Da Chang* (Intestino Grosso)]; se tristeza, no *Fei* (Pulmão).

Pode-se considerar dor de origem emocional, com manifestação no Meridiano Distinto, as dores com componente emocional em que não existe ainda limitação de movimento articular por lesão orgânica, embora se esteja limitado pela presença de dor.

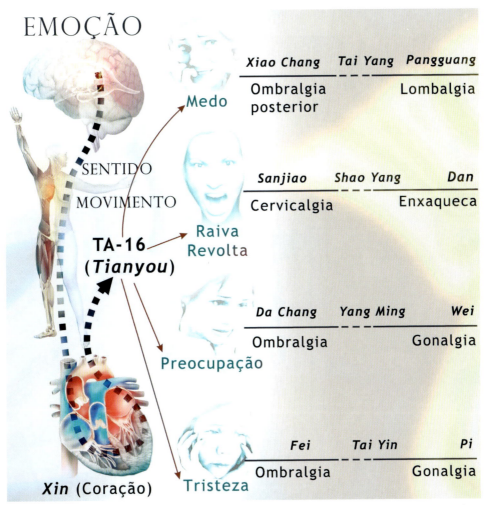

FIGURA 8   Quando a mente dá um sentido a uma emoção, por exemplo, diante de um fato "*quero fazer e não posso*", isso pode desencadear outra emoção, por exemplo, tristeza. Nesse caso, vai bloquear a circulação do *Qi* do Meridiano Principal do *Fei* (Pulmão) e manifestar-se por ombralgia *Tai Yin* (dor na região anterior do ombro). Se, pelo mesmo motivo, a segunda for a preocupação, isso vai provocar estagnação de *Qi* no Meridiano do *Da Chang* (Intestino Grosso) e desencadear dor à abdução do ombro.

Fonte: acervo Center AO.

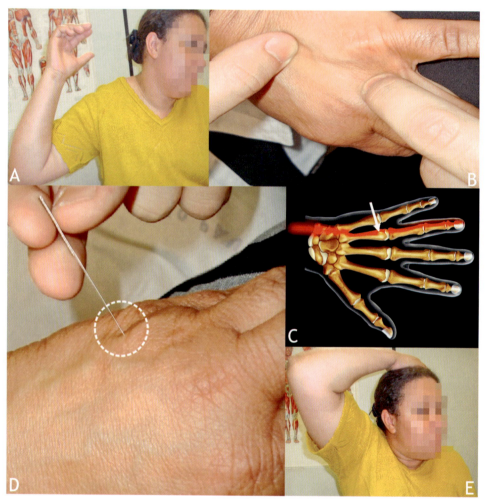

FIGURA 9   A: paciente com ombralgia direita com dificuldade de fazer a abdução do braço com conteúdo emocional de "*quero bater, não posso*" por preocupação, afetando o Meridiano Principal do *Da Chang* (Intestino Grosso). B e C: localização do ponto TA-16 (*Tianyou*) no colo do 4º metacarpo pela técnica de SYAOL. D: inserção de agulha de acupuntura em direção ao plano ósseo (periósteo) e sua manipulação. E: o resultado obtido.

SYAOL: Sistema Yamamura de Acupuntura dos Ossos Longos.

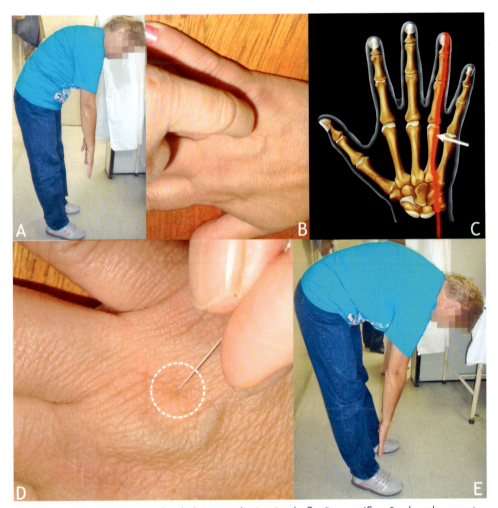

FIGURA 10 A: paciente com lombalgia com limitação de flexão e retificação da coluna vertebral com conteúdo emocional de *"tenho de aguentar"*, *"tenho de me manter rígido"*, *"não posso fraquejar"*. B e C: localização do ponto TA-16 (*Tianyou*) no colo do 4º metacarpo pela técnica SYAOL. D: inserção de agulha de acupuntura em direção ao plano ósseo (periósteo) e sua manipulação. E: resultado obtido, com melhora da lombalgia e do movimento de flexão da coluna vertebral.

SYAOL: Sistema Yamamura de Acupuntura dos Ossos Longos.

EMOÇÃO E O SIGNIFICADO DADO – SENTIDO DE "VIDA"

Em indivíduos que têm personalidade "bonzinho/cooperador",[4] a tendência diante de uma emoção é de introjetar-se (de "engolir a situação") em vez de reagir com movimento ("*quero bater*", "*quero gritar*"). Eles resistem culpando-se pela desistência ("*não aguento mais*", "*não dá mais*", "*é melhor desaparecer*", "*não adianta viver*", "*acabaram-se as esperanças*"); quando o *Shen Qi* (Mente), diante de emoções pesadas (segue nesse sentido), afeta os *Zang Fu* (Órgãos e Vísceras) pela via dos Meridianos Distintos (Figura 10), afetando (sensibilizando) o *Xin* (Coração) e o *Zang Fu* (Órgãos e Vísceras) correspondentes.

Nos indivíduos com personalidade "bonzinho/cooperador", as emoções que sobressaem são a tristeza, a preocupação, o medo e a impotência, acometendo primordialmente o *Fei* (Pulmão), o *Pi* (Baço/Pâncreas) e o *Shen* (Rins), geralmente de maneira associada; portanto, são os Meridianos Distintos do *Fei/Da Chang* (Pulmão/Intestino Grosso), *Pi/Wei* (Baço/Pâncreas-Estômago) e o *Shen/Pangguang* (Rins-Bexiga) que são afetados e consequentemente podem provocar lesões nesses *Zang Fu* (Órgãos e Vísceras).

Porém, o *Xin* (Coração) tem mecanismo de defesa contra o *Shen Qi* patológico (emoções destrutivas) que chega a ele; então, encaminha-o para o *Xin Bao Luo* (Circulação-Sexo), seguindo daí para o VB-22 (*Yuanye*) e depois para o CS-1 (*Tianchi*), para ser neutralizado. Esse ponto de acupuntura pode se tornar bastante doloroso espontaneamente (muitas vezes confundido como precordialgia e, se for mulher, como mastalgia, nódulos dolorosos ou quando se faz a palpação digital) (Figura 11).

Geralmente, do ponto *Xin Bao Luo* (Circulação-Sexo), o *Qi* turvo dirige-se ao *Gan* (Fígado), pois os dois formam o Meridiano Unitário *Jue Yin* e, além disso, o *Gan* (Fígado) é aplainador de emoção (livre fluxo de *Qi*), e esse *Zang* (Órgão) pode enfraquecer diante das agressões emocionais agudas e principalmente quando são crônicas, intensas e repetitivas, como viver com marido violento ou filhos doentes graves. Nessas condições, o *Gan* (Fígado) pode:

1. Enfraquecer o *Gan-Yin* (Fígado-*Yin*), com consequente Plenitude do *Gan-Yang* (Fígado-*Yang*), e originar patologia energética do tipo *Yang*. E daqui pode acometer outros *Zang* (Órgãos) segundo os Cinco Movimentos. É o processo de adoecimento mais frequente.
2. Enfraquecer o *Gan-Yang* (Fígado-*Yang*), com consequente Vazio de *Gan-Yang* (Fígado-*Yang*), dando origem à patologia do Vazio, que pode acometer rapidamente o *Shen* (Rins) pela relação *Shen-Gan* (Rins-Fígado) (mãe-filho) ou o *Xin* (Coração).

---

4 Consultar: Yamamura Y, Yamamura ML. Emoções e doença – Técnica de mobilização do *Qi* Mental. São Paulo: Center-AO [no prelo].

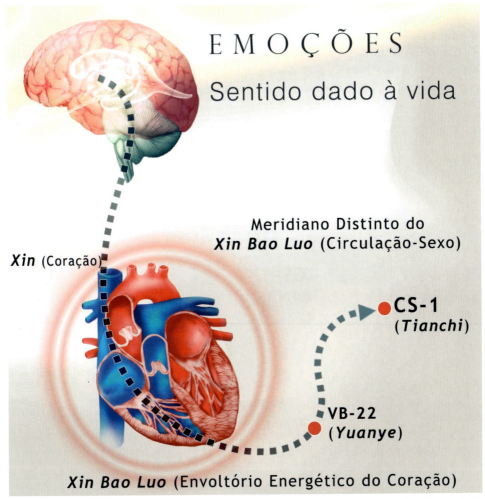

FIGURA 11 Quando a mente perante as emoções destrutivas deu o sentido à vida, isto é, "*não adianta viver*", "*acabou a minha vida*", "*não tenho mais para que/quem viver*", esses sentidos vão ao *Xin* (Coração) e, deste, para o *Xin Bao Luo* e para o ponto CS-1 (*Tianchi*).

Fonte: acervo Center AO.

A Plenitude do *Gan-Yang* (Fígado-*Yang*) assim instalada pode, pela via dos Cinco Movimentos, acometer os demais *Zang* (Órgãos) e depois os *Fu* (Vísceras) e seus respectivos Meridianos Principais e Secundários, na dependência de qual deles estiver mais enfraquecido, geralmente por emoções prévias conduzidas pelos Meridianos Distintos específicos. Se o paciente estiver sofrendo ou já tiver sofrido emoção do tipo tristeza, fato que enfraquece o *Fei* (Pulmão), a Plenitude do *Gan-Yang* (Fígado-*Yang*) pode fácil e rapidamente agredir o *Fei* (Pulmão), possibilitando causar broncoespasmo, com manifestação de crises de asma. Se for preocupação, o *Gan-Yang* (Fígado-*Yang*) dirige-se para o *Wei* (Estômago) e/ou para o *Pi* (Baço/Pâncreas). No primeiro caso, pode causar gastrite do tipo *Yang* ("*come, dói, passa*") e, no segundo, trazer distúrbios do trato gastrointestinal, como colite ulcerosa, cólica abdominal (Figura 12).

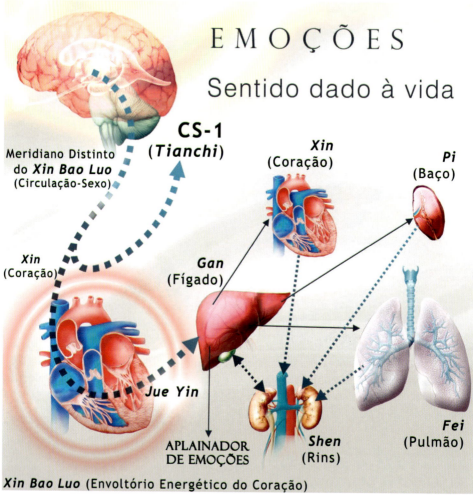

FIGURA 12 Mecanismo de acometimento dos *Zang Fu* (Órgãos e Vísceras) e de seus Meridianos quando a mente deu o sentido de "*não adianta mais, acabou*". Do *Xin Bao Luo* (Circulação-Sexo), pode acometer o *Gan* (Fígado) e provocar desarmonia energética do *Gan* (Fígado), seja levando à Plenitude, seja ao Vazio, e desencadear doenças de Plenitude ou de Vazio dos demais *Zang Fu* (Órgãos e Vísceras).

Fonte: acervo Center AO.

Se a emoção predominante for o medo, pode enfraquecer o *Shen* (Rins) e com isso também enfraquecer o *Gan* (Fígado) (relação mãe-filho), tornando-se mais suscetível às emoções, e ocasionar doenças do Vazio (impotência, introversão). Dessa situação podem se originar doenças de características *Yin* ou de Frio, como diabetes, hipertensão arterial diastólica, obstrução da artéria coronária, palpitações noturnas ou dos medos.

De modo que todas as doenças dos Órgãos Internos (exceto traumas diretos com ferimento ou ingestão de veneno) têm relação com os fatores emocionais, portanto o ponto CS-1 (*Tianchi*) torna-se muito importante no tratamento de patologia de Órgãos Internos.

O ponto CS-1 (*Tianchi*) localiza-se no lado lateral ao mamilo (1 *cun*), no 4º espaço intercostal na linha axilar anterior. Em mulher com mama volumosa ou em pacientes submetidas à cirurgia de mama (tumor, estética), a localização é dificultada, assim como a inserção de agulha, possibilitando o *Te Qi* e o perigo de haver uma inserção mais profunda e lesar o pulmão ou de fazer inserção mais superficial, sem efeito (Figura 13).

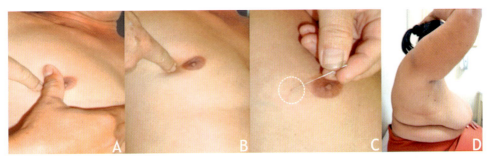

FIGURA 13 A a C: localização do ponto CS-1 (*Tianchi*) do Meridiano Principal do *Xin Bao Luo* a 1 *cun* lateral ao mamilo. D: dificuldade em localizar e calcular a profundidade desse ponto em pacientes obesos.

Pela técnica de SYAOL, o ponto correspondente ao CS-1 (*Tianchi*) localiza-se na face radial do 3º osso metacarpo, na região correspondente ao tórax (Figura 14), pois o ponto CS-1 (*Tianchi*) localiza-se no tórax. Com a unha do polegar, pressionar o osso/periósteo, fazendo-se movimento de deslizamento craniocaudal a partir da metáfise do osso metacarpo, até o encontro no ponto de dor, quando o paciente reage, geralmente, com careta (Figura 14). Se os dois lados apresentarem dor, devem-se fazer inserção e estimulação bilateral.

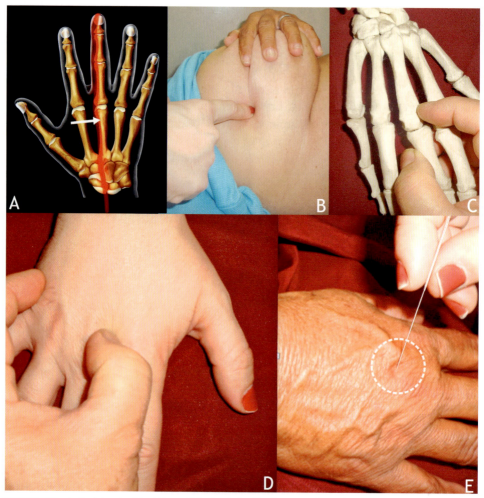

FIGURA 14 A: trajeto do Meridiano Principal do *Xin Bao Luo* (Circulação-Sexo); a seta aponta a área correspondente ao tórax na face radial do 3° metacarpo. B: localização do ponto CS-1 (*Tianchi*) no tórax. C: localização do ponto CS-1 (*Tianchi*) na face radial do 3° metacarpo, na região correspondente ao tórax. D: localização no 3° metacarpo na face radial. E: inserção e manipulação da agulha de acupuntura tocando o periósteo.

Para se utilizar a técnica SYAOL em relação aos Meridianos Distintos, deve-se localizar (ou saber) a região do corpo na qual se situam os pontos de conexão desses Meridianos com os Meridianos Principais e procurar o ponto correspondente no osso longo (metacarpo ou metatarso) que está relacionado ao Meridiano Principal (Quadros 1 e 2).

QUADRO 1 Relação dos Meridianos Distintos da Mão com os Meridianos Principais e pontos de conexão e localização segundo a técnica SYAOL

Meridiano Distinto	Ponto de conexão	Localização	Localização SYAOL
Xin (Coração)	C-1 (*Jiquan*)	Cavo axilar	Face radial do 5º metacarpo, área correspondente ao membro superior
Xiao Chang (Intestino Delgado)	ID-10 (*Naoshu*)	Ombro posterior	Face ulnar do 5º metacarpo, área correspondente ao membro superior
Janela do Céu	B-1 (*Jingming*)	Olho	Face lateral do 5º metatarso, área correspondente à cabeça
Xin Bao Luo (Circulação-Sexo)	CS-1 (*Tianchi*)	Tórax	Face radial do 3º metacarpo, área correspondente ao membro superior
Sanjiao (Triplo Aquecedor)	TA-16 (*Tianyou*)	Pescoço	Face ulnar do 4º metacarpo, área correspondente ao pescoço
Janela do Céu	VG-20 (*Baihui*)	Cabeça	Face ulnar do 5º metacarpo, área correspondente à região cefálica
Fei (Pulmão)	P-1 (*Zhongfu*)	Tórax	Face radial do 1º metacarpo, área correspondente ao tórax
Da Chang (Intestino Grosso)	IG-1 (*Shangyang*)	Mão	Face radial do 2º metacarpo, área correspondente ao membro superior
Janela do Céu	IG-18 (*Futu*)	Pescoço	Face radial do 2º metacarpo, área correspondente à região cervical

SYAOL: Sistema Yamamura de Acupuntura dos Ossos Longos.

QUADRO 2 Relação dos Meridianos Distintos do Pé com os Meridianos Principais e pontos de conexão e localização segundo a técnica SYAOL

Meridiano Distinto	Ponto de conexão	Localização	Localização SYAOL
Gan (Fígado)	F-5 (*Ligou*)	Perna	Face lateral do 1º metatarso, área correspondente à perna
Dan (Vesícula Biliar)	VB-30 (*Huantiao*)	Quadril	Face lateral do 4º metatarso, área correspondente ao quadril
Janela do Céu	VB-1 (*Tongziliao*)	Olho	Face lateral do 4º metatarso, área correspondente à cabeça
Pi (Baço/Pâncreas)	BP-12 (*Chongmen*)	Quadril	Face medial do 1º metatarso, área correspondente ao quadril
Wei (Estômago)	E-30 (*Qichong*)	Quadril	Face lateral do 2º metatarso, área correspondente ao quadril
Janela do Céu	E-9 (*Renying*)	Pescoço	Face lateral do 2º metatarso, área correspondente ao pescoço
Shen (Rins)	R-10 (*Yingu*)	Joelho	Face medial do 3º metatarso, área correspondente ao joelho
Pangguang (Bexiga)	B-40 (*Weizhong*)	Joelho	Face lateral do 5º metatarso, área correspondente ao joelho
Janela do Céu	B-10 (*Tianzhu*)	Nuca	Face lateral do 5º metatarso, área correspondente à transição cabeça/coluna cervical

SYAOL: Sistema Yamamura de Acupuntura dos Ossos Longos.

O ponto Janela do Céu do sistema de Meridianos Distintos do *Xin Bao Luo* (Circulação-Sexo) e do *Sanjiao* (Triplo Aquecedor) é o ponto VG-20 (*Baihui*), localizado na cabeça, no Meridiano Curioso *Du Mai*. Pela técnica de SYAOL, o ponto de correspondência localiza-se na face ulnar do 1º metacarpiano, na região correspondente à cabeça, pois o *Du Mai* abre-se no *Xiao Chang* (Intestino Delgado); por isso, utiliza-se esse Meridiano para dar acesso aos pontos de acupuntura do *Du Mai* (Figura 15).

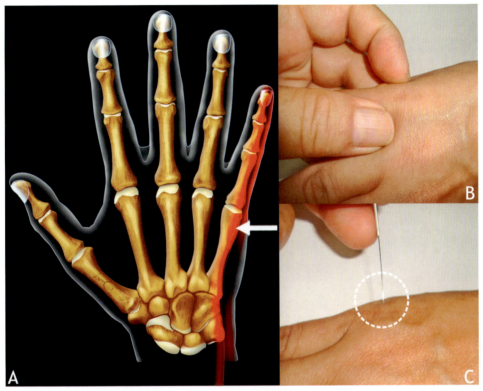

FIGURA 15 O ponto VG-20 (*Baihui*) do Meridiano Curioso *Du Mai* localiza-se no topo da cabeça. Pela técnica SYAOL, esse ponto de acupuntura pode ser encontrado na face ulnar do 5º metacarpo, na região correspondente à cabeça em que passa o trajeto do Meridiano Principal do *Xiao Chang* (Intestino Delgado) (A e B), que se conecta com o *Du Mai*. C: inserção de agulha de acupuntura com estimulação periostal.

Os demais Meridianos Distintos apresentam a mesma sistematização. Assim:

Os **Meridianos Distintos do *Gan/Dan* (Fígado/Vesícula Biliar)** relacionam-se, respectivamente, nos pontos F-5 (*Ligou*) e VB-30 (*Huantiao*), o primeiro no Meridiano Principal do *Gan* (Fígado), 5 cun acima do maléolo medial da perna, e, o segundo no Meridiano Principal do *Dan* (Vesícula Biliar), no ponto VB-30 (*Huantiao*), que se localiza no quadril, no terço distal da linha dividida em três partes que une o trocanter maior do fêmur ao sulco interglúteo posterossuperior (neste ponto é difícil a agulha atingir a profundidade ideal, se a pessoa for obesa).

Pela técnica de SYAOL, o ponto F-5 (*Ligou*) localiza-se na face lateral do primeiro osso metatarsiano, na região correspondente à perna. Com a unha e o dedo polegar, fazer pressão e deslizar sobre o periósteo, até encontrar o ponto de dor. Inserir agulha e manipular (Figura 16).

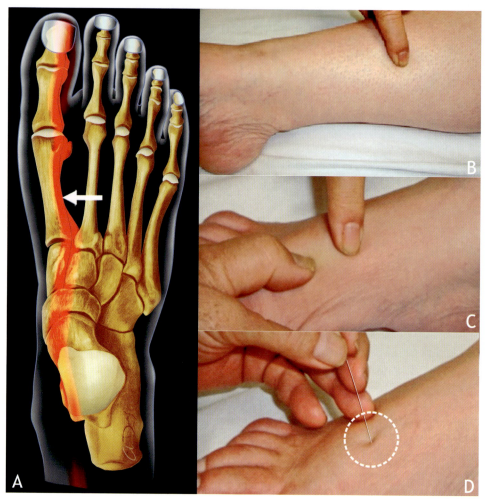

FIGURA 16 A: trajeto do Meridiano Principal do *Gan* (Fígado), que tem trajeto pela face lateral do 1° metatarso. B: localização do ponto F-5 (*Ligou*) na perna, a 5 *cun* cranial ao maléolo medial. C: localização do ponto F-5 (*Ligou*) na face lateral do 1° metatarso, na região correspondente à perna. D: inserção e a manipulação da agulha de acupuntura tocando o periósteo.

O ponto VB-30 (*Huantiao*) do Meridiano Principal do *Dan* (Vesícula Biliar), que se situa no quadril, é localizado, pela técnica SYAOL, na face lateral do 4º metatarso, na posição correspondente ao quadril cranialmente ao tendão extensor do 5º do dedo do pé. Fazer pressão ungueal, deslizar, encontrar o ponto doloroso e inserir agulha. Essa localização pela técnica SYAOL é muito importante, dada a dificuldade de obter o *Te Qi* quando se utiliza o ponto VB-30 (*Huantiao*) tradicional, em pacientes obesas (Figura 17).

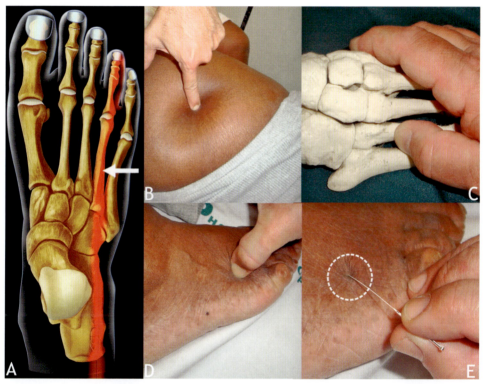

FIGURA 17 A: trajeto do Meridiano Principal do *Dan* (Vesícula Biliar), que tem trajeto pela face lateral do 4° metatarso. B: localização do ponto VB-30 (*Huantiao*) na região posterior do quadril (glúteo). C: localização do ponto VB-30 (*Huantiao*) na face lateral do 4º metatarso, na região correspondente ao quadril. D: a localização no 4º dedo do pé em sua face lateral. E: inserção e a manipulação da agulha de acupuntura tocando o periósteo.

O ponto Janela do Céu dos Meridianos Distintos do *Gan-Dan* (Fígado-Vesícula Biliar) é o VB-1 (*Tongziliao*), situado lateralmente no epicanto lateral do olho, portanto na cabeça; pela técnica SYAOL, o ponto localiza-se na face lateral do 4º metatarso, na região correspondente à cabeça (Figura 18).

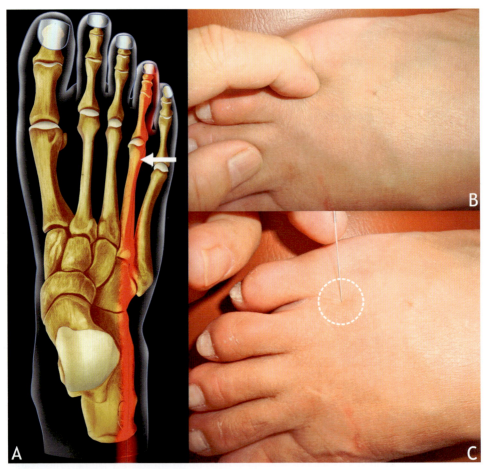

FIGURA 18 A: trajeto do Meridiano Principal do *Dan* (Vesícula Biliar), que passa pela face lateral do 4º metatarso. B: localização do ponto VB-1 (*Tongziliao*) na face lateral do 4º metatarso, na região correspondente à cabeça. C: inserção e a manipulação da agulha de acupuntura tocando o periósteo.

Os **Meridianos Distintos do *Pi-Wei*** (**Baço/Pâncreas-Estômago**) relacionam-se, respectivamente, nos pontos BP-12 (*Chongmen*) do Meridiano Principal do *Pi* (Baço/Pâncreas) e E-30 (*Qichong*) do Meridiano Principal do *Wei* (Estômago) (Figura 19); o primeiro situa-se na face anterior do quadril lateralmente à artéria femoral na prega inguinal, e o segundo, na pelve ao lado da sínfise púbica. Esses Meridianos Distintos estão implicados na patologia do trato digestório de origem emocional, como colite ulcerativa, síndrome do intestino irritável, gastrite e diarreia nervosa.

Pela técnica de SYAOL, o ponto BP-12 (*Chongmen*) tem correspondência na região do quadril da face medial do primeiro metatarsiano. Fazer a pressão ungueal nessa região e efetuar deslizamento (vaivém) até encontrar o ponto de dor (Figura 19).

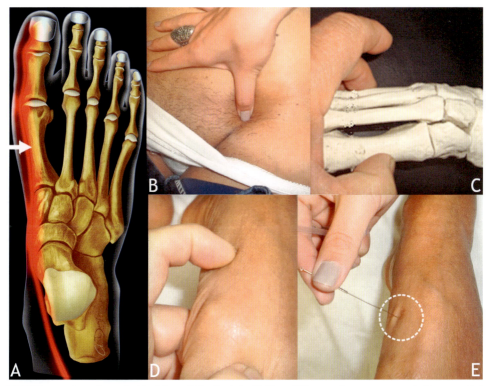

FIGURA 19 A: trajeto do Meridiano Principal do *Pi* (Baço/Pâncreas) que passa pela face medial do 1° metatarso. B: localização do ponto BP-12 (*Chongmen*) na prega inguinal (pelve). C: localização do ponto BP-12 (*Chongmen*) na face radial do 1° metatarso na região correspondente à pelve. D: localização no 1° metatarso na face radial. E: inserção e a manipulação da agulha de acupuntura tocando o periósteo.

O ponto E-30 (*Qichong*) do Meridiano Principal do *Wei* (Estômago), pela técnica SYAOL, localiza-se na face lateral do 2º osso metatarsiano, na região correspondente à pelve. Fazer pressão ungueal nessa área, efetuar movimento de deslizamento e encontrar a área de dor. Inserir agulha de acupuntura perpendicular e com o ponto dela procurar novamente a área de dor (Figura 20).

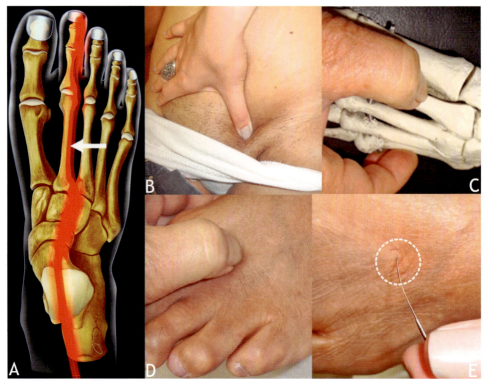

FIGURA 20 A: trajeto do Meridiano Principal do *Wei* (Estômago), que passa pela face lateral do 2° metatarso. B: localização do ponto E-30 (*Qichong*) na prega inguinal (pelve). C: localização do ponto E-30 (*Qichong*) na face lateral do 2º metatarso, na região correspondente à pelve. D: localização no 2º metatarso na face lateral. E: inserção lateromedial do pé e manipulação da agulha de acupuntura.

O ponto Janela do Céu dos Meridianos Distintos do sistema *Pi-Wei* (Baço/Pâncreas-Estômago) é o ponto E -9 (*Renying*) do Meridiano Principal do *Wei* (Estômago) e se localiza na garganta. Em relação à técnica do SYAOL, esse ponto de acupuntura pode ser encontrado na face lateral do 2º osso metatarsiano, na altura correspondente ao pescoço (Figura 21).

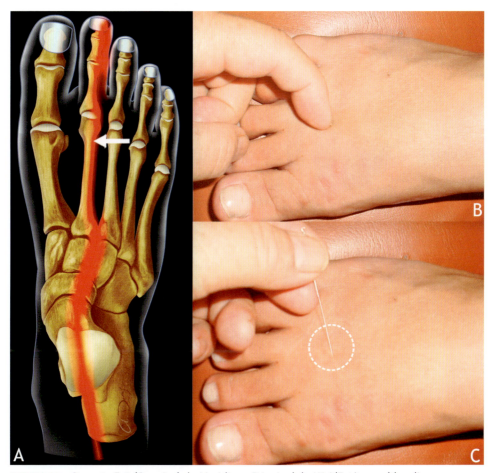

FIGURA 21   O ponto E-9 (*Renying*) do Meridiano Principal do *Wei* (Estômago) localiza-se na garganta. Pela técnica SYAOL, esse ponto de acupuntura pode ser encontrado na face lateral do 2º metatarso, na região correspondente ao pescoço pela qual passa o trajeto do Meridiano Principal do *Wei* (Estômago) (A e B). C: inserção de agulha de acupuntura que deve tocar o periósteo.

Os **Meridianos Distintos do *Fei-Da Chang* (Pulmão-Intestino Grosso)** são acometidos diante do fator que desencadeia estado de tristeza, como a rejeição, seja intrauterina ou após o nascimento, o que piora com a mágoa, geralmente apresentando sintomas como asma, tosse, dispneia, doença pulmonar obstrutiva crônica (DPOC), pneumonia. Esses Meridianos conectam-se com o Meridiano Principal do *Fei* (Pulmão) no ponto P-1 (*Zhongfu*), no tórax, e com o Meridiano Principal do *Da Chang* (Intestino Grosso), no IG-1 (*Shangyang*), mas pode se utilizar o IG-18 (*Futu*), localizado no pescoço, que corresponde ao ponto Janela do Céu desses Meridianos Distintos.

Pela técnica do SYAOL, o ponto P-1 (*Zhongfu*) pode ter correspondência na face radial do primeiro metacarpiano, na região correspondente ao tórax (Figura 22).

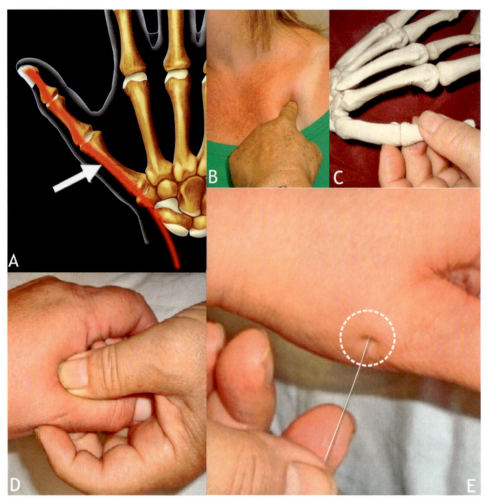

FIGURA 22 A: trajeto do Meridiano Principal do *Fei* (Pulmão), que passa pela face radial do 1º metacarpo. B: localização do ponto P-1 (*Zhongfu*) no tórax. C: localização do ponto P-1 (*Zhongfu*) na face radial do 1º metacarpo, na região correspondente ao tórax. D: localização no 1º metacarpo na face radial. E: inserção e manipulação da agulha de acupuntura.

O ponto IG-1 (*Shangyang*) do Meridiano Principal do *Da Chang* (Intestino Grosso), que é o ponto de conexão do Meridiano Distinto *Da Chang* (Intestino Grosso) do sistema Distinto do *Fei-Da Chang* (Pulmão-Intestino Grosso), localiza-se, pela técnica SYAOL, na face radial do 2º metacarpo, na região correspondente ao membro superior, em que se percebe uma pequena saliência óssea (Figura 23).

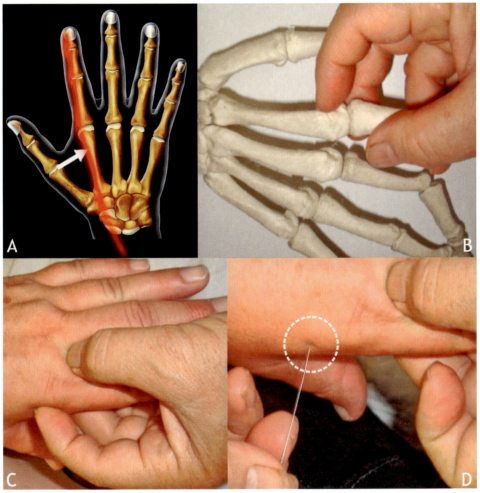

FIGURA 23 A: trajeto do Meridiano Principal do *Da Chang* (Intestino Grosso) que passa pela face radial do 2º metacarpo. B e C: localização do ponto IG-1 (*Shangyang*) na face radial do 2º metacarpo, na região correspondente ao membro superior. D: inserção e manipulação da agulha de acupuntura.

O ponto Janela do Céu dos Meridianos Distintos do sistema *Fei-Da Chang* (Pulmão-Intestino Grosso) é o ponto IG-18 (*Futu*) do Meridiano Principal do *Da Chang* (Intestino Grosso) e se localiza na garganta. Em relação à técnica do SYAOL, esse ponto de acupuntura pode ser encontrado na face lateral do 2º osso metatarsiano, na altura correspondente ao pescoço (Figura 24).

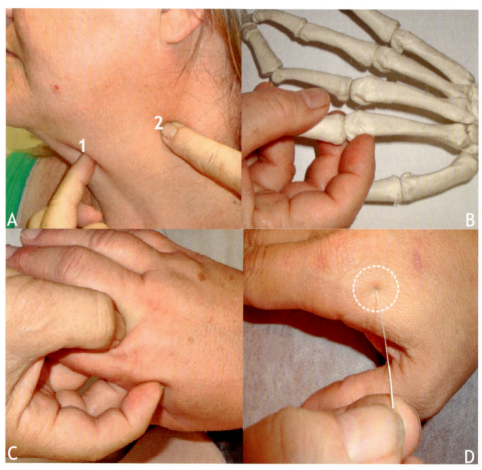

FIGURA 24 A: área da garganta. A1: margem superior da cartilagem tireóidea. A2: localização do ponto IG-18 (*Futu*) na margem lateral do músculo esternocleidomastóideo. B e C: localização do ponto IG-18 (*Futu*) na face radial do 1º metacarpo na região correspondente ao pescoço. D: inserção e manipulação da agulha de acupuntura.

Os **Meridianos Distintos do *Shen-Pangguang*** (Rins-Bexiga), quando afetados pela emoção tipo medo, temor, tristeza-medo passam a se manifestar por patologia do *Shen-Pangguang* (Rins-Bexiga), como cálculo renal, infecção urinária, nefropatia, e por patologia do *Xin* (Coração), como palpitação e obstrução coronariana. Os pontos de conexão são o R-10 (*Yinggu*), localizado no joelho no Meridiano Principal do *Shen* (Rins), e o B-40 (*Weizhong*), no joelho, no Meridiano Principal do *Pangguang* (Bexiga), e o ponto "Janela do Céu" é o B-10 (*Tianzhu*), localizado na nuca.

Pela técnica SYAOL, o ponto R-10 (*Yinggu*) localiza-se na face medial do 3º metatarso, na altura correspondente à perna. Fazer pressão ungueal, deslizar sobre o periósteo até encontrar o ponto doloroso. Inserir a agulha e estimular (Figura 25).

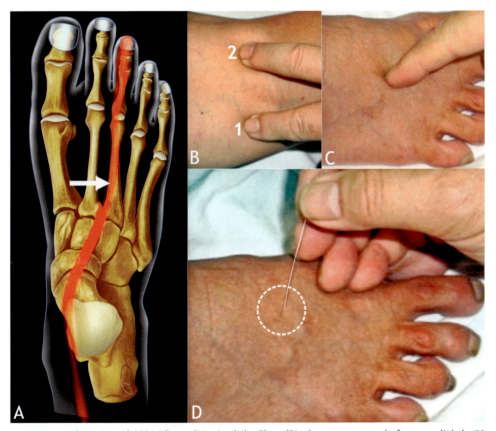

FIGURA 25 A: trajeto do Meridiano Principal do *Shen* (Rins) que segue pela face medial do 3º metatarso. B1: localização do ponto R-10 (*Yinggu*) no joelho. Pela técnica SYAOL, esse ponto de acupuntura pode ser encontrado na face medial do 3º metatarso na região correspondente ao joelho (C). D: inserção de agulha de acupuntura que deve tocar o periósteo.
SYAOL: Sistema Yamamura de Acupuntura dos Ossos Longos.

O ponto B-40 (*Weizhong*) do Meridiano Principal do *Pangguang* (Bexiga) localiza-se no cavo poplíteo (joelho). Pela técnica SYAOL, esse ponto de acupuntura localiza-se na face lateral do 5º metatarso, na área correspondente ao joelho (Figura 26).

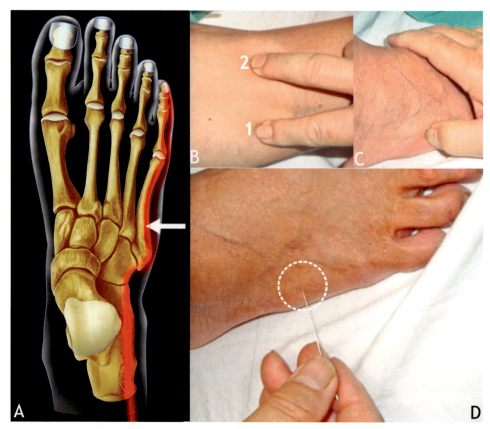

FIGURA 26 A: trajeto do Meridiano Principal do *Pangguang* (Bexiga), que tem o trajeto pela face lateral do 5º metatarso. B2: no joelho (região posterior), a localização do ponto B-40 (*Weizhong*). Pela técnica SYAOL, esse ponto de acupuntura pode ser encontrado na face lateral do 5º metatarso, na região correspondente ao joelho (C). D: inserção de agulha de acupuntura que deve tocar o periósteo.

SYAOL: Sistema Yamamura de Acupuntura dos Ossos Longos.

O ponto Janela do Céu dos Meridianos Distintos do *Shen-Pangguang* (Rins-Bexiga) é o ponto B-10 (*Tianzhu*), situado no Meridiano Principal do *Pangguang* (Bexiga), na nuca. Em relação à técnica do SYAOL, esse ponto de acupuntura pode ser encontrado na face lateral do 5º osso metatarsiano, na altura correspondente ao pescoço (Figura 27).

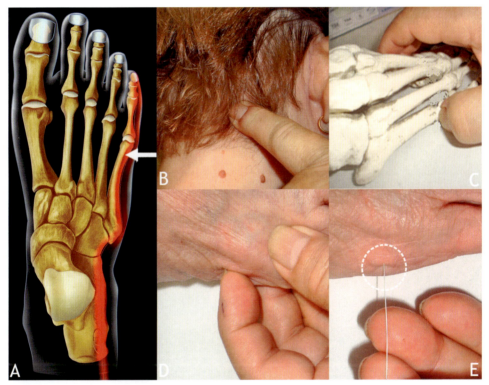

FIGURA 27 A: trajeto do Meridiano Principal do *Pangguang* (Bexiga) pela face lateral do 5º metatarso. B: localização do ponto B-10 (*Tianzhu*) na margem lateral do músculo trapézio. C e D: localização do ponto B-10 (*Tianzhu*) na face lateral do 5º metacarpo na região correspondente ao pescoço. E: inserção e a manipulação da agulha de acupuntura.

Os **Meridianos Distintos do *Xin-Xiao Chang* (Coração-Intestino Delgado)** podem ser afetados quando o *Xin* (Coração) sofre emoção violenta e intensa; não necessariamente violenta, mas intensa, como enorme tristeza por perda, ou revolta intensa; o paciente pode sentir opressão torácica, *distress* cardíaco ou grande "aperto no coração". Nesses casos, a emoção destrutiva agride o *Xin* (Coração) e se manifesta nas partes de conexão com os Meridianos Principais do *Xin* (Coração) e do *Xiao Chang* (Intestino Delgado), respectivamente nos pontos C-1 (*Jiquan*), no cavo axilar, e ID-(*Naoshu*), no ombro; o primeiro, havendo a Estagnação de *Qi* turvo, pode manifestar-se por dor no cavo axilar (ou dor nessa região quando faz a abdução do braço), e o segundo, por ombralgia posterior, quando esse ponto de acupuntura estará bastante doloroso.

Pela técnica SYAOL, o ponto C-1 (*Jiquan*) do Meridiano principal do *Xin* (Coração) localiza-se na face radial do 5º metacarpo, na área correspondente ao membro superior (Figura 28). Pressionar com a unha, fazer movimento de deslizamento e inserir a agulha.

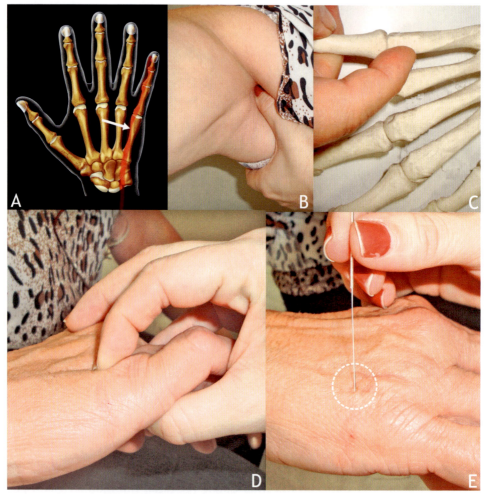

FIGURA 28 A: trajeto do Meridiano Principal do *Xin* (Coração) que passa pela face radial do 5º dedo da mão. B: localização do ponto C-1 (*Jiquan*) no cavo axilar (membro superior). C: localização do ponto C-1 (*Jiquan*) na face radial do 5º metacarpo, na região correspondente ao membro superior. D: localização no 5º metacarpo na face radial. E: inserção e manipulação da agulha de acupuntura.

O ponto ID-10 (*Naoshu*) do Meridiano Principal do *Xiao Chang* (Intestino Delgado) localiza-se na região posterior do ombro. Pela técnica SYAOL, esse ponto de acupuntura pode ser encontrado na face ulnar do 5º metacarpo, na altura correspondente ao membro superior (Figura 29). Fazer pressão ungueal, fazer movimento deslizante até encontrar o ponto doloroso, inserir a agulha de acupuntura.

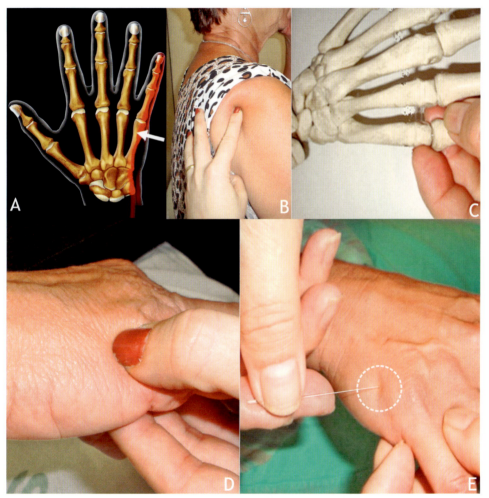

FIGURA 29 A: trajeto do Meridiano Principal do *Xiao Chang* (Intestino Delgado) que passa pela face ulnar do 5º dedo da mão. B: localização do ponto ID-10 (*Naoshu*) na região posterior do ombro. C: localização do ponto ID-10 (*Naoshu*) na face ulnar do 5º metacarpo na região correspondente ao membro superior. D: localização no 5º metacarpo na face ulnar. E: inserção e manipulação da agulha de acupuntura.

O ponto "Janela do Céu" dos Meridianos Distintos do *Xin-Xiao Chang* (Coração-Intestino Delgado) é o ponto B-1 (*Jingming*) do Meridiano Principal do *Pangguang* (Bexiga), ponto de acupuntura este que geralmente causa hematoma quando se insere agulha. Pela técnica SYAOL, esse ponto pode ser encontrado na cabeça do 5º osso metatarsiano, em sua face lateral (Figura 30).

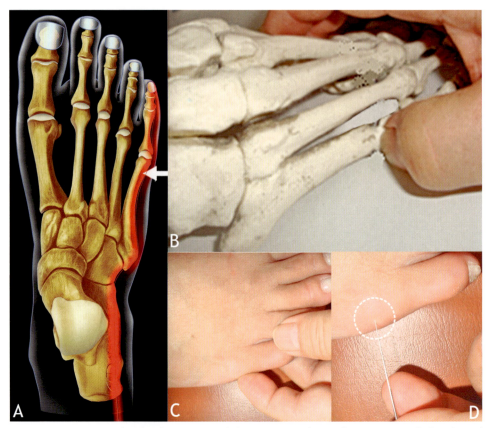

FIGURA 30 A: trajeto do Meridiano Principal do *Pangguang* (Bexiga), que passa pela face lateral do 5º metatarso. B e C: ponto B-1 (*Jingming*), pela técnica SYAOL, pode ser encontrado na face lateral do 5º metatarso na região correspondente à cabeça. E: inserção e manipulação da agulha de acupuntura. D: inserção de agulha de acupuntura que deve tocar o periósteo.
SYAOL: Sistema Yamamura de Acupuntura dos Ossos Longos.

7

Sistema Yamamura de Acupuntura de Ossos Longos (SYAOL) e Meridianos Curiosos. Aplicações clínicas

No entender de Yamamura e Yamamura,[1] os Meridianos Curiosos (Extraordinários) são as vias pelas quais o *Xing* (corpo físico) será materializado sob a influência do *Shen Qi* (Energia Mental), presente no *Xin* (Coração), utilizando-se do *Qi* Ancestral; isso é possível pela relação *Xin-Shen* (Coração-Rins), em que a fisiologia energética é interdependente. Portanto, os Meridianos Curiosos carreiam o *Qi* Ancestral armazenado no *Shen* (Rins) para formar as diferentes partes do corpo.

A materialização do *Xing* (Forma) é feita em dois níveis:

- Meridianos Curiosos e sistema musculoesquelético.
- Meridianos Curiosos e Órgãos Internos.

MERIDIANOS CURIOSOS E SISTEMA MUSCULOESQUELÉTICO

O sistema musculoesquelético é materializado sob a influência dos Meridianos Curiosos de característica *Yang*, ou seja, o *Yang Qiao Mai*, o *Du Mai*, o *Dai Mai* e o *Yang Wei*, em que o *Yang Qiao Mai* é o responsável pela formação de todo o sistema musculoesquelético, o *Du Mai*, pela formação da coluna vertebral, e o *Dai Mai*, pelas articulações. Não somente forma, mas também rege toda a fisiologia e a fisiopatologia (Quadro 1).

---

1 Yamamura Y, Yamamura ML. Emoções e dor do sistema musculoesquelético. In: Yamamura Y, Yamamura ML. Acupuntura – Guia de Medicina Ambulatorial e Hospitalar da UNIFESP-EPM. Barueri: Manole; 2015.

QUADRO 1   Relação dos Meridianos Curiosos com suas funções energéticas na formação e na atividade do sistema musculoesquelético e os pontos de conexão com os respectivos Meridianos Principais

Meridiano Curioso	Funções energéticas	Ponto de conexão com o Meridiano Principal
Yang Qiao Mai	Formação e atividades de todo o sistema musculoesquelético. Distribui Água Orgânica.	B-62 (Shenmai) do Meridiano Principal do Pangguang (Bexiga)
Du Mai	Formação e atividades de todo o sistema musculoesquelético, em especial da coluna vertebral. Distribui Água Orgânica.	ID-3 (Houxi) do Meridiano Principal do Xiao Chang (Intestino Delgado)
Dai Mai	Formação e atividades do sistema articular. Distribui Água Orgânica.	VB-41 (Linqi) do Meridiano Principal do Dan (Vesícula Biliar)

As emoções destrutivas presentes no *Xin* (Coração), quando recebem um sentido de movimento),[2] são canalizadas para o TA-16 (*Tianyou*); desse ponto podem ser afetados os Meridianos Unitários, provocando lesões no sistema musculoesquelético, sejam musculares ou articulares. O sentido determinado pela mente sobre qual a região do corpo a ser atingida[2] por meio dos Meridianos Curiosos pode promover lesões orgânicas das estruturas acometidas, que podem manifestar-se por doenças como artrose, hérnia do disco intervertebral, entre outras (Figura 1).

Yang Qiao Mai

A função energética do *Yang Qiao* é de carrear a Água Orgânica, parte do *Qi* Ancestral, proveniente do *Shen* (Rins), para a região encefálica até o ponto B-1 (*Jingming*); durante a ascensão, distribui Água para o sistema musculoesquelético e grandes articulações (quadris, ombros), assim como para a parte anterior do encéfalo.

Quando o *Shen* (Rins) é afetado pela emoção proveniente do *Xin* (Coração) e se o sentido dado pelo *Shen Qi* (Energia Mental) às emoções for de movimento (*"tenho de aguentar"*, *"é um fardo que carrego"*, *"quero mudar e não posso"*, *"não quero fazer, mas tenho de fazer"* etc.), pode afetar o **Meridiano Curioso Yang Qiao Mai**, enfraquecendo-o. Ele, portanto, não consegue carrear adequadamente a Água Orgânica para o corpo e o encéfalo, originando manifestações clínicas características da afecção do *Yang Qiao Mai*, como insônia, sono agitado, dores crônicas de sistema musculoesquelético, ansiedade e, principalmente, o sono não reparador, que é a característica de afecção do *Yang Qiao Mai* (Figura 2).

---

2 Consultar: Yamamura e Yamamura. Emoções e Doença – técnica de Mobilização do *Qi* Mental. São Paulo: Center-AO [no prelo].

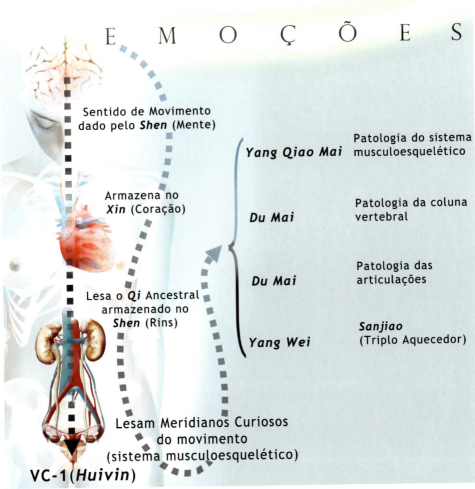

FIGURA 1 Relações entre as emoções e o sentido de movimento dado pela mente que afetam o *Qi* Ancestral e lesam os Meridianos Curiosos relacionados ao sistema musculoesquelético.
Fonte: acervo Center AO.

A Água Orgânica do *Shen* (Rins) na concepção de Yamamura[3] é carreada pelo *Chong Mai* até o pé e daí, a partir do ponto "B-62" (*Shenmai*), segue o trajeto do *Yang Qiao Mai*. O ponto "B-62" (*Shenmai*) situa-se no pé, e, pela técnica do SYAOL, esse ponto pode ser encontrado na face lateral da base do 5º metatarso, que corresponde à região do pé (Figuras 2, 3 e 4).

---

[3] Yamamura Y, Yamamura ML. Emoções e dor do sistema musculoesquelético. In: Yamamura Y, Yamamura ML. Acupuntura – Guia de Medicina Ambulatorial e Hospitalar da UNIFESP-EPM. Barueri: Manole; 2015.

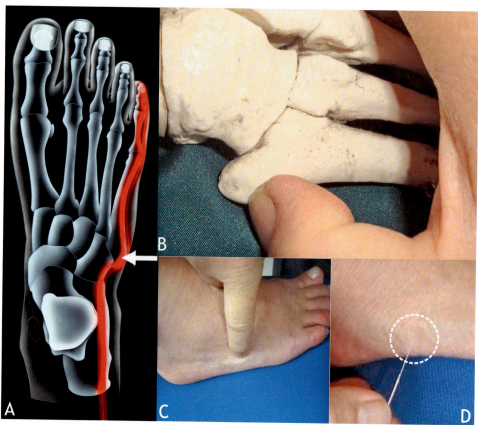

FIGURA 2 A: trajeto do Meridiano Principal do *Pangguang* (Bexiga) que segue pela face lateral do 5º metatarso; a seta indica a base desse metatarso correspondente à região do pé em que se localiza o ponto B-62 (*Shenmai*). B e C: localização da base do 5° metatarso. D: inserção de agulha de acupuntura e sua manipulação.

Sistema Yamamura de Acupuntura de Ossos Longos (SYAOL) e Meridianos Curiosos

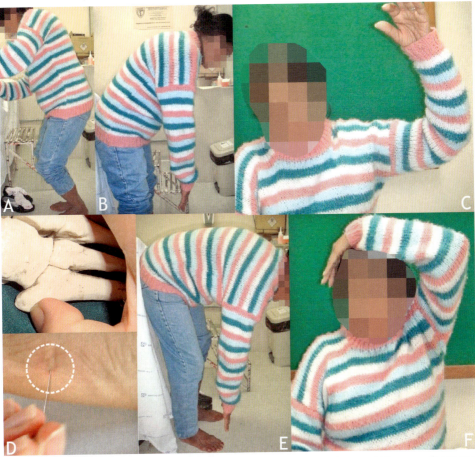

FIGURA 3 A, B e C: paciente com dores crônicas do sistema musculoesquelético, com limitação de movimentos, retificação da coluna vertebral e sono não reparador. D: trajeto do Meridiano Principal do *Pangguang* (Bexiga) que percorre a face lateral do 5º metatarso; o dedo indica a base desse metatarso correspondente à região do pé em que se localiza o ponto B-62 (*Shenmai*). E: localização da base do 5º metatarso e inserção de agulha de acupuntura e sua manipulação. F e G: o resultado após a estimulação, com liberação dos movimentos do ombro, melhora da lombalgia e retificação da coluna vertebral.

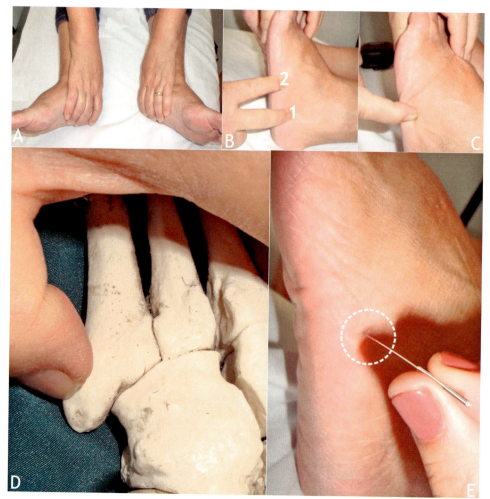

FIGURA 4 A: paciente com dores crônicas do sistema musculoesquelético (plantalgia bilateral, ombralgia direita, lombalgia) e sono não reparador. B1: localização do ponto B-62 (*Shenmai*), relacionado com o *Yang Qiao Mai*. B2, C e D: localização desse ponto pela técnica SYAOL na face lateral da base do 5° metatarso. E: inserção que toca o periósteo e a manipulação em várias direções.

SYAOL: Sistema Yamamura de Acupuntura de Ossos Longos.

Se for preciso levar a Água Orgânica para os olhos, por estarem secos, ou mesmo para a região frontal (encéfalo anterior), isso é realizado pela estimulação do ponto B-1 (*Jingming*); no caso de se utilizar a técnica SYAOL, o ponto localiza-se na face lateral da cabeça do 5º metatarso (Figura 5).

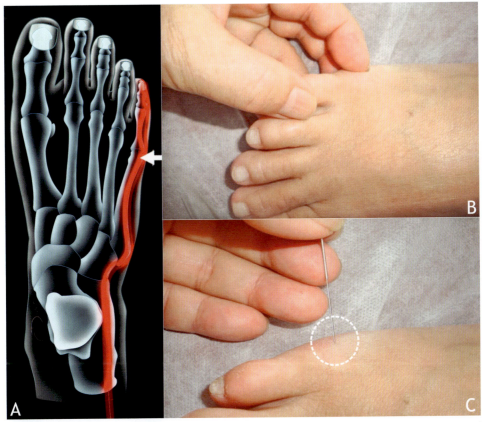

FIGURA 5 A: trajeto do Meridiano Principal do *Pangguang* (Bexiga), que corre pela face lateral do 5º metatarso; a seta indica a cabeça desse metatarso correspondente à região da cabeça em que se localiza o ponto B-1 (*Jingming*). B: localização da cabeça do 5° metatarso. C: inserção de agulha de acupuntura e sua manipulação.

Du Mai

O **Meridiano Curioso *Du Mai*** origina-se do ponto VC-1 (*Huiyin*) proveniente do *Shen* (Rins), e o ramo principal segue dorsalmente até atingir o encéfalo e termina na boca, na face interna do lábio superior. Carreia também a Água Orgânica do *Shen* (Rins) (*Qi* Ancestral), e sua função energética primordial é formar e nutrir a medula espinal e o encéfalo (mar da medula), participando ativamente na fisiologia da coluna vertebral, da medula espinal e do encéfalo.

Quando a mente, diante das emoções, dá o sentido de "*tenho de aguentar firme*", "*não posso fraquejar*", "*tenho de me manter rígido*", ao atingir o *Shen* (Rins), afeta o *Qi* Ancestral e, por conseguinte, o Meridiano Curioso responsável pela coluna vertebral e pela medula espinal, que é o *Du Mai*, enfraquecendo-o e enfraquecendo também a Água Orgânica. Esse enfraquecimento da Água Orgânica é o que propicia a penetração do Frio, a coluna vertebral torna-se rígida total ou parcialmente e, por isso, a rigidez da coluna vertebral é a manifestação característica de afecção do *Du Mai*. O ponto de conexão com o Meridiano Principal ocorre em ID-3 (*Houxi*) do Meridiano Principal do *Xiao Chang* (Intestino Delgado), que se localiza na extremidade distal do 5º dedo da mão. Pela técnica SYAOL, esse ponto pode ser encontrado na face ulnar do 5º metacarpo, na área correspondente ao membro superior (Figura 6).

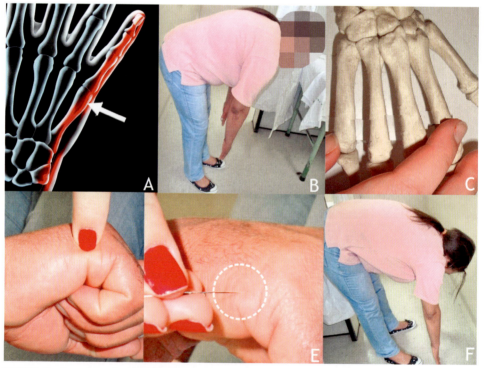

FIGURA 6 A: trajeto do Meridiano Principal do *Xiao Chang* (Intestino Grosso), que passa pela face ulnar do 5º metacarpo; a seta indica a região correspondente ao membro superior no qual se localiza o ponto ID-3 (*Houxi*). B: paciente com lombalgia crônica com retificação da coluna vertebral que caracteriza patologia do *Du Mai*. C e D: localização da região correspondente ao membro superior do 5º metacarpo. E: inserção de agulha de acupuntura e sua manipulação. F: o resultado imediato, com remissão da dor lombar, da flexão e da retificação da coluna vertebral.

O diagnóstico diferencial mais importante da afecção do *Du Mai*, que sempre tem componente emocional, é com a retração dos músculos posteriores da coxa, que podem, pela conexão fasciomuscular, desenvolver também a retificação da coluna vertebral da região lombar (nesse caso não seria pelo comportamento emocional de *"tenho de aguentar"* e *"tenho de me manter rígido"*). O diagnóstico é feito observando-se o encurtamento posterior da coxa fazendo-se a manobra. O tratamento será visto no Capítulo 15.

Dai Mai

O **Meridiano Curioso *Dai Mai*** ou o **Meridiano da Cintura** engloba os Meridianos que passam pela cintura, exceto o do *Gan* (Fígado) e o do *Pangguang* (Bexiga), que representam o Fogo e a Água, e se conecta com o ponto VB-41 (*Linqi*) do Meridiano Principal do *Dan* (Vesícula Biliar); mas Yamamura considera que está relacionado com o ponto VG-4 (*Mingmen*) do *Du Mai*, recebendo aí a Água Orgânica que circula no *Du Mai*. A patologia do *Dai Mai* fundamentalmente se deve ao fator emocional contido como raiva, revolta, que enfraquece o *Dai Mai*, assim como enfraquece a Água Orgânica; daí as articulações se tornam dolorosas, inflamadas, podendo-se desenvolver processo degenerativo. Por fim, a afecção causa poliartralgia, que é o sintoma característico do *Dai Mai*.

Pode haver outro mecanismo em que, com o enfraquecimento do *Du Mai*, diminui a Água Orgânica, ficando o *Dai Mai* em Plenitude, ocasionando dores em faixa na altura da cintura, com irradiação para a face lateral do membro inferior, ou provocar sintomas dos órgãos pélvicos, como endometriose, cólica menstrual e algias pélvicas.

Para o tratamento, pode-se optar por um dos pontos VB-41 (*Linqi*), localizado no pé no Meridiano Principal do *Dan* (Vesícula Biliar), considerado ponto de "Abertura" do *Dai Mai*, ou o ponto VG-4 (*Mingmen*) ou o Ponto Craniométrico Lambda (ver Capítulo 11).

Em termos da técnica SYAOL, o ponto VB-41 (*Linqi*) está localizado na face lateral do 4º metatarso, na altura correspondente à região do pé (Figura 7).

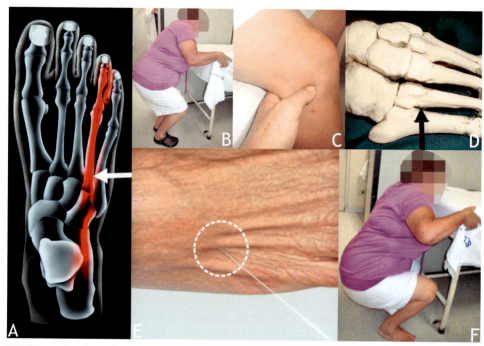

FIGURA 7 A trajeto do Meridiano Principal do *Dan* (Vesícula Biliar), que passa pela face lateral do 4° metatarso; a seta aponta a área do pé. B e C: paciente com gonalgia na interlinha lateral, com limitação de flexão de joelho que a impede de se agachar. D: a localização, pela técnica SYAOL, do ponto VB-41 (*Linqi*) na face lateral do 4° metatarso. E: inserção de agulha de acupuntura tocando o periósteo e sua manipulação. F: o resultado imediato, com ausência da dor de joelho e melhora de su flexão.

SYAOL: Sistema Yamamura de Acupuntura de Ossos Longos.

O *Dai Mai* (Meridiano da Cintura) pode ser tratado, também, pelo ponto VG-4 (*Mingmen*) do Meridiano Curioso *Du Mai*, que se localiza na região lombar, e, como esse Meridiano Curioso não possui trajeto relacionado com os ossos longos, é utilizado, pela técnica SYAOL, o Meridiano Principal que faz conexão (abertura) com os Meridianos Curiosos, no caso com o ponto ID-3 (*Houxi*) do Meridiano Principal do *Xiao Chang* (Intestino Delgado). Por isso, para o tratamento do Meridiano Curioso *Du Mai*, é utilizado esse Meridiano Principal, que tem trajeto pela face ulnar do 5° metacarpo. O ponto correspondente ao VG-4 (*Mingmen*) situa-se na face ulnar do 5° metacarpo, na área correspondente à região lombar. Localizar com palpação ungueal, inserir e manipular a agulha de acupuntura (Figura 8).

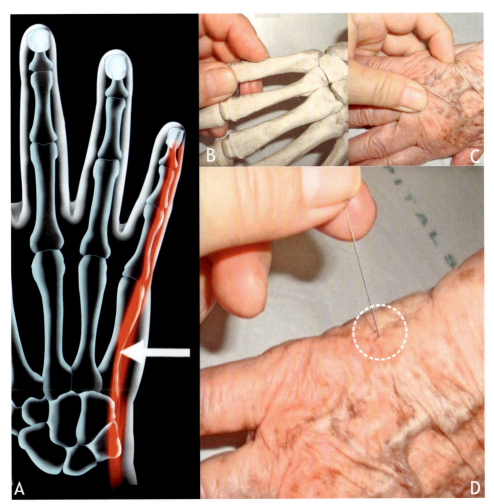

FIGURA 8 A: trajeto do Meridiano Principal do *Xiao Chang* (Intestino Delgado), que passa pela face ulnar do 5° metacarpo; a seta aponta a área da região lombar. B e C: o ponto VG-4 (*Mingmen*), pela técnica SYAOL, localiza-se na face lateral do 5° metacarpo, na região correspondente à lombar. D: inserção e manipulação de agulha de acupuntura.

SYAOL: Sistema Yamamura de Acupuntura de Ossos Longos.

MERIDIANOS CURIOSOS E ÓRGÃOS INTERNOS

O esboço energético do *Zang Fu* (Órgãos e Vísceras) é feito pelo *Shen Qi* (Energia Mental), em que o *Hun* forma o esboço do *Gan* (Fígado), o *Po*, do *Fei* (Pulmão), o *Zhi*, do *Shen* (Rins), o *Shen*, do *Xin* (Coração), e o *Yi*, do *Pi* (Baço/Pâncreas), e a materialização, isto é, a formação do *Xing* (Forma) é feita à custa dos Meridianos Curiosos, de característica *Yin*, e todos na dependência do *Yin Qiao* e dos outros Meridianos Curiosos que participam em conjunto para formar e manter as atividades dos *Zang Fu* (Órgãos e Vísceras) (Quadro 2).

Para "comandar" a materialização de todos os Órgãos Internos, participa ativamente a dupla de Meridianos Curiosos, o *Yin Qiao* e o *Ren Mai*, para formação do tubo digestório e do sistema reprodutor; além desses dois, participa o *Chong Mai*. Para a formação e atividade do *Xin* (Coração), além do *Yin Qiao* e do *Ren Mai*, participam ativamente o sistema *Yin* e o *Yang Wei* (Quadro 2).

QUADRO 2   Relação dos Meridianos Curiosos com suas funções energéticas na formação e na atividade dos *Zang* (Órgãos) e os pontos de conexão com os respectivos Meridianos Principais

Meridiano Curioso	Funções energéticas	Ponto de conexão com o Meridiano Principal
Yin Qiao Mai	Formação e atividades de todos *Zang* (Órgãos). Distribui Calor Orgânico	R-6 (*Zhaohai*) do Meridiano Principal do *Shen* (Rins)
Ren Mai	Formação e atividades de todos *Zang* (Órgãos). Distribui Calor Orgânico	P-7 (*Lieque*) do Meridiano Principal do *Fei* (Pulmão)
Chong Mai	Formação e atividades do sistema reprodutor e tubo digestório. Distribui Calor Orgânico	BP-4 (*Gongsun*) do Meridiano Principal do Pi (Baço/Pâncreas)
Yin Wei	Formação e atividades do *Xin Bao Luo* (Circulação-Sexo). Distribui Calor Orgânico	CS-6 (*Neiguan*) do Meridiano Principal do *Xin Bao Luo* (Circulação-Sexo)
Yang Wei	Formação e atividades do *Sanjiao* (Triplo Aquecedor). Distribui Água Orgânica	TA-5 (*Waiguan*) do Meridiano Principal do *Sanjiao* (Triplo Aquecedor)

As emoções destrutivas, ao lesarem o *Xin* (Coração), podem lesar também o *Shen* (Rins) e seus Meridianos Curiosos. A mente determina qual o *Zang* (Órgão) a ser lesado conforme o sentido que ela deu às emoções destrutivas,[4] e, por meio dos Meridianos Curiosos, pode promover lesões orgânicas dos *Zang* (Órgãos), que se manifestam por doenças como cardiopatia, nefropatia, diabetes etc. (Figura 9).

---

4 Consultar: Yamamura e Yamamura – Emoções e doença – técnica de Mobilização do *Qi* Mental. São Paulo: Center-AO [no prelo].

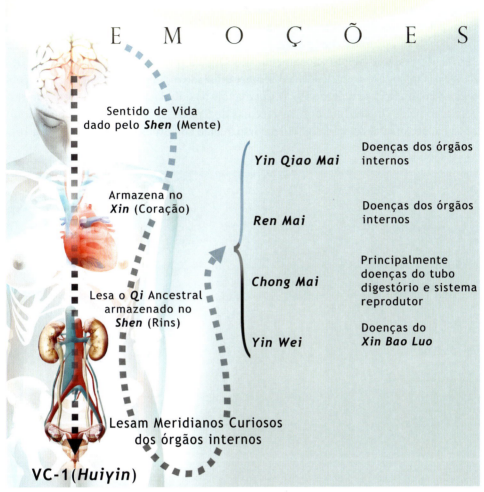

FIGURA 9 As emoções destrutivas lesam o *Shen* (Rins), e, por conseguinte, os Meridianos Curiosos, que podem desencadear doenças orgânicas dos *Zang Fu* (Órgãos e Vísceras). O *Yin Qiao Mai* e o *Ren Mai* relacionam-se com todos os Órgãos Internos, o *Chong Mai* com o trato digestório e o sistema reprodutor e o *Yin Wei* com o *Xin Bao Luo* (Circulação-Sexo).

Fonte: acervo Center AO.

Yin Qiao Mai

O **Meridiano Curioso *Yin Qiao*** ou ***Yin Qiao Mai*** é o mais importante dentre os Meridianos Curiosos *Yin*; conecta-se com o ponto R-6 (*Zhaohai*) do Meridiano Principal do *Shen* (Rins), que se localiza no pé, caudalmente ao maléolo medial, no qual muda a cor da pele dorsal e a pele plantar do pé, embora Yamamura considere originar-se do ramo descendente do *Chong Mai*. O *Yin Qiao Mai* carreia o Calor Orgânico proveniente do *Shen* (Rins), espalhando esse Calor principalmente para os Órgãos Internos a fim de aquecê-los, para fazer crescer e manter a atividade deles, e termina no ponto B-1 (*Jing*-

ming), juntamente com o *Yang Qiao Mai*, de modo que esses dois Meridianos Curiosos são mantenedores do equilíbrio entre a Água (Frio) e o Calor (Fogo). Na deficiência do *Yin Qiao Mai*, portanto, com a falta do Calor Orgânico, provoca cansaço, sonolência diurna, depressão e hipofuncionamento dos Órgãos Internos. Em toda patologia dos *Zang Fu* (Órgãos e Vísceras), deve ser sempre utilizado o *Yin Qiao Mai*, juntamente com o *Ren Mai*, usando-se o ponto P-7 (*Lieque*), pois os dois Meridianos Curiosos são responsáveis pelos Órgãos Internos. Pela técnica do SYAOL, o ponto R-6 (*Zhaohai*) localiza-se na face medial da base do 3º metatarso, região correspondente ao pé (Figura 10).

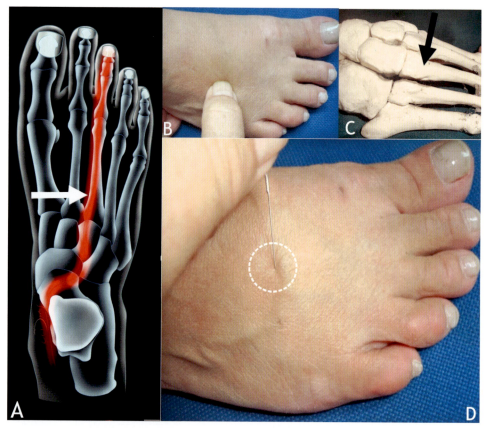

FIGURA 10 A: o trajeto do Meridiano Principal do *Shen* (Rins), que passa pela face medial do 3° metatarso; a seta aponta a área do pé. B e C: o ponto R-6 (*Zhaohai*) pode ser encontrado pela técnica SYAOL na face medial do 3° metatarso, na região correspondente à região lombar. D: inserção e manipulação de agulha de acupuntura.
SYAOL: Sistema Yamamura de Acupuntura de Ossos Longos.

Em todas as afecções dos Órgãos Internos, o Meridiano Curioso **Ren Mai** também está afetado; ele carreia o Calor Orgânico para os Órgãos Internos, além de ser também a via pela qual a Água Celeste proveniente do *Sanjiao* (Triplo Aquecedor) penetra nos *Zang Fu* (Órgãos e Vísceras) por meio dos seus pontos *Mo* (Alarme), que são VC-17 (*Danzhong*), VC-12 (*Zhongwan*), E-25 (*Tianshu*), VC-7 (*Yinjiao*) e VC-5 (*Shimen*). O ponto de conexão do *Ren Mai* é o P-7 (*Lieque*) do Meridiano Principal do *Fei* (Pulmão), localizado no punho. Pelo fato de o *Ren Mai* não possuir representação nos *Zang Fu* (Órgãos e Vísceras), não há trajeto do Meridiano próprio que passe pelos ossos longos, assim a via de acesso pelo sistema SYAOL é utilizar os ossos longos relacionados com o *Fei* (Pulmão), que é o Meridiano de conexão. Portanto, o ponto P-7 (*Lieque*) situa-se na face radial do 1º metacarpo, na área correspondente ao membro superior (Figura 11).

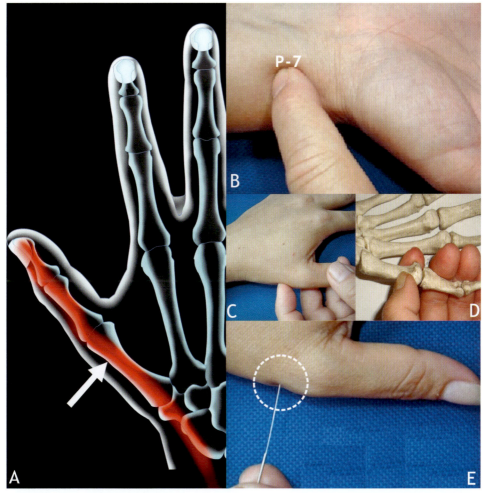

FIGURA 11 A: trajeto do Meridiano Principal do *Fei* (Pulmão), que passa pela face radial do 1° metacarpo; a seta aponta a região do membro superior. B e C: o ponto P-7 (*Lieque*), ponto de Abertura do *Ren Mai*, pela técnica SYAOL, localiza-se na face radial do 1° metacarpo, na região correspondente ao membro superior. D: inserção e manipulação de agulha de acupuntura.
SYAOL: Sistema Yamamura de Acupuntura de Ossos Longos.

Muitas vezes, o Meridiano Curioso *Ren Mai* pode ser lesado principalmente por cirurgias toracoabdominais com extensa incisão mediana longitudinal anterior, como na cirurgia abdominal, na cesariana, na cirurgia cardíaca ou na plástica abdominal. Essas situações podem inviabilizar ou dificultar o uso dos pontos do *Ren Mai*. Nesses casos, a técnica SYAOL torna-se recurso de grande valia (Figuras 12, 13 e 14).

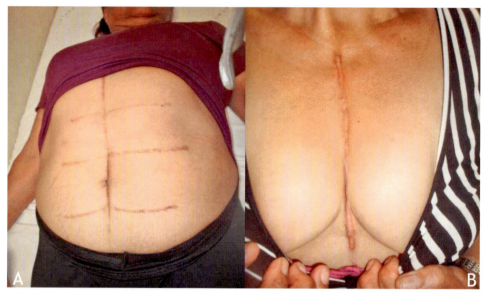

FIGURA 12   Pacientes com ampla incisão cirúrgica na linha mediana anterior, que pode inviabilizar o uso dos pontos do *Ren Mai*.

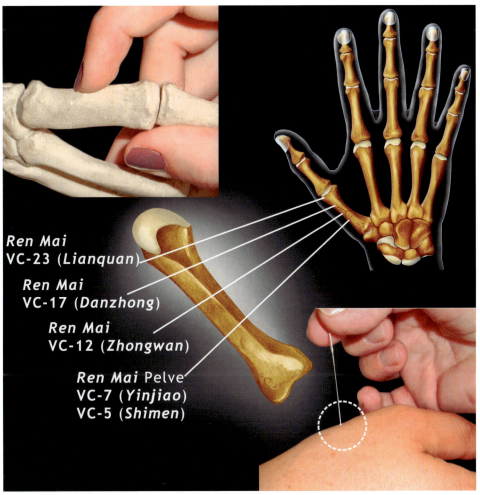

FIGURA 13   Os pontos de acupuntura do *Ren Mai* podem ser encontrados na face radial do 1º metacarpo pelo qual passa o trajeto do Meridiano Principal do *Fei* (Pulmão), em que se situa o ponto de Abertura do *Ren Mai*, o P-7 (*Lieque*). Para localizar o ponto, deve-se fazer uma pressão ungueal deslizando sobre o periósteo até encontrar o ponto doloroso na área correspondente.

Fonte: acervo Center AO.

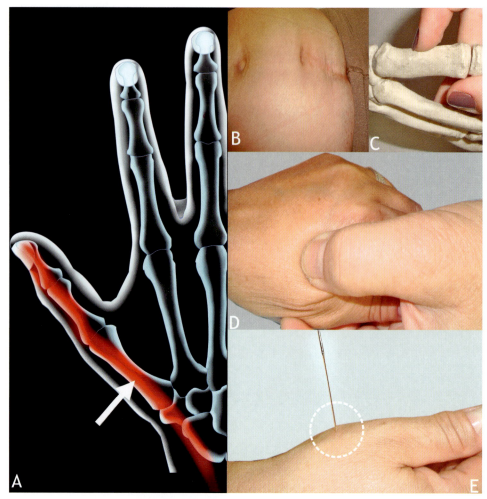

FIGURA 14 A: trajeto do Meridiano Principal do *Fei* (Pulmão), que passa pela face radial do 1° metacarpo; a seta aponta a região da pelve. B: paciente com dor pélvica e submetida a 3 cesarianas, com cicatriz enorme impedindo o acesso ao ponto do *Ren Mai* na pelve. C e D: localização do ponto P-7 (*Lieque*), ponto de Abertura do *Ren Mai*, pela técnica SYAOL, que se localiza na face radial do 1° metacarpo, na região correspondente à pelve. E: inserção e manipulação de agulha de acupuntura.
SYAOL: Sistema Yamamura de Acupuntura de Ossos Longos.

Chong Mai

O **Meridiano Curioso Chong Mai** deriva diretamente do ponto VC-1 (*Huiyin*) e rege a formação dos Órgãos Internos relacionados com o sistema reprodutor e o tubo digestório, juntamente com o *Yin Qiao* Mai e o *Ren Mai*. O *Chong Mai* percorre um trajeto extenso pelo corpo, indo da pelve para os membros inferiores e formando os Meridianos Curiosos *Yang Qiao Mai, Yin Qiao, Yin* e *Yang Wei*. Da pelve, sai no ramo anterior, que segue mais externamente ao trajeto de Meridiano Principal do *Shen* (Rins); do VC-1 (*Huiyin*) sai outro ramo, o ramo interno do *Chong Mai* ou *Fuchong*, que vai ao *Shen* (Rins) e deste ao ponto VC-23 (*Lianquan*).

O *Chong Mai* conecta-se no ponto BP-4 (*Gongsun*), ponto *Luo* Longitudinal do Meridiano Principal do *Pi* (Baço/Pâncreas), localizado no pé. Pela técnica SYAOL, esse ponto situa-se na face medial do primeiro metatarso, em sua base (Figuras 15 e 16).

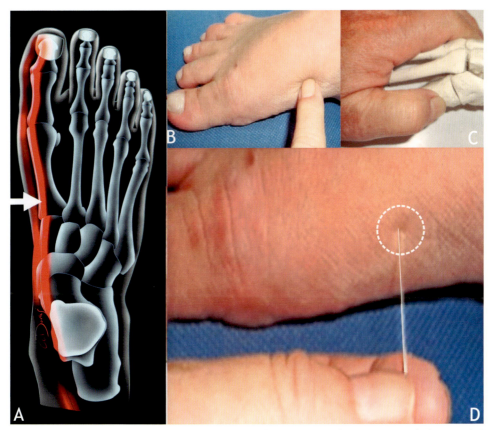

FIGURA 15 A: trajeto do Meridiano Principal do *Pi* (Baço/Pâncreas), que passa pela face medial do 1º metatarso. B e C: localização do ponto BP-4 (*Gongsun*) pela técnica SYAOL: situa-se na face medial da base do 1º metatarso. D: inserção de agulha de acupuntura que toca o periósteo e sua manipulação.
SYAOL: Sistema Yamamura de Acupuntura de Ossos Longos.

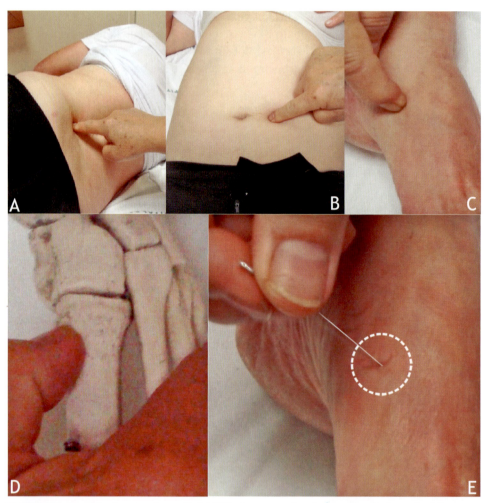

FIGURA 16 A: paciente com dor no B-32 (*Ciliao*) com queixa de constipação intestinal. B: ponto E-25 (*Tianshu*) doloroso do lado esquerdo. Para o tratamento foi escolhido o ponto BP-4 (*Gongsun*) do *Chong Mai*, pois este leva o Calor Orgânico para os pontos *Mo* (Alarme). C e D: localização desse ponto, que se localiza, pela técnica SYAOL, na face medial da base do 1º metatarso. E: inserção e estimulação, com alívio imediato da dor lombar.

SYAOL: Sistema Yamamura de Acupuntura de Ossos Longos.

Se os Meridianos Curiosos *Yang Qiao*, *Yin Qiao*, *Yin Wei*, *Yang Wei* e o *Dai Mai* têm origem no *Chong Mai*, todos esses Meridianos Curiosos podem ser tratados somente pelo ponto BP-4 (*Gongsun*), que, na prática do Pronto Atendimento de Acupuntura da UNIFESP,[5] mostrou ser muito eficaz.

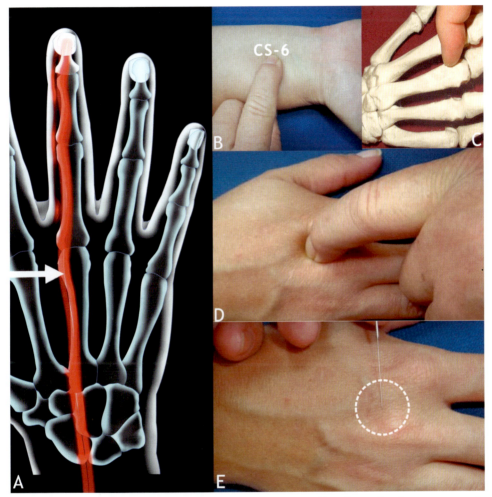

FIGURA 17 A: trajeto do Meridiano Principal do *Xin Bao Luo* (Circulação-Sexo), que passa pela face radial do 3º metacarpo. B: localização do ponto CS-6 (*Neiguan*), no Meridiano Principal do *Xin Bao Luo* (Circulação-Sexo). C e D: localização desse ponto pela técnica SYAOL, na face radial da base do 3º metacarpo, na área correspondente ao membro superior. E: inserção de agulha de acupuntura que toca o periósteo e sua manipulação.
SYAOL: Sistema Yamamura de Acupuntura de Ossos Longos.

---

5 Pronto Atendimento de Acupuntura da UNIFESP fundado pelo Prof. Dr. Ysao Yamamura em 1998.

Yin Wei Mai

O **Meridiano Curioso *Yin Wei Mai*** ou simplesmente ***Yin Wei*** origina-se classicamente no ponto R-9 (*Zhubin*), mas o Yamamura tem o conceito de que esse Meridiano se relacione com o ramo descendente do *Chong Mai*, pois todos os Meridianos Curiosos devem ter conexão com o ponto VC-1 (*Hunyin*), que é ponto comum a todos os Meridianos Curiosos.

O *Yin Wei* relaciona-se com o *Xin* (Coração) e principalmente com o *Xin Bao Luo* (Circulação-Sexo), isto é, quando o *Shen* (Rins) é afetado pela emoção presente no *Xin* (Coração), que se manifesta no *Xin Bao Luo*, o *Shen* (Rins) perturbado pode manifestar-se no *Yin Wei* (pelo sentido que a mente deu às emoções), tornando-o enfraquecido. O *Yin Wei* carreia o Calor Orgânico e, em consequência de seu enfraquecimento, diminui o Calor Orgânico do *Xin* (Coração), perturbando o funcionamento energético dele e ocasionando sintomas de palpitações, opressão torácica, arritmia, cardialgia e mesmo obstrução coronariana. As manifestações cardíacas constituem sintomas-chave do acometimento do *Yin Wei Mai*.

Enfim, quando o *Yin Wei* é acometido, passa a haver manifestações cardíacas ou, em outros termos, toda vez que houver patologia do *Xin* (Coração) é porque o *Yin Wei* foi afetado. Pela técnica SYAOL, o ponto CS-6 (*Neiguan*) pode ser encontrado na face radial do 3º metacarpo, na área correspondente ao membro superior (punho) (Figura 17).

O *Yin Wei* necessita de bastante Calor Orgânico para suprir o *Xin* (Coração), que é o Fogo Imperial; daí procura a fonte no CS-6 (*Neiguan*), em cujo Meridiano do *Xin Bao Luo* (Circulação-Sexo) está veiculando o Fogo Ministerial, e o ponto CS-6 (*Neiguan*) é o ponto *Luo* desse Meridiano, tendo acesso direto com o *Xin Bao Luo*. Da mesma forma, o *Yang Wei* necessita de bastante Água para equilibrar o Fogo do *Xin* (Coração), daí esse Canal Curioso procura a fonte também no TA-5 (*Waiguan*) do Meridiano Principal de *Sanjiao* (Triplo Aquecedor), que veicula a Água Celeste consequente à transformação do Fogo Ministerial (Figura 18).

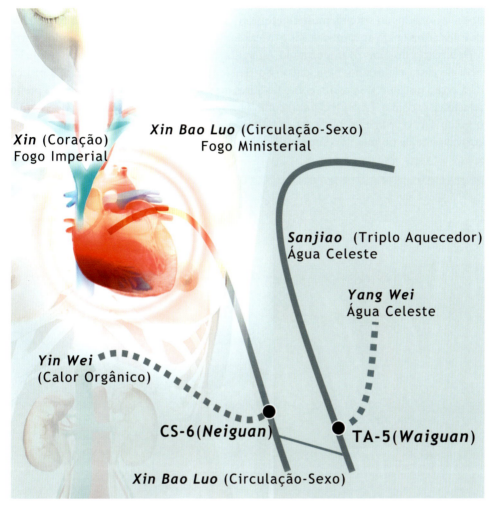

FIGURA 18 O Fogo Imperial do *Xin* (Coração) transforma-se em Fogo Ministerial que alcança o CS-6 (*Neiguan*) do Meridiano do *Xin Bao Luo* (Circulação-Sexo), ponto de Abertura do Meridiano Curioso *Yin Wei*. O Fogo Ministerial, ao atingir o *Sanjiao* (Triplo Aquecedor), transforma-se em Água Celeste e atinge o TA-5 (*Waiguan*), ponto de Abertura do Meridiano Curiosos *Yang Wei*.
Fonte: acervo Center AO.

Yang Wei Mai

O **Meridiano Curioso *Yang Wei Mai*** origina-se do ramo descendente do *Chong Mai* no ponto B-63 (*Jinmen*),[6] e, segundo Yamamura, relaciona-se com o Meridiano Distinto do *Sanjiao* (Triplo Aquecedor) no processo de transdução de emoções e seus significa-

---

6 Não se trata do ponto B-63 (*Jinmen*) do Meridiano Principal do *Pangguang* (Bexiga), mas de ponto relacionado com o trajeto do *Chong Mai* na face lateral do pé, ponto mais profundo.

dos relacionados ao sistema musculoesquelético carreando Água Orgânica proveniente do *Shen* (Rins) para as camadas *Yang* (Meridianos Unitários e Órgãos). Quando ocorre a Deficiência do *Yang Wei*, portando Água Orgânica para o sistema musculoesquelético, ele entra em estado *Yang*, daí a ocorrência de hipertemia, sintoma característico da afecção do *Yang Wei*, assim como de dores do sistema musculoesquelético. O ponto relaciona-se com o TA-5 (*Waiguan*) como ponto de "Abertura". Pela técnica de SYAOL, o ponto TA-5 (*Waiguan*) pode ser encontrado na face ulnar do 3º metacarpo, na área correspondente no membro superior (Figura 19).

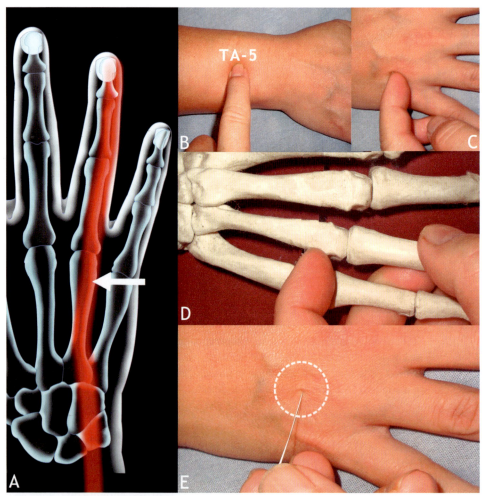

FIGURA 19 A: o trajeto do Meridiano Principal do *Sanjiao* (Triplo Aquecedor), que passa pela face ulnar do 4º metacarpo. B: localização do ponto TA-5 (*Waiguan*), no Meridiano Principal do *Sanjiao* (Triplo Aquecedor). C e D: localização desse ponto pela técnica SYAOL: situa-se na face ulnar do 3º metacarpo, na área correspondente ao membro superior (punho). E: inserção de agulha de acupuntura que toca o periósteo e sua manipulação.

SYAOL: Sistema Yamamura de Acupuntura de Ossos Longos.

Em toda a literatura da Acupuntura clássica indica-se que os Meridianos Curiosos devem ser utilizados em duplas de mesma polaridade *Yang* ou *Yin,* e assim foram agrupados:

- 1º par: *Yang Qiao Mai* e *Du Mai.*
- 2º par: *Dai Mai* e *Yang Wei.*
- 3º par: *Yin Qiao* e *Ren Mai.*
- 4º par: *Chong Mai* e *Yin Wei.*

Porém, na prática clínica, principalmente no Pronto Atendimento de Acupuntura, foi possível constatar que a utilização de um único Meridiano Curioso tem seu efeito e que existem sintomas básicos que caracterizam o acometimento de Meridiano Curioso:

- Presença de componente emocional e lesões orgânicas das estruturas, por exemplo, dor com limitação de movimento ou hérnias discais, ou lesões funcionais ou orgânicas dos Órgãos Internos, como gastrite, tumores, asma, etc.
- Sintomas próprios de cada Meridiano Curioso, bem evidentes nos Meridianos *Yang:*
  - Sono não reparador – afecção de *Yang Qiao Mai.*
  - Rigidez (parcial ou total) da coluna vertebral – afecção de *Du Mai.*
  - Poliartralgia (artrite, artrose) – afecção do *Dai Mai.*
  - Hipertermia – afecção do *Yang Wei.*
- Em relação aos Órgãos Internos:
  - Patologia funcional ou orgânica dos Órgãos Internos – *Yin Qiao Mai* e *Ren Mai.*
  - Tubo digestório e sistema reprodutor – *Yin Qiao, Ren Mai* e *Chong Mai.*
  - Coração – *Yin Qiao, Ren Mai, Chong Mai, Yin Wei.*

8

Sistema Yamamura de Acupuntura de Ossos Longos (SYAOL) e os Meridianos Principais e Secundários. SYAOL e Meridianos Unitários. Aplicações clínicas

Este capítulo será dedicado ao estudo da técnica SYAOL no tratamento de dores originadas pelo acometimento dos Meridianos Principais e Secundários, enquanto o tratamento de patologias dos *Zang Fu* (Órgãos e Vísceras) será abordado no próximo capítulo.

As dores do sistema musculoesquelético são a queixa mais frequente na clínica diária e podem ter origem no acometimento dos Meridianos Distintos (ver Capítulo 6), Meridianos Curiosos (ver Capítulo 7) e dos Meridianos Principais e Secundários, geralmente decorrendo de afecção dos dois primeiros Meridianos.

A fim de entender o processo de tratamento de algias periféricas por meio dos Meridianos Principais, é importante conhecer a noção dos Meridianos Unitários e que referem à distribuição dos seis Meridianos Principais *Yin* e *Yang*, na relação Alto/Baixo, Exterior/Interior, formando três camadas *Yang* e três *Yin*, assim constituídos (Figura 1).

A camada mais superficial é denominada *Tai Yang*, constituído no Alto pelo *Xiao Chang* (Intestino Delgado) e no Baixo pelo *Pangguang* (Bexiga); a segunda camada *Yang* é o *Shao Yang*, constituído pelos Meridianos Principais, no Alto pelo *Sanjiao* (Triplo Aquecedor) e no Baixo pelo *Dan* (Vesícula Biliar), formando a camada intermediária com função energética de charneira ou porteira; dessa camada, o *Qi* pode se superficializar ou ir em profundidade, que é a camada *Yang Ming*. O *Shao Yang* é muito importante na distribuição do *Qi* e do *Xue* (Sangue), que podem provocar dores; a terceira camada mais profunda do *Yang* é o *Yang Ming*, constituído no Alto pelo *Da Chang* (Intestino Grosso) e no Baixo pelo *Wei* (Estômago) (Figura 1).

A camada mais superficial do *Yin* é o Meridiano Unitário *Tai Yin*, constituído no Alto pelo *Fei* (Pulmão) e no Baixo pelo *Pi* (Baço/Pâncreas); a segunda camada *Yin*, ou camada intermediária, é o *Jue Yin*, formado, no Alto, pelo *Xin Bao Luo* (Circulação-Sexo), e no Baixo pelo *Gan* (Fígado). A camada mais profunda é o *Shao Yin*, formado no Alto pelo *Xin* (Coração) e no Baixo pelo *Shen* (Rins).

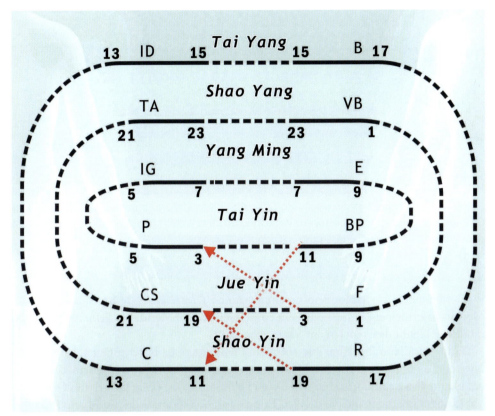

FIGURA 1 Sistema dos Meridianos Unitários ou seis Grandes Meridianos, que se unem, por meio dos Meridianos Principais, o Alto e o Baixo e o Superficial e o Profundo. Os Meridianos Unitários apresentam sua própria circulação de *Qi* e a Grande Circulação do *Yong Qi* (Energia Nutritiva).

B: *Pangguang* (Bexiga); BP: *Pi* (Baço/Pâncreas); C: *Xin* (Coração); CS: *Xin Bao Luo* (Circulação-Sexo); E: *Wei* (Estômago); F: *Gan* (Fígado); ID: *Xiao Chang* (Intestino Delgado); IG: *Da Chang* (Intestino Grosso); P: *Fei* (Pulmão); R: *Shen* (Rins); TA: *Sanjiao* (Triplo Aquecedor); VB: *Dan* (Vesícula Biliar).

Fonte: acervo Center AO.

A circulação do *Qi* (*Yong Qi*) é feita do Alto para o Baixo e do Baixo para o Alto, a fim de manter o equilíbrio energético no meio; assim, o *Tai Yang* une-se ao *Shao Yin* e, este, ao *Tai Yang*, o *Shao Yin* com o *Jue Yin* e o *Yang Ming* com o *Tai Yin* (Figura 1).

A circulação do *Yang Qi* nos Meridianos Unitários é unidirecional; porém, quando se trata de Meridiano Unitário, ela pode ser realizada em dois sentidos, isto é, ela é bidirecional.[1] Assim, o *Qi* do *Xiao Chang* (Intestino Delgado) tanto pode ir para o *Pangguang* (Bexiga) como do *Pangguang* (Bexiga) para o *Xiao Chang* (Intestino Delgado), a fim de poder manter o equilíbrio energético no *Tai Yang*, bem como de *Tai Yang* para o *Shao Yin*, e vice-versa.

---

1 Yamamura Y. Acupuntura tradicional – a arte de inserir. 2.ed. São Paulo: Roca; 2003.

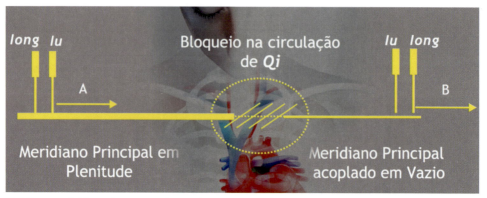

FIGURA 2 O bloqueio na circulação do *Qi* no Meridiano Unitário promove, de um lado, Meridiano em Plenitude, e, de outro, em Vazio, noção muito importante no tratamento de algias periféricas ou de patologia dos *Zang Fu* (Órgãos e Vísceras).
Fonte: acervo Center AO.

Geralmente, ocorre bloqueio na circulação do *Qi* nas áreas de transição entre um Meridiano Principal e o que segue; em consequência, um Meridiano Principal entra em estado de Plenitude e o outro em Vazio (Figura 2).

E no Meridiano Principal que entra em Plenitude pode haver estagnação em qualquer ponto no trajeto desse Meridiano; por exemplo, o Meridiano Unitário *Yang Ming* em estado de desequilíbrio energético com Plenitude do *Da Chang* (Intestino Grosso), o Vazio no Meridiano Principal do *Wei* (Estômago). Na Plenitude do Meridiano Principal *Da Chang* (Intestino Grosso), o *Qi* e/ou *Xue* (Sangue) pode estagnar-se no ombro (ombralgia *Yang Ming*) ou no cotovelo (epicondilite lateral), e no Vazio no Meridiano Principal do *Wei* (Estômago) pode ocorrer Estagnação de *Qi* e/ou *Xue* (Sangue) (por Vazio, por não ter força para impulsionar) no estômago (má digestão), ou no joelho (gonalgia anterior), ou no dorso do pé.

De modo que um desequilíbrio energético (Plenitude/Vazio) de um Meridiano Unitário pode desencadear dores em algum trecho dos Meridianos que compõem o Unitário; então, para o tratamento é importante equilibrar energeticamente os Meridianos Principais que compõem o Meridiano Unitário; para tanto se pode utilizar os pontos *Shu* Antigos, principalmente os pontos *Iong*, segundo ponto *Shu* Antigo, que faz aumentar o *Qi*, e o *Iu*, terceiro ponto *Shu* Antigo, que tem a função energética de fazer circular o *Qi* pelo Meridiano Principal, de modo que a combinação dos pontos *Iong* e *Iu* dos Meridianos Principais é o recurso a utilizar para circular o *Qi* nesses Meridianos e tem a ação de "empurrar o *Qi*" ou de "puxar o *Qi*"[2] (Figura 3).

Os pontos *Iong* e *Iu*, pontos *Shu* Antigos, situam-se nas mãos e nos pés e em relação aos Cinco Movimentos apresentam correspondência diferente ao se tratar de Meridianos Principais *Yang* ou *Yin*. No primeiro caso, *Yang*, o *Iong* corresponde à Água e o *Iu*, à Madeira; no segundo caso, *Yin*, o *Iong*, ao Fogo e, o *Iu*, à Terra (Quadros 1 e 2).

---

2 *Apud* Yamamura Y. Acupuntura – a arte de inserir. São Paulo: Roca; 2003.

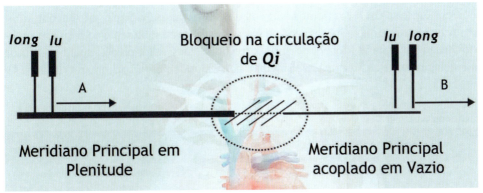

FIGURA 3 A estimulação dos pontos *long* e *lu* do lado A "empurra" o Qi, enquanto a estimulação dos pontos do lado B "puxa" o Qi; é a técnica *long/lu* de analgesia clínica por meio dos Meridianos Unitários.

Fonte: acervo Center AO.

QUADRO 1 Relação dos Meridianos Principais *Yang* e seus pontos *lon/lu* com a teoria dos Cinco Movimentos

Meridiano	long	Movimento	lu	Movimento	Localização
Xiao Chang (Intestino Delgado)	ID-2 (Qiangu)	Água	ID-3 (Houxi)	Madeira	Mão
Pangguang (Bexiga)	B-66 (Tonggu)	Água	B-65 (Shugu)	Madeira	Pé
Sanjiao (Triplo Aquecedor)	TA-2 (Yemen)	Água	TA-3 (Zhongzhu)	Madeira	Mão
Dan (Vesícula Biliar)	VB-43 (Xiaxi)	Água	VB-41 (Linqi)	Madeira	Pé
Da Chang (Intestino Grosso)	IG-2 (Erjian)	Água	IG-3 (Sanjian)	Madeira	Mão
Wei (Estômago)	E-44 (Neiting)	Água	E-43 (Xiangu)	Madeira	Pé

QUADRO 2 Relação dos Meridianos Principais *Yin* e seus pontos *long/lu* de acordo com a teoria dos Cinco Movimentos

Meridiano	long	Movimento	lu	Movimento	Localização
Fei (Pulmão)	P-10 (Yuji)	Fogo	P-9 (Taiyuan)	Terra	Mão
Pi (Baço/Pâncreas)	BP-2 (Dadu)	Fogo	BP-3 (Taibai)	Terra	Pé
Xin Bao Luo (Circulação-Sexo)	CS-8 (Laogong)	Fogo	CS-7 (Daling)	Terra	Mão
Gan (Fígado)	F-2 (Xingjian)	Fogo	F-3 (Taichong)	Terra	Pé
Xin (Coração)	C-8 (Shaofu)	Fogo	C-7 (Shenmen)	Terra	Mão
Shen (Rins)	R-2 (Rangu)	Fogo	R-3 (Taixi)	Terra	Pé

Pela técnica SYAOL, os pontos *Iong* e *Iu* dos Meridianos Principais são encontrados, se for o caso dos pontos localizados na mão, na área correspondente ao membro superior dos metacarpianos dos Meridianos correspondentes; se for no pé, situam-se na base do metatarsiano dos Meridianos Principais correspondentes (Quadros 3 e 4) (Figura 4).

QUADRO 3 Localização dos pontos *Iong/Iu* dos Meridianos Principais *Yang* na mão e no pé segundo a técnica SYAOL

Pontos	Localização	Trajetos nos metacarpos e metatarsos	Localização – SYAOL
ID-2 (*Qiangu*) ID-3 (*Houxi*)	Mão	Na face ulnar do 5º metacarpo	Na face ulnar do 5º metacarpo na área correspondente ao membro superior
B-66 (*Tonggu*) B-65 (*Shugu*)	Pé	Na face lateral do 5º metatarso	Na base da face lateral do 5º metatarso correspondente ao pé
TA-2 (*Yemen*) TA-3 (*Zhongzhu*)	Mão	Na face ulnar do 4º metacarpo	Na face ulnar do 4º metacarpo na área correspondente ao membro superior
VB-43 (*Xiaxi*) VB-41 (*Linqi*)	Pé	Na face lateral do 5º metatarso	Na face lateral do 5º metatarso na área correspondente ao pé
IG-2 (*Erjian*) IG-3 (*Sanjian*)	Mão	Na face radial do 2º metacarpo	Na face radial do 2º metacarpo na área correspondente ao membro superior
E-44 (*Neiting*) E-43 (*Xiangu*)	Pé	Na face lateral do 2º metatarso	Na face lateral do 2º metatarso na área correspondente ao pé

SYAOL: Sistema Yamamura de Acupuntura de Ossos Longos.

QUADRO 4 Localização dos pontos *Iong/Iu* dos Meridianos Principais *Yin* da mão e do pé segundo a técnica SYAOL

Pontos	Localização	Trajetos nos metacarpos e metatarsos	Localização – SYAOL
P-10 (*Yuji*) P-9 (*Taiyuan*)	Mão	Na face radial do 1º metacarpo	Na face radial do 1º metacarpo na área correspondente ao membro superior
BP-2 (*Dadu*) BP-3 (*Taibai*)	Pé	Na face medial do 1º metatarso	Na face lateral do 1º metatarso correspondente ao pé
CS-8 (*Laogong*) CS-7 (*Daling*)	Mão	Na face radial do 3º metacarpo	Na face radial do 3º metacarpo na área correspondente ao membro superior
F-2 (*Xiaxi*) F-3 (*Linqi*)	Pé	Na face lateral do 1º metatarso	Na face lateral do 1º metatarso na área correspondente ao pé
C-8 (*Shaofu*) C-7 (*Shenmen*)	Mão	Na face radial do 5º metacarpo	Na face radial do 5º metacarpo na área correspondente ao membro superior
R-2 (*Rangu*) R-3 (*Taixi*)	Pé	Na face medial do 3º metatarso	Na face medial do 3º metatarso na área correspondente ao pé

SYAOL: Sistema Yamamura de Acupuntura de Ossos Longos.

Sistema Yamamura de Acupuntura de Ossos Longos (SYAOL) e os Meridianos Principais e Secundários

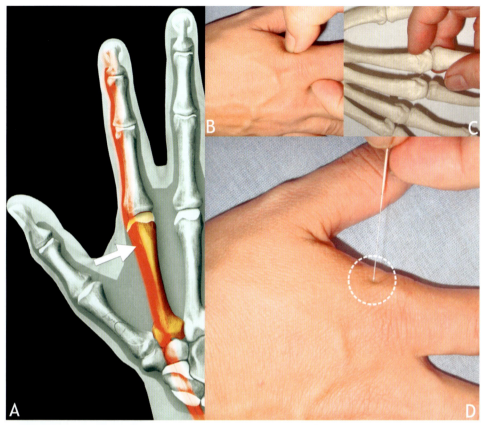

FIGURA 4   A: o trajeto do Meridiano Principal do *Da Chang* (Intestino Grosso), que segue pela face radial do 2° metacarpo; a seta indica a área correspondente ao membro superior. B e C: localização dos pontos IG-2 (*Erjian*) e IG-3 (*Sanjian*) do Meridiano Principal do *Da Chang* (Intestino Grosso) na face radial do 2° metacarpo, na região correspondente ao membro superior. D: inserção de agulha de acupuntura e sua manipulação.

TRATAMENTO DE AFECÇÕES DOLOROSAS DE MERIDIANOS PRINCIPAIS PELA TÉCNICA SYAOL

As dores do sistema do musculoesquelético geralmente passam por três etapas:

1. Fase do *Shen Qi* (Emoção), quando o sentido dado à emoção é de movimento (ver Capítulo 6) – afeta articulações do corpo; neste caso, apesar da dor, não existe ainda a limitação dos movimentos quando as dores são originadas pelo acometimento de Meridianos Distintos.
2. As emoções contidas no *Xin* (Coração) evoluíram e acometem o *Shen* (Rins), quando os Meridianos Curiosos são afetados; nesse caso já pode passar a haver limitações de movimentos, embora não necessários, contanto que estejam presentes sintomas característicos de afecção de Meridianos Curiosos (ver Capítulo 7).

3. Com o acometimento dos Meridianos Distintos e dos Curiosos, pode haver lesão estrutural das articulações, seja inflamatória ou degenerativa, quando passa a ocorrer limitação de movimentos articulares bem evidentes. Nesse caso, há localização bem delimitada da dor na região em questão, ou se refere dor irradiada seguindo o trajeto de Meridiano Principal afetado, ou dor à pressão digital de alguns pontos de acupuntura, principalmente os pontos *Iong/Iu* (pontos *Shu* Antigos), que estarão dolorosos. De modo que pela localização da dor local (espontânea ou à digitopressão) ou dor que se irradia em um trajeto de um Meridiano é que se determina o Meridiano Principal envolvido. Apesar de que, em se tratando de patologia crônica, pode haver o alastramento da dor pela região acometida e o paciente referir dor mais ampla da região; quando indagado sobre a localização da dor, o paciente coloca a palma da mão indicando o local da dor (sinal de palma de mão), mas se pode determinar o local em que ela começou pedindo que ele a aponte com o dedo.

Existem vários métodos de tratamento de algias periféricas originadas de Meridianos Principais, seja com o uso dos pontos de acupuntura sistêmicos, seja fazendo a circulação do *Qi* dos Meridianos Principais acometidos, ou ainda utilizando-se dos pontos *Jing*.

Técnica de Analgesia Clínica pelo uso dos Meridianos Unitários (Seis Grandes Meridianos)

Inicialmente, verificar em qual Meridiano Principal se localiza a dor; uma vez reconhecido, transformar esse Meridiano em Meridiano Unitário ou em seis Grandes Meridianos e aplicar o tratamento pela técnica *Iong/Iu*.

Por exemplo, um paciente queixa-se de dor no ombro que piora à abdução; o ponto IG-15 (*Jianyu*) do Meridiano Principal do *Da Chang* (Intestino Grosso) está doloroso, assim como o ponto IG-4 (*Hegu*), confirmando tratar-se de afecção desse Meridiano; e juntamente com o Meridiano Principal do *Wei* (Estômago) forma-se o Meridiano Unitário *Yang Ming*. Usando a técnica *Yuan Dao Ci* (Alto/Baixo), isto é, "nas afecções do Alto trate o Baixo, e vice-versa", a melhor opção é desbloquear a Estagnação de *Qi* no ombro, fazendo-o ir para o Baixo com o estímulo dos pontos *Iong/Iu*, ou seja, E-44 (*Neiting*) e E-43 (*Xiangu*), com uma única agulha inserindo-se do E-44 (*Neiting*) em direção ao E-43 (*Xiangu*), pontos estes situados no pé.

Pela técnica SYAOL, os pontos E-44 (*Neiting*) e E-43 (*Xiangu*) podem ser localizados na face lateral da base do 2º metatarso correspondente à região do pé. Fazer a pressão ungueal; fazer movimentos de deslizamento, até encontrar um microponto de dor no periósteo; inserir a agulha de acupuntura e procurar novamente o microponto com a ponta de agulha até observar o "*sinal da careta*"; manipular em movimento de rotação e vaivém e observar o efeito; se ausência de dor, retirar a agulha ou se ainda permanece resíduo de dor, retirar um pouco a agulha; fazer nova inserção no periósteo até obter de novo "*sinal da careta*" (Figura 5).

Sistema Yamamura de Acupuntura de Ossos Longos (SYAOL) e os Meridianos Principais e Secundários 117

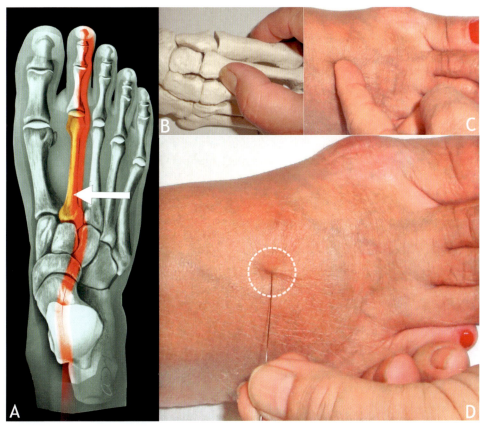

FIGURA 5   A: o trajeto do Meridiano Principal do *Wei* (Estômago), que passa pela face lateral do 2º dedo do pé, e a seta aponta a região do pé. B e C: localização dos pontos E-44 (*Neiting*) e E-43 (*Xiangu*), pela técnica SYAOL; esses pontos situam-se na face lateral do 2º metatarso, na região correspondente ao pé. D: inserção de agulha de acupuntura que toca o periósteo.

Como se está utilizando a técnica *Iong/Iu*, pode ser feita a inserção de agulha de acupuntura no Alto, isto é, no 2º metacarpo na face radial na área correspondente à mão, na qual se localizam os pontos IG-2 (*Erjian*) e o IG-3 (*Sanjian*); com isso se estaria "empurrando" o *Qi* em direção ao Baixo, portanto provocando a circulação de *Qi* no *Yang Ming*.

Pela técnica SYAOL, essa ombralgia do *Yang Ming* pode ser tratada de maneira mais simples, observando sempre o critério de "*tratar o Alto se a afecção é no Baixo, e vice-versa*". Se considerar que a posição anatômica dos antigos chineses é a postura com os braços elevados, o ombro está em situação Baixo em relação à mão; por isso, pode-se utilizar o ponto que corresponde à área do ombro (ou membro superior) na face radial do 2º metacarpo, na região correspondente ao membro superior pela qual passa o trajeto do Meridiano Principal de *Da Chang* (Intestino Grosso). Com a pressão ungueal, fazer movimento de deslizamento no periósteo até encontrar o "*sinal da careta*" no paciente; introduzir a agulha até o periósteo; procurar com a ponta de agulha novamente o microponto e estimular (Figura 6); assim, poder-se-ia estar desbloqueando a Estagnação de *Qi* e/ou de *Xue* (Sangue) no Meridiano Principal do *Da Chang* (Intestino Grosso).

A ombralgia *Yang Ming* (*Da Chang*) pode ser tratada com a técnica dos Meridianos Unitários, com melhores resultados fazendo-se a puntura no periósteo (SYAOL) no Meridiano Principal do *Wei* (Estômago), na face lateral do 2º metatarso, na área correspondente ao membro superior, pois os dois formam o *Yang Ming*, e o Meridiano do *Wei* (Estômago) é a relação no Baixo do *Da Chang* (Intestino Grosso) (Figuras 7 e 8).

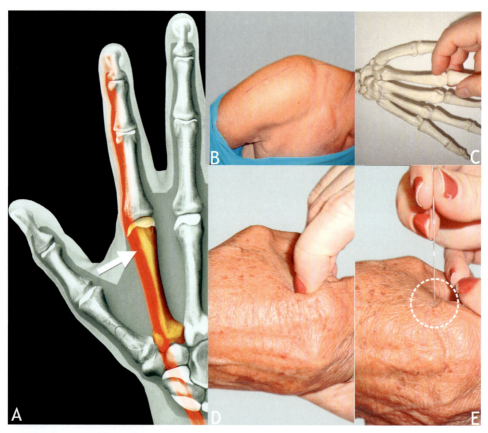

FIGURA 6 A: trajeto do Meridiano Principal do *Da Chang* (Intestino Grosso), que passa pela face radial do 2º dedo da mão; a seta aponta a região correspondente ao membro superior. B: paciente com ombralgia *Da Chang* (Intestino Grosso) à direita, que piora à abdução do ombro. C e D: localização do ponto ombro na face radial do 2º metacarpo, na região correspondente ao membro superior. E: inserção de agulha de acupuntura no periósteo e procura do *"sinal da careta"* e estimulação.

Sistema Yamamura de Acupuntura de Ossos Longos (SYAOL) e os Meridianos Principais e Secundários 119

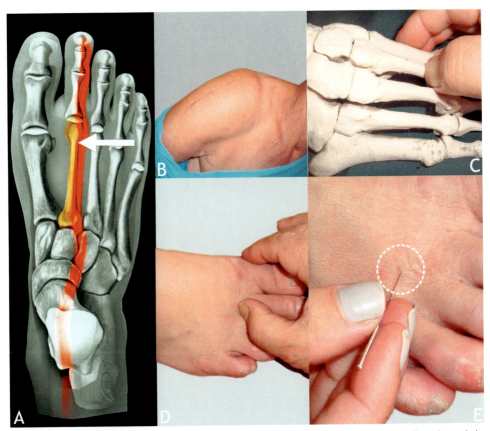

FIGURA 7 A: trajeto do Meridiano Principal do *Wei* (Estômago), que passa pela face lateral do 2º dedo do pé; a seta aponta para a região correspondente ao membro superior. B: paciente com ombralgia *Da Chang* (Intestino Grosso), que pode ser tratada com estimulação do Baixo no Meridiano Principal do *Wei* (Estômago), na face lateral do 2º metatarso, na área correspondente ao membro superior (C e D). E: inserção no periósteo e estimulação.

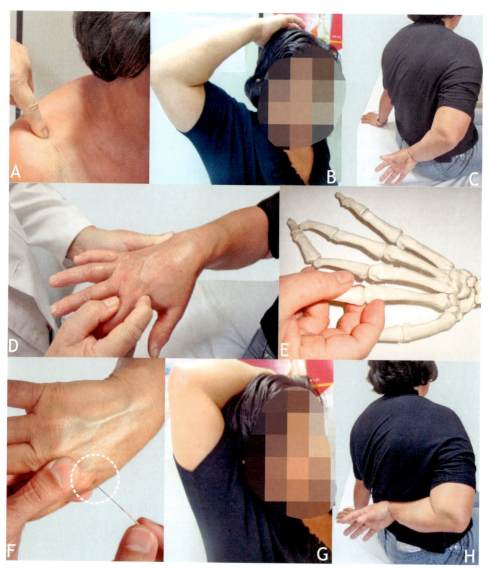

FIGURA 8 A, B e C: paciente com ombralgia *Yang Ming, com* dor no IG-16 (*Jugu*), apresentando limitação de abdução e extensão e rotação interna do ombro. D e E: localização da área do ombro no colo do 2° metacarpo, no qual passa o trajeto do Meridiano do *Da Chang* (Intestino Grosso). F: inserção de agulha de acupuntura e sua estimulação. G e H: o resultado após a manipulação, com liberação dos movimentos e a remissão da ombralgia.

Pode-se completar o tratamento de ombralgia se esta piorar com o repouso e à noite; isso significa que existe a Estagnação de *Xie Qi* Frio, portanto deve-se aquecer o Meridiano Principal do *Da Chang* (Intestino Grosso) com o ponto Fogo, que é o IG-5 (*Yangxi*), situado na tabaqueira anatômica, no punho. Nesse caso, a localização de ponto segundo a técnica SYAOL é a mesma do ombro, porém se situa em outro microponto (no ponto membro superior existem vários micropontos que correspondem à cintura escapular, ombro, cotovelo, antebraço, punho, dedos da mão), que deve ser procurado com a ponta da agulha, deslocando-a até encontrar o "*sinal da careta*" (Figura 9).

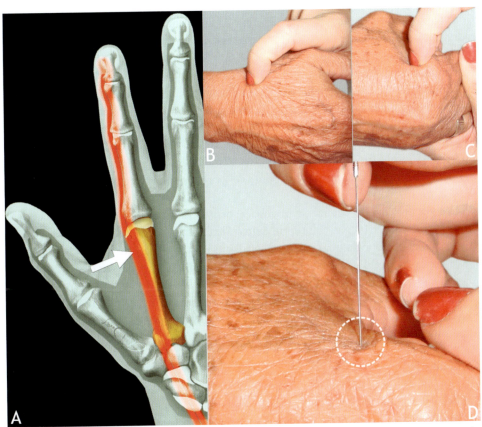

FIGURA 9 A: trajeto do Meridiano Principal do *Da Chang* (Intestino Grosso). B: localização do ponto IG-5 (*Yangxi*), ponto Fogo do Meridiano Principal do *Da Chang* (Intestino Grosso). C: localização desse ponto segundo a técnica SYAOL na face radial do 2º metacarpo, na região do membro superior. D: inserção: com a ponta de agulha no periósteo, procura-se o ponto doloroso que corresponde ao ponto IG-5 (*Yangxi*).

SYAOL: Sistema Yamamura de Acupuntura de Ossos Longos.

Do mesmo modo, se piorar a ombralgia com exercício ou de dia, ou não conseguir dormir sobre o ombro afetado, isso significa Estagnação pelo Calor e o ponto a ser acrescido é o ponto Água, que é o IG-2 (*Erjian*); para o tratamento, o procedimento é o mesmo, pois esse ponto situa-se na base da falange proximal do dedo indicador.

A seguir, alguns exemplos de tratamento de algias periféricas pela técnica SYAOL.

Enxaqueca

Trata-se de Estagnação de *Qi* no Meridiano Principal do *Dan* (Vesícula Biliar), na região parietotemporal-occipital,[3] em que vários pontos desse Meridiano na face lateral da cabeça podem estar dolorosos, como B-3 (*Shangguan*), VB-7 (*Qubin*), VB-11 (*Qiaoyin*), VB-20 (*Fengchi*) e outros, a distância, como o VB-41 (*Linqi*).

O Meridiano Principal do *Dan* (Vesícula Biliar) forma com o *Sanjiao* (Triplo Aquecedor) o Meridiano Unitário *Shao Yang*, e o tratamento pode ser realizado:

- Circular o *Shao Yang* com a técnica *Iong/Iu*, usando os pontos TA-2 (*Yemen*) e TA-3 (*Zhongzhu*). O TA-2 (*Yemen*) e o TA-3 (*Zhongzhu*), pela técnica SYAOL, localizam-se na face ulnar do 4º metacarpo na área correspondente ao membro superior, ou se pode utilizar o ponto cabeça desse metacarpo, que é mais eficiente (Figura 9). Os pontos VB-43 (*Xiaxi*) e VB-41 (*Linqi*) situam-se no pé; portanto, pela técnica SYAOL, localizam-se na face lateral do 4º metatarso na região correspondente ao membro inferior, ou se utiliza do ponto cabeça desse metacarpo, que é mais eficiente (Figura 10).
- Como a enxaqueca localiza-se na cabeça, pela técnica do SYAOL, podem-se utilizar os Meridianos Principais que compõem o *Shao Yang*. Assim, procurar na face lateral do 4º metatarso, pela qual passa o Meridiano Principal do *Dan* (Vesícula Biliar), na região correspondente à cabeça, fazendo pressão ungueal; procurar o microponto de dor e aplicar a agulha conforme a técnica de SYAOL e/ou se pode optar por aplicar na face ulnar do 4º metacarpo, na região correspondente à cabeça pela passa o trajeto do Meridiano Principal do *Sanjiao* (Triplo Aquecedor), a agulha de acupuntura conforme a técnica SYAOL (Figura 11).

Cefaleia

Cefaleia frontal de origem *Gan* (Fígado)

Manifesta-se por sensação de peso na cabeça e irradiação para o globo ocular e que pode estender-se para a região occipital e também para a maxilar; deve-se à Estagnação de *Gan Qi* (Energia do Fígado), que vai para o Alto, afetando também o Meridiano Principal de *Dan* (Vesícula Biliar), daí a irradiação para a região occipital.

---

3 A fisiopatologia energética de enxaqueca será analisada no Capítulo 9 sobre *Zang Fu* e SYAOL.

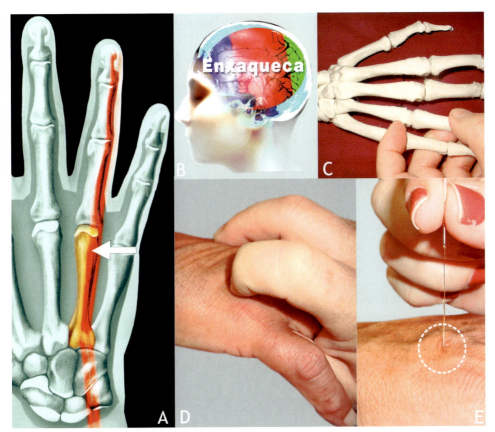

FIGURA 10 A: trajeto do Meridiano Principal do *Sanjiao* (Triplo Aquecedor). B: localização da área dolorosa de enxaqueca. C e D: localização dos pontos TA-2 (*Yemen*) e TA-3 (*Zhongzhu*), segundo a técnica SYAOL, na face ulnar do 2º metacarpo, na região do membro superior. E: inserção da agulha de acupuntura, com a ponta de agulha tocando o periósteo, e procurando o ponto doloroso que corresponde aos pontos.

SYAOL: Sistema Yamamura de Acupuntura de Ossos Longos.

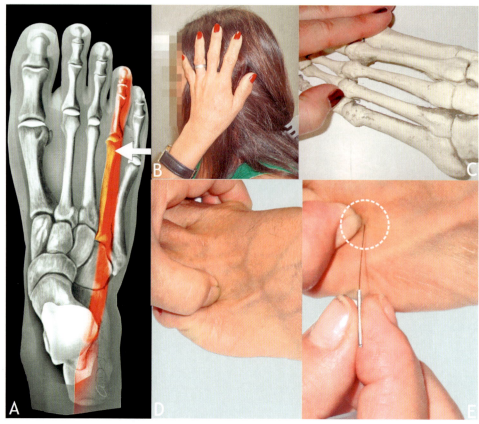

FIGURA 11 A: trajeto do Meridiano Principal do *Dan* (Vesícula Biliar), que passa pela face lateral do 4º dedo do pé; a seta indica a região cefálica. B: localização da enxaqueca *Shao Yang*, que pode ser tratada utilizando-se o Baixo. Pela técnica SYAOL, a localização da região cefálica na face lateral do 4º metatarso (C e D). E: inserção de agulha de acupuntura até tocar o periósteo e sua manipulação.
SYAOL: Sistema Yamamura de Acupuntura de Ossos Longos.

Pela técnica SYAOL, o Meridiano Principal do *Gan* (Fígado) tem o trajeto pela face lateral do 1º metatarso e pode ser utilizado no tratamento estimulando-se a área correspondente à região cefálica desse metatarso (Figura 12), e também o ponto cabeça localizado na face lateral da extremidade distal do 4º metatarso, pela qual passa o Meridiano Principal do *Dan* (Vesícula Biliar) (ver Figura 11).

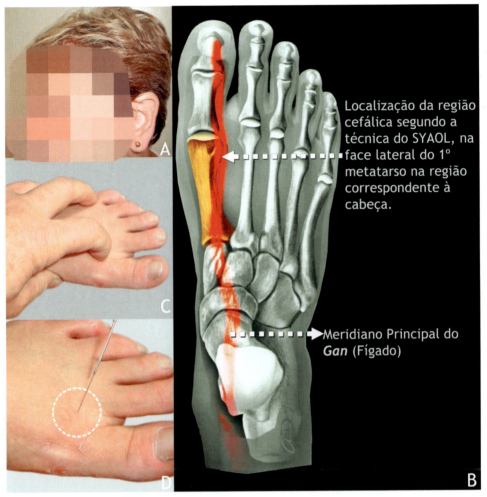

FIGURA 12 A: paciente com cefaleia frontal de origem *Gan* (Fígado), com irradiação para o olho e para o trajeto do Meridiano Principal do *Dan* (Vesícula Biliar). B: trajeto do Meridiano Principal do *Gan* (Fígado), que passa pela face lateral do 1º metatarso, e localização do ponto cabeça. C: localização desse ponto no pé. D: inserção de agulha em direção lateromedial, tocando o periósteo, e sua manipulação.
SYAOL: Sistema Yamamura de Acupuntura de Ossos Longos.

Cefaleia catamenial

É a cefaleia da região lateral da cabeça, que ocorre ou piora com a menstruação e que se deve à Estagnação do *Gan Qi* (Energia do Fígado) e à Plenitude do *Dan-Yang* (Vesícula Biliar-Yang). A Estagnação do *Qi* na região lateral da cabeça no trajeto do Meridiano Principal do *Dan* (Vesícula Biliar), principalmente nos pontos VB-3 (*Shangguan*), VB-4 (*Hanyan*) e VB-5 (*Xuanlu*), faz com que esses pontos se tornem bastante dolorosos.

Para o tratamento dessa cefaleia pela técnica do SYAOL, deve se circular o *Shao Yang* com os pontos TA-5 (*Waiguan*), situados no punho, e VB-41 (*Linqi*), no pé; ou utilizar o ponto cabeça do 4º metacarpo em sua face ulnar, pela qual passa o trajeto do Meridiano Principal do *Sanjiao* (Triplo Aquecedor) (Figura 10) e ponto cabeça do 4º metatarso em sua face lateral, pela qual passa o trajeto do Meridiano Principal do *Dan* (Vesícula Biliar) (Figura 11).

Cefaleia de origem *Wei* (Estômago)

Localiza-se na região frontal lateral. Essa cefaleia ocorre com distúrbios digestórios, como jejum, comer excessivamente, bebidas alcoólicas (principalmente as fermentadas), podendo estar acompanhada de enjoos e vômitos. Deve-se à subida (*Jue Ni* – refluxo) do *Wei Qi* (Energia do Estômago) para a região cefálica – para o ponto E-8 (*Touwei*) – por estar o *Wei* (Estômago) bloqueado.

Para o tratamento pela técnica SYAOL, pode-se:

- Utilizar a técnica *Iong/Iu* do *Yang Ming* [*Da Chang* (Intestino Grosso) e *Wei* (Estômago)], respectivamente os pontos IG-2 (*Erjian*) e IG-3 (*Sanjian*), localizados na mão; e E-44 (*Neiting*) e E-43 (*Xiangu*), situados no pé, a fim de circular o *Yang Ming*. Os dois primeiros pontos de acupuntura situam-se na face radial do 2º metacarpo, na área correspondente ao membro superior (Figura 6) e, os dois últimos, na face lateral da base do 2º metatarso, na área correspondente ao pé; aplicar a técnica de SYAOL para a acupuntura.
- Ou, como a cefaleia localiza-se na cabeça, pode-se utilizar com maior efeito a região cefálica do 2º metatarso, por onde passa o Meridiano Principal do *Wei* (Estômago), em sua face lateral correspondente à região cefálica (Figura 13).

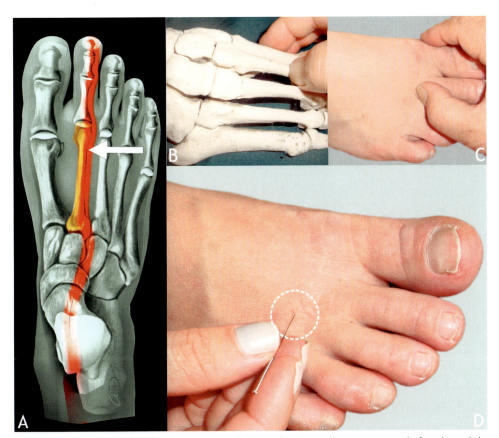

FIGURA 13 A: trajeto do Meridiano Principal do *Wei* (Estômago), que passa pela face lateral do 2° dedo do pé; a seta aponta a região cefálica. B e C: pela técnica SYAOL, a localização do ponto E-8 (*Touwei*), na face lateral do 2° metatarso na área correspondente à cabeça. D: a inserção lateromedial tocando o periósteo e sua manipulação.

SYAOL: Sistema Yamamura de Acupuntura de Ossos Longos.

Cervicalgia Shao Yang

A cervicalgia *Shao Yang,* mais propriamente do *Dan* (Vesícula Biliar), caracteriza-se por acometimento agudo e com limitação de movimentos da coluna vertebral da região cervical, mais frequentemente conhecido como torcicolo. Para tratamento por meio da técnica de SYAOL, utiliza-se a face lateral do 4º metatarso, pela qual passa o trajeto do Meridiano Principal do *Dan* (Vesícula Biliar), na região correspondente ao pescoço (Figura 14).

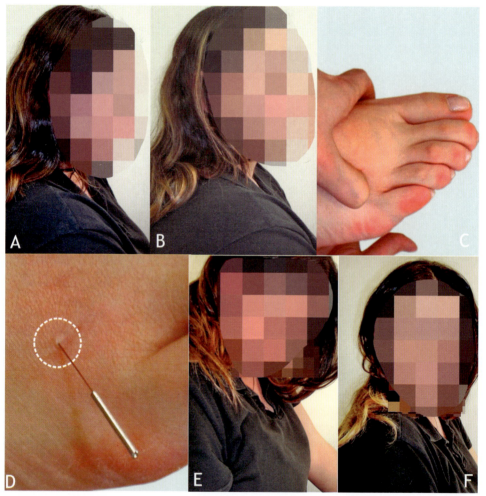

FIGURA 14 Paciente com cervicalgia aguda com grande limitação de movimentos de flexão e de rotação da coluna cervical (A e B). Trata-se afecção do Meridiano do *Dan* (Vesícula Biliar). Pela técnica SYAOL, pode ser tratada utilizando-se a face lateral do 4º metatarso na região correspondente ao pescoço (C e D). E: inserção de agulha e manipulação e o resultado obtido imediatamente após a estimulação (F e G).

SYAOL: Sistema Yamamura de Acupuntura de Ossos Longos.

Coxalgia

A dor no quadril (coxalgia), quando é decorrente de Estagnação de *Qi* no Meridiano Principal do *Dan* (Vesícula Biliar), ou mais propriamente no ponto VB-30 (*Huantiao*), pode ser tratada pela técnica SYAOL utilizando-se a face lateral do 4º metatarso, pela qual passa o trajeto do Meridiano Principal do *Dan* (Vesícula Biliar), na região do quadril (Figura 15).

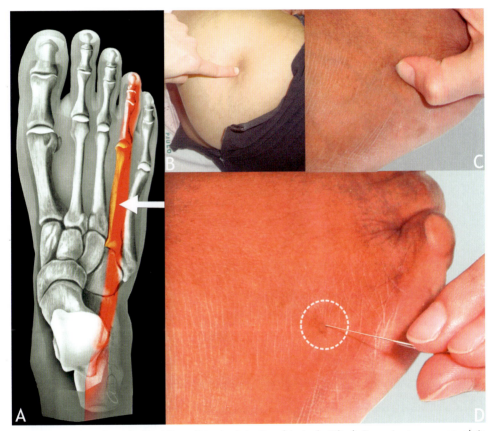

FIGURA 15 A: trajeto do Meridiano Principal do *Dan* (Vesícula Biliar). B: paciente com coxalgia da região posterior e irradiação para a face lateral da coxa com o ponto VB-30 (*Huantiao*) doloroso. C: localização desse ponto de acupuntura na face lateral do 4º metatarso. D: inserção de agulha até o periósteo e manipulação.

Se a dor do quadril for na região anterior da fossa ilíaca, trata-se de Estagnação de *Qi* no Meridiano Principal do *Dan* (Vesícula Biliar), no ponto VB-28 (*Weidao*); a dor pode irradiar-se para os genitais externos ou dificultar o movimento do quadril. Para o tratamento pela técnica do SYAOL, estimular o microponto do osso/periósteo localizado na face lateral do 2º metatarso, na região correspondente no quadril (Figura 16).

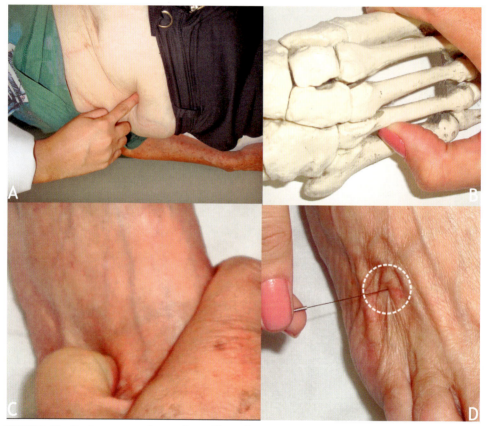

FIGURA 16 Paciente com dor na fossa ilíaca direita que se irradia para a prega inguinal. A: localização do ponto doloroso correspondente ao ponto VB-28 (*Weidao*), local de emergência do nervo pudendo. O *Weidao* localiza-se na pelve, e, pela técnica SYAOL, esse ponto situa-se na face lateral do 4º metatarso, no local correspondente à pelve (B). C: o modo de localização do ponto *Weidao*. D: inserção de agulha de acupuntura tocando o periósteo e sua manipulação.
SYAOL: Sistema Yamamura de Acupuntura de Ossos Longos.

Lombalgia

Lombalgia por deficiência de *Shen* (Rins)

Caracteriza-se por lumbago (dolorimento lombar) sem irradiação, que piora com frio, com repouso e com o movimento de extensão da coluna vertebral, ou pela fadiga acompanhada de poliúria, nictúria, pés frios. O tratamento pela técnica SYAOL consiste em estimular a área correspondente à região lombar localizada na face medial do 3º metatarso, pela qual passa o Meridiano Principal do *Shen* (Rins), e aplicar a técnica do SYAOL (Figura 17).

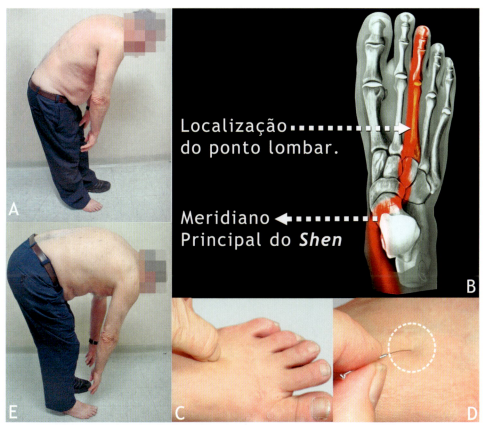

FIGURA 17 Paciente com lombalgia *Shao Yin* (Rins) com limitação de flexão e de extensão da coluna vertebral (A); localização no esqueleto do ponto lombar na face medial do 3º metatarso (B), pelo qual passa o trajeto do Meridiano Principal do *Shen* (Rins); localização na região lombar do pé (C); inserção de agulha de acupuntura tocando o periósteo e manipulação (D); o resultado imediato (E).

Lombalgia *Shao Yang*

É a dor lombar que se irradia para a face lateral do membro inferior seguindo o trajeto do Meridiano Principal do *Dan* (Vesícula Biliar), e pode estar associada com a hérnia de disco intervertebral entre L4 e L5. Se as manobras confirmarem com pressão radicular, deve-se proceder como patologia de hérnia de disco (ver adiante).

No caso de lombalgia *Shao Yang*, pela técnica de SYAOL, pode-se circulá-lo com os pontos TA-5 (*Waiguan*) e VB-41 (*Linqi*), o primeiro situado na mão no Meridiano Principal do *Sanjiao* (Triplo Aquecedor), portanto, na face ulnar do 4º metacarpo na região correspondente ao membro superior, e o segundo no pé no Meridiano Principal do *Dan* (Vesícula Biliar), portanto na face lateral da base do 4º metatarso (Figura 18), ou se pode utilizar a face lateral do 4º metatarso na região correspondente à região lombar.

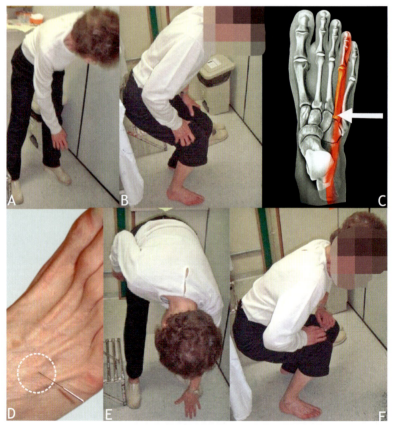

FIGURA 18 Paciente de 73 anos com lombalgia com irradiação para face lateral da perna (lombalgia *Shao Yang*), com limitação de flexão da coluna vertebral (A) e irradiação para face lateral da coxa e perna (B), além de apresentar ombralgia à esquerda na região posterior. C: trajeto do Meridiano Principal do *Dan* (Vesícula Biliar), que passa pela face lateral do 4° dedo do pé; a seta indica a área correspondente ao pé, em que, pela técnica SYAOL, localiza-se o ponto VB-41 (*Linqi*). D: inserção de agulha de acupuntura, que toca o periósteo, e sua manipulação. E e F: o resultado imediato obtido.

SYAOL: Sistema Yamamura de Acupuntura de Ossos Longos.

Hérnia de disco da região lombar

Dor da hérnia de disco intervertebral L5-S1: irradia-se para a face posterior do membro inferior seguindo o trajeto do Meridiano Principal do *Pangguang* (Bexiga), por isso é denominada lombalgia *Tai Yang*. Tratar somente quando não houver indicação cirúrgica, ou seja, sem compressão radicular.[4] No caso de lombociatalgia *Tai Yang*, não se trata somente de acometimento de *Tai Yang*, mas também de *Du Mai*, por ser coluna vertebral, que nesse segmento se torna rígida, e do *Dai Mai,* por ser patologia articular, portanto esses Meridianos Curiosos devem ser também tratados.

Tratamento pela técnica SYAOL:

- Tratar o *Du Mai*, o Ponto de Conexão desse Meridiano Curioso com o Meridiano Principal é o do *Xiao Chang* (Intestino Delgado) no ID-3 (*Houxi*), situado na mão. Portanto, pela técnica SYAOL, esse ponto de acupuntura localiza-se na face ulnar do 5º metacarpo na região correspondente ao membro superior. Pelo fato de os Meridianos Curiosos não terem representação nos ossos longos, é utilizado o osso longo correspondente do Meridiano Principal, que se abre ou se conecta (Figura 19) (ver Capítulo 7, sobre Meridiano Curioso *Du Mai*).
- Tratar o *Dai Mai*, o Ponto de Conexão com o Meridiano Principal do *Dai Mai* (Vesícula Biliar) é o VB-41 (*Linqi*), localizado no pé. Portanto, pela técnica SYAOL, o referido ponto localiza-se na face lateral do 4º metatarso na região correspondente ao pé, que se situa na base desse metatarso (Figura 20) (ver Capítulo 7, sobre Meridiano Curioso *Dai Mai*).
- Como a hérnia de disco lombar da raiz nervosa S1 irradia seguindo o trajeto do Meridiano Principal do *Pangguang* (Bexiga), deve-se utilizar, pela técnica SYAOL, a face lateral do 5º metatarso pela qual passa o trajeto desse Meridiano, na área correspondente à região lombar (Figura 21).

---

4 As lombalgias com irradiação posterior geralmente são causadas pela radiculite química da raiz nervosa S1, não se tratando verdadeiramente de compressão radicular por hérnia do disco intervertebral. É importante o exame físico para o diagnóstico diferencial.

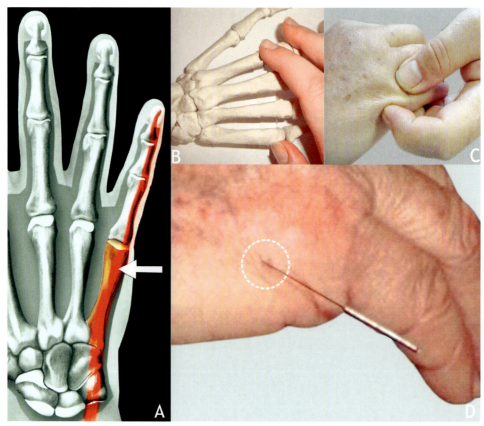

FIGURA 19 A: trajeto do Meridiano Principal do *Xiao Chang* (Intestino Delgado); a seta aponta a região correspondente ao membro superior. B e C: localização do ponto ID-3 (*Houxi*) na face ulnar do 5º metacarpo na área correspondente ao membro superior. D: inserção que atinge o periósteo e sua manipulação.

Sistema Yamamura de Acupuntura de Ossos Longos (SYAOL) e os Meridianos Principais e Secundários 135

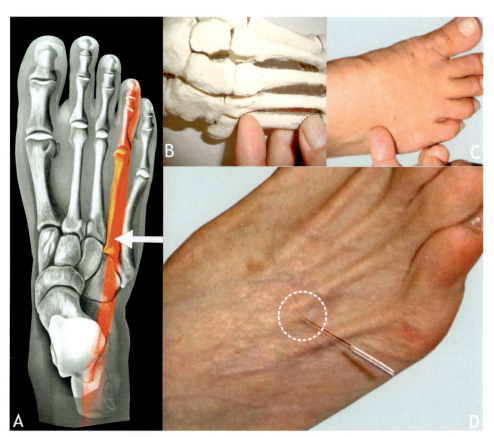

FIGURA 20   O ponto VB-41 (*Linqi*) pode ser encontrado na face lateral do 4º metatarso pelo qual passa o Meridiano Principal do *Dan* (Vesícula Biliar) na região correspondente ao pé (A). B e C: localização da base do 4° dedo do pé. D: inserção de agulha de acupuntura, que atinge o periósteo, e sua manipulação.

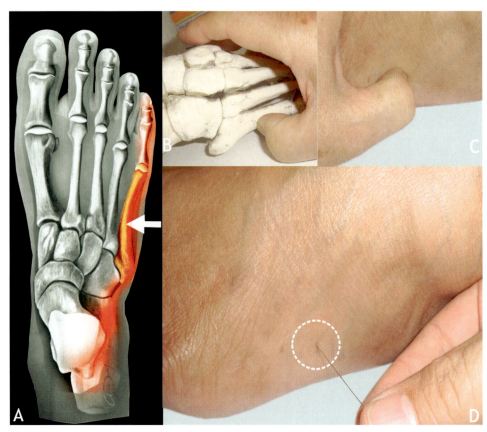

FIGURA 21 A: trajeto do Meridiano Principal do *Pangguang* (Bexiga), que passa pela face lateral do 5º metatarso. B e C: localização da área lombar do 5º metatarso. D: inserção de agulha de acupuntura, que deve atingir o periósteo, e sua manipulação.

Dor da hérnia de disco lombar L4-L5: como a dor lombar se irradia para a face lateral do membro inferior passa pela trajeto do Meridiano Principal do *Dan* (Vesícula Biliar), para diagnóstico e tratamento, ver o tópico sobre lombalgia *Shao Yang*.

Desse modo, pode-se estar fazendo um tratamento de maneira bem simplificada das algias periféricas, pela técnica SYAOL, decorrentes de afecções dos Meridianos Principais, Distintos e Curiosos.

TÉCNICA SYAOL E MERIDIANOS TENDINOMUSCULARES

Os Meridianos Tendinomusculares são os Meridianos Secundários que se originam dos pontos *Ting* dos Meridianos Principais;[5] constituem-se de uma rede de pequenos capilares energéticos que se estendem na parte superficial do corpo em que estão presentes, durante o dia; o *Wei Qi* (Energia de Defesa) constitui a primeira barreira de defesa contra a invasão dos *Xie Qi* (Energias Perversas), e estas, quando penetram pela pele, são rapidamente neutralizadas em indivíduos sadios.

Quando o *Wei Qi* (Energia de Defesa) está enfraquecido, o *Xie Qi* (Energia Perversa) penetra em profundidade, atingindo os Meridianos Principais e podendo alcançar, posteriormente, os *Zang Fu* (Órgãos e Vísceras) desses Meridianos, advindo, então, patologia dos Órgãos Internos. Exemplo típico é a agressão pelo Vento-Frio em indivíduo com fraqueza de *Qi*, quando esse *Xie Qi* (Energia Perversa) penetra (resfriado), agride o *Fei* (Pulmão), estado gripal, e por fim pode desencadear a pneumonia. Contudo, quando o *Wei Qi* (Energia de Defesa) não é suficientemente forte para neutralizar o *Xie Qi* (Energia Perversa); este pode permanecer em estado de latência e formar "nódulos" energéticos esparsos pelo trajeto do Meridiano Tendinomuscular, constituindo pontos (áreas) de dor quando pressionados ou doloridos espontaneamente, sendo conhecidos como pontos *Ashi*; ocorre então a Estagnação de *Qi* e de *Xie Qi* (Energia Perversa) ao longo do trajeto do Meridiano Tendinomuscular, e convergem para o ponto de Reunião de seguinte modo:

- Os Meridianos Tendinomusculares *Yang* da Mão [*Da Chang* (Intestino Grosso), *Sanjiao* (Triplo Aquecedor) e *Xiao Chang* (Intestino Delgado)] convergem para o ponto E-8 (*Touwei*), situado na região da fronte (cabeça).
- Os Meridianos Tendinomusculares *Yin* da mão [*Fei* (Pulmão), *Xin Bao Luo* (Circulação-Sexo) e *Xin* (Coração)] convergem para o ponto de Reunião VB-22 (*Yuanye*), localizado no tórax.
- Os Meridianos Tendinomusculares *Yang* do pé [*Pangguang* (Bexiga), *Dan* (Vesícula Biliar) e *Wei* (Estômago)] convergem para o ponto de Reunião ID-18 (*Quanliao*).
- Os Meridianos Tendinomusculares *Yin* do pé convergem para o ponto de Reunião VC-2 (*Qugu*), na região suprapúbica.

---

5 Apud Yamamura Y. Acupuntura – a arte de inserir. São Paulo: Roca; 2003.

Para o diagnóstico de afecção dos Meridianos Tendinomusculares, são importantes os seguintes dados:

- Sintomas de dor que pioram com frio, umidade-frio, calor, vento-calor.
- Exposição ao *Xie Qi* (Energia Perversa), seja Calor, Frio, Vento ou Umidade, independentemente do tempo.[6]
- Temor ao *Xie Qi* (Energia Perversa) agressor, "*não gosto do Frio, do Vento-Frio, não gosto de Vento, não gosto de Umidade, não gosto do Calor, do Vento-Calor*", e que piora a sintomatologia de dores musculares, que segue trajeto de Meridianos Tendinomusculares quando em presença do *Xie Qi* (Energia Perversa); por exemplo, dor na região dorsal, cervical, posterior de coxa, que piora à noite ou no tempo frio, indicativo de presença de *Xie Qi* Frio.
- Presença de pontos *Ashi*, ou seja, dores nos pontos que não sejam pontos de acupuntura no trajeto de um determinado Meridiano Tendinomuscular.[7]
- Presença de dor viva, intensa à pressão digital ou espontaneamente dos pontos de Reunião (Quadro 5).

QUADRO 5 Meridianos Tendinomusculares, pontos de Reunião, sua localização e localização em relação à técnica SYAOL

Meridianos Tendinomusculares		Ponto de Reunião	Localização	Localização – SYAOL
3 *Yang* da Mão	*Da Chang* (Intestino Grosso)	E-8 (*Touwei*)	Cabeça	Face lateral do 2º metatarso na região correspondente à cabeça
	Xiao Chang (Intestino Delgado)			
	Sanjiao (Triplo Aquecedor)			
3 *Yin* da Mão	*Fei* (Pulmão)	VB-22 (*Yuanye*)	Tórax	Face lateral do 4º metatarso na região correspondente ao tórax
	Xin Bao Luo (Circulação-Sexo)			
	Xin (Coração)			
3 *Yang* do Pé	*Pangguang* (Bexiga)	ID-18 (*Quanliao*)	Face	Face ulnar do 5º metatarso na região correspondente à cabeça
	Wei (Estômago)			
	Dan (Vesícula Biliar)			

(continua)

---

6 Com frequência o Frio pode penetrar durante o ato cirúrgico, quando o paciente está anestesiado com inibição total do *Wei Qi* (Energia de Defesa), associado com a sala cirúrgica em baixa temperatura; todos esses fatos propiciam a penetração do Frio pela incisão cirúrgica.

7 O *Xie Qi* (Energia Perversa) pode acometer vários ou todos os Meridianos Tendinomusculares ao mesmo tempo; consequentemente, os pontos *Ashi* são encontrados nos trajetos desses Meridianos, quando a queixa pode ser de "*dói o corpo todo*".

Sistema Yamamura de Acupuntura de Ossos Longos (SYAOL) e os Meridianos Principais e Secundários **139**

QUADRO 5   Meridianos Tendinomusculares, pontos de reunião, sua localização e localização em relação à técnica SYAOL (*continuação*)

Meridianos Tendinomusculares		Ponto de Reunião	Localização	Localização – SYAOL
3 *Yin* do Pé	*Pi* (Baço/Pâncreas)	VC-2 (*Qugu*)	Pelve	Face radial do 1º metacarpo na região correspondente à pelve
	Gan (Fígado)			
	Shen (Rins)			

SYAOL: Sistema Yamamura de Acupuntura de Ossos Longos.

Assim, se houver suspeita de afecção de Meridiano Tendinomuscular, deve-se imediatamente pressionar o ponto de Reunião; se for doloroso, pode tratar-se de afecção do Meridiano Tendinomuscular por *Xie Qi* (Energia Perversa); em seguida, procurar os pontos *Ashi*.

TRATAMENTO DE AFECÇÃO DO MERIDIANO TENDINOMUSCULAR

Fazer puntura no ponto *Ting* do Meridiano Principal de mesmo nome com agulha triangular (hipodérmica) e retirar duas a três gotas de sangue.

Os pontos *Ting* dos Meridianos Principais *Yin* da mão localizam-se nas extremidades dos dedos da mão:

- Primeiro dedo da mão – *Fei* (Pulmão) – P-11 (*Shaoshang*).
- Terceiro dedo da mão – *Xin Bao Luo* (Circulação-Sexo) – CS-9 (*Zhongchong*).
- Quinto dedo da mão – *Xin* (Coração) – C-9 (*Shaochong*).

E reúnem-se no ponto VB-22 (*Yuanye*), no tórax, no Meridiano Principal do *Dan* (Vesícula Biliar).

Pela técnica SYAOL, os pontos *Ting* acima localizam-se na área correspondente ao membro superior dos respectivos metacarpos pelos quais passam os Meridianos Principais; assim:

- Ponto *Ting* do Meridiano Principal do *Fei* (Pulmão): localiza-se na face radial do 1º metacarpo, na região correspondente ao membro superior.

- Ponto *Ting* do Meridiano Principal do *Xin Bao Luo* (Circulação-Sexo): localiza-se na face radial do 3º metacarpo, na região correspondente ao membro superior.
- Ponto *Ting* do Meridiano Principal do *Xin* (Coração): localiza-se na face radial do 5º metacarpo, na região correspondente ao membro superior.

O ponto de Reunião VB-22 (*Yuanye*) do Meridiano Principal do *Dan* (Vesícula Biliar) localiza-se no 4º espaço intercostal, na linha axilar média, e, pela técnica SYAOL, na face lateral do 4º metatarso, na área correspondente ao tórax (Figura 22).

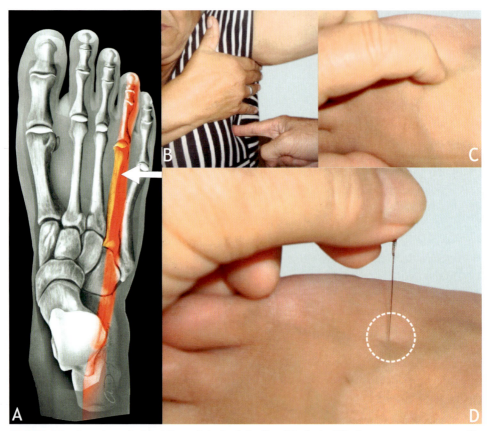

FIGURA 22 A: trajeto do Meridiano Principal do *Dan* (Vesícula Biliar); a seta aponta a região do tórax. B: localização do ponto VB-22 (*Yuanye*). C: localização desse ponto na face lateral do 4º metatarso, na região correspondente ao tórax. D: inserção de agulha de acupuntura e sua manipulação.

Os pontos *Ting* dos Meridianos Principais *Yang* da mão localizam-se nas extremidades dos dedos correspondentes ao trajeto dos Meridianos Principais:

- Segundo dedo da mão – *Da Chang* (Intestino Grosso) – IG-1 (*Shangyang*).
- Quarto dedo da mão – *Sanjiao* (Triplo Aquecedor) – TA-1 (*Guanchong*).
- Quinto dedo da mão – *Xiao* Chang (Intestino Delgado) ID-1 (*Shaoze*).

E reúnem-se no ponto E-8 (*Touwei*), na cabeça, do Meridiano Principal do *Wei* (Estômago).

Pela técnica SYAOL, os pontos *Ting* descritos localizam-se na área correspondente ao membro superior dos respectivos metacarpos, pelo qual passam os Meridianos Principais; assim:

- Ponto *Ting* do Meridiano Principal do *Da Chang* (Intestino Grosso): localiza-se na face radial do 2º metacarpo, na região correspondente ao membro superior.
- Ponto *Ting* do Meridiano Principal de *Sanjiao* (Triplo Aquecedor): localiza-se na face ulnar do 4º metacarpo, na área correspondente ao membro superior.
- Ponto *Ting* do Meridiano Principal do *Xiao Chang* (Intestino Delgado): localiza-se na face ulnar do 5º metacarpo, na área correspondente ao membro superior.

O ponto de Reunião E-8 (*Touwei*) localiza-se na face lateral do 2º metatarso, na região correspondente à cabeça (Figura 23).

Os pontos *Ting* dos Meridianos Principais *Yin* do pé localizam-se nas extremidades dos dedos dos pés.

- Hálux – *Pi* (Baço/Pâncreas) – BP-1 (*Yinbai*).
- Hálux – *Gan* (Fígado) – F-1 (*Dadun*).
- Terceiro dedo do pé – *Shen* (Rins) – R-1 (*Yongguan*).

E o ponto de Reunião localiza-se na região suprapúbica, no ponto VC-2 (*Qugu*) do Meridiano Curioso – *Ren Mai*.

Pela técnica SYAOL, os pontos *Ting* acima localizam-se na área correspondente ao pé dos respectivos metatarsos, pelos quais passam os Meridianos Principais; assim:

- Ponto *Ting* do Meridiano Principal do *Pi* (Baço/Pâncreas): o BP-1 (*Yinbai*) localiza-se na face medial da base do 1º metatarso, na área correspondente ao pé.
- Ponto *Ting* do Meridiano Principal do *Gan* (Fígado): o F-1 (*Dadun*) localiza-se na face lateral da base do 1º metatarso na área correspondente ao pé.
- Ponto *Ting* do Meridiano Principal do *Shen* (Rins): o R-1 (*Yongguan*) localiza-se na face medial da base do 3º metatarso, na área correspondente ao pé.

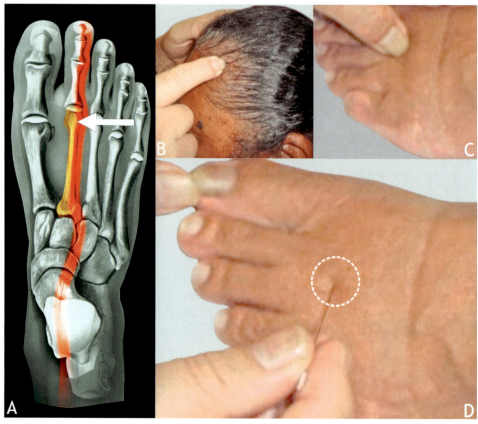

FIGURA 23 A: trajeto do Meridiano Principal do *Wei* (Estômago); a seta aponta a região da cabeça. B: localização do ponto E-8 (*Touwei*). C: localização desse ponto na face lateral do 2º metatarso, na região correspondente à cabeça. D: inserção de agulha de acupuntura e sua manipulação.

O ponto de Reunião VC-2 (*Qugu*) localiza-se na área correspondente ao quadril da face radial do 1º metacarpo. Lembrar que o *Ren Mai* é um Meridiano Curioso, cujo ponto de Conexão é o P-7 (*Lieque*) do Meridiano Principal do *Fei* (Pulmão); é por isso que se utiliza o 1º metacarpo para o tratamento do *Ren Mai* (Figura 24).

Os pontos *Ting* dos Meridianos Principais *Yang* do pé localizam-se nas extremidades dos dedos do pé.

- Segundo dedo do pé – *Wei* (Estômago) – E-45 (*Lidui*).
- Quarto dedo do pé – *Dan* (Vesícula Biliar) – VB-44 (*Qiaoyin*).
- Quinto dedo do pé – *Pangguang* (Bexiga) – B-67 (*Zhiyin*).

O ponto de Reunião, ID-18 (*Quanliao*) do Meridiano Principal do *Xiao Chang* (Intestino Delgado), localiza-se na face.

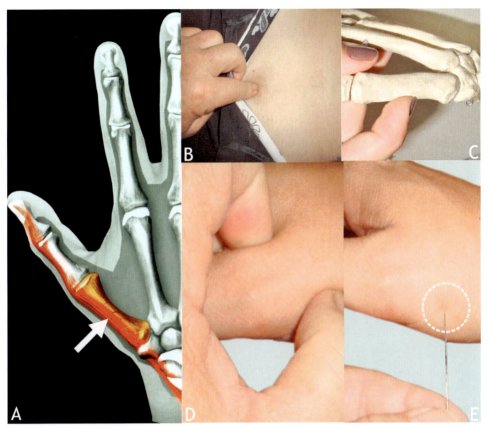

FIGURA 24 A: trajeto do Meridiano Principal do *Fei* (Pulmão), que passa pela face radial do dedo polegar; a seta aponta a região da pelve. B: localização do ponto VC-2 (*Qugu*). C e D: localização desse ponto na face lateral do 1º metacarpo, na região correspondente à pelve. E: inserção de agulha de acupuntura e sua manipulação, tocando o periósteo.

Pela técnica SYAOL, os pontos *Ting* citados localizam-se na base dos respectivos metatarsos em sua face lateral; assim:

O ponto *Ting* do Meridiano Principal do *Wei* (Estômago) localiza-se na face lateral da base do 2º metatarso, na área correspondente ao pé (Figura 25).

O ponto *Ting* do Meridiano Principal do *Dan* (Vesícula Biliar) localiza-se na face lateral da base do 4º metatarso, na área correspondente ao pé (Figura 26).

O ponto *Ting* do Meridiano Principal do *Pangguang* (Bexiga) localiza-se na face lateral da base do 5º metatarso, na área correspondente no pé (Figura 27).

Os três Meridianos *Yang* do Pé reúnem-se no ponto ID-18 (*Quanliao*) do Meridiano Principal do *Xiao Chang* (Intestino Delgado) localizado na face. Pela técnica SYAOL, esse ponto localiza-se na face ulnar do 5º metacarpo na área correspondente à cabeça (Figura 28).

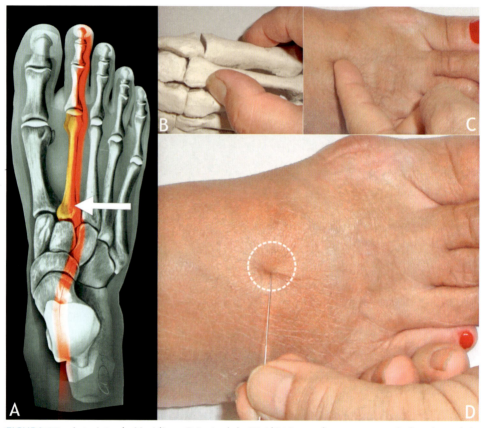

FIGURA 25 A: trajeto do Meridiano Principal do *Wei* (Estômago), que passa pela face lateral do 2º dedo do pé; a seta aponta a região do pé. B: localização do ponto E-45 (*Lidui*). C: localização desse ponto na face lateral do 2º metacarpo, na região correspondente ao pé. D: inserção de agulha de acupuntura e sua manipulação, tocando o periósteo.

Sistema Yamamura de Acupuntura de Ossos Longos (SYAOL) e os Meridianos Principais e Secundários 145

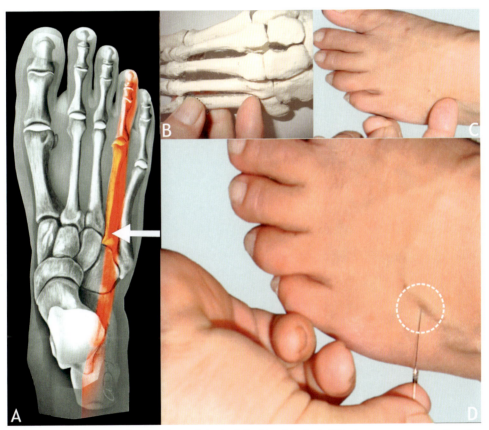

FIGURA 26 A: trajeto do Meridiano Principal do *Dan* (Vesícula Biliar), que passa pela face lateral do 4º dedo do pé; a seta aponta a região do pé. B: localização do ponto VB-44 (*Qiaoyin*). C: localização desse ponto na face lateral do 4º metacarpo, na região correspondente ao pé. D: inserção de agulha de acupuntura e sua manipulação, tocando o periósteo.

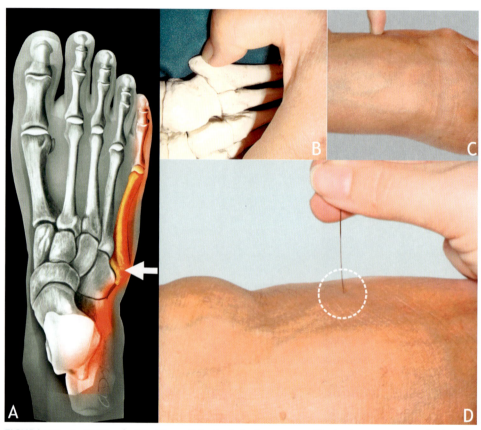

FIGURA 27 A: trajeto do Meridiano Principal do *Pangguang* (Bexiga), que passa pela face lateral do 5º dedo do pé; a seta aponta a região do pé. B: localização do ponto B-67 (*Zhiyin*). C: localização desse ponto na face lateral do 5º metacarpo, na região correspondente ao pé. D: inserção de agulha de acupuntura e sua manipulação, tocando o periósteo.

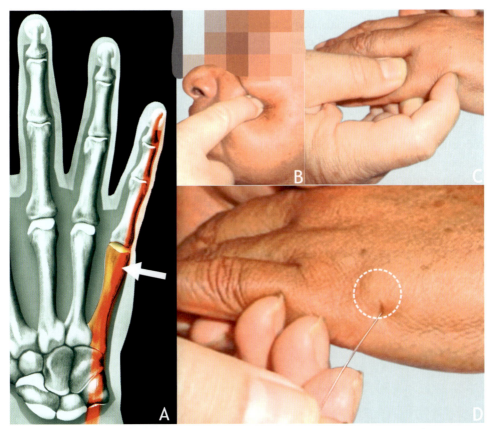

FIGURA 28   A: trajeto do Meridiano Principal do *Xiao Chang* (Intestino Delgado), que passa pela face ulnar do 5º dedo da mão; a seta aponta a região da face. B: localização do ponto ID-18 (*Quanliao*). C: localização desse ponto na face ulnar do 5º metacarpo, na região correspondente à face. D: inserção de agulha de acupuntura e sua manipulação, tocando o periósteo.

TÉCNICA SYAOL E MERIDIANOS *LUO* (CONEXÃO)

Serão abordados os Meridianos *Luo* (Conexão), aqueles de maior expressão na prática clínica.

Grande *Luo* do *Pi* (Baço/Pâncreas)

É um Meridiano Secundário pouco conhecido, mas de grande importância na prática clínica; e não se trata do Meridiano *Luo* Longitudinal ou Transversal. Todos os Meridianos secundários convergem para o ponto BP-21 (*Dabao*), localizado no tórax, e, quando ocorre Estagnação de *Qi* nestes Meridianos Secundários, manifesta-se por polimialgia, ou seja, o paciente queixa-se de que "*o corpo todo dói*", o que pode ser verificado por apresentar dores musculares à digitopressão em qualquer músculo.

O diagnóstico diferencial é com a afecção do *Yang Qiao*, que se manifesta por apresentar sono não reparador ou com afecção por Estagnação do *Xue* (Sangue), seja em Plenitude, quando a língua se torna vermelho-arroxeada e veias sublinguais túrgidas e escuras, seja por Vazio, quando a língua é pálida, porém com veias sublinguais pálidas e túrgidas.

O ponto BP-21 (*Dabao*) pode ser difícil de localizar, principalmente em paciente obeso, e, por situar-se no tórax, pode haver complicação da puntura, que é o pneumotórax. Então, nem sempre a inserção deve ser feita em profundidade, deixando de ser eficaz a puntura desse ponto de acupuntura.

Pela técnica SYAOL, o ponto BP-21 (*Dabao*) pode ser encontrado na face medial do 1º metatarso, na região correspondente ao tórax (Figura 29).

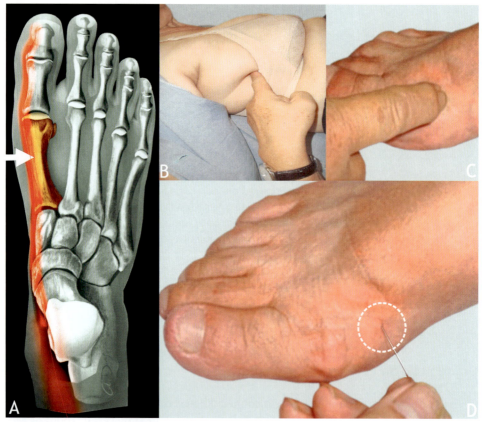

FIGURA 29 A: trajeto do Meridiano Principal do *Pi* (Baço/Pâncreas), que passa pela face medial do 1º dedo do pé; a seta aponta a região do Tórax. B: localização do ponto BP-21 (*Dabao*). C: localização desse ponto na face medial do 1º metatarso, na região correspondente ao tórax. D: inserção de agulha de acupuntura e sua manipulação, tocando o periósteo.

Grande *Luo* do *Wei* (Estômago)

É, também, um Meridiano Secundário pouco conhecido, e não se trata de Canal de Energia *Luo* Longitudinal ou Transversal. É um Meridiano Secundário que se inicia do ponto VC-12 (*Zhongwan*), vai ao VC-17 (*Danzhong*), depois ao *Xin* (Coração), e termina no E-18 (*Rugen*). Normalmente o ponto VC-12 (*Zhongwan*) está "fechado", mas com o bloqueio e Estagnação do *Wei Qi* (Energia do Estômago) pode abrir-se e levar o *Qi* Turvo (*Gu Zi*) para o *Xin* (Coração), provocando manifestações cardíacas como palpitação, mal-estar, arritmia e dor, sintomas estes que aparecem com a ingestão de alimentos.

Pela técnica SYAOL, o ponto VC-12 (*Zhongwan*) localiza-se na face radial do 1º metacarpo, na área correspondente ao abdome, e o VC-17 (*Danzhong*) na área correspondente ao tórax desse metacarpo (Figura 30); o ponto E-18 (*Rugen*) é encontrado na face lateral do 2º metatarso, na região correspondente ao tórax (Figura 31).

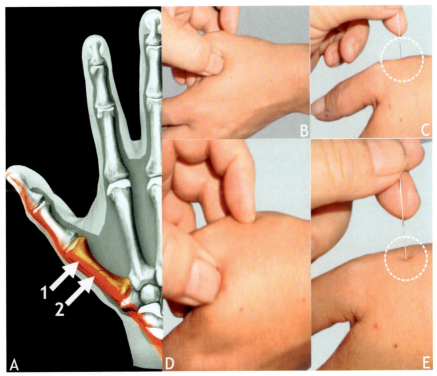

FIGURA 30 A: trajeto do Meridiano Principal do *Fei* (Pulmão), que passa pela face radial do dedo polegar; a seta 1 aponta a região do tórax pela qual se localiza o ponto VC-17 (*Danzhong*), e a seta 2 indica a região do abdome em que se localiza o ponto VC-12 (*Zhongjiao*). B: localização do ponto VC-17 (*Danzhong*) na face radial do dedo polegar correspondente ao tórax. C: inserção de agulha de acupuntura. D: localização do ponto VC-12 (*Zhongjiao*) na face radial do dedo polegar correspondente ao abdome. E: inserção de agulha de acupuntura e sua manipulação, tocando o periósteo.

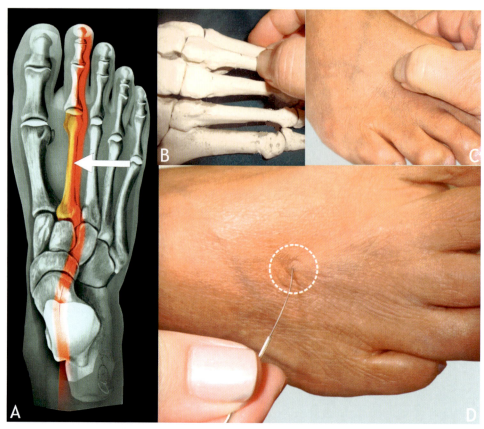

FIGURA 31 A: trajeto do Meridiano Principal do *Wei* (Estômago), que passa pela face lateral do 2º dedo do pé; a seta aponta a região do abdome. B: localização do ponto VC-12 (*Zhongjiao*). C: localização desse ponto na face lateral do 2º metatarso, na região correspondente ao abdome. D: inserção de agulha de acupuntura e sua manipulação, tocando o periósteo.

Luo (Conexão) do *Du Mai*

Origina-se do ponto VG-1 (*Changqiang*), na extremidade do cóccix; desse ponto dirige-se para o Alto pela região dorsal do tronco até o ponto VG-16 (*Fengfu*) e se espalha lateralmente, podendo conectar-se com B-10 (*Tianzhu*), VB-20 (*Fengchi*). Esse Meridiano *Luo* é, geralmente, acometido pelo *Xie Qi* Frio quando a região do cóccix é exposta ao frio (natação, calção molhado, sentar no frio), e esse *Xie Qi* (Energia Perversa) vai ascendendo e contraindo os músculos paravertebrais, advindo daí dor paravertebral com contratura muscular. Quando atinge o VG-16 (*Fengfu*), pode irradiar-se a dor seguindo o trajeto do Meridiano Principal do *Pangguang* (Bexiga) e/ou do *Dan* (Vesícula Biliar).

Pela técnica SYAOL, o tratamento é feito na face ulnar do 5º metacarpo, na região correspondente à pelve, na qual passa o trajeto do Meridiano Principal do *Xiao Chang* (Intestino Delgado), pois o *Du Mai* abre-se no ID-3 (*Houxi*) desse Meridiano (Figura 32).

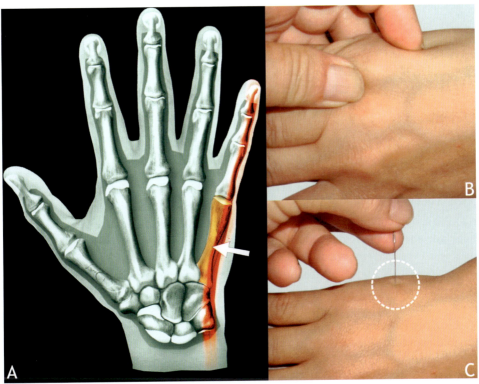

FIGURA 32   A: trajeto do Meridiano Principal do *Xiao Chang* (Intestino Delgado), que passa pela face ulnar do 5º dedo da mão; a seta aponta a região da pelve. B: localização da região da pelve na face ulnar do 5º metacarpo. C: inserção de agulha de acupuntura e sua manipulação, tocando o periósteo.

9

Sistema Yamamura de Ossos Longos (SYAOL) e *Zang Fu* (Órgãos e Vísceras): esquema de tratamento de Algias Viscerais e Doenças. Aplicações clínicas

A técnica do Sistema Yamamura de Acupuntura tem grande aplicabilidade no diagnóstico e no tratamento de algias viscerais e de doenças dos *Zang Fu* (Órgãos e Vísceras). No tratamento dessas afecções pela acupuntura sistêmica, muitas vezes se tem dificuldade em localizar adequadamente os pontos de acupuntura (obesidade, lesões de pele, lesão vascular) ou por se temer complicação pela inserção de agulha, como pneumotórax, lesão de órgãos toracoabdominais, lesões vasculonervosas. Assim, muitas vezes é feita inserção de agulha em profundidade não adequada, não se obtendo resultados desejados.

Os *Zang Fu* (Órgãos e Vísceras) também se manifestam no periósteo de osso longo ao longo do trajeto de Meridianos Principais (Figura 1), assim como os pontos de acupuntura de efeito, como o ponto E-40 (*Fenglong*) de ação "anti Umidade", VG-14 (*Dazhui*), de ação anti-inflamatória, antitérmica, o VG-17 (*Danzhong*), ponto autorregulador do Calor e da Água.

Pela técnica SYAOL, os *Zang Fu* (Órgãos e Vísceras) e outras estruturas dos Órgãos Internos, como útero e próstata, localizam-se em um osso longo pelos quais passa seu Meridiano Principal e se localiza na altura correspondente, na qual se situa o *Zang Fu* (Órgãos e Vísceras), podendo-se tomar como referência à disposição em relação às vértebras (Figura 1).

Assim, o *Xin* (Coração), pela técnica Sistema Yamamura de Acupuntura (SYAOL), situa-se na face radial do 5º metacarpo, na altura correspondente ao tórax. Nessa área, fazer a pressão ungueal e deslizar a unha sobre o periósteo até encontrar um microponto que se manifesta por dor ou o "*sinal da careta*"; inserir agulha de acupuntura pequena perpendicularmente até o periósteo, procurar com a ponta de agulha de acupuntura o microponto doloroso que corresponde ao *Xin* (Coração), estimular e retirar a agulha (Figura 2). Pode ser utilizado para o tratamento de desarmonia energética do *Xin* (Coração), como ansiedade, taquicardia, palpitações por Plenitude do *Xin-Yang* (Coração-*Yang*) ou na patologia do *Xin* (Coração), como angina do peito e obstrução coronariana (Figuras 2 e 3).

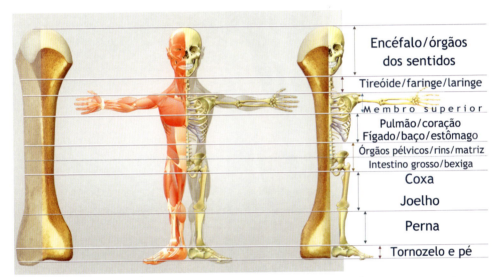

FIGURA 1 Os *Zang Fu* (Órgãos e Vísceras), pela técnica SYAOL, podem ser encontrados nos ossos longos pelos quais passam seus respectivos Meridianos Principais, na altura em que se localizam os Órgãos Internos; assim, o pulmão pode ser encontrado na face radial do primeiro metacarpo, na altura correspondente ao tórax.

SYAOL: Sistema Yamamura de Acupuntura dos Ossos Longos.

Fonte: acervo Center AO.

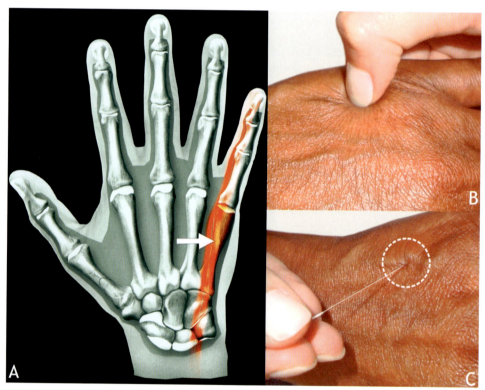

FIGURA 2 A: o Meridiano Principal do *Xin* (Coração), cujo trajeto se faz pela face ulnar do 5º metacarpo; a seta indica a localização da área do tórax em que se situa o *Xin* (Coração). B: método de palpação ungueal: além da pressão, é feito deslizamento sobre o periósteo para localizar microponto de dor. C: inserção da agulha de acupuntura até o periósteo, para procurar com a ponta da agulha o microponto de dor, e sua manipulação.

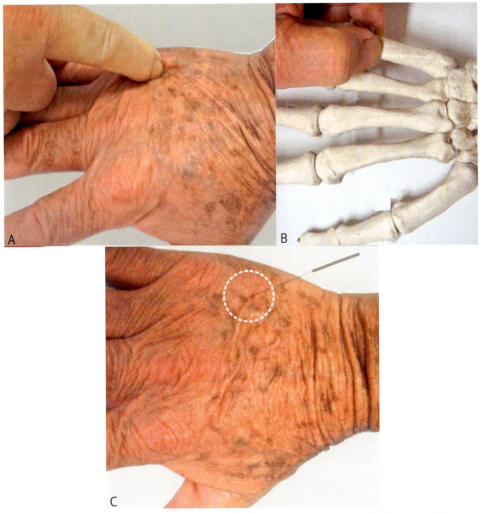

FIGURA 3 Paciente com dor anginoso, operado de coração com colocação de *stent*, ainda com queixa de dor aos esforços. A e B: localização da área coração na face radial do 5° metacarpo, na altura correspondente ao tórax (coração/coração). C: inserção e manipulação de agulha de acupuntura. Deve ser complementado com tratamento do *Shen* (Rins).

O *Xiao Chang* (Intestino Delgado), pela técnica SYAOL, situa-se na face radial do 5° metacarpo, na altura correspondente ao abdome, na qual passa o trajeto de Meridiano Principal do *Xiao Chang* (Intestino Delgado). Aplicar a técnica SYAOL para localização e inserção de agulha de acupuntura (Figura 4) para ser utilizada para o tratamento de desarmonia energética, como Plenitude *Xiao Chang-Yang* (Intestino Delgado-*Yang*), por exemplo, na enterite, ou Vazio com Frio nesse *Fu* (Víscera), com manifestação de dor periumbilical.

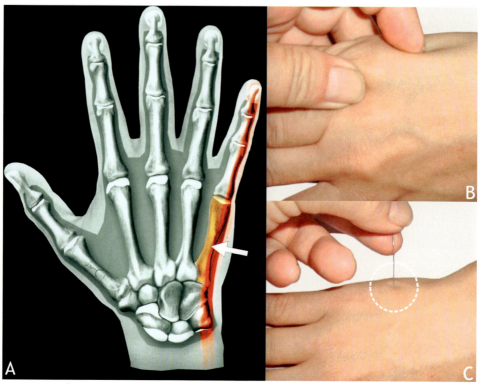

FIGURA 4 A: o Meridiano Principal do *Xiao Chang* (Intestino Delgado), cujo trajeto se faz pela face ulnar do 5º metacarpo; a seta aponta a localização da área do abdome em que se situa o *Xiao Chang* (Intestino Delgado). B: método de palpação ungueal: além da pressão, é feito um deslizamento sobre o periósteo para localizar microponto de dor. C: inserção da agulha de acupuntura até o periósteo, para procurar com a ponta da agulha o microponto de dor, e sua manipulação.

O *Fei* (Pulmão), pela técnica SYAOL, situa-se na face radial do 1º metacarpo, pela qual passa o trajeto do Meridiano Principal do *Fei* (Pulmão), na altura correspondente ao tórax. Aplicar a técnica SYAOL para localização e inserção de agulha de acupuntura (Figura 5) para ser utilizada para o tratamento de ombralgia da região anterior, ocasionada por fator emocional cujo sentido dado foi o de *"quero fazer, não consigo"*, por tristeza (Figura 6), assim como para a desarmonia energética, como Plenitude do *Fei-Yang* (Pulmão-*Yang*), por exemplo, na asma forma *Yang,* ou enfisema pulmonar; ou Vazio com Frio nesse *Zang* (Órgão), com manifestação de tosse com catarro fluido.

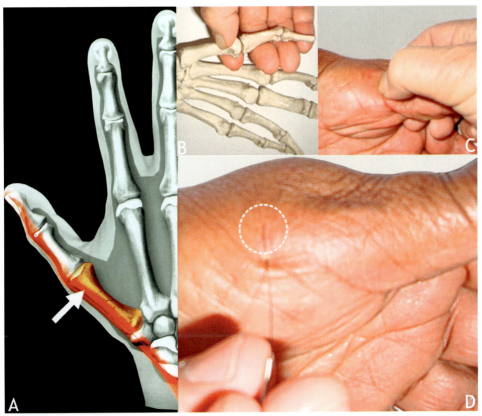

FIGURA 5 A: o trajeto do Meridiano Principal do *Fei* (Pulmão) passa pela face radial do 1º metacarpo. B e C: localização do ponto pulmão na altura correspondente ao tórax. D: inserção de agulha de acupuntura tocando o periósteo; nesse lado, corresponde ao *Fei-Yin* (Pulmão-*Yin*) e, na face ulnar, ao *Fei-Yang* (Pulmão-*Yang*).

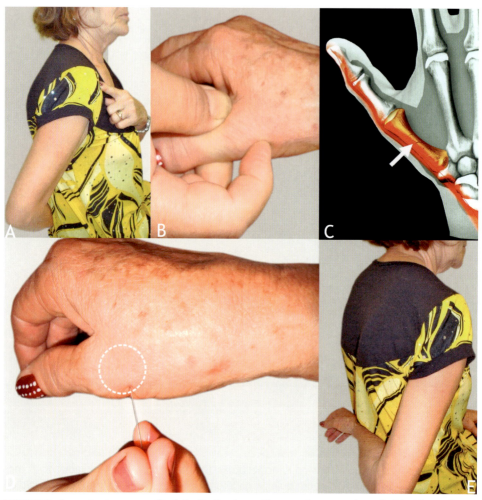

FIGURA 6 A: paciente com ombralgia direita da região anterior, no trajeto do Meridiano do *Fei* (Pulmão). B e C: localização na face radial do 1° metacarpo da área correspondente ao tórax (pulmão), pelo qual passa o trajeto do Meridiano Principal do *Fei* (Pulmão). D: inserção de agulha de acupuntura, e sua manipulação. E: resultado imediato após a manipulação, com remissão da dor de ombro e o restabelecimento de movimento do ombro.

O *Da Chang* (Intestino Grosso), pela técnica SYAOL, situa-se na face radial do 2º metacarpo, em que passa o Meridiano Principal do *Da Chang* (Intestino Grosso), na altura correspondente ao abdome. Aplicar a técnica SYAOL para localização e inserção de agulha de acupuntura (Figura 7) para ser utilizada para o tratamento de desarmonia energética, como Plenitude do *Da Chang-Yang* (Intestino Grosso-*Yang*), como na constipação intestinal com fezes duras, ou colite ulcerosa ou no Vazio com Frio nesse *Fu* (Víscera), com manifestação de diarreia aquosa.

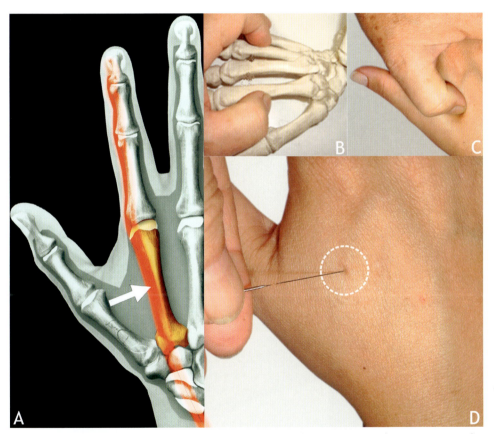

FIGURA 7   A: trajeto do Meridiano Principal do *Da Chang* (Intestino Grosso), cujo trajeto se faz pela face radial do 2° metacarpo; a seta indica a localização da área do abdome em que se situa o *Da Chang* (Intestino Grosso). B e C: método de palpação ungueal para a localização desse *Fu* (Víscera). Além da pressão é feito um deslizamento sobre o periósteo para localizar microponto de dor. D: inserção da agulha de acupuntura até o periósteo, para procurar com a ponta da agulha o microponto de dor, e sua manipulação.

O *Gan* (Fígado), pela técnica SYAOL, situa-se na face lateral do 1º metatarso, na qual passa o Meridiano Principal do *Gan* (Fígado), na altura correspondente ao abdome. Aplicar a técnica SYAOL para localização e inserção de agulha de acupuntura para ser utilizada para o tratamento de cefaleias, enxaqueca (Figuras 8 e 9), tontura, vertigens, desequilíbrio ou para desarmonia energética do *Gan* (Fígado), como Plenitude do *Gan--Yang* (Fígado-*Yang*), cólica menstrual, dismenorreia forma *Yang* ou hepatite ou no Vazio com Frio nesse *Zang* (Órgão), com manifestação de indecisão.

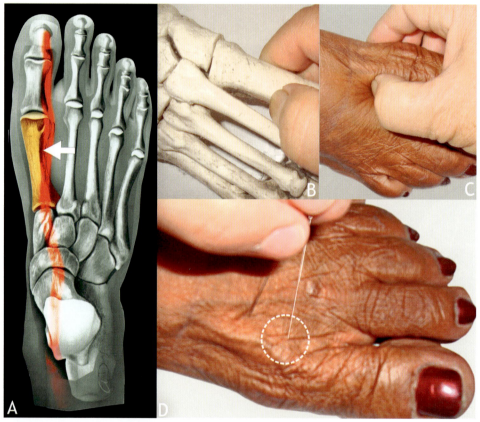

FIGURA 8 A: Meridiano Principal do *Gan* (Fígado), que tem o trajeto pela face lateral do 1º metatarso; a seta indica a região do abdome em que se localiza o fígado. B e C: localização do ponto fígado. D: inserção de agulha de acupuntura tocando o periósteo; a inserção é lateromedial. Essa face corresponde ao *Gan-Yin* (Fígado-*Yin*) e, na face medial, o *Gan-Yang* (Fígado-*Yang*).

Sistema Yamamura de Ossos Longos (SYAOL) e *Zang Fu* (Órgãos e Vísceras) 161

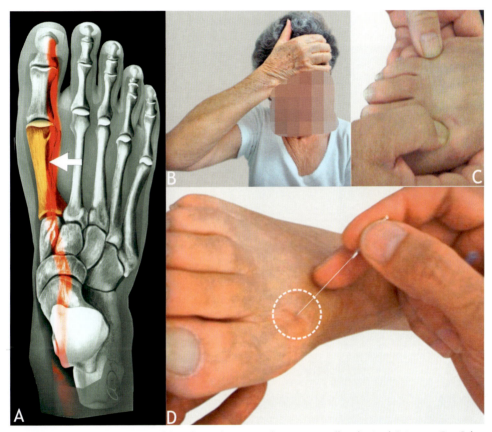

FIGURA 9 A: paciente com cefaleia frontal com irradiação para olho direito há 3 anos. B e C: localizações da área da cabeça na epífise distal (cabeça) e da área do abdome (fígado) do primeiro metatarso da face lateral pelo qual passa o trajeto do Meridiano Principal do *Gan* (Fígado). D: inserção de agulha de acupuntura tocando o periósteo nas áreas cabeça e fígado, e sua estimulação até a remissão da cefaleia.

Pela técnica SYAOL, o *Dan* (Vesícula Biliar) situa-se na face lateral do 4º metatarso, por onde passa o trajeto do Meridiano Principal do *Dan* (Vesícula Biliar), na altura correspondente ao abdome. Aplicar a técnica SYAOL para localização e inserção de agulha de acupuntura (Figura 10) para ser utilizada para o tratamento de desarmonia energética, como Plenitude do *Dan-Yang* (Vesícula Biliar-*Yang*), por exemplo, enxaqueca ou cólica biliar ou no estado de Vazio com Frio nesse *Fu* (Víscera), com manifestação de indecisão.

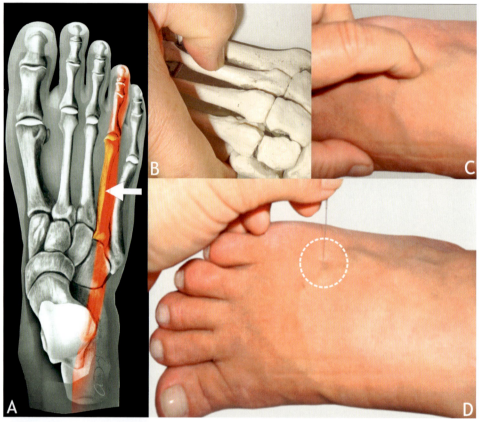

FIGURA 10 A: trajeto do Meridiano Principal do *Dan* (Vesícula Biliar), que segue pela face lateral do 4º metatarso; a seta indica a área do abdome em que se situa o *Dan* (Vesícula Biliar). B e C: localização do ponto vesícula biliar. D: inserção de agulha de acupuntura tocando o periósteo. A face lateral corresponde ao *Dan-Yang* (Vesícula Biliar-*Yang*).

O *Pi* (Baço Pâncreas), pela técnica SYAOL, situa-se na face medial do 1º metatarso, pela qual passa o trajeto de Meridiano Principal do *Pi* (Baço Pâncreas), na altura correspondente ao abdome. Aplicar a técnica SYAOL para localização e inserção de agulha de acupuntura (Figura 11) para ser utilizada para o tratamento de desarmonia energética como Vazio do *Pi-Yang* (Baço/Pâncreas-*Yang*), por exemplo, edema dos membros inferiores com Godet negativo ou empachamento abdominal, ou no Vazio com Frio nesse *Fu* (Víscera), com manifestação de diarreia aquosa.

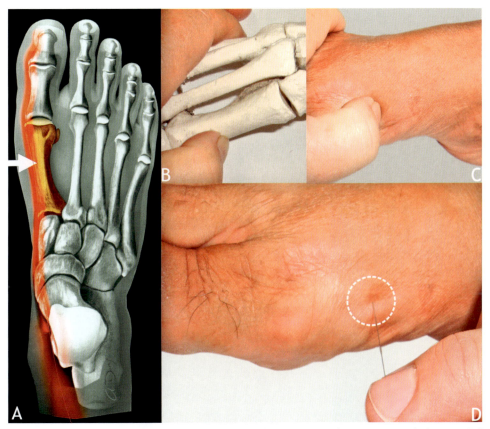

FIGURA 11 A: trajeto do Meridiano Principal do *Pi* (Baço/Pâncreas), que segue pela face medial do 1º metatarso; a seta indica a área do abdome em que se situa o *Pi* (Baço/Pâncreas). B e C: localização do ponto baço/pâncreas. D: inserção de agulha de acupuntura tocando o periósteo. A face medial corresponde ao *Pi-Yin* (Baço/Pâncreas-*Yin*).

O *Wei* (Estômago), pela técnica SYAOL, situa-se na face lateral do 2º metatarso, pela qual passa o trajeto do Meridiano Principal do *Wei* (Estômago), na altura correspondente ao abdome. Aplicar a técnica SYAOL para localização e inserção de agulha de acupuntura (Figura 12) para ser utilizada para o tratamento de dores em seu trajeto, como dor no quadril, gonalgia da região anterior ou como tratamento no Baixo em patologia do *Da Chang* (Intestino Grosso), ou mesmo no tratamento de desarmonia energética do *Wei* (Estômago), como Plenitude do *Wei-Yang* (Estômago-*Yang*), por exemplo, gastrite com boca seca e constipação intestinal com fezes em cíbalos, úlcera gástrica ou no Vazio com Frio nesse *Fu* (Víscera), com manifestação de vômitos aquosos.

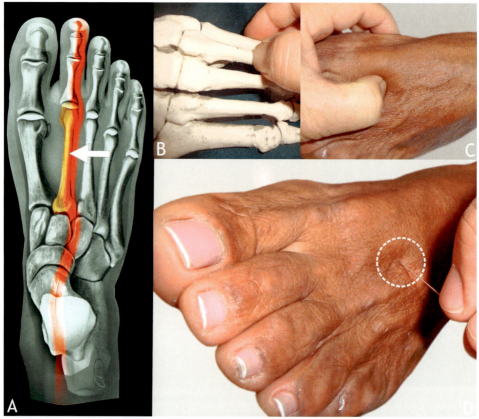

FIGURA 12 A: trajeto do Meridiano Principal do *Wei* (Estômago), que segue pela face lateral do 2° metatarso; a seta indica a região do abdome em que se localiza o *Wei* (Estômago). B e C: localização da área estômago; fazendo-se a palpação ungueal, além da pressão é feito um deslizamento sobre o periósteo, para localizar microponto de dor. D: inserção da agulha de acupuntura até o periósteo, para procurar com a ponta da agulha o microponto de dor, e sua manipulação. A face lateral do 2° metatarso corresponde ao *Wei-Yang* (Estômago-*Yang*).

O *Shen* (Rins) situa-se na face medial do 3º metatarso, pela qual passa o trajeto do Meridiano Principal do *Shen* (Rins), na altura correspondente ao abdome. Aplicar a técnica SYAOL para localização e inserção de agulha de acupuntura (Figura 13) para ser utilizada para o tratamento de desarmonia energética, como Vazio do *Shen-Yang* (Rim-*Yang*), por exemplo, nictúria ou lombalgia *Shao Yin* ou no Vazio com Frio nesse *Zang* (Órgão) com manifestação de diabetes; nesse caso associa-se o tratamento do *Pi* (Baço/Pâncreas).

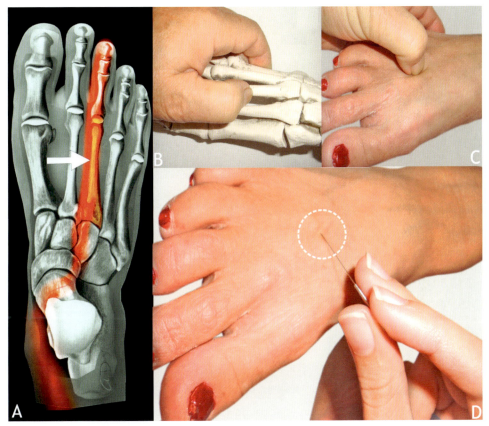

FIGURA 13 A: trajeto do Meridiano Principal do *Shen* (Rins), que segue pela face medial do 3º metatarso; a seta indica a região do abdome em que se situa o *Shen* (Rins). B e C: localização do ponto rim na altura correspondente ao abdome. D: inserção de agulha de acupuntura tocando o periósteo; nesse lado, corresponde ao *Shen-Yin* (Rim-*Yin*) e, na face lateral, ao *Shen-Yang* (Rim-*Yang*).

O *Pangguang* (Bexiga) situa-se na face lateral do 5º metatarso, pela qual passa o trajeto do Meridiano Principal do *Pangguang* (Bexiga), na altura correspondente à pelve. Aplicar a técnica SYAOL para localização e inserção de agulha de acupuntura (Figura 14) para ser utilizada para o tratamento de desarmonia energética, como incontinência urinária, infecção urinária, disúria, poliúria, ardor à micção.

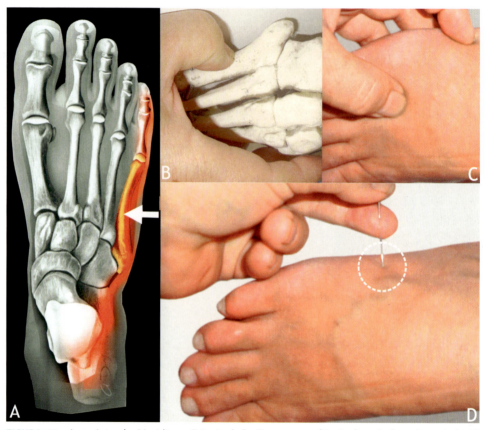

FIGURA 14 A: trajeto do Meridiano Principal do *Pangguang* (Bexiga), pela face lateral do 5º dedo do pé; a seta indica a área da pelve em que se localiza o *Pangguang* (Bexiga). B e C: localização da área pelve por meio de pressão ungueal, com deslizamento sobre o periósteo para localizar microponto de dor. D: inserção da agulha de acupuntura até o periósteo, para procurar com a ponta da agulha o microponto de dor, e sua manipulação.

O *Xin Bao Luo* (Circulação-Sexo) situa-se na face radial do 3º metatarso, pela qual passa o trajeto do Meridiano Principal do *Xin Bao Luo* (Circulação-Sexo), na altura correspondente ao tórax, em que se localiza esse *Zang* (Órgão). Nessa área, fazer a pressão ungueal e deslizar a unha sobre o periósteo, até encontrar um microponto que se manifesta por dor ou pelo "*sinal da careta*"; inserir agulha Lo de acupuntura pequena perpendicularmente até o periósteo; procurar com a ponta de agulha de acupuntura o microponto doloroso que corresponde ao *Xin Bao Luo* (envoltório energético do Coração), estimular e retirar a agulha (Figura 15). Para ser utilizada para o tratamento de desarmonia energética do *Xin* (Coração), como ansiedade, taquicardia, palpitações, angina do peito, obstrução coronariana e quando se quer agir sobre o *Zang Xin* (Coração), quando esse *Zang* precisa de proteção, como em um agravo emocional.

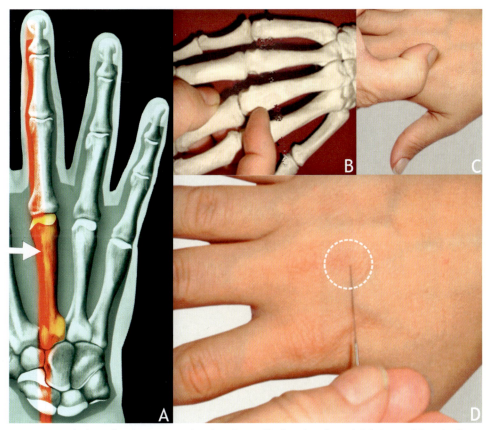

FIGURA 15 A: área do tórax na qual se localiza o *Xin Bao Luo* (envoltório energético do Coração). B e C: método de pressão ungueal, com deslizamento sobre o periósteo, para localizar microponto de dor. D: inserção da agulha de acupuntura até o periósteo, para procurar com a ponta da agulha o microponto de dor, e sua manipulação.

O *Sanjiao* (Triplo Aquecedor) situa-se na face ulnar do 4º metacarpo, pela qual passa o trajeto de Meridiano Principal do *Sanjiao* (Triplo Aquecedor). O *Sanjiao* (Triplo Aquecedor) possui seus pontos de acupuntura e compõe os três Aquecedores: o *Shangjiao* (Aquecedor Superior), que se abre no VC-17 (*Danzhong*), o *Zhongjiao* (Aquecedor Médio), que se abre no VC-12 (*Zhongwan*) e no E-25 (*Tianshu*), e o *Xiajiao* (Aquecedor Inferior), que se abre no VC-5 (*Shimen*) e no VC-7 (*Yinjiao*). Na técnica SYAOL, para localizar os pontos no periósteo do 4º metacarpo, deve-se basear na localização topográfica dos pontos. Em outros termos, o TA-16 (*Tianyou*) localiza-se no pescoço, o VC-17 (*Danzhong*) no tórax e assim por diante (Figuras 16 a 19). Uma vez localizados os pontos, aplicar a técnica de localização e manipulação de agulha de acupuntura.

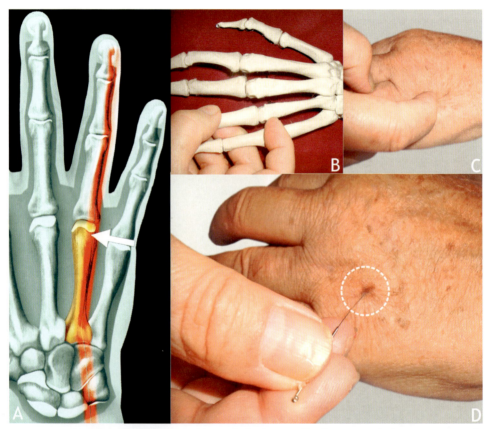

FIGURA 16 A: trajeto do Meridiano Principal do *Sanjiao* (Triplo Aquecedor), que segue pela face ulnar do 4º metacarpo; a seta indica a área do pescoço na qual se localiza o ponto TA-16 (*Tianyou*). B e C: localização do ponto pescoço. D: inserção de agulha de acupuntura tocando o periósteo, e sua manipulação. Essa localização é para o TA-16 (*Tianyou*) e para o TA-17 (*Yifeng*).

Sistema Yamamura de Ossos Longos (SYAOL) e *Zang Fu* (Órgãos e Vísceras) 169

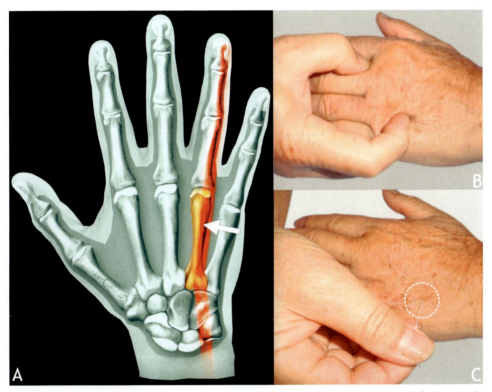

FIGURA 17 A: área do tórax na qual se localiza o *Shangjiao* (Aquecedor Superior). B: método de pressão ungueal, com deslizamento sobre o periósteo para localizar microponto de dor. C: inserção da agulha de acupuntura até o periósteo, para procurar com a ponta da agulha o microponto de dor, e sua manipulação.

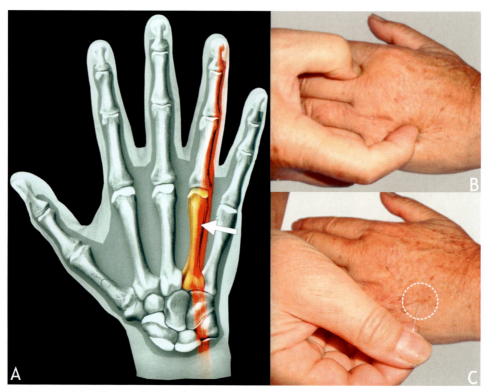

FIGURA 18 A: localização da área do abdome na qual se localiza o *Zhongjiao* (Aquecedor Médio). B: método de pressão ungueal, com deslizamento sobre o periósteo, para localizar microponto de dor. C: inserção da agulha de acupuntura até o periósteo, para procurar com a ponta da agulha o microponto de dor, e sua manipulação.

Sistema Yamamura de Ossos Longos (SYAOL) e *Zang Fu* (Órgãos e Vísceras) 171

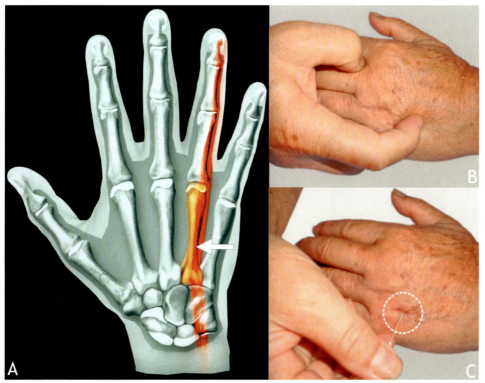

FIGURA 19   A: área da pelve na qual se localiza o *Xiajiao* (Aquecedor Inferior). B: método de pressão ungueal, com deslizamento sobre o periósteo, para localizar microponto de dor. C: inserção da agulha de acupuntura até o periósteo, para procurar com a ponta da agulha o microponto de dor, e sua manipulação.

TÉCNICA SYAOL E RELAÇÃO ENTRE OS *ZANG* (ÓRGÃOS) E OS *FU* (VÍSCERAS)

Em virtude de haver, no trecho do Meridiano Principal de um determinado *Zang Fu* (Órgão e Víscera) em um osso longo, a representação do ser humano, isso significa que nesse Meridiano Principal ao longo de um osso longo, por exemplo, metacarpo ou metatarso, podem ser acessados outros *Zang* (Órgãos) e os *Fu* (Vísceras). Em outros termos, por exemplo, na face lateral do 1º metatarso, na qual passa o trajeto de Meridiano Principal do *Gan* (Fígado), pode haver representação do *Fei* (Pulmão), *Wei* (Estômago), *Xin* (Coração), de modo que no 1º metatarso existe ponto correspondente ao *Gan*/*Fei* (Fígado/Pulmão), em que o *Fei* (Pulmão) se localiza na área correspondente ao tórax do 1º metatarso, *Gan*/*Wei* (Fígado/Estômago), em que o *Wei* (Estômago) se localiza na área correspondente ao abdome do 1º metatarso; *Gan*/*Xin* (Fígado/Coração), em que o *Xin* (Coração) se localiza na área correspondente ao tórax do 1º metatarso.

Com um único ponto pode-se estar tratando uma afecção, por exemplo, de asma do tipo Plenitude, originada pela Plenitude do *Gan-Yang* (Fígado-*Yang*), utilizando o ponto *Gan/Fei* (Fígado/Pulmão) localizado na área tórax da face lateral do 1º metatarso (Figura 20).

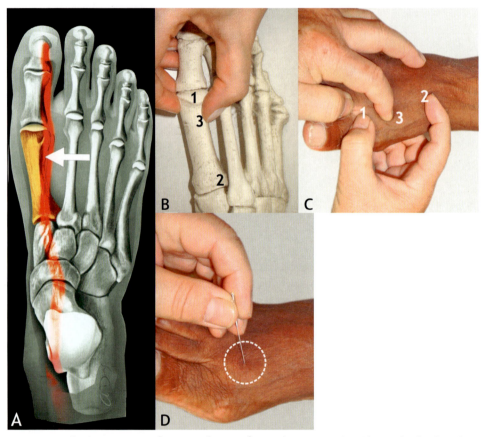

FIGURA 20 Paciente com enfisema pulmonar [uma das causas é a Plenitude do *Gan-Yang* (Fígado-*Yang*), que leva ao *Fei-Yang* (Pulmão-*Yang*)]. A: trajeto do Meridiano Principal do *Gan* (Fígado) na face lateral do 1º metatarso. B e C: localização das referências (1) da cabeça, (2) do pé e do tórax (3) do 1º metatarso, em que se localiza o pulmão. D: inserção de acupuntura tocando o periósteo e sua manipulação para unir o *Gan* (Fígado) ao *Fei* (Pulmão).

É frequente a patologia relacionando o *Shen/Xin* (Rins/Coração), por exemplo, palpitação ou angina, que se manifesta e piora à noite ou pela manhã; isso se deve ao Vazio do *Shen-Yin* (Rim-*Yin*). Nese caso, o Frio da noite e da manhã enfraquece mais o *Shen-Yin* (Rim-*Yin*), fazendo piorar o quadro de dissociação Baixo/Alto e levando ao quadro de *Xin-Yang* (Coração-*Yang*). Para o tratamento, deve-se unir o Baixo ao Alto, o *Shen* (Rins) ao *Xin* (Coração). Pela técnica SYAOL, pode-se utilizar o ponto *Shen/Xin* (Rins/Coração), que une o *Shen* (Rins) ao *Xin* (Coração), ou seja, no 3º metatarso em que passa o Meridiano Principal do *Shen* (Rins), e procurar o ponto Coração, ou seja, o tórax. Ao inserir a agulha de acupuntura pela técnica SYAOL (no periósteo) estar-se-ia fazendo a união entre o *Shen* (Rins) e o *Xin* (Coração) (Figura 21).

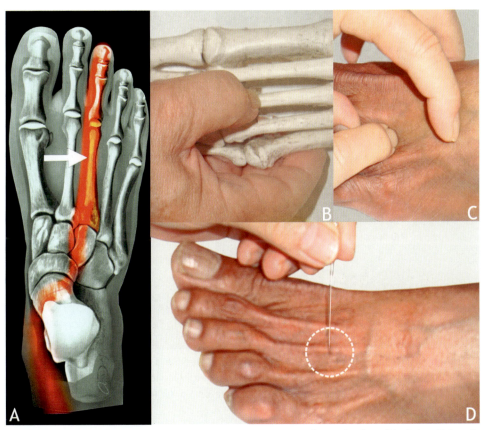

FIGURA 21 A: Na face medial do 3º metatarso passa o Meridiano do *Shen* (Rins). B e C: localização da área do tórax na qual se situa o *Xin* (Coração). D: inserção de agulha de acupuntura orientada da face medial para lateral, para unir o *Shen* (Rins) ao *Xin* (Coração).

Em contrapartida, pode haver a situação inversa, em que o *Xin* (Coração) contradomina o *Shen* (Rins); por exemplo, em uma situação de agressão por emoção forte e intensa que lesa o *Xin* (Coração) e este, o *Shen* (Rins), podendo lesar o *Qi* Ancestral, dando origem ao acometimento dos Meridianos Curiosos. Então, é preciso harmonizar o *Shen Qi* (Mente-Emoção), o *Xin* (Coração) e o *Shen* (Rins), e isso pode ser obtido pelo Meridiano Principal do *Xin* (Coração), em seu trajeto na face radial do 5º metacarpo. Assim, a parte do *Shen Qi* (Emoção), cabeça, está na cabeça desse metacarpo (Figura 22), e o *Shen* (Rins), na altura correspondente ao abdome (Figura 23).

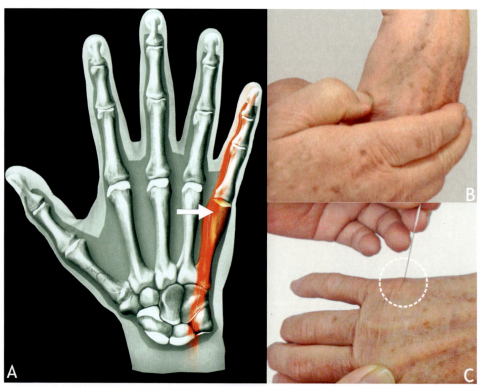

FIGURA 22   A: Na face ulnar do 5º metacarpo passa o Meridiano do *Xin* (Coração). B e C: localização da área cefálica na qual se situa o *Shen Qi* (Energia Mental). D: inserção de agulha de acupuntura orientada da face radial para ulnar para unir o *Xin* (Coração) ao *Shen Qi* (Energia Mental), e vice-versa.

Sistema Yamamura de Ossos Longos (SYAOL) e *Zang Fu* (Órgãos e Vísceras) 175

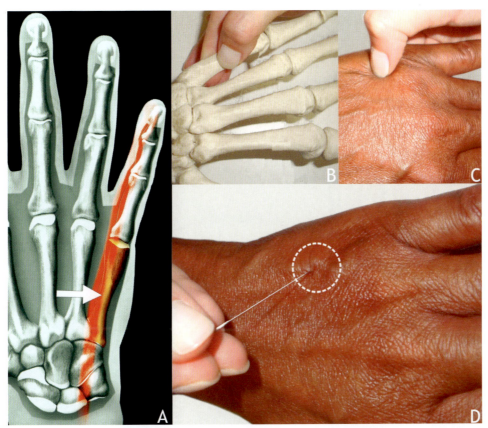

FIGURA 23 A: Na face ulnar do 5º metacarpo passa o Meridiano do *Xin* (Coração). B e C: localização da área lombar em que se situa o *Shen* (Rins). D: inserção de agulha de acupuntura orientada da face radial para ulnar para unir o *Xin* (Coração) ao *Shen* (Rins).

Outro exemplo, a gastrite/gastralgia forma Vazio ou *Yin*, deve-se às deficiências de *Pi* (Baço/Pâncreas) e de *Wei* (Estômago), manifestando-se por gastrite que surge no jejum ("*come, não dói, dói*"); por isso, é preciso ingerir algum alimento a cada 2 a 3 horas. A origem dessa gastralgia é o Vazio do *Pi* (Baço/Pâncreas), que afeta a região do antro do *Wei* (Estômago). Pela técnica SYAOL, utiliza-se a face medial do 1º metatarso na qual passa o trajeto do Meridiano Principal do *Pi* (Baço/Pâncreas), à altura correspondente ao abdome, na área correspondente ao *Wei* (Estômago), que deve ser procurada com a ponta de agulha de acupuntura após sua inserção. É uma área em que se relaciona o *Pi* (Baço/Pâncreas) com o *Wei* (Estômago) (Figura 24).

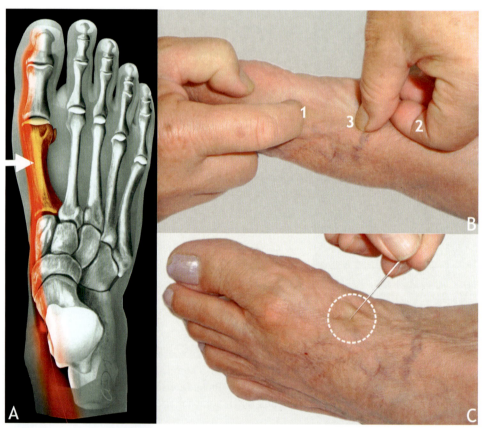

FIGURA 24 A: trajeto do Meridiano Principal do *Pi* (Baço/Pâncreas) na face medial do 1º metatarso. B: localização da cabeça do 1º metatarso (1), a base (2) e a área do estômago (3). C: inserção de agulha de acupuntura em direção medial para lateral, tocando o periósteo para unir o *Pi* (Baço/Pâncreas) ao *Wei* (Estômago), para tratamento de gastrite *Yin* de origem Vazio do *Pi* (Baço/Pâncreas).

A gastralgia forma Plenitude ou forma *Yang* que se manifesta logo após ingerir alimentos com a tríade "*come, dói, passa*" se deve à Plenitude do *Gan-Yang* (Fígado-*Yang*), que lesa o *Wei* (Estômago). O tratamento pela técnica SYAOL pode ser feito utilizando-se a face lateral do 1º metatarso na qual passa o trajeto do Meridiano Principal do *Gan* (Fígado), na altura correspondente ao abdome, na área correspondente ao *Wei* (Estômago), que deve ser procurada com a ponta de agulha de acupuntura após sua inserção. É uma área em que se relaciona o *Gan* (Fígado) com o *Wei* (Estômago) (Figura 25).

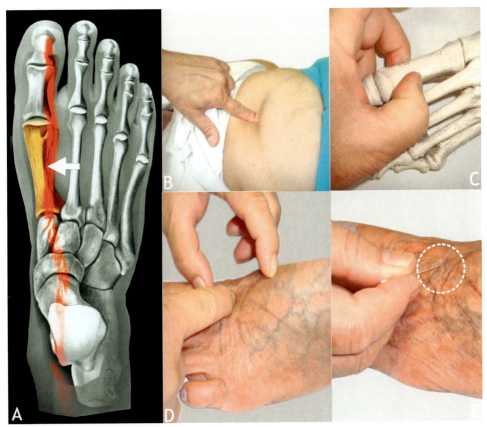

FIGURA 25 A: trajeto do Meridiano Principal do *Gan* (Fígado) na face lateral do 1º metatarso. B: palpação do ponto VC-12 (*Zhongwan*), indicativo de gastrite do corpo gástrico de origem Plenitude do *Gan-Yang* (Fígado-*Yang*). C e D: localização da cabeça do 1º metatarso (1), a base (2) e a área do estômago (3). E: inserção de agulha de acupuntura em direção lateral para medial tocando o periósteo para unir o *Gan* (Fígado) ao *Wei* (Estômago), para tratamento de gastrite *Yang* de origem Plenitude do *Gan-Yang* (Fígado-*Yang*).

SYAOL E PONTOS DE ACUPUNTURA

Vários pontos de acupuntura têm efeito mais específico, por exemplo, o ponto de acupuntura E-40 (*Fenglong*), que é utilizado para o tratamento de Umidade, o IG-16 (*Jugu*) e o VB-39 (*Xuanzhong*), para tratar patologia do sistema nervoso central, o VC-9 (*Shuifen*), para tratamento de edema, TA-17 (*Yifeng*), para tratar o Vento alojado na orelha etc.

Esses pontos e os demais pontos de acupuntura podem ser encontrados no trajeto do Meridiano correspondente no osso longo pelo qual passa o trajeto do Meridiano Principal, e para localização do ponto de acupuntura toma-se como base a localização desse ponto no corpo humano. Por exemplo, o E-40 (*Fenglong*) localiza-se na perna no Meridiano Principal do *Wei* (Estômago); então, é utilizada a face lateral do 2º metacarpo na altura da base desse metatarso. O ponto E-25 (*Tianshu*) localiza-se no abdome ao lado do umbigo no Meridiano Principal do *Wei* (Estômago); então, é utilizada a face lateral do 2º metacarpo na altura correspondente ao abdome desse metatarso (Figura 26). O ponto IG-16 (*Jugu*) localiza-se no ombro no Meridiano Principal do *Da Chang*

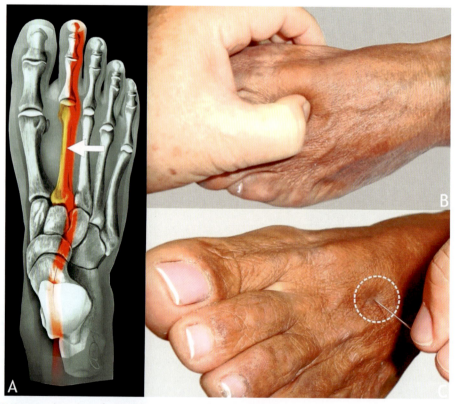

FIGURA 26 A: trajeto do Meridiano Principal do *Wei* (Estômago) na face lateral do 2º metatarso. B: localização da área do abdome, na qual se localiza o ponto E-25 (*Tianshu*). C: inserção de agulha de acupuntura em direção medial para lateral tocando o periósteo, e sua estimulação.

(Intestino Grosso); portanto, esse ponto pode ser encontrado na face radial do 2º metacarpo, na altura correspondente ao membro superior (Figura 27).

O ponto VB-39 (*Xuanzhong*) localiza-se na perna do trajeto do Meridiano Principal do *Dan* (Vesícula Biliar); portanto, esse ponto pode ser encontrado na face lateral do 4º metacarpo, na proximidade da base desse osso.

O ponto TA-17 (*Yifeng*) localiza-se na região retroauricular do trajeto do Meridiano Principal do *Sanjiao* (Triplo Aquecedor); portanto, o ponto pode ser encontrado na face ulnar do 4º metacarpiano, na área correspondente à cabeça.

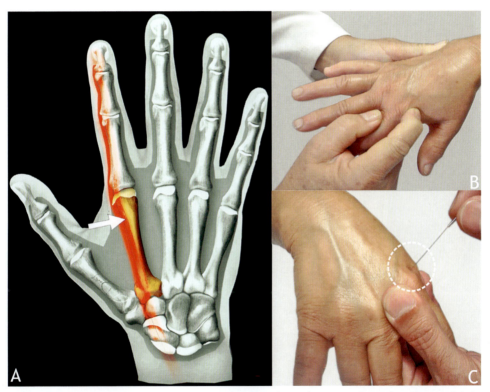

FIGURA 27   A: trajeto do Meridiano Principal do *Da Chang* (Intestino Grosso) na face radial do 2º metacarpo. B: localização da área do membro superior (ombro), na qual se localiza o ponto IG-16 (*Jugu*). C: inserção de agulha de acupuntura tocando o periósteo, e sua estimulação.

O ponto VC-17 (*Danzhong*), localizado no tórax do Meridiano Curioso *Ren Mai*, pode ser encontrado na face radial do 1º metacarpo, onde passa o trajeto do Meridiano Principal do *Fei* (Pulmão). Utiliza-se esse Meridiano, que se localiza na face radial do 1º metacarpo, pois o ponto de conexão do *Ren Mai* é P-7 (*Lieque*) do Meridiano Principal do *Fei* (Pulmão) (Figura 28).

O ponto TA-16 (*Tianyou*), localizado no Meridiano do *Sanjiao* (Triplo Aquecedor), ponto de conexão do Meridiano Distinto do *Sanjiao* (Triplo Aquecedor), importante no tratamento de algias periféricas, pode ser encontrado na face ulnar do 4º metacarpo, por onde passa o trajeto do *Sanjiao* (Triplo Aquecedor), na altura correspondente no pescoço.

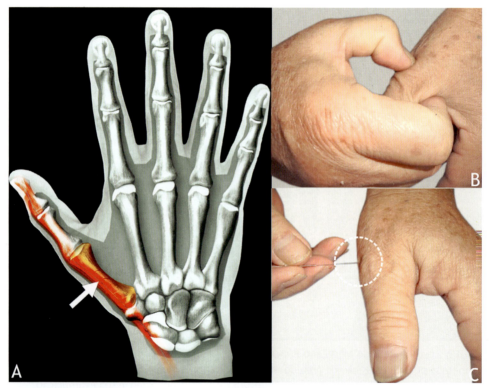

FIGURA 28 A: trajeto do Meridiano Principal do *Fei* (Pulmão) na face radial do 1º metacarpo. B: área do tórax em que se localiza o ponto VC-17 (*Danzhong*) do Meridiano Curioso *Ren Mai*, cujo ponto de abertura é o P-7 (*Lieque*), situado no Meridiano do *Fei* (Pulmão). C: inserção de agulha de acupuntura tocando o periósteo, e sua estimulação.

O ponto CS-1 (*Tianchi*), localizado no tórax, é um ponto importante no tratamento de Órgãos Internos. Esse ponto pode ser encontrado na face radial do 3º metacarpo, por onde passa o trajeto do Meridiano Principal do *Xin Bao Luo* (Circulação-Sexo), na altura correspondente ao tórax (Figura 29).

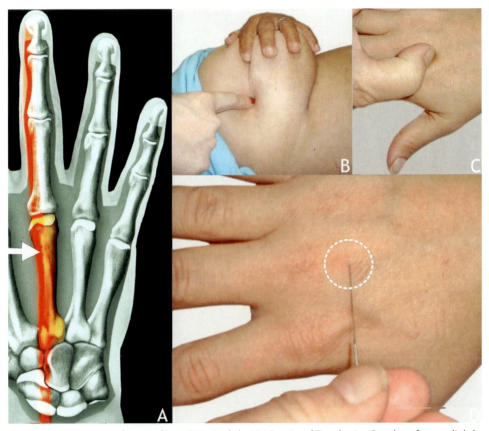

FIGURA 29 A: trajeto do Meridiano Principal do *Xin Bao Luo* (Circulação-Sexo) na face radial do 3º metacarpo, na área correspondente ao tórax, na qual se localiza o CS-1 (*Tianchi*). B: localização anatômica do ponto CS-1 (*Tianchi*). C: localização da região do tórax do 3º metacarpo. D: inserção de agulha de acupuntura em direção ulnar, tocando o periósteo.

O ponto B-23 (*Shenshu*), ponto *Shu* do dorso do *Shen* (Rins), que se localiza na região lombar, pode ser encontrado na face lateral do 5º metatarso, pela qual passa o Meridiano do *Pangguang* (Bexiga), na altura correspondente à região lombar (Figura 30).

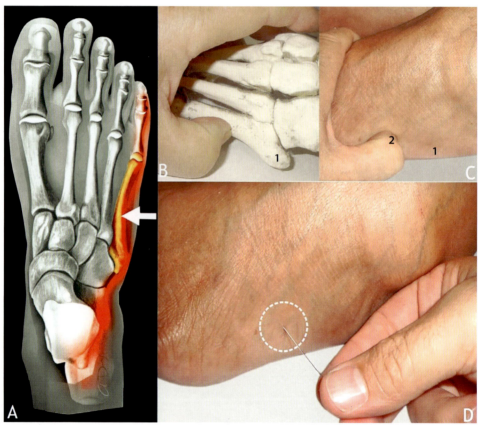

FIGURA 30 A: Na face lateral do 5º metatarso passa o Meridiano Principal do *Pangguang* (Bexiga). B e C: (1) é a localização da base do 5º metatarso, e (2) a localização da área lombar desse metatarso. D: inserção e manipulação de agulha de acupuntura.

O ponto de acupuntura VG-4 (*Mingmen*) do Meridiano Curioso *Du Mai*, localizado na região lombar entre L2 e L3, ponto fortalecedor do *Shen Yang* (Rim-*Yang*), pode ser encontrado na face ulnar do 5º metacarpo, por onde passa o Meridiano Principal do *Xiao Chang* (Intestino Delgado), na região correspondente à lombar (Figura 28), pois é esse o Meridiano Principal em que o *Du Mai* se conecta no ponto ID-3 (*Houxi*); e é nesse Meridiano que se encontram os pontos do *Du Mai*. No caso do VG-4 (*Mingmen*), localiza-se na área lombar (Figura 31), e o VG-20 (*Baihui*) do *Du Mai* localizado na cabeça pode ser encontrado na cabeça da face ulnar do 5º metacarpo (Figura 32).

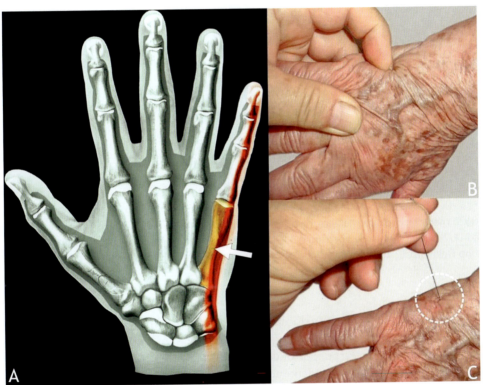

FIGURA 31 A: trajeto do Meridiano Principal do *Xiao Chang* (Intestino Delgado), na face ulnar do 5º metacarpo. B: área lombar, na qual se localiza o ponto VG-4 (*Mingmen*) do Meridiano Curioso *Du Mai*, cujo ponto de abertura é o ID-3 (*Houxi*), situado no Meridiano do *Xiao Chang* (Intestino Delgado). C: inserção de agulha de acupuntura tocando o periósteo, e sua estimulação.

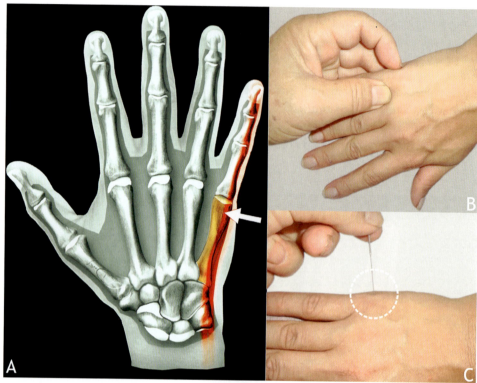

FIGURA 32   A: trajeto do Meridiano Principal do *Xiao Chang* (Intestino Delgado), na face ulnar do 5º metacarpo. B: área cefálica, na qual se localiza o ponto VG-20 (*Baihui*) do Meridiano Curioso *Du Mai*, cujo ponto de abertura é o ID-3 (*Houxi*), situado no Meridiano do *Xiao Chang* (Intestino Delgado). C: inserção de agulha de acupuntura tocando o periósteo, e sua estimulação.

O ponto VC-12 (*Zhongwan*) localiza-se no abdome do Meridiano Curioso *Ren Mai*, ponto *Mo* (Alarme) do *Wei* (Estômago); pela técnica SYAOL, pode ser encontrado na face radial do 1º metacarpo, por onde passa o trajeto do Meridiano Principal do *Fei* (Pulmão), na altura correspondente ao abdome, pois é nesse Meridiano que o *Ren Mai* se conecta; por isso, os pontos do *Ren Mai* podem ser encontrados no 1º metacarpo (ver Figura 14 do Capítulo 7). Ou se pode utilizar o ponto do *Zhongjiao* (Aquecedor Médio) com o uso do *Sanjiao* (Triplo Aquecedor).

SYAOL e Pontos *Jing* ou Pontos Curiosos

Os pontos *Jing* ou pontos Curiosos não têm representação no SYAOL, por serem pontos *Jing* e por não fazerem parte do sistema do *Jing Luo* (Meridianos Principais e Secundários). Desse modo, se o objetivo é utilizar os pontos *Jing* para tratamento, deve ser utilizado como tal. Em outros termos, se for preciso utilizar o *Yintang*, o *Taiyang*, o *Zigong* e outros, deve ser aplicada a agulha nesses pontos de acupuntura.

APLICAÇÕES CLÍNICAS DO SYAOL

Conforme visto nos capítulos anteriores, pela técnica SYAOL podem ser tratados os três níveis do *Santai* (Três Forças), o Céu, a Terra e o Homem, por meio dos Meridianos Distintos, Curiosos, Principais e Secundários.

A seguir, alguns exemplos de tratamentos pela técnica SYAOL.

Caso clínico 1

Paciente do sexo feminino de 52 anos com queixa de dor no ombro esquerdo, na região anterior, que a impede de fazer a extensão e rotação interna (levar a mão à região da coluna torácica – movimento de "abotoar sutiã") por haver dor na face anterior do ombro. Refere que a mãe faleceu de câncer, um processo bastante doloroso tanto para a mãe quanto para a paciente, que enfrentou extrema tristeza por não poder fazer nada. Sente-se enfraquecida, com anorexia e com lombalgia, que piora à noite, com repouso, e pela manhã acorda cansada.

Análise da paciente

- Ombralgia anterior do lado esquerdo significa acometimento de Meridiano Principal do *Fei* (Pulmão).
- À tristeza foi dado o sentido de *"quero fazer e não posso"*, indicando o comprometimento de Meridiano Distinto tanto de *Xin Bao Luo* (Circulação-Sexo), pois afetou o *Fei* (Pulmão), quanto do *Sanjiao* (Triplo Aquecedor), pois afetou o sistema musculoesquelético (ombro e região lombar).
- Tristeza, pois enfraqueceu o *Fei* (Pulmão).
- Lombalgia que piora à noite, repouso e frio trata-se de Deficiência de *Shen* (Rins), portanto com o comprometimento também do Meridiano Curioso *Yin Qiao Mai*.
- Acordar cansada significa comprometimento do Meridiano Curioso *Yang Qiao Mai*.
- Anorexia indica deficiência do *Pi* (Baço/Pâncreas).

As queixas podem ser colocadas, segundo o conceito do **"Céu, Terra, Homem"**:

- **Céu:** Meridianos Distintos do *Xin Bao Luo* (Circulação-Sexo), do *Sanjiao* (Triplo Aquecedor) e do *Fei* (Pulmão).
- **Terra:** Meridianos Curiosos do *Yang Qiao Mai* e do *Yin Qiao Mai*.
- **Homem:** enfraquecimento do *Shen* (Rins), do *Fei* (Pulmão) e do *Pi* (Baço/Pâncreas) e comprometimento do Meridiano Principal do *Fei* (Pulmão), com Estagnação de *Qi* no ombro.

Tratamento pela técnica SYAOL

Céu

O ponto CS-1 (*Tianchi*), ponto de conexão do Meridiano Distinto do *Xin Bao Luo* (Circulação-Sexo), localiza-se no tórax, portanto a inserção de agulha de acupuntura com técnica SYAOL é feita na face radial do 3º metacarpo, na altura correspondente ao tórax.

O ponto TA-16 (*Tianyou*), ponto de conexão do Meridiano Distinto do *Sanjiao* (Triplo Aquecedor), localiza-se no pescoço, portanto a inserção de agulha de acupuntura com técnica SYAOL é feita na face ulnar do 4º metacarpo, na altura correspondente ao pescoço.

O ponto P-1 (*Zhongfu*), ponto de conexão do Meridiano Distinto do *Fei* (Pulmão), localiza-se no tórax, portanto a inserção de agulha de acupuntura com a técnica SYAOL é feita na face radial de 1º metacarpo, na altura correspondente ao tórax.

Terra

O ponto B-62 (*Shenmai*), ponto de conexão do Meridiano Curioso *Yang Qiao Mai*, localiza-se no pé, portanto inserção de agulha de acupuntura com a técnica SYAOL é feita na face lateral da base do 5º metatarso.

O ponto R-6 (*Zhaohai*), ponto de conexão do Meridiano Curioso *Yin Qiao Mai*, localiza-se no pé, portanto a inserção de agulha de acupuntura com a técnica SYAOL é feita na face medial da base do 3º metatarso.

Homem

O fortalecimento do *Shen* (Rins) pode ser feito utilizando o ponto Rins/Rins, ou seja, na face medial do 3º metatarso, pela qual passa o Meridiano Principal do *Shen* (Rins), na altura correspondente ao abdome, inserindo-se a agulha de acupuntura no microponto com a técnica SYAOL; não há necessidade de uso dos pontos *Shu-Mo-Yuan* do *Zang* (Órgãos), para tonificar, apesar de que pode ser feito por essa via.

A tonificação de *Fei* (Pulmão) pode ser obtida utilizando-se o microponto Pulmão/Pulmão, ou seja, Meridiano Principal do *Fei* (Pulmão), na altura correspondente ao tórax, e aplica-se a técnica SYAOL para localização do ponto e tratamento.

A tonificação do *Pi* (Baço/Pâncreas) pode ser obtida utilizando-se o microponto Baço/Baço, ou seja, na face lateral do 1º metatarso, pela qual passa o Meridiano Principal do *Pi* (Baço/Pâncreas), na altura correspondente ao abdome, e aplicar a técnica SYAOL para localização do ponto e tratamento.

A dor de ombro do lado esquerdo da região anterior pode ser tratada com o ponto Pulmão/Pulmão, ou seja, na face radial do 1º metacarpo esquerdo, pela qual passa o trajeto do Meridiano Principal do *Fei* (Pulmão), na altura correspondente ao membro superior [nesse mesmo ponto se localizam os demais pontos do Meridiano Principal do *Fei* (Pulmão) situados no membro superior]. Em outros termos, se for preciso utilizar o ponto Fogo, o P-10 (*Quchi*), por se tratar de Estagnação pelo Calor.

O ponto Pulmão/Ombro é o mesmo, mas difere quanto ao microponto. É como se o ponto Pulmão/Ombro ou Pulmão/Ombro superior contivesse o microponto correspondente aos segmentos do membro superior.

Ou, em vez de utilizar o ponto Pulmão/Ombro, pode-se optar por utilizar o ponto Baço/Ombro; os dois *Zang* (Órgãos) estão na relação Alto/Baixo e formam o *Tai Yin*. Nesse caso, o ponto vai situar-se na face medial do 1º metatarso, na qual passa o trajeto do Meridiano Principal do *Pi* (Baço/Pâncreas), na altura correspondente ao membro superior; aplicar a técnica SYAOL para localização do ponto e tratamento. Nesse caso, se for preciso utilizar o ponto Água, o P-5 (*Quchi*), deve-se proceder como no tratamento pelo Meridiano Principal do *Fei* (Pulmão).

Caso clínico 2

Paciente de 28 anos, feminino, com queixa de cólica menstrual e enxaqueca. A menarca foi tarde, com 16 anos, e desde então dismenorreia no 1º e 2º dia de menstruação, ciclos de 21 dias. A enxaqueca unilateral, ou às vezes bilateral, piora com a menstruação; apresenta nodularidade da mama.

Análise da paciente
- Menarca tardia geralmente indica que foi desejada homem, assim como a dismenorreia. A situação de rejeição intrauterina deixou-a nervosa, revoltada e com desencadeamento de Plenitude do *Gan-Yang* (Fígado-*Yang*); portanto, com a participação dos Meridianos Distintos do *Xin Bao Luo* (Circulação-Sexo) e do *Gan* (Fígado) e para acometer o *Bao Gong* (Matriz), houve a participação dos Meridianos Curiosos *Chong Mai* e *Dai Mai*.
- A Plenitude do *Gan-Yang* (Fígado-Yang) ocasionou a Plenitude do *Dan-Yang* (Vesícula Biliar-Yang), que ascendeu seguindo o trajeto de Meridiano Principal do *Dan* (Vesícula Biliar), que se estagna na região parietal temporal, causando a enxaqueca.
- A Plenitude de *Gan-Yang* (Fígado-*Yang*), ao ocasionar a Estagnação de *Gan Qi* (energia do Fígado), pode localizar-se na mama, provocando nodularidade (massas que aparecem na mama por ocasião da menstruação e depois desaparecem ou diminuem).

Tratamento pela técnica SYAOL

Céu
O ponto CS-1 (*Tianchi*) do Meridiano Distinto do *Xin Bao Luo* (Circulação-Sexo) localiza-se no tórax; o ponto *Xin Bao Luo*/tórax pode ser encontrado na face radial do 3º metacarpo, pela qual passa o trajeto do Meridiano Principal do *Xin Bao Luo*, na altura correspondente ao tórax; aplicar a técnica SYAOL para localização do ponto de acupuntura e seu tratamento.

O ponto F-5 (*Ligou*) do Meridiano Distinto do *Gan* (Fígado) localiza-se na perna; o ponto Fígado/perna pode ser encontrado na face lateral do 1º metatarso, pela qual passa o trajeto de Meridiano Principal do *Gan* (Fígado), na altura correspondente à perna; aplicar a técnica SYAOL para localização do ponto de acupuntura e tratamento.

Terra

O ponto R-6 (*Zhaohai*) é o ponto de conexão do Meridiano Curioso *Yin Qiao Mai* com o Meridiano Principal do *Shen* (Rins) e se localiza no pé. Esse ponto pode ser encontrado na face medial do 3º metatarso, na base que corresponde ao pé, em que passa o trajeto do Meridiano Principal do *Shen* (Rins); aplicar a técnica SYAOL para localização do ponto de acupuntura e tratamento.

O ponto BP-4 (*Gongsun*) é o ponto de conexão do Meridiano Curioso *Chong Mai* com o Meridiano Principal do *Pi* (Baço/Pâncreas) e se localiza no pé. Esse ponto pode ser encontrado na face medial do 1º metacarpo, em sua base, que corresponde ao pé onde passa o trajeto do Meridiano Principal do *Pi* (Baço/Pâncreas); aplicar a técnica SYAOL para localização do ponto e seu tratamento;

O ponto VB-41 (*Zulinqi*) é o ponto de conexão do Meridiano Curioso *Dai Mai* com o Meridiano Principal do *Dan* (Vesícula Biliar) e se localiza no pé. Esse ponto pode ser encontrado na base da face lateral do 4º metatarso, em que passa o trajeto do Meridiano Principal do *Dan* (Vesícula Biliar), na região correspondente ao pé; aplicar a técnica SYAOL para localização do ponto de acupuntura e o seu tratamento.

Homem

A harmonização da Plenitude do *Gan-Yang* (Fígado-*Yang*), cefaleia, nodularidade (mama), dismenorreia e ciclo antecipado podem ser tratados pelos pontos fígado/fígado, fígado/cabeça, fígado/tórax e fígado/pelve, que se localizam na face lateral do 1º metatarso, nas alturas correspondentes; aplicar a técnica SYAOL para localização dos pontos e tratamento.

No caso de dismenorreia, pode-se utilizar os pontos BP-6 (*Sanyinjiao*), VC-3 (*Zhongji*) e B-32 (*Ciliao*), situados respectivamente na perna, pelve e região sacral. Pela técnica SYAOL, esses pontos localizam-se:

- O BP-6 (*Sanyinjiao*) está na perna, no Meridiano Principal do *Pi* (Baço/Pâncreas), é localizado na face medial do 1º metatarso, na altura correspondente ao membro inferior.
- O VC-3 (*Zhongji*), localizado na pelve, no Meridiano Curioso *Ren Mai*, pode ser encontrado na face radial do 1º metacarpo, na altura correspondente à pelve [o *Ren Mai* conecta-se no P-7 (*Lieque*) do Meridiano Principal do *Fe.* (Pulmão)].
- O B-32 (*Ciliao*), localizado na região sacral, no Meridiano Principal do *Pangguang* (Bexiga), pode ser encontrado na face lateral do 5º metatarso, na altura correspondente à região sacra.

A harmonização da Plenitude do *Dan-Yang* (Vesícula Biliar-*Yang*) e o tratamento da enxaqueca podem ser obtidos pelo ponto vesícula biliar/vesícula biliar e vesícula biliar/cabeça, que se localizam na face lateral do 4º metatarso, em que passa o trajeto de Meridiano Principal do *Dan* (Vesícula Biliar), na altura correspondente ao abdome e à cabeça; aplicar a técnica SYAOL para localização dos pontos e seu tratamento.

10

Sistema Yamamura de Acupuntura Articular e Periarticular (SYAA). Aplicações clínicas

As dores articulares são queixas frequentes na patologia do sistema musculoesquelético, seja sob a forma de dor monoarticular ou poliarticular. Em termos de clínica, pode apresentar-se sob dois aspectos:

1. Dor articular **sem** comprometimento dos movimentos articulares.
2. Dor articular **com** comprometimento dos movimentos articulares, que pode ser subdividida em:
   - Dor articular com processo **inflamatório** (artrite) ou infeccioso (artrite piógena).
   - Dor articular com processo **degenerativo** (artroses).

Na fisiopatologia energética de dores articulares, deve-se considerar a teoria do *Santai* – Três Forças, o Céu, a Terra e o Homem, que são a origem das dores articulares e são interdependentes.

DOR ARTICULAR DE ORIGEM CÉU

A dor articular de origem Céu refere-se ao componente emocional que acomete as articulações, e isso é possível quando o sentido que a mente deu às emoções for de movimento[1] como nos exemplos a seguir:

- *"Um fardo que carrego"* repercute na coluna vertebral da região cervical, com consequente contratura muscular dessa região; daí a cervicalgia, podendo evoluir para processo inflamatório e, posteriormente, para degeneração, dando origem a hérnias do disco intervertebral e artroses.

---

1 Consultar: Yamamura e Yamamura. Emoções e doença. Mobilização de Qi Mental. São Paulo: Center-AO [no prelo].

- *"Tenho de aguentar"* repercute na coluna vertebral principalmente da região lombar, advindo a lombalgia e consequentes processos inflamatórios (ciática) e degenerativos (protrusão discal, hérnias discais, artroses), ou pode acometer a região dorsal ou toracolombar.
- *"Tenho de me manter rígido, não posso fraquejar"* repercute em toda (ou segmentar) a coluna vertebral, que se torna rígida, impedindo movimento de flexão da coluna vertebral.
- *"Quero mudar e não posso, não aguento mais"* repercute no joelho; além da dor, pode evoluir rapidamente para processos degenerativos.
- *"Quero fazer e não posso, e não quero fazer, tenho de fazer"* repercute no membro superior, e o acometimento segmentar desse membro depende do movimento do fazer; assim, fazer com o movimento do ombro afeta o ombro, dando origem à ombralgia; fazer com o punho constitui causas de tendinite, como síndrome do túnel do carpo.
- *"Quero torcer o pescoço, mas não posso, quero estrangular"* repercute nas articulações dos dedos da mão, podendo dar origem a dores, assim como a processo degenerativo, e originar rizartrose, artrite reumatoide, artrose interfalangianas.

Quando se tem componente emocional, que pode ter origem desde a infância, significa o acometimento do Meridiano Distinto do *Sanjiao* (Triplo Aquecedor), que se manifesta no ponto TA-16 (*Tianyou*) do Meridiano Principal do *Sanjiao* (Triplo Aquecedor). Nessa fase, apesar da dor articular, que pode ser intensa, os movimentos articulares estão preservados.

DOR ARTICULAR DE ORIGEM TERRA

Nas circunstâncias mencionadas, quando a emoção atinge o *Xin* (Coração), pode ofender a harmonia entre esse *Zang* (Órgão) e o *Shen* (Rins), afetando o eixo *Shao Yin*, e o *Shen* (Rins) passa a ser perturbado pelas emoções e pode acometer o *Qi* Ancestral nele contido, afetando assim os Meridianos Curiosos, no caso o *Dai Mai* (Meridiano da Cintura), que rege as articulações, e, geralmente, o *Yang Qiao Mai*, que rege todo o sistema musculoesquelético.

Somente quando o *Dai Mai* é afetado é que passa a haver lesão estrutural das articulações, como inflamação (artrite) ou degeneração (lesões do disco intervertebral, artrose). De modo que qualquer patologia articular com comprometimento de movimento ou de forma (sinovite, derrame, deformidade) das articulações implica afecção do *Dai Mai*.

DOR ARTICULAR DE ORIGEM HOMEM

As articulações do corpo humano estão na dependência da fisiologia energética dos *Zang Fu* (Órgãos e Vísceras), e quando estes estão enfraquecidos é que os *Xie Qi* (Energias Perversas) do tipo Vento, Frio e Umidade e a combinação entre si (Vento-Frio e Frio-Umidade) podem penetrar nas articulações e promover lesões, como:

- Artrite migratória, que indica a presença de Vento nas articulações.
- Artrite monoarticular, com dor constritiva, altamente deformante, é característica do *Xie Qi* (Energia Perversa) Frio.
- Artrite com aumento de volume articular, seja por espessamento de membrana sinovial, seja por derrame articular, é característica do *Xie Qi* (Energia Perversa) Umidade.
- Artrite com sinal de rubor, tumor, dor é característica de presença de Umidade-Calor, geralmente pela transformação de Umidade por Vento, ou pelo Vento-Frio que se transforma em Vento-Calor.

Para que esses *Xie Qi* (Energias Perversas) possam penetrar no corpo humano, é preciso que os *Zang* (Órgãos) estejam enfraquecidos, por exemplo:

- O enfraquecimento de *Fei* (Pulmão) propicia a penetração de qualquer *Xie Qi* (Energia Perversa), pois é o *Zang* (Órgão) responsável pelo *Wei Qi* (Energia Defensiva), e ele pode enfraquecer por fatores emocionais, principalmente a tristeza.
- O enfraquecimento do *Gan* (Fígado), seja por raiva, revolta, seja pelo enfraquecimento da função energética de aplainador de emoções, propicia a penetração do Vento.
- O enfraquecimento do *Shen* (Rins), seja pela origem inata (por medos maternos), seja por sobrecarga emocional pelo acometimento do eixo emoção – *Xin* (Coração) *Shen* (Rins) –, propicia a penetração de Frio Perverso.
- O enfraquecimento de *Pi* (Baço/Pâncreas), seja por preocupação excessiva, seja por alimentação desregrada, propicia a penetração do *Xie Qi* Umidade.

No ser humano, geralmente as desarmonias energéticas não são isoladas; manifestam-se por acometimento de vários *Zang Fu* (Órgãos e Vísceras), cuja evolução está na dependência dos princípios dos Cinco Movimentos.[2] Assim, a associação de deficiência do *Shen* (Rins) e do *Gan* (Fígado) propicia a penetração do *Xie Qi* (Energia Perversa) misto de Vento-Frio; se a Deficiência for do *Shen* (Rins) e do *Pi* (Baço/Pâncreas), será de Umidade-Frio.

Dos *Xie Qi* (Energias Perversas) mencionados, a que causa mais complicações articulares é o *Xie Qi* Frio (ou Umidade-Frio). O *Xie Qi* Frio em uma articulação, além de provocar dor intensa e constritiva, é altamente deformante, seja provocando rigidez, como no "ombro congelado", seja promovendo a artrose e a deformidade óssea, como na artrite reumatoide.

O acometimento de uma articulação tem a tendência de afetar o lado oposto, e isso poderia acontecer quando ocorre o aprofundamento ou a superficialização da doença. Em outros termos, quando o lado dominante é afetado primariamente, com o aprofundamento a doença passa a se manifestar no lado oposto. Por exemplo, artrites interfalangianas da mão direita, com a evolução ou cronificação da doença, podem passar a

---

2 Consultar: NGHI, Nguyen Van, RECOURS-NGUYEN, Christine. Medicina tradicional chinesa. São Paulo: Roca, 2010.

apresentar as mesmas lesões na mão esquerda. Isso se deve à relação *Yang/Yin*, Direito/Esquerdo, Alto/Baixo; por isso, uma artrite ou artrose do ombro esquerdo, com o tempo, pode apresentar lesões semelhantes no ombro direito.

O *Xie Qi* (Energia Perversa) Frio, por suas características energéticas de retrair e "entrar em repouso", é o que leva à rigidez articular, e, como o Frio tem a polaridade negativa, que se acumula na articulação, atrai íons Ca^{++} para procurar neutralizar o Frio, daí a neoformação óssea, isto é, a formação de artrose interfacetária das articulações.

No caso de comprometimento articular, que engloba toda a articulação, não é possível determinar um ou mais Meridianos Principais acometidos; por isso, querer tratar pelos Meridianos Principais não traz bons resultados; restam, então, os pontos de acupuntura de ação mais genérico, como os Meridianos Distintos, Curiosos, e a utilização dos pontos *Jing*, como os do sistema auricular, YNSA, Su Jok; a técnica será descrita mais adiante.

TRATAMENTO DE ARTRITES PELA TÉCNICA SYAOL

Tratamento do *Céu*

O Meridiano Distinto acometido é o do *Sanjiao* (Triplo Aquecedor), pois o sentido dado às emoções pelo paciente é de movimento e se manifesta no ponto TA-16 (*Tianyou*) (ver Capítulo 6), ponto de acupuntura localizado no pescoço, no trajeto do Meridiano Principal do *Sanjiao* (Triplo Aquecedor). Pela técnica SYAOL, esse ponto de acupuntura pode ser encontrado na face ulnar do 4º metacarpo, na altura correspondente ao pescoço (Figura 1). Deve-se aplicar a técnica SYAOL para a localização do ponto de acupuntura e o tratamento.

Tratamento da *Terra*

O Meridiano Curioso afetado é o *Dai Mai*, pois este envia o *Qi* Ancestral para as articulações e o ponto de conexão é o VB-41 (*Linqi*) do Meridiano Principal do *Dan* (Vesícula Biliar), localizado no pé. Pela técnica SYAOL, esse ponto localiza-se na face lateral do 4º metatarso, na altura correspondente ao pé. Deve-se aplicar a técnica SYAOL para a localização do ponto de acupuntura e seu tratamento (Figura 2).

Nas dores articulares, incluindo dores da coluna vertebral (artroses, protrusão do disco intervertebral, hérnia de disco intervertebral, ou mesmo osteoartrites e artroses das mais variadas articulações que constituem síndrome facetária ou estenose do canal vertebral), além do acometimento do Meridiano Curioso *Dai Mai*, podem estar associadas com comprometimento dos demais Meridianos Curiosos que regem o sistema musculoesquelético, como o *Du Mai*, que se caracteriza por rigidez de coluna vertebral, e o *Yang Qiao Mai*, por sono não reparador, além de insônia, ansiedade e dores crônicas do sistema musculoesquelético.

Na vigência desses sintomas, que caracterizem o acometimento dos Meridianos Curiosos *Du Mai* e do *Yang Qiao Mai*, eles devem ser tratados, podendo ser pela técnica SYAOL, como se segue:

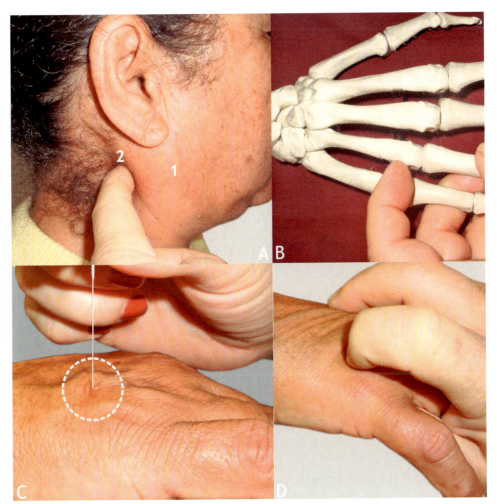

FIGURA 1 A: localização do ponto TA-16 (*Tianyou*). A1: ângulo da mandíbula. A2: margem posterior do músculo esternocleidomastóideo. B e C: localização desse ponto na face ulnar do 4º metacarpo, na região correspondente ao pescoço. D: inserção de agulha de acupuntura tocando o periósteo e sua manipulação.

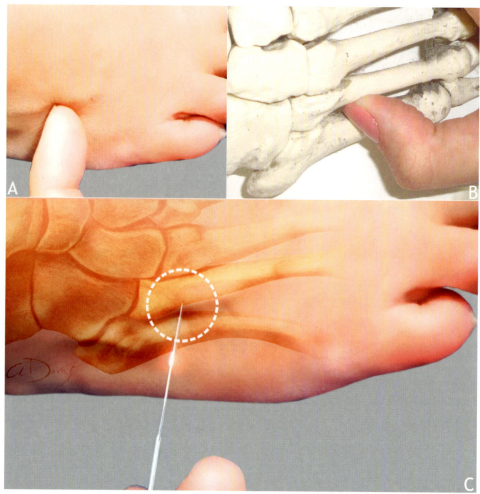

FIGURA 2 A e B: localização do ponto VB-41 (*Linqi*) do Meridiano Principal do *Dan* (Vesícula Biliar), na face lateral do 4º metatarso, na região correspondente ao pé. C: inserção de agulha de acupuntura tocando o periósteo e sua manipulação, para tratamento de afecções articulares, pela técnica SYAOL.

SYAOL: Sistema Yamamura de Acupuntura dos Ossos Longos.

- Para o tratamento de afecção do *Du Mai* é utilizado o ponto ID-3 (*Houxi*) do Meridiano Principal do *Xiao Chang* (Intestino Delgado), que se localiza na face ulnar do 5º metacarpo, na altura correspondente ao membro superior, e aplicar a técnica SYAOL para a localização de pontos de acupuntura e seu tratamento (Figura 3).

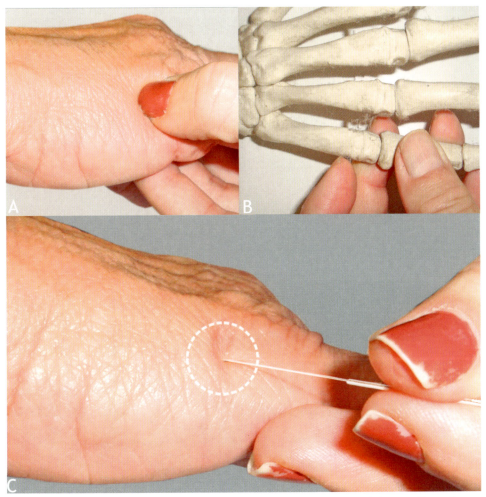

FIGURA 3 A e B: localização do ponto ID-3 (*Houxi*) do Meridiano Principal do *Xiao Chang* (Intestino Delgado), na face ulnar do 5º metacarpo, na região correspondente ao membro superior. C: inserção de agulha de acupuntura tocando o periósteo e sua manipulação.

- Para o tratamento do Meridiano Curioso *Yang Qiao Mai*, é utilizado o ponto B-62 (*Shenmai*) do Meridiano Principal do *Pangguang* (Bexiga), que se localiza pela técnica SYAOL na base da face lateral do 5º metatarso; aplicar a técnica SYAOL para localização de ponto de acupuntura e seu tratamento (Figura 4).

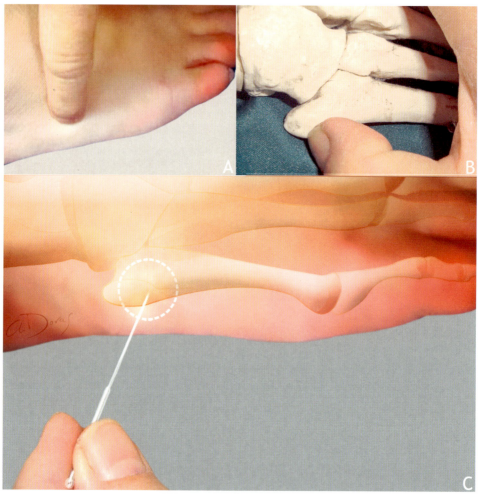

FIGURA 4 A e B: localização do ponto B-62 (*Shenmai*) do Meridiano Principal do *Pangguang* (Bexiga) na face lateral do 5º metatarso, na região correspondente ao pé. C: inserção de agulha de acupuntura tocando o periósteo e sua manipulação.

TRATAMENTO DE ARTRALGIA PELA TÉCNICA SYAOL: ACUPUNTURA ARTICULAR

A patologia articular afeta de modo global, isto é, geralmente atinge toda a articulação, tornando-se ela toda dolorosa; por isso, é difícil determinar qual ou quais Meridianos Principais afetados. Nesse caso, o tratamento por meio de Meridianos Principais torna-se de pouco efeito.

Melhores resultados são obtidos, no caso de artralgia não puntiforme, pelo uso dos pontos *Jing*, como acupuntura auricular (ponto tornozelo, que trata essa articulação como um todo), técnica YNSA (o ponto C trata a patologia articular do ombro) etc.

Pela técnica SYAOL, utiliza-se o método *Yuan Dao Ci* (Alto/Baixo), isto é, por simetria, e assim poder aplicar a técnica de tratamento ao oposto (Alto/Baixo). Em outros termos, as articulações do Alto têm correspondência com as do Baixo, e vice-versa (Quadro 1).

QUADRO 1 Correspondência entre os constituintes dos membros superior e inferior na relação Alto/Baixo, e vice-versa

Articulação	Correspondência
Membro superior	**Membro inferior**
Ombro	Quadril
Cotovelo	Joelho
Punho	Tornozelo
Carpo	Tarso
Metacarpo/falanges	Metatarso/falanges
Rádio-ulna (cotovelo)	Fíbula-tíbia (joelho)
Rádio-ulna (punho)	Fíbula-tíbia (tornozelo)

QUADRO 2 Correspondência de estruturas anatômicas membros superior e inferior, na relação Alto/Baixo e vice-versa

Membro superior	Articulação	Membro inferior
Epífise radial	Punho/Tornozelo	Maléolo medial
Epífise ulnar		Maléolo lateral
Articulação radioulnar distal		Articulação tibiofibular distal
Cabeça de rádio	Cotovelo/Joelho	Cabeça de fíbula
Côndilo medial		Côndilo medial
Epicôndilo lateral		Côndilo lateral
Tubérculo maior	Ombro/Quadril	Trocanter maior
Processo coracoide		Púbis
Articulação esternoclavicular		Articulação da púbis
Articulação metacarpofalangiana	Mão/Pé	Articulação metatarsofalângica
Articulação metacarpocárpica		Articulação metatarsotársica
Articulação interfalangiana		Articulação interfalangiana

QUADRO 3 Correspondência de articulações da coluna vertebral em relação ao conceito Alto e Baixo

Alto	Baixo
Occipital-C1	Cóccix
Segmento sacrococcígeo	Coluna cervical
C7-T1	L5-S1
T1-T2	L5-L4
T2-T3	L4-L3
T3-T4	L3-L2
T4-T5	L2-L1
T6-T7	L1-T12
T7-T8	T12-T11

Nas articulações correspondentes do membro superior com as do membro inferior e vice-versa, pode haver referência anatômica similar, como epífise radial com maléolo medial (Quadro 2). Assim como em uma estrutura longa, como a coluna vertebral, constituída de várias vértebras, pode haver relação Alto/Baixo (Quadro 3) e, dependendo do modo de relacionamento, pode haver várias situações de Alto/Baixo e vice-versa (Figura 5). Sempre haverá correspondência nas estruturas do corpo, sejam ósseas, musculares ou de partes moles (Figura 6).

Em virtude de haver essas correspondências entre o Alto e o Baixo, entre o *Yang* e o *Yin*, é que se pode aplicar a técnica *Yuan Dao Ci* (Alto/Baixo) juntamente com a técnica *Guan Ci* (Acupuntura articular), citadas no Ling Shu capítulo VII.[3] Na técnica do SYAA (Sistema Yamamura de Acupuntura Articular), são primeiramente determinadas as áreas de maior dor em torno da articulação comprometida, e com a digitopressão os pontos de dor na articulação correspondente. Por exemplo, na paciente das Figuras 7A, 7B e 7C, com dor no tornozelo direito, com limitação de movimento, calor e edema, os pontos mais sensíveis à digitopressão foram pré-maleolar lateral, retromaleolar lateral e na linha mediana anterior do tornozelo.

---

3 Huangdi Neijing LING SHU, Van Nghi, versão para Língua Portuguesa Ysao Yamamura. São Paulo: Center-AO; 2007.

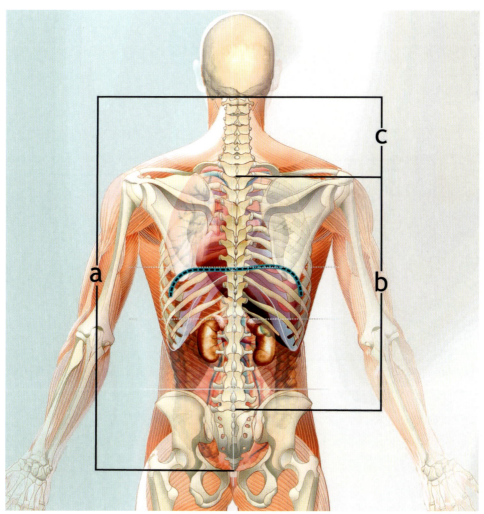

FIGURA 5 As correspondências entre o Baixo e o Alto, e vice-versa, da coluna vertebral podem ser: (a) relação entre o cóccix e a articulação atlantoccipital, (b) entre a articulação L5-S1 e C7-T1 e (c) correspondência entre C7 e C1. Com essas correspondências e outras existentes, por exemplo, entre L4-L5 e T1-T2, podem ser tratadas dores pontuais da coluna vertebral.

Fonte: acervo Center AO.

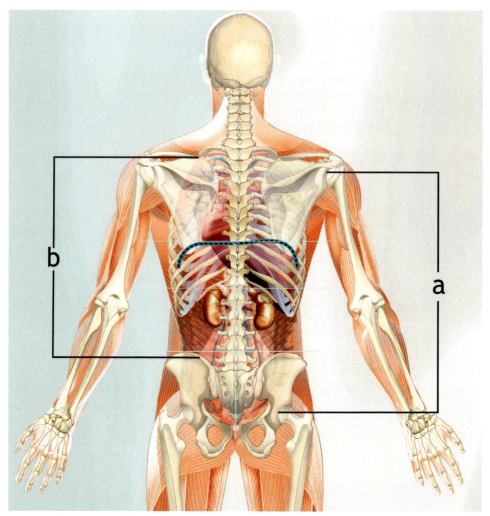

FIGURA 6 As correspondências entre o Baixo e o Alto, e vice-versa, dos membros superiores e inferiores podem ser: (a) entre a articulação coxofemoral e a articulação escapuloumeral; (b) correspondência entre a crista ilíaca e a margem superior da escápula. Outras relações entre o joelho e o cotovelo, entre o punho e o tornozelo e entre os dedos do pé e os dedos da mão.
Fonte: acervo Center AO.

Sistema Yamamura de Acupuntura Articular e Periarticular (SYAA)

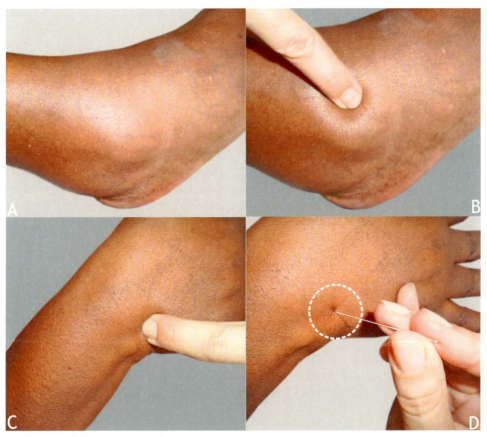

FIGURA 7A A: paciente com dor, edema e processo inflamatório do tornozelo direito. Nesse caso, deve-se procurar pontos dolorosos em volta da articulação. B: localização de dor na região pré-maleolar lateral. C: procura do ponto doloroso no Alto, isto é, na região dorsal ao processo estiloide da ulna. D: inserção e a manipulação de agulha de acupuntura.

202 Sistema Yamamura de Acupuntura

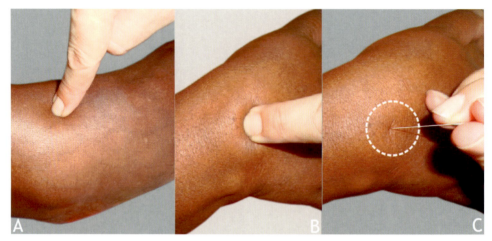

FIGURA 7B Paciente com dor, edema e processo inflamatório do tornozelo direito. A: localização de dor na região anterior do tornozelo. B: procura do ponto doloroso no Alto, isto é, na região dorsal da articulação do punho. C: inserção e a manipulação de agulha de acupuntura.

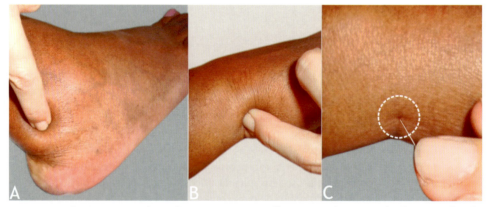

FIGURA 7C Paciente com dor, edema e processo inflamatório do tornozelo direito. A: localização de dor na região retromaleolar lateral. B: procura do ponto doloroso no Alto, isto é, na região ventral do processo estiloide da ulna, no punho. D: inserção e manipulação de agulha de acupuntura.

TRATAMENTO DE DOR DE MEMBRO SUPERIOR PELA TÉCNICA SYAA

Dor de ombro

A articulação do ombro é um local frequente de patologia, mormente dores, e pode ser originada por acometimento dos Meridianos Distintos, Curiosos, Principais e Secundários (Tendinomusculares). Em relação às afecções dos Meridianos Principais, podem ser decorrentes de Estagnação de *Qi* e/ou *Xue* (Sangue) nos Meridianos Principais que passam pela região e, dependendo do acometimento deles, provocam sintomas e sinais específicos (Quadro 4).

QUADRO 4   Manifestação clínica por acometimento de Meridianos Principais no ombro

Meridiano Principal acometido	Localização de ombralgia
Da Chang (Intestino Grosso)	Dor lateral e limitação de abdução do ombro
Fei (Pulmão)	Dor anterior e limitação de adução e rotação interna (levar a mão para o ombro contralateral)
Xiao Chang (Intestino Delgado)	Dor posterior e limitação de extensão e rotação interna (levar a mão para a região interescapular) com dor no ponto ID-10 (*Naoshu*)
Sanjiao (Triplo Aquecedor)	Dor posterior e limitação de extensão e rotação interna (levar a mão para a região interescapular) com dor no ponto TA-14 (*Jianliao*)
Xin (Coração)	Dor no cavo axilar, dor à adução do ombro e dor no ponto C-1 (*Jiquan*)

Todas as afecções que provocam ombralgia, seja por acometimento do Meridiano Distinto, seja do Curioso ou do Principal e Secundário, podem ser tratadas pela técnica SYAA, utilizando-se a região correspondente de dor na parte Baixo, ou seja, na articulação do quadril (Figuras 8 e 9); essa correspondência pode ocorrer entre as articulações do ombro e do quadril, assim como de partes moles correspondentes, por exemplo, o músculo deltoide tem correspondência com os músculos glúteos, os adutores do braço com adutores da coxa e assim por diante (Figura 10). As relações de correspondência existentes entre o ombro e o quadril (relação Alto/Baixo) também existem entre o quadril e o ombro (relação Baixo/Alto) (ver adiante).

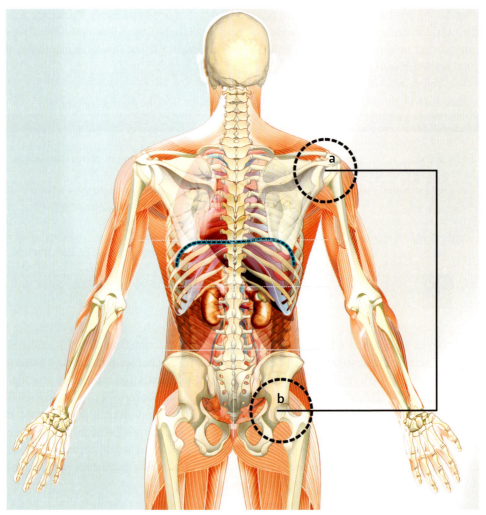

FIGURA 8 Correspondência das estruturas da articulação do ombro (a) com a do quadril (b).
Fonte: acervo Center AO.

Sistema Yamamura de Acupuntura Articular e Periarticular (SYAA) 205

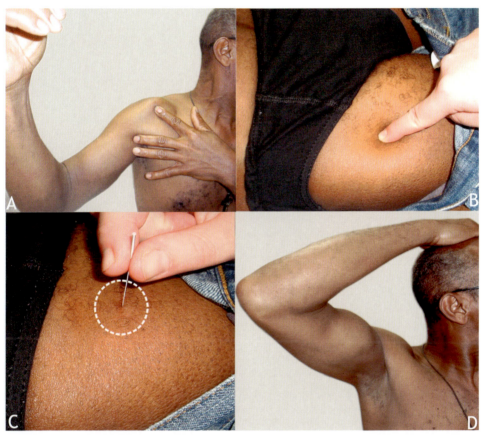

FIGURA 9   A: paciente com ombralgia direita na região anterior, com limitação de abdução do ombro. B: localização de correspondente no Baixo na região anterior e cranial ao trocanter maior do fêmur. C: inserção profunda e manipulação em várias direções. D: o resultado final imediato.

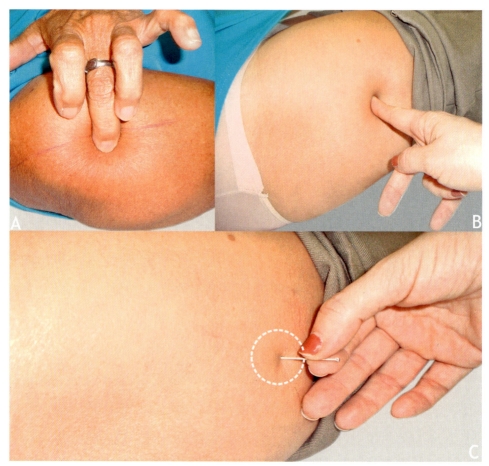

FIGURA 10 A: paciente com dor residual após tratamento pela acupuntura de ombralgia *Yang Ming* que se localiza na região cranial ao tubérculo maior do úmero. B: localização de dor na região cranial ao trocanter maior do fêmur. C: inserção de agulha de acupuntura profundamente na massa muscular e estimulação em várias direções até a remissão de dor do ombro.

DOR DE COTOVELO

O cotovelo e o joelho mantêm relação Alto/Baixo com semelhança em seus constituintes articulares (Quadro 2), e a correspondência se faz do lado medial do cotovelo com o lado medial do joelho, do anterior do cotovelo com a região anterior do joelho, do posterior do cotovelo com o posterior do joelho e do lateral do cotovelo com a região lateral do joelho (Figura 11). Essas correspondências são válidas na relação inversa, isto é, entre Baixo/Alto, entre o joelho e o cotovelo. De modo que patologia dolorosa que se localiza, por exemplo, no epicôndilo lateral (cotovelo) pode ser tratada por meio de estimulação do côndilo lateral do fêmur (Figura 12). Frequentemente, a queixa de gonalgia deve-se à dor localizada na face medial do joelho, inferior ao maléolo medial (área da pata de ganso), não se tratando de dor do ponto de acupuntura (BP-9), mas sim de partes moles. Ela pode ser tratada, por correspondência, na face medial do cotovelo, no terço superior da ulna, conforme ilustra a Figura 11.

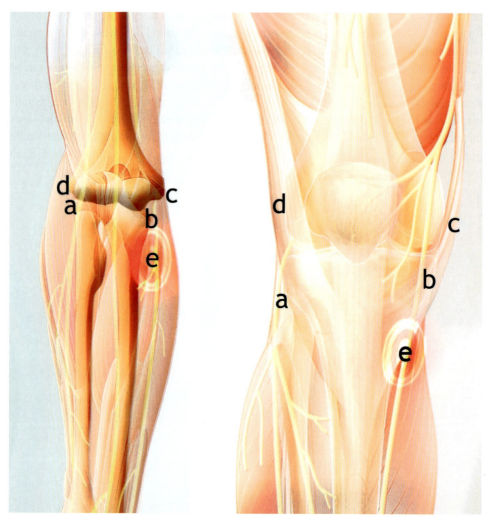

FIGURA 11 As figuras mostram as semelhanças existentes entre os componentes articulares do cotovelo e do joelho, levando em conta as regiões, e essas relações são utilizadas no tratamento pela técnica SYAA: (a) cabeça do rádio e cabeça da fíbula; (b) ulna e tíbia; (c) epicôndilo medial e côndilo medial do fêmur; (d) epicôndilo lateral e côndilo lateral do fêmur; (e) pata de ganso no joelho e terço proximal medial do antebraço.
Fonte: acervo Center AO.

EPICONDILITE LATERAL DO ÚMERO

É também conhecida como "cotovelo de tenista", cuja dor se localiza no epicôndilo lateral do úmero e se irradia para a região anterolateral do antebraço; em casos crônicos, pode evoluir para fibrose e não se trata de patologia do Meridiano Principal do *Da Chang* (Intestino Grosso).

O tratamento pela técnica SYAA inicialmente é feito com a estimulação de TA-16 (*Tianyou*), localizado na face ulnar do 4º metacarpo, na altura correspondente ao pescoço, porque essa dor é eminentemente emocional, salvo traumatismo. Em seguida, deve-se procurar pontos ou áreas de dor no côndilo femoral lateral fazendo digitopressão. Uma vez determinados esses pontos (ou áreas), é feita a inserção de agulha de acupuntura seguindo a técnica SYAOL, isto é, a agulha é introduzida até o periósteo, procurando com a ponta de agulha de acupuntura pontos sensíveis; é feita a estimulação de agulha e em seguida se faz a mesma manobra em várias direções, até a remissão de dor no epicôndilo lateral do cotovelo (Figura 12).

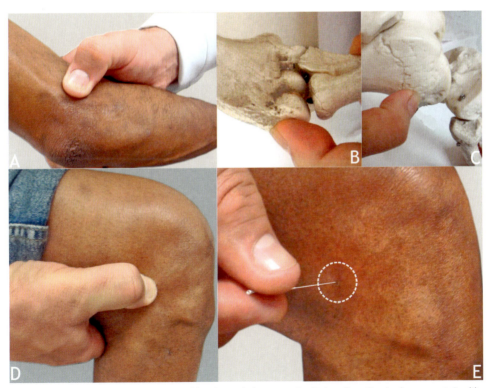

FIGURA 12   A: paciente com epicondilite lateral do cotovelo. B: localização de dor no epicôndilo lateral do cotovelo. C e D: para o tratamento, deve-se procurar a área de dor à digitopressão no côndilo lateral da tíbia. E: inserção e manipulação de agulha de acupuntura, que é feita em várias direções até a remissão de dor no cotovelo.

EPICONDILITE MEDIAL DO ÚMERO

A dor localiza-se no epicôndilo medial do úmero (Figura 13). Deve ser feito diagnóstico diferencial com a dor que se localiza no ponto C-3 (*Shaohai*), ponto Água do Meridiano Principal do *Xin* (Coração); este se situa um pouco anteriormente ao côndilo medial do úmero.

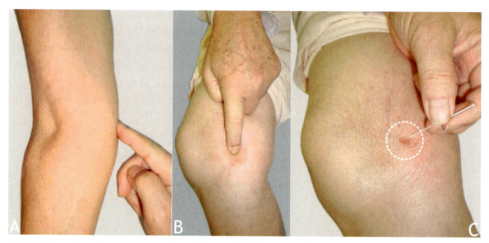

FIGURA 13 A: paciente com epicondilite medial do cotovelo. B: para o tratamento dessa dor deve-se procurar a área de dor à digitopressão no côndilo medial da tíbia. C: inserção e manipulação de agulha de acupuntura, que é feita em várias direções até a remissão de dor no cotovelo.

DOR NO ENTORNO DA CABEÇA DO RÁDIO

Não se trata de epicondilite lateral do úmero, mas de dor que se localiza em torno da cabeça do rádio, seja na região anterior, lateral ou posterior. Pode haver dor espontânea ou aos esforços de movimento de pronossupinação, e, quando a área é pressionada, provoca dor intensa (Figura 14). Para o tratamento pela técnica SYAA, devem ser procuradas áreas de dor na região ao correspondente no Baixo, isto é, em torno da cabeça da fíbula. Se a dor for na região lateral à cabeça do rádio, é nessa localização que deve ser procurada, em relação à cabeça da fíbula, e aplicar a técnica SYAOL. Aqui, como se trata de partes moles do controle, significa que poderão ser encontrados vários micropontos da dor na região em torno da fíbula, e todos devem ser tratados (Figura 14).

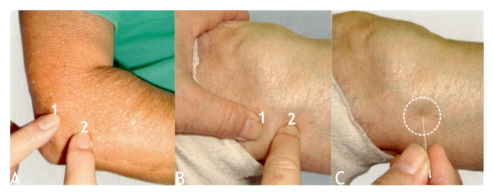

FIGURA 14 A: paciente com dor em torno da cabeça do rádio (A2). A1: epicôndilo lateral do úmero. Para o tratamento pela técnica SYAA, deve-se procurar a área de dor à digitopressão em torno da cabeça da fíbula (B2). B1: côndilo lateral do fêmur. C: inserção e manipulação de agulha de acupuntura, que é feita em várias direções, até a remissão de dor no cotovelo.
SYAA: Sistema Yamamura de Acupuntura Articular.

DOR NO PUNHO E MÃO

Várias afecções do punho e da mão podem ser tratadas pela técnica de Acupuntura Articular; são locais de acometimento mais amplo de articulações, como na artrite reumatoide, sendo por isso mesmo difícil de determinar qual ou quais Meridianos Principais estão acometidos. Essa técnica (por simetria) pode auxiliar grandemente no alívio de dor, assim como no tratamento de artrites sépticas (em cuja articulação ou região periarticular comprometidas não se deve inserir agulha de acupuntura), ou mesmo no pós-operatório de cirurgias articulares ou uso de imobilizações, não esquecendo de utilizar o Meridiano Curioso *Dai Mai*, por se tratar de patologia de articulações e outros Meridianos Curiosos que estiverem acometidos como o *Yang Qiao Mai* e o *Yang Wei*.

Uma dor na articulação radioulnar distal ("pulso aberto") pode ser tratada pela técnica SYAA, conforme a Figura 15.

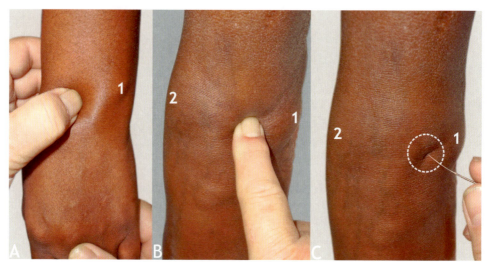

FIGURA 15 Paciente com dor na articulação radioulnar distal (A). A1: processo estiloide da ulna; para o tratamento dessa dor pela técnica SYAA, deve-se procurar dor na articulação correspondente no Baixo, que é a articulação tibiofibular distal (B). B1: maléolo lateral. B2: maléolo medial do tornozelo. C: inserção e manipulação de agulha de acupuntura.
SYAA: Sistema Yamamura de Acupuntura Articular.

No caso de dor por rizartrose (artrose da articulação metacarpocárpica) do polegar com dor, limitação do movimento ou mesmo subluxação que impede o movimento de adução do polegar, a articulação correspondente no pé é a articulação metatarsotársica do hálux. Na primeira (rizartrose), deve-se procurar pontos dolorosos e, em seguida, localizar pontos de dor na articulação correspondente no pé, inserir a agulha de acupuntura na articulação e fazer a manipulação dela em várias direções, até a remissão da dor (Figuras 16 e 17).

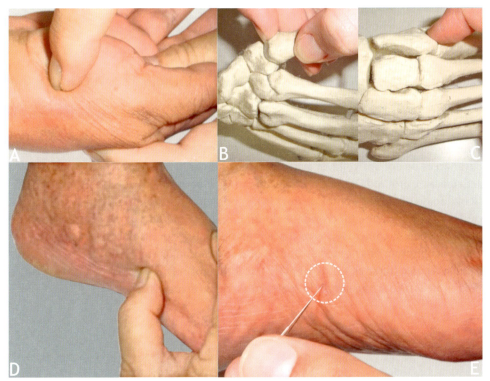

FIGURA 16 A: paciente com dor por rizartrose. B: localização anatômica da articulação metacarpocárpica do polegar (dedo indicador). C e D: localização da articulação metatarsotársica do hálux. E: inserção de agulha de acupuntura articular e sua manipulação em várias direções, até a remissão da dor no polegar.

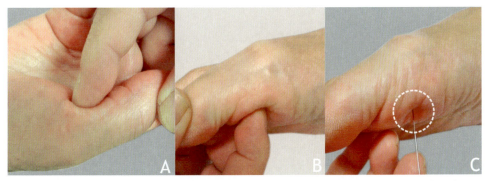

FIGURA 17 A: paciente com dor na face ventral da articulação metacarpofalangiana do polegar. B: localização da dor na face ventral da articulação metatarsofalangiana do hálux. C: inserção e manipulação de agulha de acupuntura em várias direções, até a remissão da dor do polegar.

DORES DO MEMBRO INFERIOR

As dores do membro inferior, pela técnica SYAA, são tratadas no membro superior (Quadro 2 e Figuras 6 e 11).

TRATAMENTO DE DORES DA REGIÃO DO QUADRIL PELA TÉCNICA SYAA

Dor de quadril por artrose coxofemoral, geralmente com limitações de movimentos de rotação interna, cuja dor se localiza na região anterior da prega inguinal. A abdução é limitada por retração dos músculos adutores da coxa. Pela técnica SYAOL, deve-se procurar áreas de dor em volta de articulação coxofemoral, fazendo palpação profunda (a articulação é profunda). Uma vez determinadas as localizações, deve-se procurar na articulação do ombro os pontos de dor correspondentes por simetria (lembrar que o trocanter maior = grande tuberosidade do úmero; prega inguinal = prega axilar anterior, púbis = processo coracoide; crista ilíaca = margem superior da escápula), inserir a agulha de acupuntura nos pontos de dor no ombro e estimular em várias direções, e com a mesma técnica tratar as várias áreas de dor. Procurar novos pontos de dor no quadril, pois as áreas de dor vão surgindo (perseguir a dor) (Figura 18).

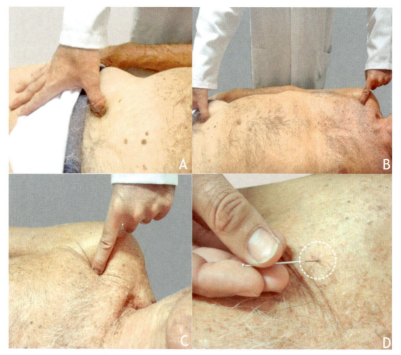

FIGURA 18   A: paciente com artrose do quadril, referindo-se a dor na prega inguinal direita. B2 e C: localização da dor simétrica na prega axilar anterior. D: inserção e manipulação de agulha de acupuntura em várias direções, até a remissão da dor primária no quadril.

DOR NA FACE LATERAL DO QUADRIL (BURSITE PERITROCANTÉRICA)

Dor na face lateral do quadril diagnosticada pode ser causada por bursite peritrocantérica ou simplesmente dor em decorrência de fator emocional e que impede a marcha normal; por não se tratar de afecção do Meridiano Principal do *Dan* (Vesícula Biliar), pode não haver bom resultado com o uso desse Meridiano. Deve ser feita uma localização mais precisa dessa dor, em relação a alguma referência anatômica (no caso, com o trocanter maior do fêmur) e procurar por meio de digitopressão de dor secundária ou no Alto, que corresponde à face lateral do ombro e tomando como referência o tubérculo maior do úmero; fazer o tratamento seguindo a técnica SYAA (Figuras 19 e 20).

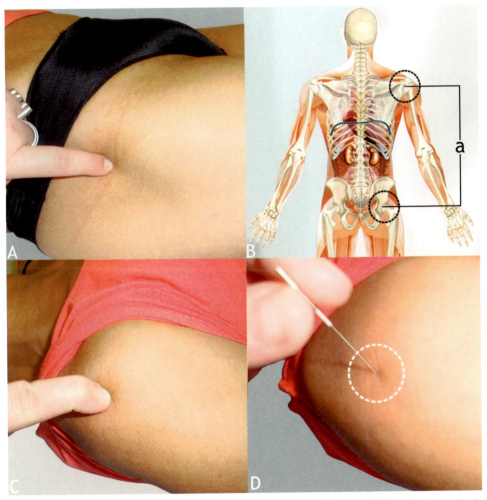

FIGURA 19 A: paciente com dor peritrocantérica na face lateral do quadril. B: relação anatômica entre as partes moles do quadril e do ombro. C: localização da dor correspondente ao membro inferior tomando como referência o tubérculo maior do úmero. D: inserção e manipulação de agulha de acupuntura em várias direções, até a remissão da dor no quadril.

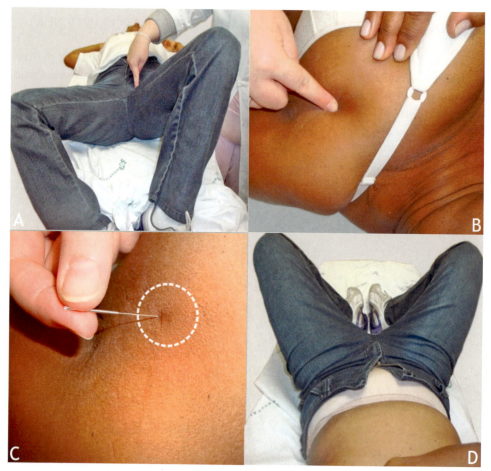

FIGURA 20 A: paciente com dor nos adutores da coxa com limitação de abdução e localização do ponto mais doloroso. B: dor na prega axilar, procurando-se ponto de dor no tendão dos adutores do braço. C: inserção e manipulação de agulha de acupuntura em várias direções no tendão. D: remissão da dor e da limitação de adução do quadril.

TRATAMENTO DE GONALGIA PELA TÉCNICA SYAA

O tratamento pela técnica SYAA é realizado no cotovelo (Figura 11).

DOR NA REGIÃO ANTERIOR DO JOELHO

Condromalácia de patela, dor na inserção do tendão quadricipital, no tendão patelar, bursite pré-patelar ou sinovite

Todas essas dores da região anterior do joelho podem ser tratadas pela técnica SYAA, procurando áreas dolorosas à digitopressão na região anterior do cotovelo e tratar pela técnica SYAOL (Figura 21).

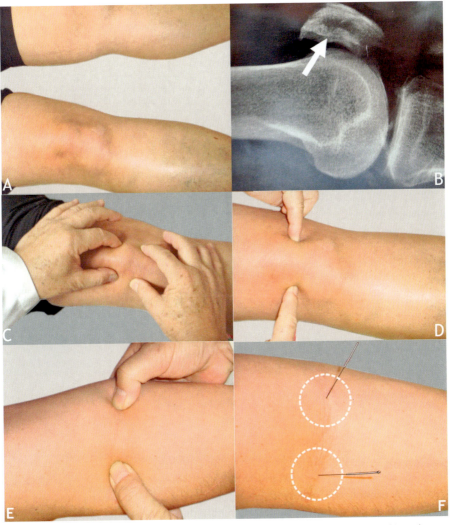

FIGURA 21   A: paciente com gonalgia bilateral na região anterior por condromalácia de patela. B: lesão da patela. C: sinal de crepitação da patela. D: localização de dor mais intensa parapatelar. E: procura de pontos dolorosos na região anterior do cotovelo. F: inserções de agulhas de acupuntura e manipulação até a remissão da dor do joelho.

DOR DE ARTROSE DE JOELHO

É frequente o aparecimento de dor de joelho, principalmente em mulheres de mais idade com aumento de peso e com queixa típica de artrose, que se manifesta na interlinha articular medial do joelho; essa dor se caracteriza por apresentar-se ao se levantar da cama pela manhã, e, após alguns passos, melhora, reaparecendo à tarde. Nesse caso, deve-se procurar pontos de dor na interlinha do lado medial do joelho (Figura 11); buscar a localização de dor no Alto, que corresponde ao cotovelo na interlinha medial dessa articulação, e fazer tratamento pela técnica SYAOL (Figura 22).

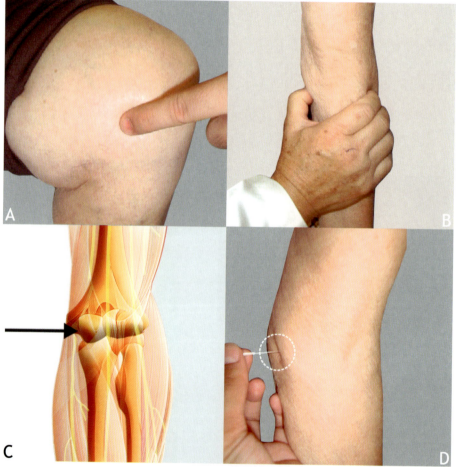

FIGURA 22 A: paciente com artrose de joelho, obesa, com dor localizada na interlinha articular medial. B: local de dor na interlinha articular medial do cotovelo. C: localização anatômica. D: inserção de agulha de acupuntura perpendicularmente no cotovelo, e sua estimulação, que deve ser feita em várias direções, pois a dor no joelho não é puntiforme, mas ocorre em uma pequena área; estimular até a remissão da dor no joelho.

DOR NA "PATA DE GANSO" (JOELHO)

É a dor que se localiza na inserção dos tendões que forma a "pata de ganso" na face medial infracondilar da tíbia. É muitas vezes confundida como "dor no joelho" (articulação), e é frequente em paciente com a artrose do joelho; por isso, muitas vezes confundida como tal e com certo grau de obesidade. Não se trata de patologia do ponto BP-9 (*Yinlingquan*) do Meridiano Principal do *Pi* (Baço/Pâncreas), mas sim de dor na massa adiposa.

Para o tratamento pela técnica de Acupuntura Articular, técnica Alto/Baixo, deve-se procurar área dolorosa correspondente na face medial do cotovelo, um pouco distalmente à interlinha articular do cotovelo, e deve-se inserir a agulha de acupuntura em várias direções, conforme a técnica de SYAOL, até a remissão da dor (Figura 23).

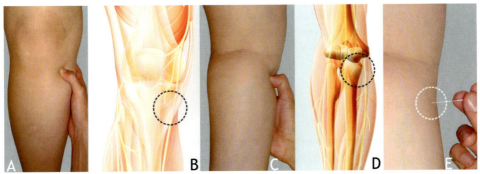

FIGURA 23 A: paciente com dor localizada na gordura da "pata de ganso", um pouco caudal à interlinha articular medial. B: localização anatômica da "pata de ganso". C: no cotovelo, a procura de área dolorosa na região medial e um pouco distal à interlinha articular medial do cotovelo. D: localização anatômica. E: inserção de agulha de acupuntura perpendicularmente e sua estimulação, que deve ser feita em várias direções, pois a dor na "pata de ganso" não é puntiforme, mas em uma pequena área.

DOR NA FOSSA POPLÍTEA

A dor na região da fossa poplítea pode dever-se à estagnação de *Qi* e de *Xue* (Sangue) no ponto B-40 (*Weizhong*) e/ou no B-39 (*Weiyang*) do Meridiano Principal do *Pangguang* (Bexiga), que pode promover, além da dor, aumento de volume com ou sem telangiectasia ou mesmo formação de cisto (Baker), independentemente da patologia; para o tratamento deve-se procurar ponto doloroso na região posterior do cotovelo supraolecraniana (Figura 24).

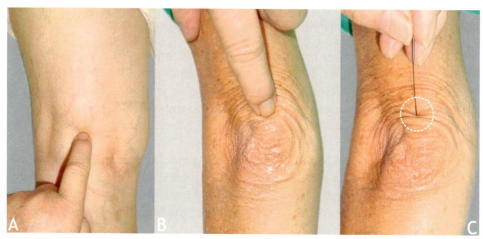

FIGURA 24 A: paciente com dor localizada no cavo poplíteo da região posterior do joelho. B: no cotovelo, a procura de área dolorosa na região posterior, na área supraolecraniana. C: inserção de agulha de acupuntura perpendicularmente e sua estimulação, que deve ser feita em várias direções, pois a dor no cavo poplíteo não é puntiforme, mas uma pequena área.

DOR NO TORNOZELO

As dores de afecções articulares geralmente não são puntiformes, mas abrangem uma área periarticular com diferentes níveis de intensidade de dor; esses locais devem ser demarcados, e, uma vez tratadas, outras dores podem surgir em outros locais. Estas também devem ser tratadas (ver Figuras 7A, 7B e 7C). A Figura 25 refere-se a uma paciente que teve fratura-luxação de tornozelo há 6 meses. Apesar da consolidação óssea, ainda persiste dor e edema que piora à deambulação. Foram procuradas áreas de dor mais sensíveis e feito tratamento pela técnica de Acupuntura Articular.

No caso de dor pontual de tornozelo, deve-se procurar ponto de dor correspondente no Alto, isto é, no punho em que o maléolo medial corresponde ao processo estiloide do rádio e o maléolo lateral ao processo estiloide da ulna (Figura 26).

No caso de artrite gotosa de articulação metatarsofalângica do hálux, como toda a região em volta da articulação está dolorosa, procuram-se pontos de dor em volta de articulação metacarpofalângica do polegar e nesses pontos se insere a agulha de acupuntura conforme a técnica SYAA (Figuras 27 e 28).

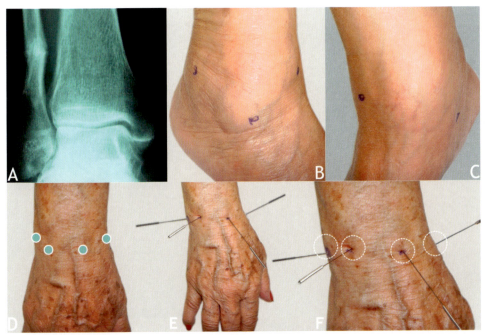

FIGURA 25 A: fratura-luxação de tornozelo consolidada. B e C: edema do tornozelo e marcação de pontos mais sensíveis à palpação. D: as localizações de pontos dolorosos correspondentes no punho homolateral. E e F: inserção e manipulação de agulha de acupuntura. Houve boa melhora da dor no tornozelo e feito seguimento subsequente, com redução do edema e de dor.

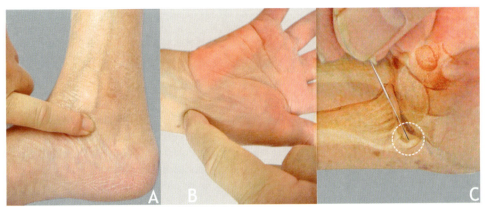

FIGURA 26 A: paciente com dor na região inframaleolar medial. B: procura de ponto doloroso na face ventral do processo estiloide do rádio. C: inserção e manipulação de agulha de acupuntura.

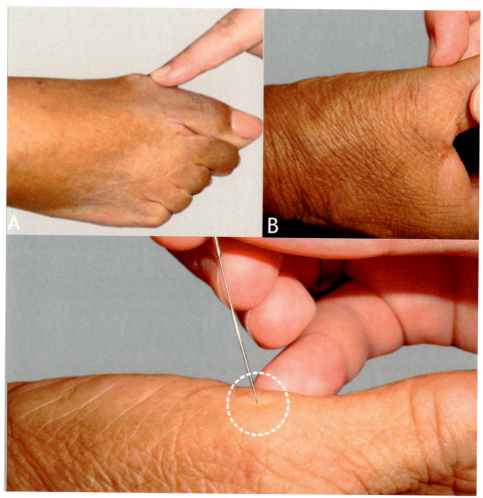

FIGURA 27 A: paciente com dor na face medial da articulação metatarsofalângica do hálux (joanete incipiente); em B, a localização da dor correspondente na face radial da articulação metacarpofalângica do dedo polegar, procurando-se o local da dor com pressão ungueal; C: inserção e manipulação da agulha de acupuntura.

Sistema Yamamura de Acupuntura Articular e Periarticular (SYAA) 223

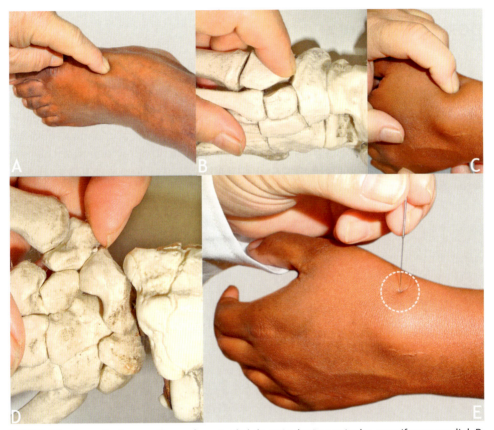

FIGURA 28   A: paciente com dor na face medial da articulação navicular-cuneiforme medial. B: localização no esqueleto. C: localização da dor correspondente na região dorsorradial da mão. D: localização anatômica da articulação trapézio-escafoide correspondente à articulação entre navicular e cuneiforme média. E: inserção e manipulação da agulha de acupuntura.

TRATAMENTO DE DOR DE COLUNA VERTEBRAL E DA CAIXA TORÁCICA PELA TÉCNICA SYAA

A coluna vertebral também apresenta correspondência entre o Baixo e o Alto e vice-versa (Figura 5), podendo usar dessa correspondência para tratar dores pontuais da coluna vertebral (ver adiante); assim, existem relações de correspondência entre a região anterior e a posterior ou entre a parte lateral e a medial de um osso ou de articulação.

DOR NA CLAVÍCULA

Dor na articulação esternoclavicular ou na articulação acromioclavicular, seja por inflamação e/ou artrose, seja pós-traumática, pode ser tratada pela técnica SYAA, considerando que, se a dor se localizar na parte *Yin*, isto é, na articulação esternoclavicular, o tratamento pode ser feito pela parte *Yang*, ou seja, na articulação acromioclavicular, procurando-se nesta articulação áreas de dor e inserir agulha de acupuntura em várias direções, até a melhora da dor. Ou, no caso de dor na articulação acromioclavicular, ela pode ser tratada procurando-se áreas de dor na articulação esternoclavicular e nelas inserir agulhas de acupuntura (Figuras 29A e 29B).

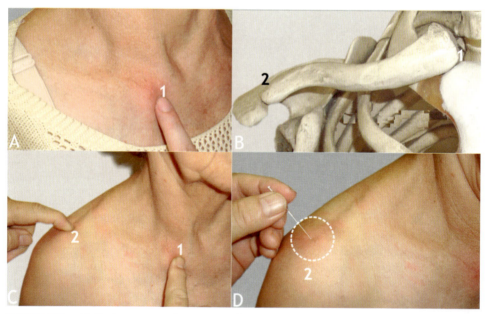

FIGURA 29A   A1: Paciente com dor na articulação esternoclavicular. B1 e C1: localização da articulação esternoclavicular. B2 e C2: articulação acromioclavicular, que corresponde ao lado oposto pela técnica SYAA. D2: inserção e manipulação de agulha de acupuntura. Se a dor na articulação esternoclavicular for difusa, com vários pontos de dor, devem ser inseridas várias agulhas na articulação acromioclavicular.
SYAA: Sistema Yamamura de Acupuntura Articular.

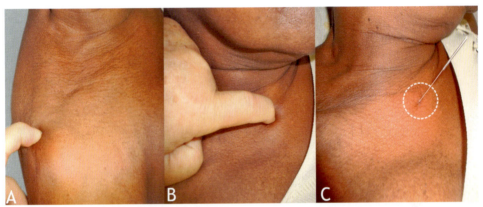

FIGURA 29B A1: Paciente com dor na articulação acromioclavicular. A2: localização da articulação esternoclavicular. B2: localização da articulação esternoclavicular, que corresponde ao lado oposto à articulação acromioclavicular. C2: inserção e manipulação de agulha de acupuntura. Se a dor na articulação acromioclavicular for difusa, com vários pontos de dor, devem ser inseridas várias agulhas na articulação esternoclavicular.

DOR NAS COSTELAS

A relação de correspondência de costela é de anterior/posterior e vice-versa; assim, dor na articulação costovertebral pode ser tratada pela articulação esternocostal, ou dor costal que se localiza na região anterior pode ser tratada procurando-se o correspondente na parte posterior (Figuras 30 a 32).

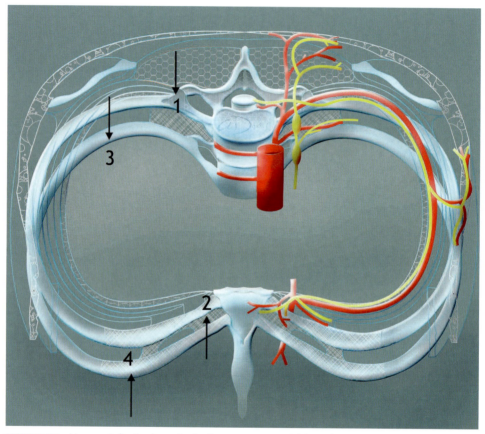

FIGURA 30 Uma patologia da articulação esternocostal (1) pode ser tratada procurando-se ponto de dor na articulação costovertebral (2) da costela correspondente ou, se a dor se localizar na costela (3), procurar a dor correspondente na região anterior (4). O mesmo raciocínio para dores intercostais.

Fonte: acervo Center AO.

Sistema Yamamura de Acupuntura Articular e Periarticular (SYAA) 227

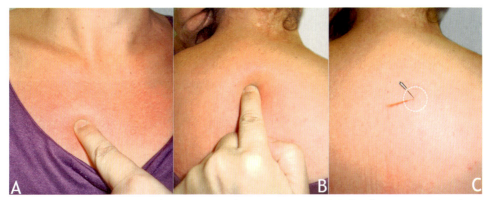

FIGURA 31 A: paciente com dor na 2ª articulação esternocostal. B: localização posterior da 2ª articulação costovertebral, que corresponde ao oposto (anterior/posterior) da 2ª articulação esternocostal. C: inserção e manipulação de agulha de acupuntura.

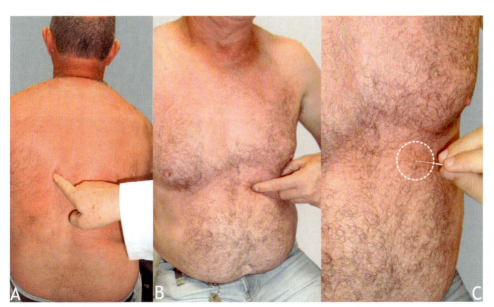

FIGURA 32 A: paciente com dor na 8ª articulação costovertebral. B: localização anterior da 8ª articulação condrocostal, que corresponde ao oposto (anterior/posterior) da 8ª articulação costovertebral. C: inserção e manipulação de agulha de acupuntura até a remissão da dor dorsal.

DOR NA COLUNA VERTEBRAL

As dores da coluna vertebral pontuais, como dor em um processo espinhoso ou em uma articulação (dor interespinhosa), podem ser tratadas pela relação Alto/Baixo ou Baixo/Alto (Figuras 33 e 34).

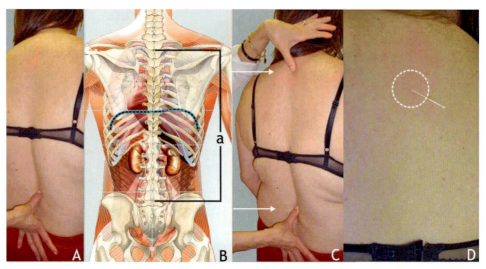

FIGURA 33 A: paciente com lombalgia localizada entre L4-L5. B: a correspondência anatômica entre as vértebras L4-L5 e T1-T2. C1: localização do espaço entre T1 e T2, que corresponde ao Alto do L4-L5. D: inserção e manipulação de agulha de acupuntura até a remissão da dor lombar.
Fonte: acervo Center AO.

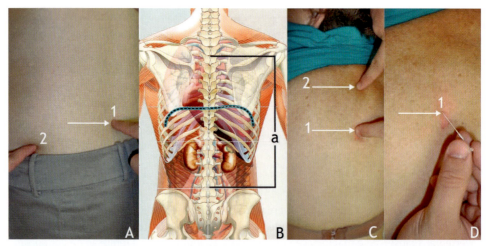

FIGURA 34 A: paciente com lombalgia localizada entre L3-L4 (A1). A2: margem superior da crista ilíaca. B: a correspondência entre L3-L4 e T2-T3. C2: localização do espaço entre C7 e T1. C1: localização do espaço T2-T3, que corresponde ao Alto do L3-L4. D: inserção e manipulação de agulha de acupuntura até a remissão da dor lombar.
Fonte: acervo Center AO.

Uma das queixas de dor de difícil tratamento é a coccigodinia (não confundir com dor no Meridiano Principal do *Pangguang* (Bexiga); esta é um pouco lateral à linha mediana posterior). Pela técnica SYAA, a dor correspondente à coccigodinia, no Alto, corresponde ao espaço entre o occipital e a primeira vértebra cervical; aplicar a técnica SYAA para localização e estimulação do ponto (Figura 35).

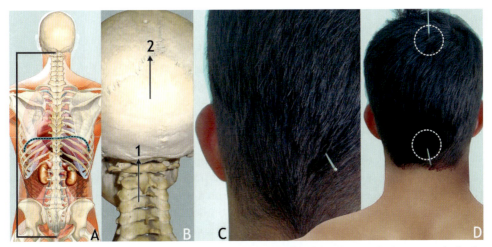

FIGURA 35 Paciente com coccigodinia. A: correspondência entre o cóccix e a articulação atlantoccipital pela relação Alto/Baixo. B: a localização dos pontos em que pode ser tratada a coccigodinia pela técnica SYAA. B1: a localização da área da articulação atlantoccipital, que corresponde ao Alto da ponta do cóccix. C: inserção de agulha de acupuntura. B2: a localização da área do cóccix pela técnica de acupuntura occipital, que se situa alguns milímetros caudalmente ao lambda. D: inserção de agulha de acupuntura nesse ponto.

SYAA: Sistema Yamamura de Acupuntura Articular.

Fonte: acervo Center AO.

11

Sistema Yamamura de Acupuntura dos Pontos Craniométricos (SYA Pontos Craniométricos). Aplicações clínicas

O crânio e o couro cabeludo, por relacionarem-se intimamente com o *Shen Qi* (Energia dos Rins), são locais de manifestação dos pontos *Jing* [Quintessência dos *Zang* (Órgãos)], podendo esses pontos estar isolados ou agrupados como na acupuntura escalpeana, YNSA. Serão descritos três sistemas, um localizado nos ossos do crânio, nos pontos craniométricos, chamado de técnica de Acupuntura dos Pontos Craniométricos; o segundo, na linha de implantação dos cabelos, que constitui o Sistema de Acupuntura da Linha de Implantação dos Cabelos (SYALIC); e o terceiro localizado no osso occipital (SYAOO). Todos esses sistemas estão relacionados ao *Jing Shen*, portanto ao *Shen* (Rins).

SISTEMA YAMAMURA DE ACUPUNTURA DOS PONTOS CRANIOMÉTRICOS

A região cefálica, a parte mais *Yang* do corpo humano, é composta principalmente pelos ossos do crânio, encéfalo e o couro cabeludo; todos eles têm relação íntima com o *Shen* (Rins): estão relacionados com as funções energéticas do *Shen* (Rins) pela via do *Jing Shen* (Quintessência Energética) e da medula espinal (Capítulo 3).

O encéfalo ou o "mar das medulas" é a parte mais ativa e nobre do *Shen* (Rins) e constitui a origem de toda atividade do corpo físico, seja originando e mantendo o *Shen Qi* (Energia Mental), seja transformando os impulsos do *Yi* (Pensar) em atividade (por meio de neurotransmissores) e harmonia dos *Zang Fu* (Órgãos e Vísceras) e do sistema musculoesquelético.

Em outros termos, a atividade de *Shen Qi* (Energia Mental) pode, em resumo, manifestar-se em três níveis:

1. **Atividade do *Yi* (Pensar) e da Consciência (*Shen*)**, este composto de *Hun, Po, Zhi, Yi* e *Shen*, que são os responsáveis pela atividade mental (emocional, mental e psíquica) e pela formação e atividade fisiológica dos *Zang Fu* (Órgãos e Vísceras) cor-

respondentes. Na patologia, manifestam-se pelas respectivas emoções destrutivas, que são a raiva e revolta relacionadas ao *Hun* (Alma Vegetativa), indecisão e tristeza profunda e angústia dependentes do *Po* (Alma Sensitiva), desânimo e medo, ao *Zhi* (Vontade), preocupação excessiva e obsessão, ao *Yi* (Pensar), e distúrbios de consciência, ao *Shen*. Essas emoções podem levar à desarmonia energética do *Yin* e do *Yang* dos *Zang Fu* (Órgão e Vísceras), instalando-se, então, processo de adoecimento.

2. **Estando o *Shen Qi* (Energia Mental) em distúrbios por fatores emocionais**, ainda em nível imaterial, é preciso, então, a mobilização de elementos ou de substâncias para que possam agir no corpo físico (*Xing*), fenômeno este conhecido em neurociências como transdução,[1] atuando no eixo hipotálamo-hipófise-adrenal, com consequente efeito sobre o sistema imunoneuroendócrino e humoral (Figura 1).

A questão é: será que pode haver uma via em que o efeito de acupuntura pode interferir nesse sistema composto do eixo psiconeuroimunoendócrino?

3. **As desarmonias energéticas dos *Zang Fu* (Órgãos e Vísceras)**, que se manifestam por doenças e/ou acometimento dos Meridianos (de origem interna e/ou externa), podem provocar dores viscerais e periféricas sentidas na área somestésica do encéfalo. De modo que a origem, o desenvolvimento e a instalação da doença têm origem no encéfalo.

Este capítulo visa determinar se na região encefálica existem pontos de acupuntura que possam interferir nos três processos descritos, isto é, no *Shen Qi*, hipotálamo e hipófise.

---

1 Consultar: Rossi EL. A psicobiologia da cura mente-corpo. Campinas: Editorial Psy; 1997.

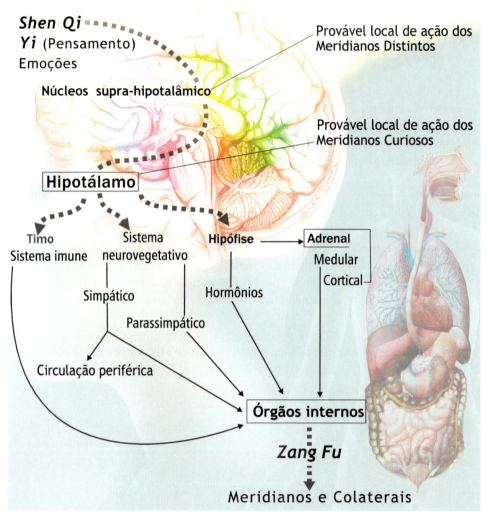

FIGURA 1 Esquema de como o *Yi* (Pensar/Imaginar/Emoções) faria a transdução para os órgãos internos (*Zang Fu*). O *Yi* deve se processar nos núcleos supra-hipotalâmicos e, destes, por meio de neurotransmissores, ativar o hipotálamo para iniciar o processo de execução com participação do timo, do sistema neurovegetativo e do eixo hipófise-adrenal. As funções relacionadas com os Meridianos Distintos devem corresponder às atividades do eixo supra-hipotalâmico-hipotálamo, e os Meridianos Curiosos, ao eixo hipotálamo-hipófise-adrenal.

Fonte: acervo Center AO.

As fontanelas, espaços entre os ossos do crânio do recém-nascido, constituem – segundo os antigos chineses – locais de penetração de *Tian Qi* (Energia Celeste), pois o neonato com imaturidade de *Qi* Adquirido precisaria de bastante *Qi* Externo para formar o *Xing* (Corpo Físico) (Figura 2), pois seu *Yang* ainda é imaturo. Essa concepção talvez seja a origem de os monges e os padres fazerem tonsura na área correspondente ao ponto VG-20 (*Baihui*), para receber a "Luminosidade" do Céu, e de os antigos mongóis, ao rasparem a cabeça, deixarem uma mecha de cabelos na mesma área, para proteção.

As fontanelas de um recém-nascido são em número de cinco: anterior, posterior, anterolateral, posterolateral e násio.

Com o crescimento dos ossos do crânio, eles se fundem, formando suturas (coronal, sagital), e as fontanelas passam a ser área de confluência das suturas, formando-se áreas conhecidas como pontos craniométricos (Figura 3). Assim:

- Fontanela anterior forma o ponto craniométrico Bregma.
- Fontanela posterior forma o ponto craniométrico Lambda.
- Fontanela anterolateral forma o ponto craniométrico Ptério.
- Fontanela posterolateral forma o ponto craniométrico Astério.
- Fontanela anterior forma o ponto craniométrico Násio.

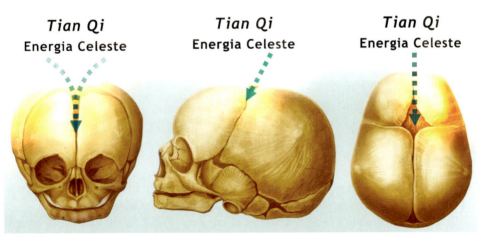

FIGURA 2   Os antigos chineses consideravam que as fontanelas eram locais de entrada do *Tian Qi* (Energia Celeste), pois os recém-nascidos precisariam de bastante *Yang Qi* para seu desenvolvimento.

Fonte: acervo Center AO.

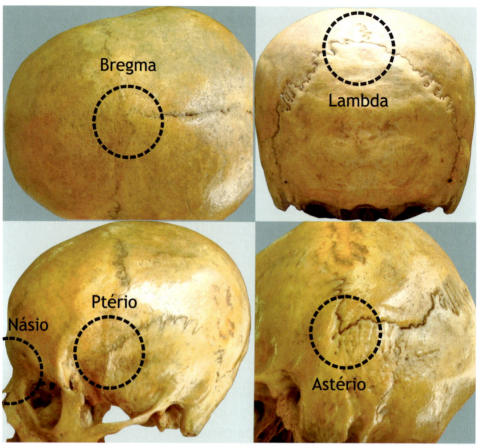

FIGURA 3 Os pontos craniométricos são resquícios das fontanelas e poderiam ainda ser locais de penetração do *Tian Qi* (Energia Celeste) (peça anatômica da Disciplina de Anatomia da EPM/UNIFESP).

Fonte: acervo Center AO.

A questão é: será que no adulto, com o fechamento das fontanelas, formando os pontos craniométricos, elas teriam ainda a função de captar o *Qi* Celeste?

Fazendo uma analogia com o eletroencefalograma (EEG), as atividades dos neurônios, ou seja, as variações de potencial elétrico dos neurônios, podem ser captadas por meio de eletrodos colocados no couro cabeludo e, ao serem amplificadas por meio de um dispositivo, elas podem ser registradas em um gráfico (EEG) (Figura 4). Esse fato, em termos do *Yin* e do *Yang*, significa que a atividade *Yin* (interior) que está ocorrendo no encéfalo pode ser captada no *Yang* (Exterior) (Figura 4). Portanto, pela teoria do *Yang* e *Yin*, forçosamente deveria ter um sistema que do Exterior (*Yang*) possa agir diretamente sobre o Interior (*Yin*).

Sistema Yamamura de Acupuntura dos Pontos Craniométricos (SYA Pontos Craniométricos) 235

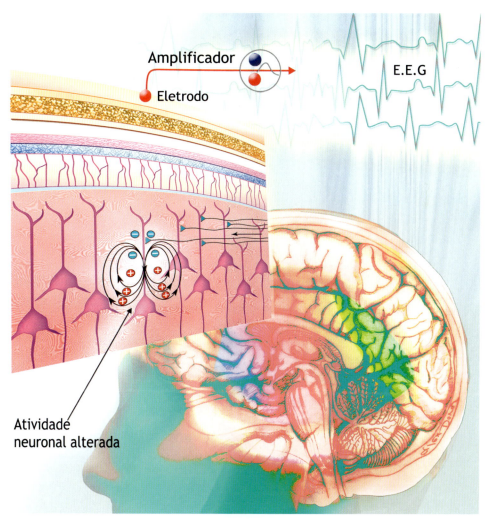

FIGURA 4 As atividades neurais podem ser captadas por meio de aparelho de eletroencefalografia, em que as atividades interiores do encéfalo (*Yin*) são captadas no exterior (*Yang*), ou seja, uma relação *Yin/Yang*; assim, é possível a via inversa entre o *Yang* e o *Yin*.
Fonte: acervo Center AO.

A agulha de acupuntura é uma microantena que capta as ondas eletromagnéticas do meio exterior ou elétricas (dedo do acupuntor), e o poder da ponta inerente a objetos pontudos concentra esse potencial na ponta de agulha,[2,3] que, em condições do experimento, detectou-se ser da ordem de 1,8 ou de 130 mV quando a agulha de acupuntura é segura entre os dedos, e o potencial elétrico formado pode ser mostrado pela foto de efeito *Kirlian* (Figura 5).

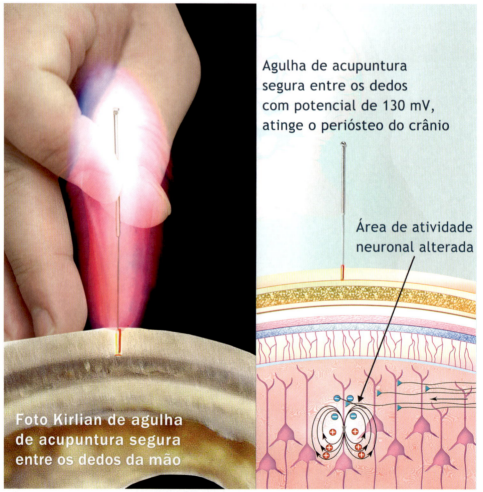

FIGURA 5   Uma agulha de acupuntura com potencial elétrico da ordem de 130 mV, quando inserida perpendicularmente ao plano ósseo do crânio, pode modificar o potencial elétrico dos neurônios? Essa suposição é a base da acupuntura dos pontos craniométricos.
Fonte: acervo Center AO.

---

2 Yamamura Y, Mello LEAM, Juliano Y, Tabosa A, Guimarães CM. Interação energética das agulhas de acupuntura com o ser humano. F Méd. 1995;110:253-6.
3 Yamamura Y, Mello LEAM, Novo NF, Guimarães CM, Tabosa AMF. Aspectos elétricos das agulhas de acupuntura. Rev Paul Acupunt. 1996;2:2-6.

A agulha de acupuntura com essa magnitude de potencial elétrico, ao ser aplicada no periósteo dos ossos de crânio (puntura *Duan Ci* – puntura óssea), principalmente na região dos pontos craniométricos, poderá ter efeito nos neurônios, modificando seu potencial elétrico e assim modulando a fisiologia neuronal para a normalidade (Figura 5). É importante que a agulha de acupuntura seja inserida perpendicularmente ao sistema osso/periósteo para que tenha tal efeito.

Com esse pensamento foi observando que em determinados pacientes as áreas correspondentes aos pontos craniométricos eram dolorosas à palpação e em algumas delas mais sensíveis na dependência de sintomatologia clínica. Aplica-se o conhecimento de que toda pequena área dolorosa do corpo pode corresponder a um ponto de acupuntura (emanação do *Jing*), isto é, exteriorização de um processo interno que pode ser estimulado pela técnica de acupuntura.

Este capítulo discorre sobre as indicações, técnica de manipulação e efeitos da estimulação com a acupuntura dos diferentes pontos craniométricos do Sistema Yamamura de Acupuntura.

PONTO CRANIOMÉTRICO PTÉRIO

O Ponto Craniométrico Ptério (PC-P) localiza-se na região anterolateral do crânio, na qual se juntam os ossos frontal, parietal, temporal e esfenoide (Figura 6). Clinicamente, o Ptério pode ser localizado espalmando-se a palma da mão do paciente sobre a face sem pressionar, fazendo a base da mão coincidir com a ponta do nariz e com os dedos da mão abertos naturalmente. O ponto Ptério pode ser encontrado na ponta do terceiro dedo da mão. Tendo essa referência, procurar com a palpação digital a área mais dolorosa que corresponde à área do Ptério (Figura 7).

A agulha de acupuntura é inserida perpendicularmente ao crânio, até atingir o periósteo; com a ponta de agulha se deve procurar o ponto mais sensível, que corresponde à localização da patologia em questão; se tiver mais de uma queixa, deve-se procurar outros pontos de dor retirando-se a agulha até a pele e depois reinserindo-a novamente. Repetir essa manobra até a remissão completa da dor. Na área do ponto craniométrico, é como se estivesse localizado pontos que correspondem ao corpo todo. Os dados clínicos sugerem que o efeito da estimulação do Ponto Craniométrico Pterio por meio da acupuntura se faça no sistema límbico.

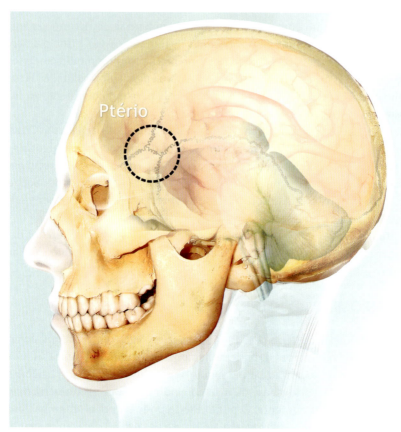

FIGURA 6 Localização do Ponto Craniométrico Ptério na junção dos ossos frontal, parietal, occipital e esfenoide e área correspondente do encéfalo.
Fonte: acervo Center AO.

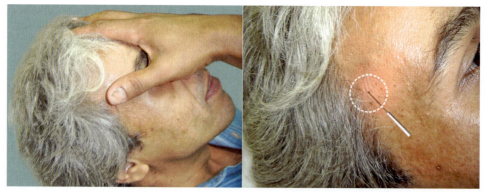

FIGURA 7 Localização clínica do Ponto Craniométrico Ptério: mão espalmada com a base da mão na ponta do nariz sem pressionar, polegar aberto naturalmente. A extremidade do polegar corresponde à área do Ptério; procurar o ponto doloroso mais sensível à palpação digital, nessa área. A inserção da agulha de acupuntura é feita perpendicularmente ao plano ósseo.

PONTO CRANIOMÉTRICO LAMBDA

O Ponto Craniométrico Lambda (PC-L) localiza-se na face posterior do crânio; é constituído pela junção das suturas coronal e sagital, na interseção dos ossos parietal e occipital (Figura 8). Clinicamente, o ponto Lambda pode ser encontrado espalmando-se a palma da mão do indivíduo (ou comparar o comprimento da mão com o do examinador) sobre a protuberância occipital externa; na ponta do 3º dedo da mão encontra-se, geralmente, uma depressão em forma da letra grega lambda: é o Ponto Craniométrico Lambda (Figura 8). A inserção da agulha de acupuntura é feita perpendicularmente em direção ao nariz. Os dados clínicos sugerem ter efeito na hipófise.

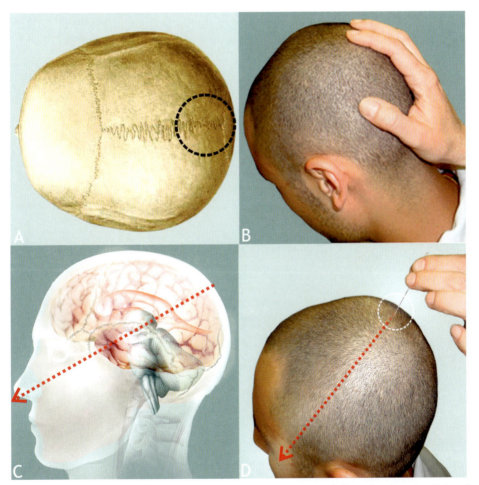

FIGURA 8 A: localização anatômica do Ponto Craniométrico Lambda. B: localização clínica do lambda espalmando-se a mão sobre a protuberância occipital externa; a extremidade do 3º dedo da mão corresponde ao Lambda em uma pequena depressão existente no local. C e D: inserção de agulha de acupuntura, que deve ser feita perpendicularmente ao plano ósseo e em direção ao nariz.

PONTO CRANIOMÉTRICO BREGMA

O Ponto Craniométrico Bregma (PC-B) localiza-se na junção das suturas coronal e sagital, entre os ossos frontal e parietais. Clinicamente, o ponto Bregma pode ser encontrado espalmando-se a mão sobre a fronte. Ele se situa na extremidade do 3º dedo da mão; geralmente se observa nessa região uma pequena depressão (Figura 9). Os dados clínicos sugerem estar atuando na região anterior do giro do cíngulo.

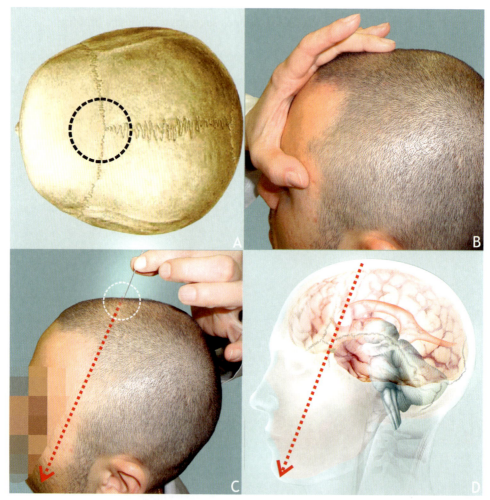

FIGURA 9 Localização anatômica do Ponto Craniométrico Bregma. Localização clínica do Bregma faz-se espalmando a mão sobre a fronte; a extremidade do 3º dedo da mão corresponde ao Bregma em uma pequena depressão existente no local. A inserção de agulha de acupuntura deve ser feita perpendicularmente ao plano ósseo e em direção ao queixo no mento contralateral.

PONTO CRANIOMÉTRICO ASTÉRIO

O Ponto Craniométrico Astério (PC-A) localiza-se na junção das suturas, occipitomastoide e parietomastoide, no encontro dos ossos temporal, parietal e occipital. Clinicamente, o Astério pode ser encontrado traçando-se uma linha que une a extremidade do processo do osso mastoide com lambda e dividindo essa linha em três partes; o Astério situa-se na junção do terço inferior com o terço médio (Figura 10). A agulha de acupuntura é inserida perpendicularmente ao crânio e em direção ao olho contralateral; os dados clínicos de efeito de acupuntura sugerem ação no tronco cerebral.

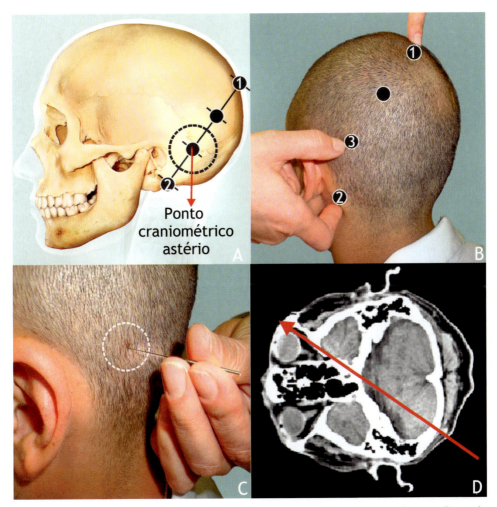

FIGURA 10   A: localização anatômica do Ponto Craniométrico Astério. B: localização clínica do Astério, que fica no terço inferior de uma linha traçada do Lambda (B1), na extremidade do processo mastóideo (B2), na qual se encontra uma pequena depressão que é o Astério (B3). C: a inserção de agulha de acupuntura deve ser feita perpendicularmente ao plano ósseo e em direção ao olho contralateral (D).

PONTO CRANIOMÉTRICO NÁSIO

O Ponto Craniométrico Násio (PC-N) localiza-se na junção dos ossos frontal e nasais, na pirâmide nasal, e corresponde ao Ponto Curioso *Shangen*. Inserir a agulha de acupuntura no sentido caudocranial e anteroposterior para atingir o lobo frontal é indicado para problemas emocionais (Figura 11).

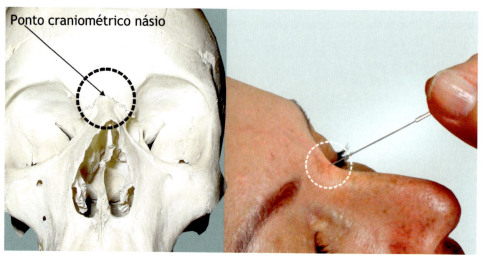

FIGURA 11 O Ponto Craniométrico Násio é formado pelas suturas dos ossos nasais e frontal. A inserção de agulha de acupuntura é feita em direção caudocranial e deve atingir o periósteo.

PONTOS CRANIOMÉTRICOS E ACUPUNTURA

Técnica de inserção e manipulação de agulhas de acupuntura nos Pontos Craniométricos do Sistema Yamamura de Acupuntura

Uma vez determinado o ponto craniométrico, por exemplo, o Ptério, é feita digitopressão na área mais dolorosa e nela é inserida a agulha de acupuntura perpendicularmente ao couro cabeludo até tocar o periósteo. Quando se atinge o ponto, há reação dolorosa (que depende da intensidade de doença ou da sensibilidade dolorosa de paciente); o paciente, geralmente, reage à dor fazendo careta ("*sinal da careta*"). Se na primeira punção não se obtiver a sensação dolorosa, deve-se retirar a agulha até a pele e inserir novamente em direção diferente, até que apareça a sensação dolorosa (deve-se repetir, se necessário, várias vezes); uma vez obtida a sensação dolorosa, é feita a manipulação de agulha fazendo-se estimulação com movimento de rotação "vaivém" em escala intermediária, nem rápido nem lento, por alguns segundos, e ainda com a agulha inserida se deve verificar o efeito, que é imediato.

Os Pontos Craniométricos são microáreas com efeitos mais abrangentes, isto é, não têm efeito único; por isso, em cada ponto ou área craniométrica é como se existissem vários micropontos que representam o corpo humano ou área mais específica dele. Por isso, o Sistema Yamamura de Acupuntura dos Ossos do Crânio (SYAOC) é utilizado largamente no Pronto Atendimento de Acupuntura do HSP/EPM, onde os pacientes chegam com dores crônicas e múltiplas do sistema musculoesquelético. Em outros termos, para cada região de dor periférica existe um microponto correspondente dentro do ponto craniométrico. É preciso procurar com a ponta da agulha de acupuntura.

APLICAÇÕES CLÍNICAS

Ponto Craniométrico Ptério

O Ptério pode ser utilizado no tratamento de patologias, principalmente de dores com conotação emocional, isto é, dores que são manifestação do estado emocional. A mente, diante de um fato que gera uma emoção, sempre se dá um sentido (significado) a esta emoção, e é esse sentido que pode afetar o corpo físico.

Em estudo realizado com a técnica de Mobilização de *Qi* Mental, foram observadas as relações entre o sentido dado às emoções e com patologias do sistema musculoesquelético da seguinte forma:

Emoção ↓ Sentido	*"Fardo que carrego"* (saco de pedras, o mundo nas costas)	Região cervical	Nucalgia, cervicalgia, dorsalgia alta
	"Tenho de aguentar"	Coluna vertebral	Dorsalgia, lombalgia, sacralgia
	"Quero fazer, não posso" *"Não quero fazer, tenho de fazer"*	Membro superior	Ombralgia, braquialgia, dores de cotovelo, punho, mãos
	"Quero mudar, não posso" *"Não quero mudar, tenho de mudar"*	Membro inferior	Coxalgia, gonalgia, dor em membro inferior Dor em tornozelo, pés
	"Quero gritar, não posso"	ATM	Dor/disfunção na ATM, bruxismo, dor mandibular/maxilar

Por exemplo, diante de uma emoção sofrida, a mente pode dar o sentido "*é um fardo que carrego*" (carrego saco de pedras, o mundo nas costas); nesse caso, afeta a coluna cervical, que inicialmente se torna tensa (contratura dos músculos), depois pode ocorrer processo inflamatório, como neurite, artrite das articulações zigoapofisárias e, por fim, processo degenerativo, culminando com o aparecimento de artrose, sofrimento de disco intervertebral, protrusão e hérnia do disco intervertebral.

As emoções que geram o sentido ocorrem no decorrer da vida e não necessariamente no momento em que a dor se apresenta.[4] Como o indivíduo está sujeito a várias emoções com os respectivos sentidos ou uma mesma emoção pode dar vários sentidos, por isso, com grande frequência, ocorre a manifestação de várias dores em um mesmo indivíduo. Se essas dores tiverem origem em uma mesma emoção com vários sentidos, poderão ser tratados com um único ponto ou área de acupuntura, que no caso é o Ponto Craniométrico Ptério.

Aplicações clínicas do Ptério

O Ponto Craniométrico Ptério deve ser aplicado quando existem situações de dores do sistema musculoesquelético ou doenças dos *Zang Fu* (Órgãos e Vísceras) de origem emocional na fase aguda ou de exacerbação (crônica agudizada), portanto, quando houver o acometimento dos Meridianos Distintos (Figura 12).

---

4 Consultar:Yamamura Y, Yamamura ML. Emoções e dor do sistema musculoesquelético. In: Yamamura Y, Yamamura ML Acupuntura - Guia de Medicina Ambulatorial e Hospitalar da UNIFESP-EPM. Barueri: Manole; 2015.

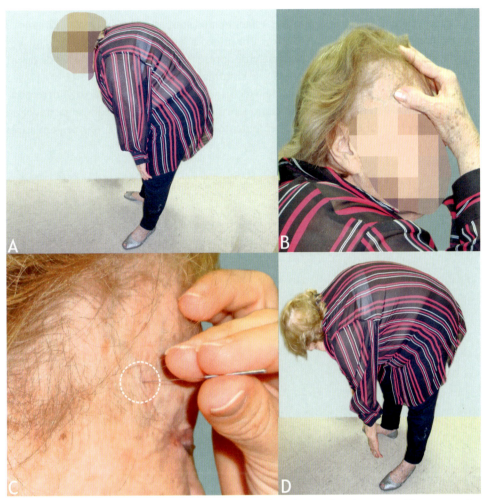

FIGURA 12 A: paciente com lombalgia crônica em fase de agudização por problema emocional recente, apresentando retificação da região lombar. B: localização do Ponto Craniométrico Ptério, que fica na extremidade do dedo polegar. C: inserção e manipulação de agulha de acupuntura. D: o resultado final imediato.

Ponto Craniométrico Lambda

O Ponto Craniométrico Lambda pode ser utilizado no tratamento, principalmente quando houver acometimento dos Meridianos Curiosos. Após a localização exata do ponto Lambda, a inserção de agulha de acupuntura em direção ao nariz, tocando-se o periósteo e ao obter o *Te Qi* (sensação de acupuntura), quando o paciente refere dor ou quando reage com uma careta ("*sinal da careta*"), significa que a ponta de agulha de acupuntura atingiu o microponto localizado na área do Lambda que corresponde à patologia em questão.

Como existem vários micropontos relacionados com as áreas do corpo humano, é preciso fazer várias tentativas de retirar um pouco a agulha e inseri-la novamente em outra direção. Isso é importante se o paciente apresentar várias áreas de dor ou de doença. Deve-se repetir até obter a remissão de sintomatologia (Figura 13).

O Ponto Craniométrico Lambda, pela técnica *Yuan Dao Ci* (Alto/Baixo), corresponde ao ponto VC-1 (*Huiyin*) do Meridiano Curioso *Ren Mai,* localizado no períneo, no qual termina o canal energético proveniente do *Shen* (Rins), que vai dar origem a três

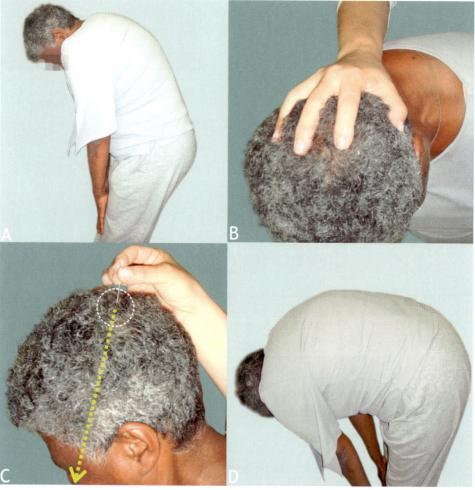

FIGURA 13 A: paciente com lombalgia crônica com retificação da coluna vertebral e sono não reparador, o que caracteriza afecções dos Meridianos Curiosos *Du Mai* (retificação da coluna vertebral) e do *Yang Qiao Mai* (sono não reparador). B: localização do Ponto Craniométrico Lambda (na extremidade do 3º dedo da mão). C: inserção de agulha de acupuntura no Lambda perpendicularmente ao plano ósseo e direcionada para o nariz. D: o resultado após a estimulação de agulha de acupuntura.

Meridianos Curiosos, o *Ren Mai, Du Mai* e o *Chong Mai*. Este dá origem principalmente a três ramos: o ramo anterior, que segue o trajeto ascendente, percorrendo mais superficialmente o trajeto do Meridiano Principal do *Shen* (Rins), o *Fuchong* ou ramo interno do *Chong Mai* e o ramo descendente, que vai até o pé.

Estudos realizados por Yamamura fizeram concluir que os Meridianos Curiosos *Yang Qiao, Yin Qiao, Yin Wei* e *Yang Wei* têm origem nesse ramo descendente do *Chong Mai*, enquanto o *Dai Mai* teria conexão com o ponto VG-4 (*Mingmen*) do Meridiano Curioso *Du Mai*.

Esse conceito da origem dos Meridianos Curiosos foi formulado por Yamamura em função de que todos os Meridianos Curiosos estão ligados ao *Jing* do *Shen* (Rins), portanto ao *Qi* Ancestral, e esse conceito foi comprovado na prática no Pronto Atendimento de Acupuntura do HSP/EPM (Figuras 13 e 14).

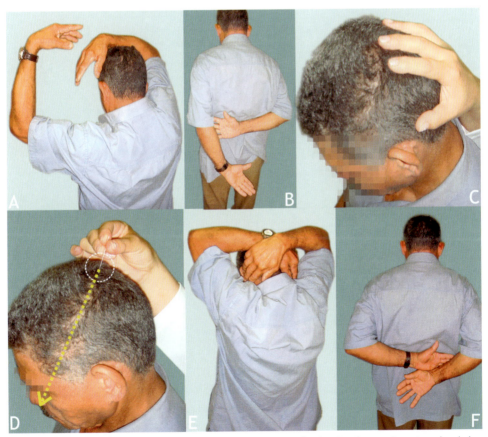

FIGURA 14 A e B: paciente com ombralgia crônica com limitação de movimentos de abdução e de extensão de rotação interna e sono não reparador, o que caracteriza afecções dos Meridianos Curiosos *Dai Mai* (patologia articular) e do *Yang Qiao Mai* (sono não reparador). C: localização do Ponto Craniométrico Lambda (na extremidade do 3º dedo da mão). D: inserção de agulha de acupuntura no Lambda perpendicularmente ao plano ósseo e direcionada para o nariz. E e F: o resultado após a estimulação de agulha de acupuntura.

Aplicações clínicas do Lambda

Nas situações clínicas em que houver a associação de causas emocionais, que provocam dores do sistema musculoesquelético, e que já apresentam também comprometimento de Meridianos Curiosos, que se traduz por limitação de movimentos articulares, e de sintomas específicos, como a presença de sono não reparador, poliartralgia ou rigidez da coluna vertebral; deve-se associar os dois pontos craniométricos, o Ptério e o Lambda (Figura 15).

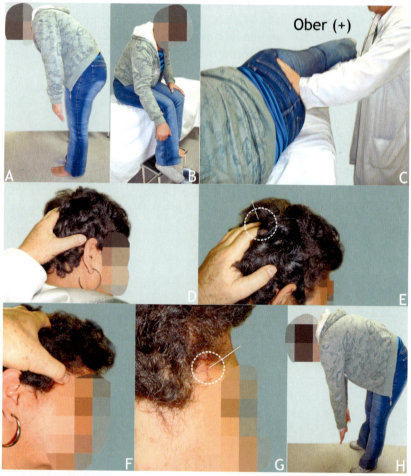

FIGURA 15 A, B e C: paciente com lombalgia com irradiação para o membro inferior direito, com manobra de Ober positivo, com piora com a tosse, com diagnóstico de hérnia de disco intervertebral L4-L5, sono não reparador e distúrbios emocionais, caracterizando afecção dos Meridianos Curiosos *Dai Mai* (patologia articular), do *Du Mai* e do *Yang Qiao Mai* (sono não reparador). D: localização do Ponto Craniométrico Lambda (na extremidade do 3º dedo da mão). E: inserção de agulha de acupuntura no Lambda perpendicularmente ao plano ósseo e direcionada para o nariz. F e G: localização do Ponto Craniométrico Ptério e a inserção de agulha de acupuntura. H: o resultado após o tratamento.

Ponto Craniométrico Astério

O Ponto Craniométrico Astério localiza-se na região posterolateral do crânio, podendo ser utilizado no tratamento pela acupuntura de afecções clínicas com manifestação de disfunção do sistema neurovegetativo, como algoparestesia, formigamento, má circulação sanguínea dos membros, fraqueza dos membros superiores e inferiores, tremores essenciais e quando se tem a patologia do sistema autonômico. Após a localização do Ponto Craniométrico Lambda, a agulha de acupuntura deve tocar o periósteo, devendo-se cuidar para que a ponta da agulha esteja orientada para o olho contralateral. Na área correspondente ao Ponto Craniométrico Astério, existem vários micropontos que correspondem às áreas do corpo; por isso, após a inserção perpendicular da agulha, com a ponta deve ser pesquisado o *"sinal da careta"*, indicativo de que a ponta da agulha está no local da área proposta para o tratamento. Como o indivíduo pode ter várias afecções, é frequente o encontro de vários pontos dolorosos, que devem ser estimulados, fazendo-se várias retiradas e inserções e manipulações de agulha (Figuras 16 a 18).

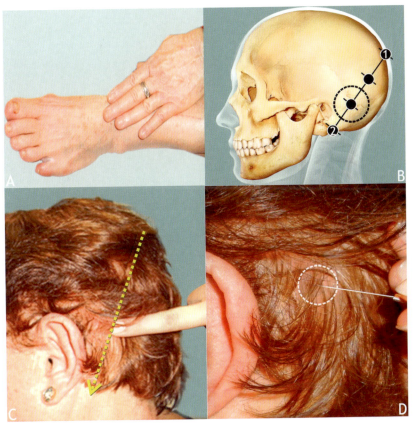

FIGURA 16   A: paciente com parestesia dos pés. B e C: localização do Ponto Craniométrico Astério no terço inferior de uma linha que une a extremidade do processo mastóideo com o Lambda. D: inserção de agulha de acupuntura até o periósteo e sua manipulação.

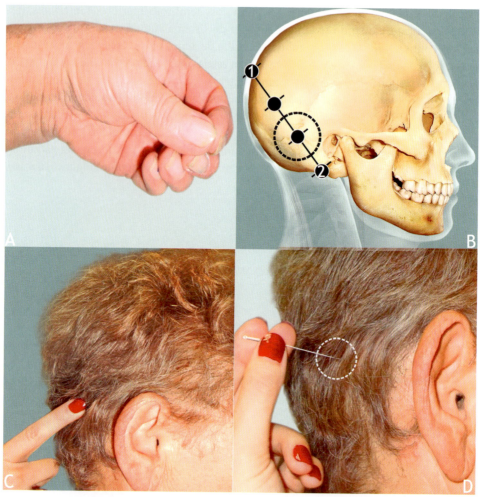

FIGURA 17 A: paciente com formigamento das mãos. B: localização do Ponto Craniométrico Lambda e a extremidade do processo mastóideo. C e D: localização do Ponto Craniométrico Astério no terço inferior de uma linha que une a extremidade do processo mastóideo com o Lambda. E: inserção de agulha de acupuntura até o periósteo e sua manipulação.

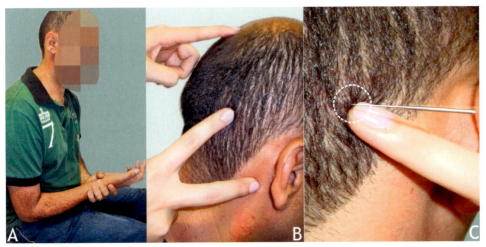

FIGURA 18 A: paciente com Parkinson e tremores dos membros superior e inferior direitos. B: localização do Ponto Craniométrico Astério no terço inferior de uma linha que une a extremidade do processo mastóideo com o Lambda. C: inserção de agulha de acupuntura até o periósteo e sua manipulação.

Ponto Craniométrico Bregma

O Ponto Craniométrico Bregma pode ser utilizado para o tratamento de algias periféricas, notadamente na fase aguda ou em fase de agudização de uma dor crônica ou também de dor supratentorial ou emocional. Após a localização do Ponto Craniométrico Bregma, deve ser feita a inserção da agulha de acupuntura perpendicularmente e a ponta da agulha deve ser direcionada para o queixo, lateralmente ao mento, do mesmo lado da patologia. Se a algia for bilateral, a agulha deve ser direcionada para outro lado (parte lateral do mento oposto). Após a inserção de agulha de acupuntura e obtido o "*sinal da careta*", é feita estimulação por alguns segundos. Se não houver a remissão da dor, retirar parcialmente a agulha, inseri-la em outra direção e fazer isso até a remissão da dor (Figuras 19 e 20).

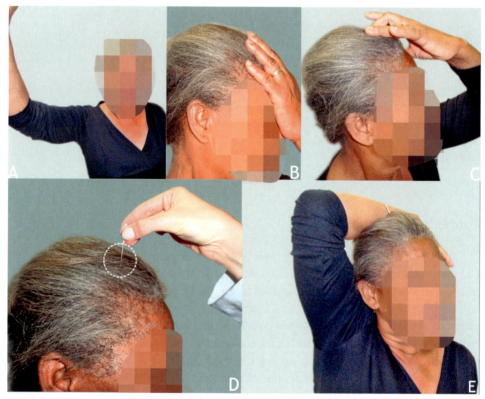

FIGURA 19 A: paciente com ombralgia com limitação de abdução do ombro D, que piora com o frio e componente emocional. B e C: localização do Ponto Craniométrico Bregma. D: inserção de agulha de acupuntura tocando o periósteo e em direção ao mento e sua estimulação (deve procurar com a ponta de agulha os pontos dolorosos). E: o resultado imediato.

Sistema Yamamura de Acupuntura dos Pontos Craniométricos (SYA Pontos Craniométricos)

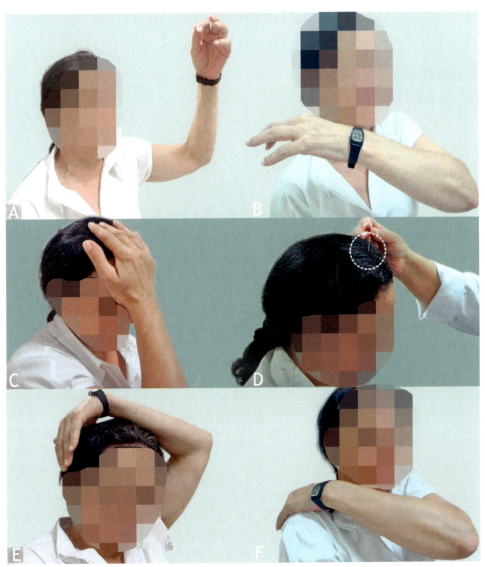

FIGURA 20 A e B: paciente com ombralgia com limitação de abdução e de adução e rotação interna do ombro e com componente emocional. C: localização do Ponto Craniométrico Bregma. D: inserção de agulha de acupuntura tocando o periósteo e em direção ao mento e sua estimulação (deve-se procurar com a ponta de agulha os pontos dolorosos). E e F: o resultado imediato.

12

Sistema Yamamura de Acupuntura da Linha de Implantação dos Cabelos (SYALIC).
Aplicações clínicas

Na região cefálica, concentram-se em maior número os pontos *Jing* provenientes do *Shen* (Rins), pois o encéfalo e a medula espinal, orelha, ossos do crânio, couro cabeludo, músculos temporais e occipitais, maxila, mandíbula, dentes, são derivados dos arcos branquiais e estão todos relacionados com o *Shen Qi* (Energia dos Rins); daí há vários microssistemas na região cefálica, como a auricular, a escalpeana, YNSA (*Yamamoto New Scalp Acupuncture*) e, recentemente descrito, o Sistema Yamamura de Acupuntura dos Ossos do Crânio, da Mandíbula, observando-se que os pontos ou áreas (zonas) referentes aos Órgãos Internos são descritos no couro cabeludo (Figura 1).

Tanto na técnica do YNSA como na Acupuntura Escalpeana são descritos pontos de acupuntura no couro cabeludo, indicando haver nessa parte do corpo relações com os Órgãos Internos e com o sistema musculoesquelético. Considerando o couro cabeludo uma das manifestações do *Shen* (Rins) e pelo fato de esse *Zang* (Órgão) formar o *Jing Shen* composto pelos *Jing* dos cinco *Zang* (Órgãos), ele ascende pela medula espinal em direção ao "mar da medula" e em seu trajeto ascendente vai formando microssistemas como o do *Shu* do Dorso, auricular, YNSA, escalpeana, podendo-se inferir que o couro cabeludo é outro local de emanação do *Jing Shen*.

A lógica é que o *Jing Shen* é formado pela união do *Jing* dos Cinco *Zang* (Órgãos) e dos Seis *Fu* (Vísceras); estes se unem no *Shen* (Rins) e, à medida que o *Jing* Shen ascende, assume cada vez mais a característica *Yang*, dispersando o *Jing* dos *Zang* (Órgãos). Quando chega à parte mais *Yang*, que é a cabeça, a emanação é total. Assim, pode-se observar a cabeça formada por duas partes: a coberta pelos cabelos, que constitui a parte *Yin* [cabelos = *Shen* (Rins)], e a da face, sem cabelos, a parte *Yang*. A linha de implantação dos cabelos é a transição entre o exterior do corpo, que representa o sistema musculoesquelético, e o interior, representado pelos Órgãos Internos (Figura 2).

Yamamura, em 2010, descreve um sistema de pontos de acupuntura que se localizam na linha de inserção de cabelos (SYALIC), colocando o ser humano nessa linha.

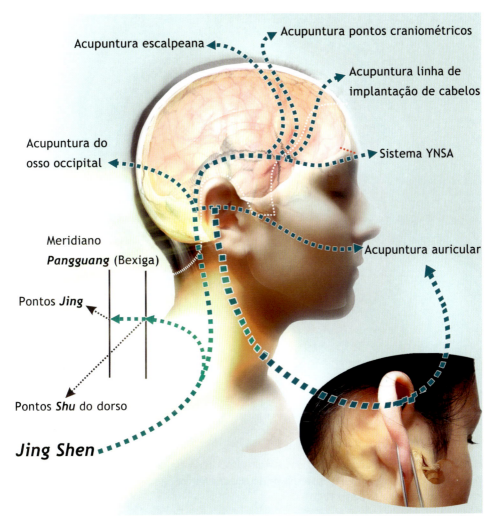

FIGURA 1 Do *Jing Shen*, originado do *Shen* (Rins), que está em situação *Yin* do *Yin* e, por ser uma forma de energia pura, tende a ascender ao encéfalo, que está na situação *Yang* do *Yang*. Nessa ascensão se originam vários microssistemas, como pontos *Shu* do Dorso, pontos *Jing* (relacionado com as emoções), acupuntura auricular e acupuntura escalpeana dando origem a várias formas de tratamento pela acupuntura. Os autores descreveram outros microssistemas, como o dos pontos craniométricos, o do osso occipital e o da linha de implantação dos cabelos (SYALIC).

YNSA: *Yamamoto New Scalp Acupuncture*.

Fonte: acervo Center AO.

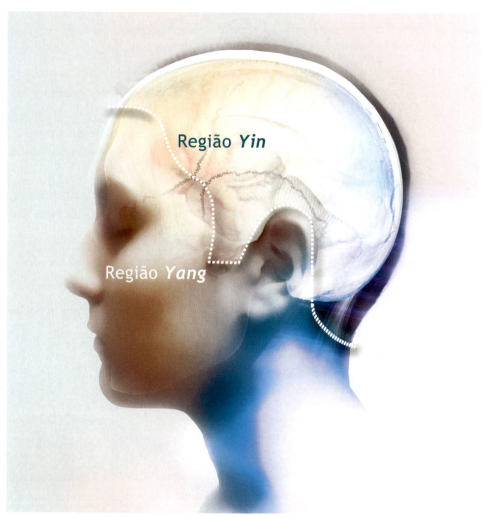

FIGURA 2 A linha de implantação dos cabelos (LIC) separa a face, *Yang*, do couro cabeludo, *Yin*. Essa linha corresponde ao sistema musculoesquelético, enquanto os *Zang Fu* (Órgãos e Vísceras) situam-se na região *Yin*.
Fonte: acervo Center AO.

SYALIC E SEGMENTO CEFÁLICO E CERVICAL

O sistema musculoesquelético, na técnica de Acupuntura da Linha de Implantação dos Cabelos (SYALIC), é representado por uma linha, e não por um ponto, cujo comprimento não apresenta equivalência proporcional ao corpo.

Na linha de inserção de cabelos da fronte[1] fica o segmento cefálico a partir da linha mediana anterior,[2] seguindo a região cervical, com suas sete vértebras cervicais e o pescoço. Internamente, na região *Yin* (no couro cabeludo), a alguns milímetros na área do curo cabeludo localizam-se os órgãos do pescoço, como tireoide, esôfago e laringofaringe; localização em que a linha de implantação dos cabelos faz uma curva descendente localiza-se o membro superior, que é uma pequeníssima área na qual, em micropontos, localizam-se o ombro, o braço, o cotovelo, o antebraço, punho e mãos (Figuras 3 a 6).

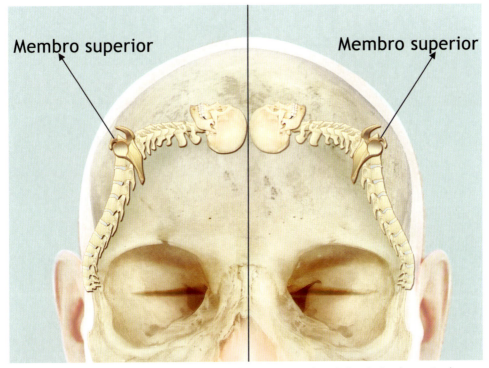

FIGURA 3 Representação dos segmentos cefálico e cervical na linha de implantação dos cabelos na região anterior; na linha mediana anterior da cabeça localiza-se o topo da cabeça, e a linha horizontal da implantação de cabelos corresponde à região cefálica e à coluna cervical; o ângulo da linha de implantação dos cabelos corresponde ao membro superior.
Fonte: acervo Center AO.

---

1 Para os calvos ou com entradas, a linha de implantação dos cabelos corresponde à última prega frontal quando se franze a testa ou quando se coloca uma extremidade do comprimento do nariz sobre glabela, e na outra extremidade na linha mediana anterior se situava a linha de implantação dos cabelos.
2 Quando se deseja tratar cefaleia parietal, temporal ou enxaqueca (hemicrania), os pontos localizam-se na parte *Yin*, ou seja, no couro cabeludo. Se a cefaleia for na linha mediana (vértex), os pontos localizam-se na linha de implantação de cabelos.

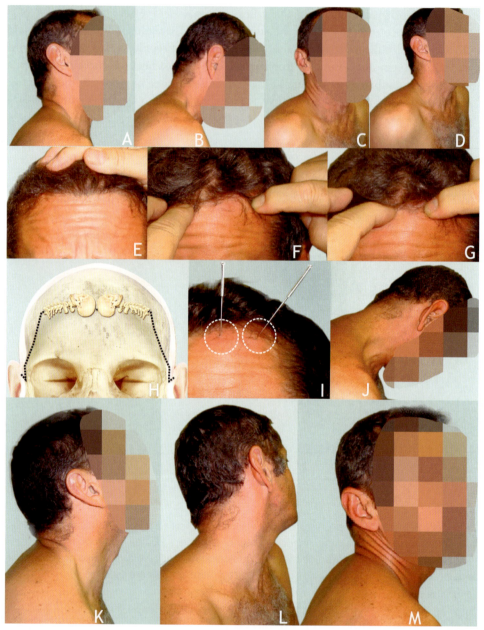

FIGURA 4 Paciente com cervicalgia aguda com protrusão discal em C4 a C6, com limitação de movimentos da coluna cervical (A a D); paciente discretamente calvo, franzir a testa para a delimitação da linha de implantação dos cabelos (E). F a H: localização dos pontos cervicais dolorosos. I: inserção de duas agulhas de acupuntura e manipulação. J a M: o resultado obtido, com a liberação dos movimentos cervicais.

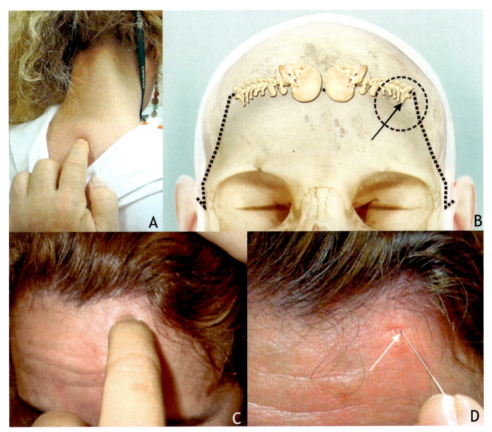

FIGURA 5 Paciente com dor aguda no espaço entre C7 e T1, com irradiação para a região cervical e para o ombro (A). B e C: localização desse ponto pela técnica SYALIC. D: inserção e manipulação de agulha de acupuntura com a resolução da dor.

SYALIC: Sistema Yamamura de Acupuntura da Linha de Implantação dos Cabelos.

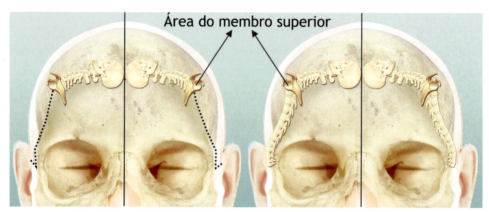

FIGURA 6 Localização do membro superior pela técnica SYALIC, em que a linha de implantação de cabelos faz curva descendente. Todo o membro superior é representado por uma pequena área (aqui simbolizada pela escápula), não tendo representação linear.
SYALIC: Sistema Yamamura de Acupuntura da Linha de Implantação dos Cabelos.
Fonte: acervo Center AO.

SYALIC E MEMBRO SUPERIOR

O membro superior, pela técnica SYALIC, localiza-se na extremidade horizontal da linha de implantação dos cabelos na fronte (Figura 6); trata-se de uma única área minúscula na qual se concentram todas as regiões do membro superior, como ombro, cotovelo, punho e mão, pois eles estão, na representação, em linha horizontal. A região do membro superior pode ser encontrada com a pressão ungueal, e a parte do membro superior, como ombro, cotovelo, deve ser procurada com a ponta de agulha de acupuntura; quando encontrada, produz dor forte ("*sinal da careta*"). Em pessoas calvas, a linha de implantação dos cabelos pode ser encontrada pedindo-se que enrugue a fronte; a primeira prega cranial corresponde a essa linha, ou o comprimento do nariz, quando colocado sobre a fronte a partir da glabela; sua extremidade cranial corresponde à linha de implantação dos cabelos (Figuras 7 e 8).

SYALIC E REGIÃO TORÁCICA

A linha de inserção dos cabelos, na parte lateral e anterior, corresponde ao segmento torácico (vértebras torácicas e caixa torácica). Logo após a topografia do membro superior inicia-se em direção craniocaudal a região torácica, na qual estão representadas as vértebras dorsais e as costelas de T1 a T12. O limite inferior é a margem superior do arco zigomático, que corresponde à margem inferior do lobo temporal e ao diafragma (Figuras 9 a 13). Os órgãos torácicos (coração, pulmão) localizam-se na região *Yin,* e para sua localização fazer correspondência com níveis vertebrais (ver adiante).

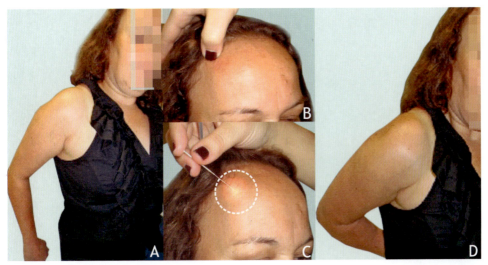

FIGURA 7 Paciente com ombralgia na região anterior do ombro (ombralgia *Tai Yin – Fei*-Pulmão), com limitação de movimento de extensão e rotação interna (tocar a região interescapular) (A). B: localização do ponto ombro (membro superior) na linha de implantação dos cabelos (primeira prega cutânea cranial). C: inserção de agulha perpendicular, tocando o periósteo, procura do ponto doloroso com a ponta da agulha e estimulação. D: o resultado imediato, com remissão da dor e dos movimentos do ombro.

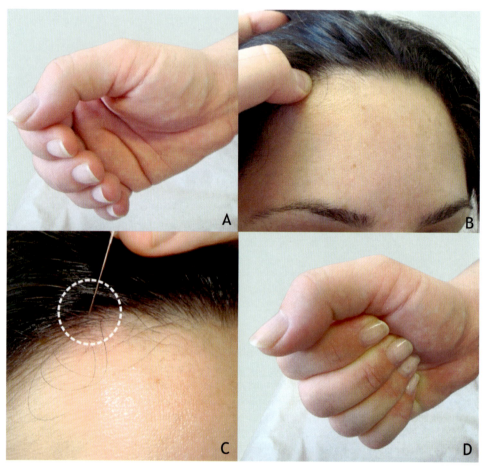

FIGURA 8 A: paciente gestante de 8 meses com edema dos dedos da mão e impossibilidade de flexão completa dos dedos da mão. B: localização da área membro superior pela técnica SYALIC. C: inserção perpendicular tocando o periósteo e sua manipulação. D: o efeito imediato, com remissão da dor e da limitação de flexão dos dedos da mão.

SYALIC: Sistema Yamamura de Acupuntura da Linha de Implantação dos Cabelos.

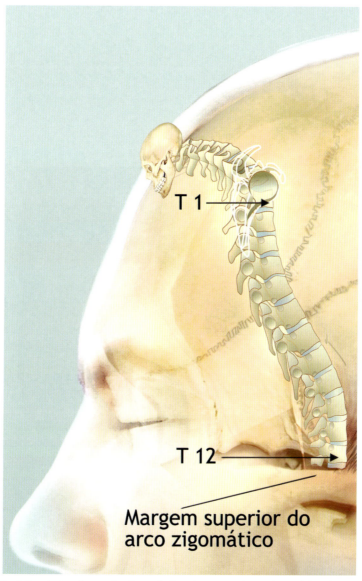

FIGURA 9 Na linha de implantação dos cabelos da região anterolateral localizam-se a coluna torácica e as costelas; o T1 inicia logo após o membro superior, e o T12, no cruzamento da linha de implantação dos cabelos com a margem superior do arco zigomático; na região *Yin*, os Órgãos Internos como o pulmão e o coração.

Fonte: acervo Center AO.

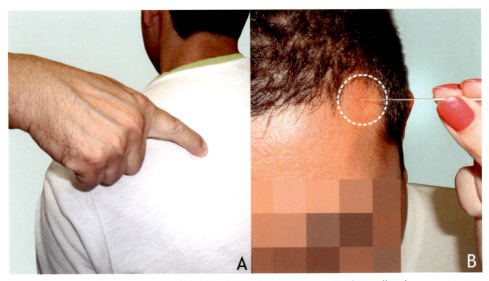

FIGURA 10 A: paciente com dorsalgia alta. B: localização e inserção de agulha de acupuntura e manipulação no ponto correspondente ao tórax alto na linha de implantação dos cabelos (ver Figura 9).

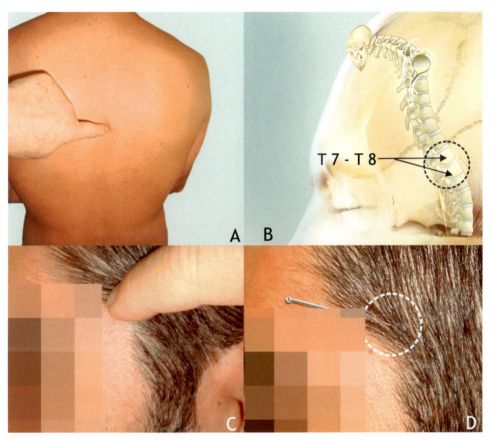

FIGURA 11 A: paciente com dor na região interescapular, na linha mediana posterior no trajeto do Meridiano Curioso *Du Mai*, no espaço entre T7-T8. B e C: localização da área T7-T8 pela técnica SYALIC; nessa região é feita pressão ungueal para localizar o ponto mais doloroso. D: inserção e manipulação de agulha de acupuntura até a remissão do dor, que ocorre rapidamente.

SYALIC: Sistema Yamamura de Acupuntura da Linha de Implantação dos Cabelos.

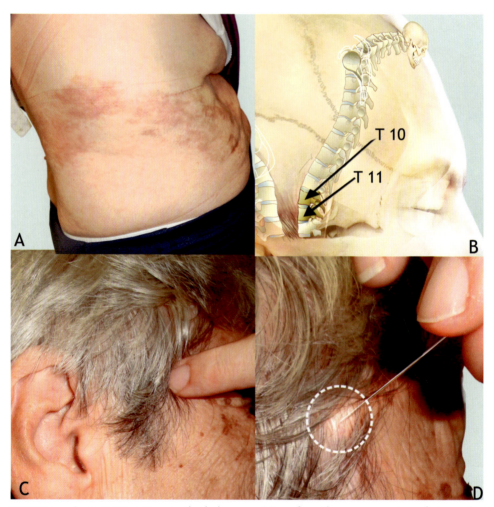

FIGURA 12 A: paciente com sequela de herpes-zóster afetando os segmentos inferiores dos nervos intercostais. B: localização desses nervos intercostais, nos quais é feita a palpação digital e ungueal para encontrar a área mais sensível (C). D: inserção e manipulação de agulha de acupuntura. Por se tratar de patologia crônica e que envolve desarmonias do *Gan* (Fígado), do *Pi* (Baço/Pâncreas) e do fator emocional, todos estes também devem ser tratados conjuntamente.

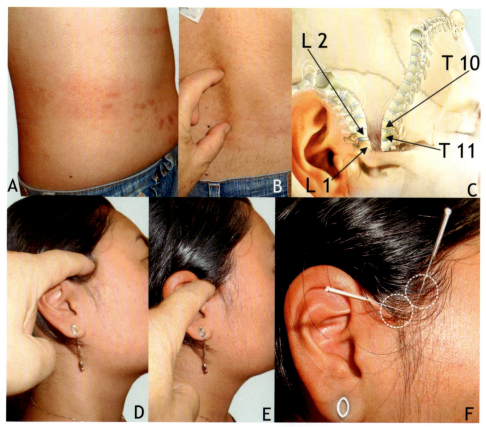

FIGURA 13 A: paciente com sequela de herpes-zóster afetando os segmentos inferiores dos nervos intercostais (T10 e T11). B: presença de lesões herpéticas nas raízes L1 e L2. C e D: localização dos nervos intercostais torácicos, nos quais é feita a palpação digital e ungueal para encontrar a área mais sensível. C e E: localização dos nervos lombares. F: inserção e manipulação de agulha de acupuntura. Houve melhora do quadro doloroso; é necessário seguimento ambulatorial para tratamento etiológico.

SYALIC E REGIÃO LOMBOSSACRA

A linha de implantação dos cabelos na parte anterolateral posterior corresponde à região lombossacrococcígeo, iniciando-se na margem superior do osso zigomático, que corresponde ao L1, e se estende cranialmente até onde se inicia a volta em torno da orelha, que corresponde ao cóccix. O L1 localiza-se cranialmente à margem superior do arco zigomático, e o cóccix, na extremidade da curva ascendente (Figura 14). Nesse trecho estão situadas as vértebras lombares, sacrais e os coccígeos; os Órgãos Internos, como rins, bexiga, intestinos, útero, próstata, situam-se internamente à linha de implantação dos cabelos, na região *Yin*; para localizá-los, tomar como referência as vértebras lombares e sacrais e utilizar a palpação ungueal (os pontos tornam-se dolorosos quando há patologia concernente; se não houver, não haverá ponto doloroso – ver adiante).

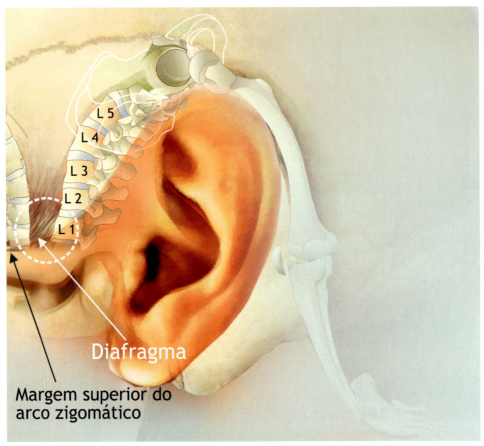

FIGURA 14 Na linha de implantação dos cabelos da região anterolateral posterior se localiza a região lombar e sacra, que inicia pela margem superior da arcada zigomática, na qual se situa a 1ª vértebra lombar. O S corresponde ao sacro e ao cóccix.

Fonte: acervo Center AO.

No caso de lombalgia, inicialmente se deve procurar o nível da dor lombar, se é no sacro, L5-S1, L4-L5, L3-L4, a fim de facilitar a procura do ponto doloroso na linha de implantação dos cabelos na região correspondente ao lombar. Em seguida, procurar com a pressão ungueal área mais sensível na linha de implantação de cabelos na altura da coluna vertebral da região lombar (Figura 15). Como a coluna vertebral está na linha mediana posterior, deve ser feita pressão ungueal bilateralmente e inserir agulha no lado mais doloroso; se os dois forem dolorosos, a aplicação de agulhas será bilateral.

Em se tratando de lombociatalgia, por exemplo, hérnia do disco intervertebral lombar nível L4-L5 com irradiação para a face lateral da perna, para o tratamento pode-se precisar utilizar, além da área lombar da linha de implantação dos cabelos, o ponto correspondente à coxa (se a dor irradiada situar-se na coxa), ou ponto "perna" na linha de implantação de cabelos (Figura 16).

Sistema Yamamura de Acupuntura da Linha de Implantação dos Cabelos (SYALIC)

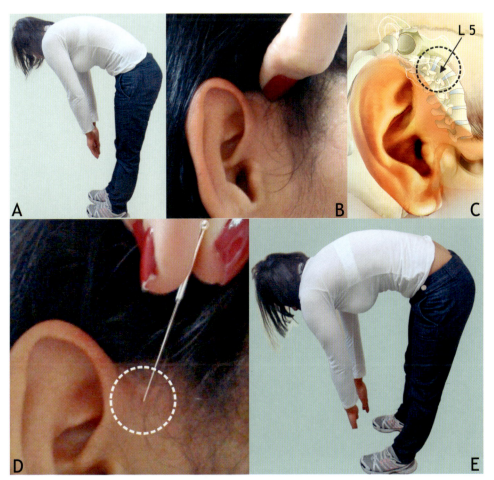

FIGURA 15 A: paciente com lombalgia baixa, nível L5-S1, com limitação leve da flexão da região lombar sem irradiação. B e C: localização do ponto doloroso na altura correspondente ao nível de dor. D: inserção e manipulação da agulha de acupuntura. E: o resultado imediato, com alívio da dor lombar e melhora do movimento de flexão da coluna vertebral.

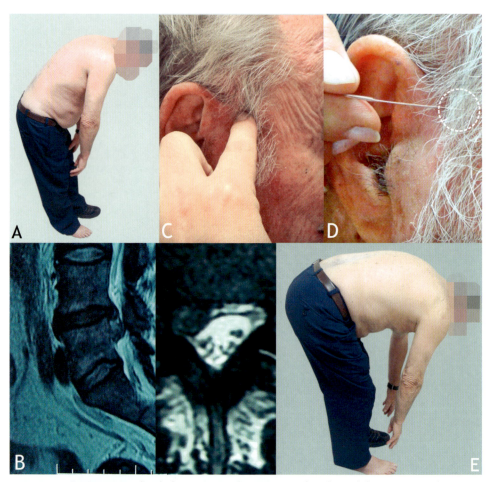

FIGURA 16 Paciente com lombalgia com irradiação para a face lateral da perna, com limitação de flexão da região lombar (A), sem sinais de compressão radicular (sintomas de Valsalva e manobra de Ober negativos). B: hérnia do disco intervertebral entre L4-L5 extrusa. C: localização do ponto doloroso na linha de implantação dos cabelos, na área correspondente à região lombar (ver Figura 12). D: inserção e manipulação da agulha de acupuntura. E: o resultado imediato.

SYALIC E MEMBRO INFERIOR – QUADRIL, COXA

Na linha de implantação dos cabelos, imediatamente após a localização das vértebras sacrais situa-se a articulação do quadril; depois, circundando a orelha, até o processo mastoide, localiza-se a coxa (Figuras 17 a 19).

SYALIC E JOELHO

O joelho, pela técnica SYALIC, localiza-se na linha de implantação dos cabelos na região anterior ao processo mastóideo (Figuras 20 e 21), e nesse ponto pode ser encontrado o joelho como um todo (regiões anterior, posterior, medial e lateral); pode ser utilizado em toda patologia do joelho não cirúrgica.

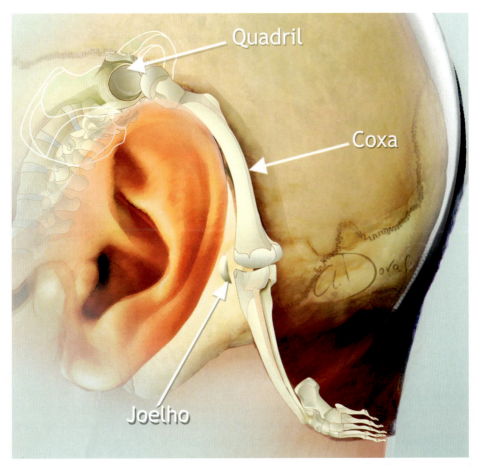

FIGURA 17 Na linha de implantação dos cabelos da região posterior se localizam, no ápice da orelha, o quadril e a protuberância do osso mastoide na linha de implantação dos cabelos, nos quais se localizam o joelho e, entre eles (quadril e joelho), a coxa.
Fonte: acervo Center AO.

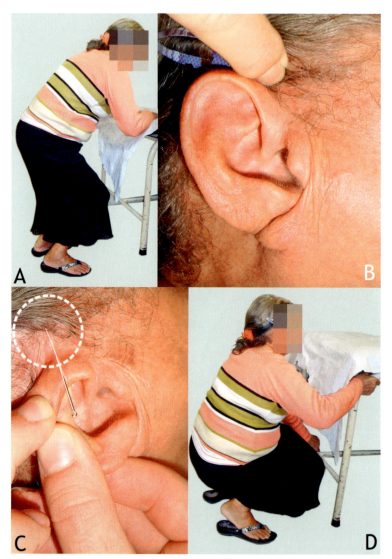

FIGURA 18   A: paciente com coxalgia do lado direito, com marcha dolorosa e limitação de flexão do quadril. B: localização da área quadril pela técnica SYALIC. C: inserção de agulha de acupuntura perpendicular e tocando o periósteo e sua manipulação. D: o resultado imediato.
SYALIC: Sistema Yamamura de Acupuntura da Linha de Implantação dos Cabelos.

Sistema Yamamura de Acupuntura da Linha de Implantação dos Cabelos (SYALIC)

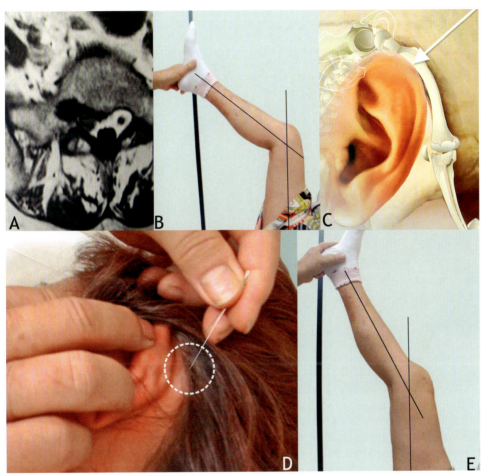

FIGURA 19 A e B: paciente com hérnia de disco intervertebral L5-S1, com grande retração dos músculos posteriores da coxa. C: localização da área coxa na linha de implantação de cabelos. D: inserção de agulha de acupuntura perpendicularmente ao plano ósseo e estímulo no periósteo. E: o resultado obtido. Deve ser associado com tratamento da hérnia do disco intervertebral.

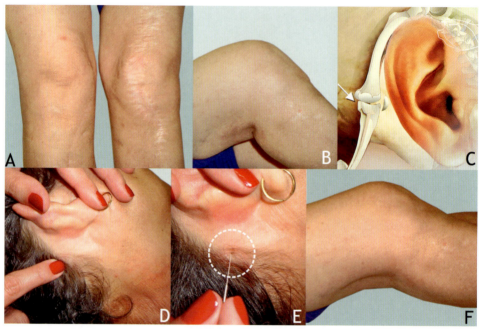

FIGURA 20 A e B: paciente com gonalgia bilateral, mais acentuada à direita, com limitação de extensão do joelho direito; foi feita prótese bilateral dos joelhos. C e D: localização da região do joelho na linha de implantação de cabelo. E: inserção de agulha de acupuntura perpendicularmente ao plano ósseo e estímulo no periósteo. F: o resultado obtido; além de remissão de dor, houve melhora na extensão do joelho direito.

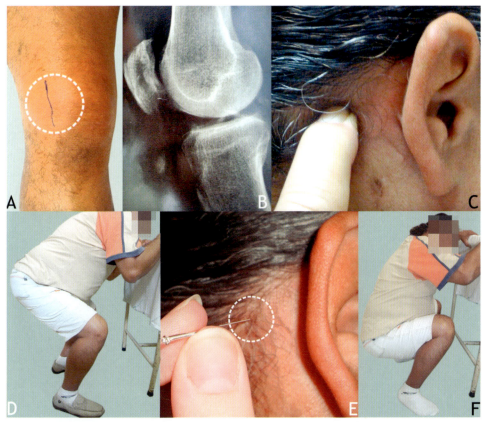

FIGURA 21 A, B e C: paciente com gonalgia bilateral mais acentuada à direita, com limitação de extensão do joelho direito e condromalácia de patela. D e E: localização da região do joelho na linha de implantação do cabelo (Figura 17). E: inserção de agulha de acupuntura perpendicularmente ao plano ósseo e estímulo no periósteo. F: o resultado obtido; além de remissão de dor, houve melhora na flexão do joelho direito.

SYALIC E PERNA

A perna, pela técnica SYALIC, localiza-se na linha de implantação dos cabelos na região entre o processo mastóideo e no qual essa linha se curva para a linha mediana posterior (Figuras 22 e 23); nessa região, pode ser tratada a patologia da perna, principalmente mediante dores da panturrilha ou da região anterolateral.

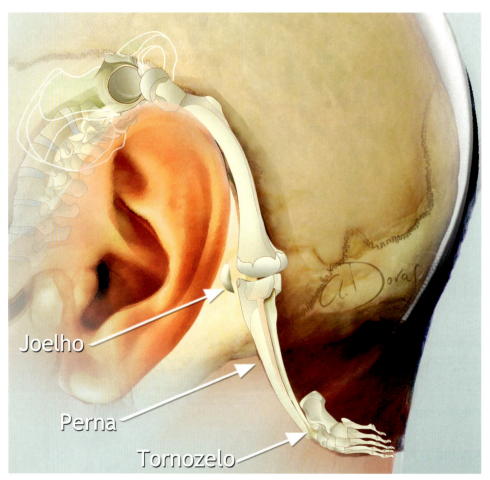

FIGURA 22   Localização da perna na linha de implantação dos cabelos. que fica entre o joelho e o tornozelo. Este se situa onde a linha de implantação dos cabelos faz curva para seguir em direção à linha mediana posterior, pela técnica SYALIC.

SYALIC: Sistema Yamamura de Acupuntura da Linha de Implantação dos Cabelos.

Fonte: acervo Center AO.

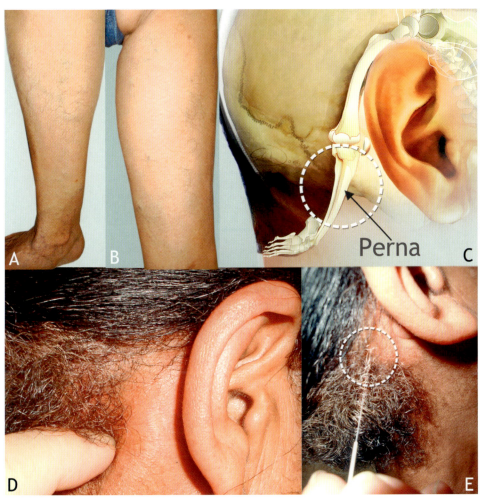

FIGURA 23 A e B: paciente com dores nas pernas com inchaço por varizes. C e D: região da perna, na linha de implantação de cabelos. E: inserção de agulha de acupuntura perpendicularmente ao plano ósseo e estímulo no periósteo até a remissão da dor da perna; se não houver melhora total, procurar outros pontos de dor na área da perna.

Fonte: acervo Center AO.

SYALIC E PÉ

Na região da nuca, a linha de implantação dos cabelos segue em direção à linha mediana posterior; nesse trecho se situa o pé, dividido em três partes: o retropé, o mediopé e o antepé, que correspondem ao calcâneo, à região plantar e ao antepé (Figuras 24 e 25).

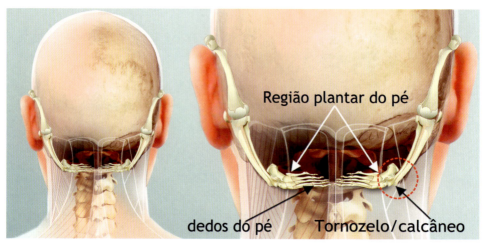

FIGURA 24 Localização na linha de implantação dos cabelos da região da nuca, do tornozelo/calcâneo, da região plantar do pé e dos dedos do pé.

Fonte: acervo Center AO.

Sistema Yamamura de Acupuntura da Linha de Implantação dos Cabelos (SYALIC) 279

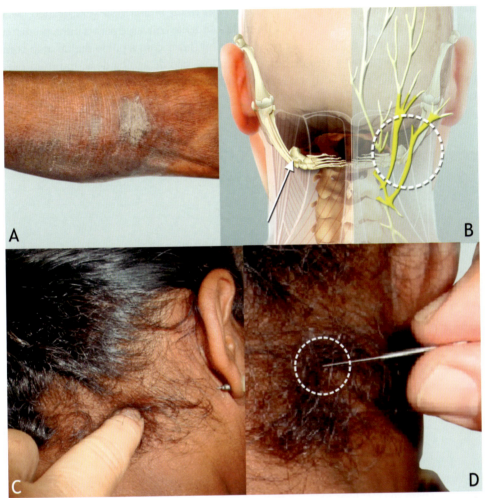

FIGURA 25 A: paciente com artrite do tornozelo com dor e inflamação. B e C: localização da área do tornozelo pela técnica SYALIC. Deve-se fazer pressão digital forte, para localizar a área de dor. D: inserção de agulha de acupuntura, que é em direção caudocranial até atingir o periósteo, e manipulação de agulha de acupuntura. Deve ser complementado o tratamento para artrite de tornozelo.
SYALIC: Sistema Yamamura de Acupuntura da Linha de Implantação dos Cabelos.
Fonte: acervo Center AO.

Uma das dores de difícil tratamento é a calcanealgia, seja essa dor localizada na região medial, lateral ou inferior do calcâneo, pois não se trata de afecção do Meridiano Principal do *Shen* (Rins) nem do *Pangguang* (Bexiga), mas sim de problemas emocionais, em que a mente deu sentido do *"quero desacelerar minha vida"*. O calcâneo, pela técnica SYALIC, situa-se na área cuja linha descendente converge para a linha mediana posterior (Figuras 24 a 26). Após a pressão digital (fazer com a polpa digital, não com a unha), para encontrar a área de dor, é feita a inserção de agulha de acupuntura perpendicularmente ao osso occipital e profundamente até tocar o periósteo, fazendo a estimulação dela.

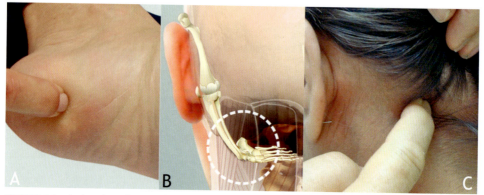

FIGURA 26 A dor de calcâneo (A) pode ser tratada pela técnica SYALIC pelo ponto calcâneo (B e C). A agulha de acupuntura é inserida até o plano ósseo e, então, é feita sua manipulação.
SYALIC: Sistema Yamamura de Acupuntura da Linha de Implantação dos Cabelos.
Fonte: acervo Center AO.

A região plantar do pé, pela técnica SYALIC, situa-se mais medialmente à área do calcâneo; para sua localização faz-se pressão digital em direção ao osso occipital (palpação profunda), procurando área de dor; a inserção de agulha de acupuntura é feita em direção caudocranial até atingir o periósteo, e a manipulação é feita em várias direções (Figuras 28 e 29).

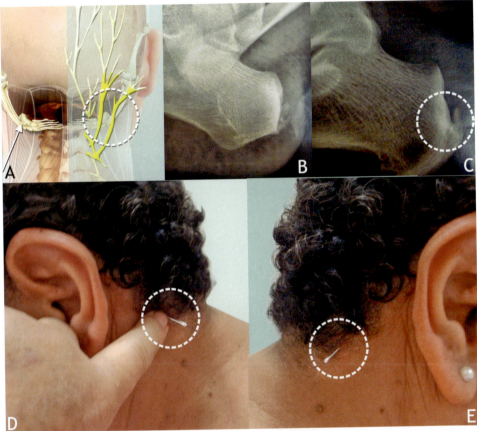

FIGURA 27 Paciente com calcanealgia bilateral na inserção do tendão do calcâneo com calcificação (A) e esporão do calcâneo (B). C, D e E: localização da área do calcâneo pela técnica SYALIC e inserção de agulha de acupuntura perpendicular, atingindo o periósteo do osso occipital, bilateralmente.

SYALIC: Sistema Yamamura de Acupuntura da Linha de Implantação dos Cabelos.

Fonte: acervo Center AO.

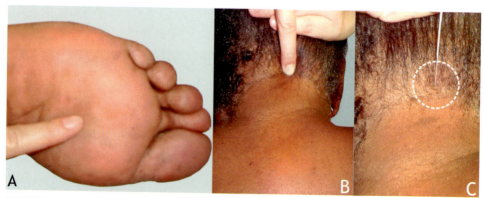

FIGURA 28 A: paciente com plantalgia mais anterior. B: localização da dor na linha de implantação de cabelos na região posterior da cabeça. C: inserção de agulha de acupuntura tocando o periósteo e manipulação em várias direções até a remissão da dor.

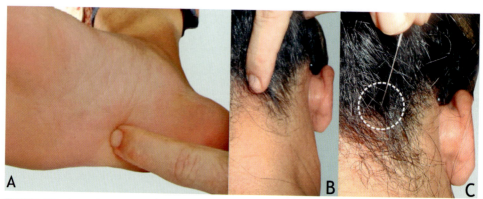

FIGURA 29 A: paciente com plantalgia mais posterior. B: localização da dor na linha de implantação de cabelos na região posterior da cabeça. C: inserção de agulha de acupuntura tocando o periósteo e manipulação em várias direções até a remissão da dor.

SYALIC E ESTRUTURAS DOS ÓRGÃOS INTERNOS

A linha de implantação dos cabelos representa a transição entre o exterior (sistema musculoesquelético) e o interior (Órgãos Internos), e estes podem ser localizados a alguns milímetros ou centímetros internamente à linha de implantação de cabelos, seguindo a proporcionalidade e referência com a topografia das vértebras; assim, o *Xin* (Coração) e o *Fei* (Pulmão) encontram-se na altura correspondente ao tórax; os rins/bexiga, correspondente à região lombar (Figura 30). Nessa técnica não existe uma localização precisa dos Órgãos Internos, a prática mostrou que, quando existe uma patologia dos Órgãos Internos, a área correspondente torna-se dolorosa à pressão digital; para localizar mais precisamente, faz-se uma pressão ungueal deslizando sobre o escalpe até encontrar um ponto doloroso, então é feita a inserção de agulha de acupuntura até o periósteo, procurando com a ponta dela o ponto mais doloroso e fazendo sua manipulação.

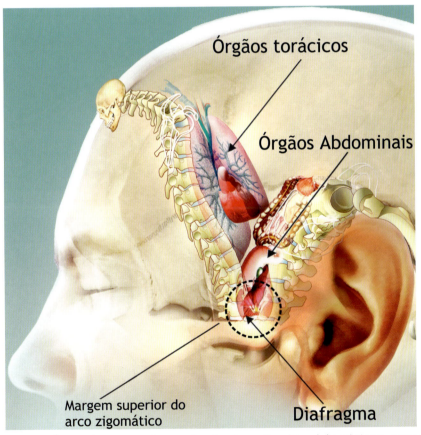

FIGURA 30   Os Órgãos Internos podem ser localizados na face lateral do crânio no couro cabeludo, na região *Yin*. Para essa localização, deve-se fazer aproximação em relação à topografia vertebral dos órgãos tendo como referência que a margem superior do osso zigomático corresponde ao diafragma.
Fonte: acervo Center AO.

Quando se tratar de patologia crônica ou de patologias dos Órgãos Internos, deve-se, após a inserção e a manipulação de agulha de acupuntura, deixar *in situ* por um tempo (30 a 40 minutos); porém, se a patologia for de dor visceral, deve-se inserir a agulha de acupuntura e fazer a manipulação até a remissão da dor e, depois, retirá-la. No tratamento de patologia interna crônica, é preciso associar com outras técnicas, como a de Meridianos Distintos, Curiosos, *Zang Fu* (Órgãos e Vísceras), pelo Sistema Yamamura de Acupuntura ou tratamento sistêmico.

As estruturas da garganta são consideradas internas, por isso ficam um pouco dentro da área *Yin*, ou seja, no couro cabeludo. Por esse método (SYALIC), podem ser tratadas amigdalite, rouquidão, disfonia, dores de garganta, patologia da região laringofaríngea etc. (Figura 31).

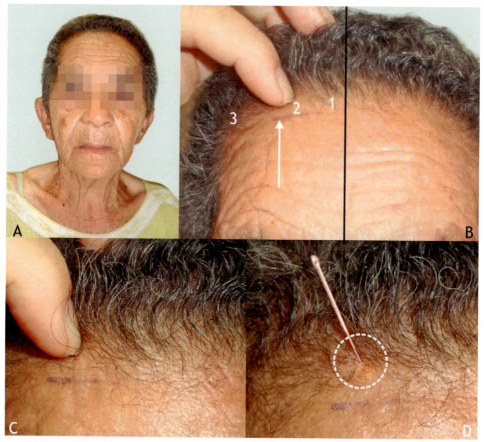

FIGURA 31　A: paciente com rouquidão. B: (1) linha mediana anterior; (2) a prega frontal mais cranial, que coincide com a linha de implantação de cabelos (fazer isso para os calvos); (3) área do membro superior. C: localização da área da garganta um pouco para dentro da linha de implantação de cabelos. D: inserção e manipulação de agulha de acupuntura.

Os órgãos abdominais situam-se na região cranial à margem superior do arco zigomático delimitado pela linha de implantação dos cabelos (Figura 12.30); para sua localização, deve-se fazer correspondência com os corpos vertebrais (Figura 14) e procurar, por meio de digitopressão, o ponto mais doloroso; depois, inserir agulha de acupuntura e fazer a manipulação (Figuras 32 a 37).

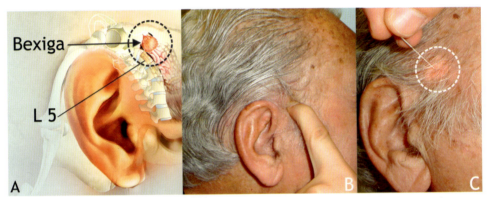

FIGURA 32 Paciente com prostatismo e leve incontinência urinária. A: localização do ponto bexiga em B. C: inserção e manipulação da agulha de acupuntura tocando o periósteo (ver Figura 30).
Fonte: acervo Center AO.

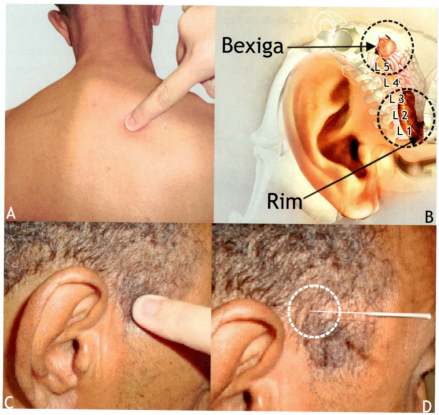

FIGURA 33 A: paciente com dor pontual no B-11 (*Dazhu*) (reunião dos ossos), que pode ocorrer por desarmonia do *Shen* (Rins). B e C: localização da área rim pela técnica SYALIC. D: inserção e manipulação de agulha de acupuntura, com remissão da sintomatologia.

SYALIC: Sistema Yamamura de Acupuntura da Linha de Implantação dos Cabelos.

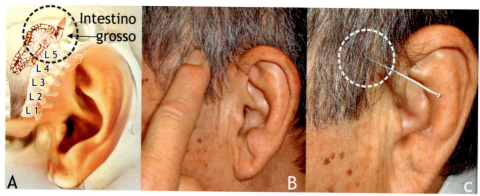

FIGURA 34 A e B: paciente com retite actínica com sangramento; a seta aponta a área do intestino grosso terminal. C: inserção de agulha de acupuntura atingindo o periósteo. Como se trata de patologia crônica, em cada aplicação foi mantida a agulha de acupuntura por 40 minutos; após 8 aplicações, houve remissão da sintomatologia.

Fonte: acervo Center AO.

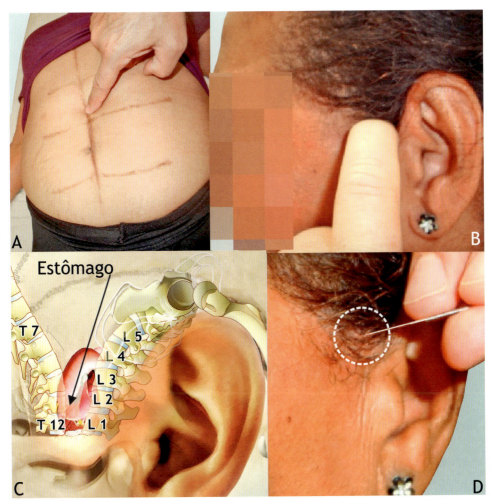

FIGURA 35 A: paciente com gastrite *Yang* (come, dói, passa) com ponto VC-12 (*Zhongwan*) doloroso; havia sido submetida a uma extensa laparotomia em decorrência de acidente automobilístico. B e C: localização da área gástrica pela técnica SYALIC na margem cranial do arco zigomático e o sinal da careta. D: inserção de agulha de acupuntura perpendicularmente ao plano ósseo e sua manipulação.

SYALIC: Sistema Yamamura de Acupuntura da Linha de Implantação dos Cabelos.

Fonte: acervo Center AO.

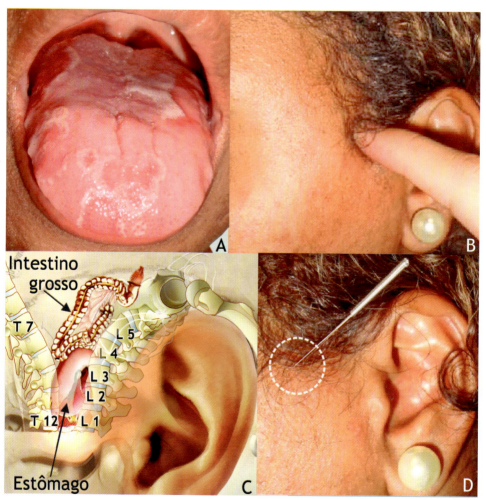

FIGURA 36 A: paciente com gastrite, náuseas, vômitos, aftas bucais, intestino preso com fezes em cíbalos após grande choque emocional, com Vazio de *Wei-Yin* (Estômago-*Yin*), língua geográfica e edemaciada. B e C: localização da área do estômago na região cranial ao arco zigomático. D: inserção e manipulação de agulha de acupuntura para analgesia da gastrite e tratamento da desarmonia do *Wei* (Estômago). Deve ser complementado com tratamento do *Gan* (Fígado) e do *Pi* (Baço/Pâncreas) e do fator emocional.

Fonte: acervo Center AO.

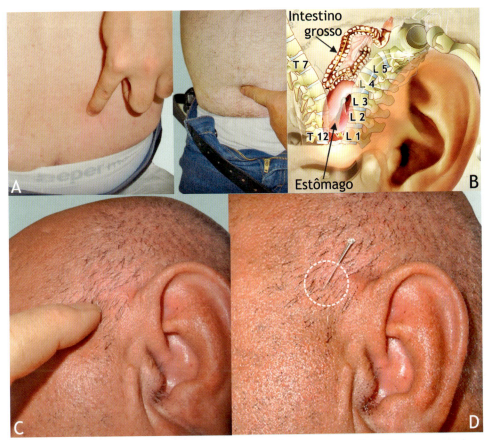

FIGURA 37 A: paciente com lombalgia com dor puntiforme no ponto B-28 (*Pangguangshu*); ao exame o ponto VC-3 (*Zhongji*), ponto *Mo* do *Pangguang* doloroso, confirmando que a lombalgia decorre de desarmonia do *Pangguang* (Bexiga). Quando indagado sobre patologia vesical (B), refere disúria de pequena intensidade. C e D: localização da área vesical, na qual se encontrou ponto doloroso. E: inserção e manipulação de agulha de acupuntura, segundo a técnica SYALIC; houve a remissão da dor lombar.

SYALIC: Sistema Yamamura de Acupuntura da Linha de Implantação dos Cabelos.

13

Sistema Yamamura de Acupuntura do Osso Occipital (SYAOO). Aplicações clínicas

A região cefálica é o local mais importante na exteriorização do *Jing Shen*, onde ele se manifesta em sua totalidade de força, pois é a região *Yang* do *Yang*. Em outros termos, o *Jing Shen* é formado no *Zang* (Órgão) *Yin* do *Yin*, que é o *Shen* (Rins); e ele ascende à região encefálica pela via do Meridiano Curioso *Du Mai* (medula espinal) e se manifesta nas estruturas relacionadas com o *Shen* (Rins), como orelha, couro cabeludo, crânio, onde foi descrita a importância dos pontos craniométricos para a acupuntura (ver Capítulo 11 – Sistema Yamamura de Acupuntura dos Pontos Craniométricos).

Neste capítulo, será descrito um novo sistema de acupuntura, localizado no osso occipital com efeito no sistema musculoesquelético e nos *Zang Fu* (Órgãos e Vísceras). Consideramos que o osso occipital corresponde ao *Shen* (Rins), e, tal qual os pontos de acupuntura *Jing* auriculares, o osso occipital também é um local de emanação dos *Jing*, pois:

- Osso occipital = *Shen* (Rins).
- Os músculos occipitais têm origem nos arcos branquiais, que têm íntima relação com o *Shen* (Rins) e com o *Qi* Ancestral emanado dele.
- O osso occipital relaciona-se estritamente com o *Du Mai*.
- O osso occipital relaciona-se com o Meridiano Principal do *Pangguang* (Bexiga), o *Fu* (Víscera) acoplado ao *Shen* (Rins),
- O Ponto Craniométrico Lambda corresponde ao VC-1 (*Huiyin*).

O osso occipital apresenta suturas e pontos craniométricos que se delimitam com os ossos parietal e temporal (Figuras 1 e 2).

Sistema Yamamura de Acupuntura do Osso Occipital (SYAOO) 291

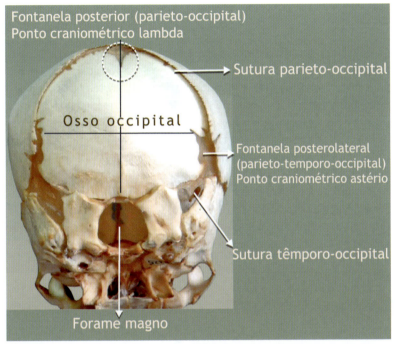

FIGURA 1   Crânio de feto mostrando o osso occipital, as suturas, as fontanelas que, posteriormente, irão originar os Pontos Cranimétricos Lambda e Astério (crânio do museu da Disciplina de Anatomia do Departamento de Morfologia da EPM/UNIFESP).

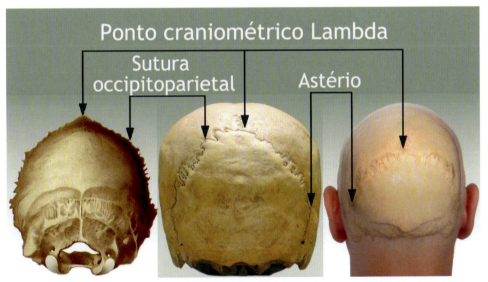

FIGURA 2   Osso occipital do adulto (A). B e C: disposição do osso occipital no crânio e na cabeça; sua parte inferior é curva, impossibilitando o acesso livre. As setas indicam os Pontos Craniométricos Lambda e Astério e a sutura occipitoparietal (crânio do museu da Disciplina de Anatomia do Departamento de Morfologia da EPM/UNIFESP).

OSSO OCCIPITAL

O osso occipital é um osso côncavo que se une com os ossos parietais e temporais e apresenta em sua parte convexa uma saliência que é a protuberância occipital exter-naexterna; limita-se com os Pontos Craniométricos, na parte cranial com o Lambda, lateralmente com o Astério e sua porção caudal com o forame magno (Figuras 1 e 2).

Pelo fato de o Ponto Craniométrico Lambda (ver Capítulo 11) corresponder ao ponto VC-1 (*Huiyin*) na extremidade inferior da coluna vertebral, pode-se fazer uma analogia e considerar que a região do forame magno corresponde à região cefálica, imaginando-se, então, um ser humano invertido em que a linha mediana posterior do osso occipital corresponde à coluna vertebral e, as laterais, aos membros assim constituídos: do Lambda ao Astério corresponde à disposição do membro inferior, do Astério ao forame magno, ao membro superior, e a linha imaginária entre os Astérios corresponde ao diafragma; tem-se, então, uma figura humana invertida (Figuras 3A e 3B).

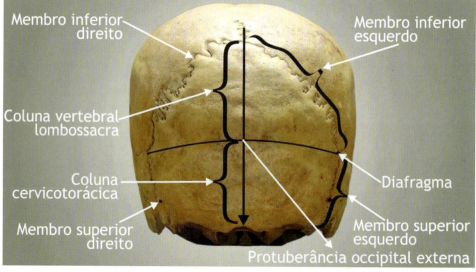

FIGURA 3A Na técnica de Sistema Yamamura de Acupuntura do Osso Occipital (SYAOO), considera-se o osso occipital dividido em quadrantes formadas pela linha mediana posterior do occipital e a linha unindo os Pontos Craniométricos Astério passando pela protuberância occipital externa. A linha mediana posterior que vai do Lambda à linha entre os Astérios corresponde à coluna vertebral da região sacrococcígea e à região lombar da coluna vertebral. Da linha entre os Astérios e o forame magno às regiões torácica e cervical da coluna vertebral. A sutura que vai do Lambda ao Astério corresponde ao membro inferior e, do Astério ao forame magno, ao membro superior (crânio do museu da Disciplina de Anatomia do Departamento de Morfologia da EPM/UNIFESP).

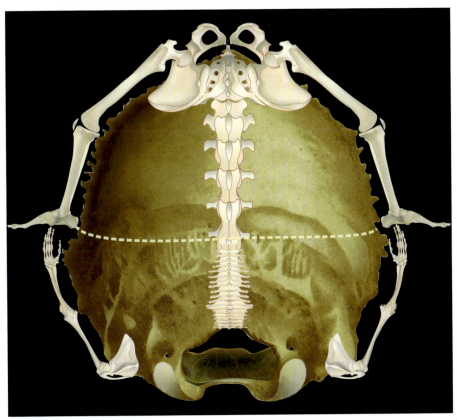

FIGURA 3B Representação artística do sistema musculoesquelético no osso occipital. A linha mediana posterior que vai do Lambda à linha entre os Astérios corresponde à coluna vertebral da região sacrococcígea e a região da coluna lombar. Da linha entre os Astérios ao forame magno, às regiões torácica e cervical da coluna vertebral. A sutura que vai do Lambda ao Astério corresponde ao membro inferior e, do Astério ao forame magno, ao membro superior.

Fonte: acervo Center AO.

SISTEMA YAMAMURA DE ACUPUNTURA DO OSSO OCCIPITAL (SYAOO) E SISTEMA MUSCULOESQUELÉTICO

SYAOO e coluna vertebral

A coluna vertebral, no osso occipital, localiza-se na linha mediana posterior, em que o Ponto Craniométrico Lambda corresponde à extremidade inferior da coluna vertebral (cóccix), e a linha entre os Astérios corresponde à localização do diafragma e da transição toracolombar e dessa linha até o forame magno corresponde às regiões torácica e cervical da coluna vertebral, ficando desse modo a correspondência do cóccix com o Ponto Craniométrico Lambda e a primeira vértebra cervical no limite do forame magno na linha mediana posterior do crânio com a 1ª vértebra cervical (Figura 4).

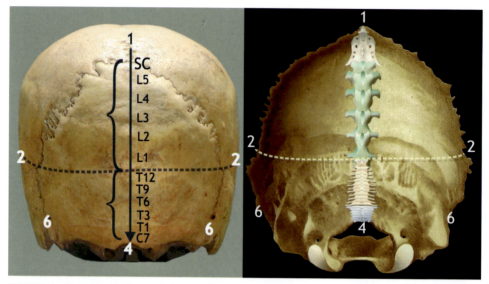

FIGURA 4 Representação na linha mediana posterior do osso occipital da coluna vertebral, em que o Ponto Craniométrico Lambda (1) corresponde à extremidade inferior do cóccix e a margem do forame magno, à primeira vértebra cervical. Do Lambda à protuberância occipital externa localiza-se o segmento cóccix, sacro e lombar (1 a 3) e da protuberância occipital externa ao forame magno, os segmentos torácico e cervical da coluna vertebral (crânio do museu da Disciplina de Anatomia do Departamento de Morfologia da EPM/UNIFESP).

1: Ponto Craniométrico Lambda. 2: Ponto Craniométrico Astério. 3: protuberância occipital externa. 4: forame magno. 5: sutura occipital. 6: sutura têmporo-occipital.

Para a localização mais exata diante de uma patologia da coluna vertebral, por exemplo, lombalgia ao nível do L5, deve-se localizar inicialmente o Ponto Craniométrico Lambda, depois a protuberância occipital externa: traçar uma linha mediana unindo as duas estruturas e, na área aproximada, fazer uma pressão ungueal fazendo-se movimento de deslizamento sobre o periósteo. Uma vez localizado o ponto mais doloroso, deve-se inserir a agulha de acupuntura perpendicularmente e atingir o periósteo; com a ponta dela, procurar novamente o ponto doloroso e, depois, fazer a estimulação até a remissão da dor lombar; pode haver necessidade de outras inserções em direções diferentes, para obter a resolução total da dor (Figuras 5 e 6).

Quando se tratar de dores da região paravertebral, geralmente nos músculos espinais, ou, no caso da Acupuntura, dos pontos *Shu* do dorso, dos pontos *Jing* ou dos pontos *Jiaji*,[1] que se situam no dorso, os pontos a serem estimulados estão na correspondência com os respectivos corpos vertebrais e do lado oposto, isto é, se a dor se localizar no lado esquerdo, os pontos localizam-se no lado direito, apesar de não ter tanta importância esse fato, isto é, deve-se procurar o ponto mais doloroso. Se a dor maior for do mesmo lado, a inserção será homolateral e vice-versa (Figura 7).

---

1 Consultar: Yamamura Y. Acupuntura tradicional – a arte de inserir. 2.ed. São Paulo: Roca; 2003.

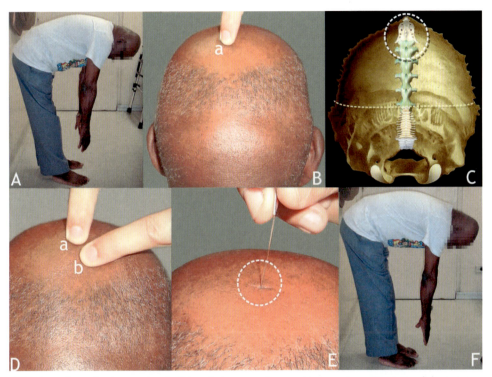

FIGURA 5 A: paciente com lombalgia crônica com dor na até encontrar um ponto doloroso; em E2, inserção de agulha de acupuntura e a vértebra L5, com limitação leve de flexão e retificação da coluna vertebral. B1 e C1: localização do Ponto Craniométrico Lambda. C2 e D2: localização da vértebra L5 na linha mediana posterior do osso occipital; a localização é feita fazendo-se pressão ungueal deslizante em sua manipulação. F: o resultado, com remissão da dor lombar e melhora da flexão da coluna vertebral.

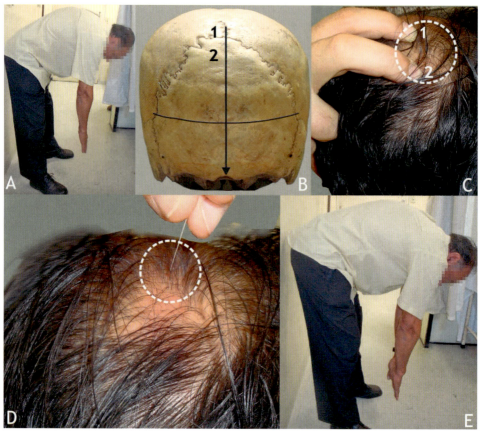

FIGURA 6 A: paciente com lombalgia crônica com dor na vértebra L4, com limitação de flexão e retificação da coluna vertebral. B1 e C1: localização do Ponto Craniométrico Lambda. B2 e C2: localização da vértebra L5 na linha mediana posterior do osso occipital; a localização é feita fazendo-se pressão ungueal deslizante até encontrar um ponto doloroso. D: inserção de agulha de acupuntura e sua manipulação. E: o resultado com remissão da dor lombar e melhora da flexão da coluna vertebral (crânio do museu da Disciplina de Anatomia do Departamento de Morfologia da EPM/UNIFESP).

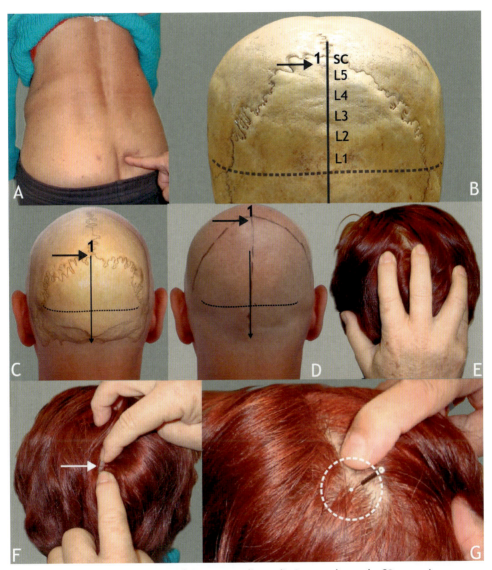

FIGURA 7 A: paciente com sacralgia paramediana direita na altura do S3 que piora com a flexão da coluna vertebral da região lombar. B, C e D: o ponto 1 mostra a localização do Ponto Craniométrico Lambda e as setas a localização da área correspondente à região do sacro lateralmente à linha mediana posterior do osso occipital do lado esquerdo. E: como se localiza o ponto Lambda (1). F: a seta aponta para a localização do sacro, fazendo-se nessa área pressão ungueal deslizante até encontrar um ponto doloroso. G: inserção de agulha de acupuntura e sua manipulação até a remissão da dor sacral (crânio do museu da Disciplina de Anatomia do Departamento de Morfologia da EPM/UNIFESP).

A região cervical da coluna vertebral, pela técnica de Acupuntura do Osso Occipital, localiza-se na linha mediana posterior do crânio, perto do forame magno (ver Figura 4). A pressão digital deve ser perpendicular à curvatura do osso occipital, isto é, no sentido caudocranial e com o pescoço ligeiramente curvado. A inserção de agulha de acupuntura, também do mesmo modo, é no sentido caudocranial (Figura 8).

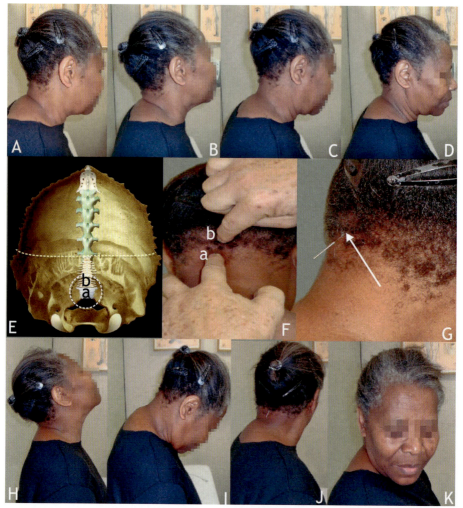

FIGURA 8 A, B, C e D: paciente com cervicalgia crônica em fase de agudização, com limitação acentuada dos movimentos da coluna cervical. E: a seta aponta a região correspondente à região cervical na linha mediana posterior do osso occipital. F: 1 corresponde à transição entre o osso occipital e a primeira vértebra cervical, e a seta aponta a região cervical na qual com a pressão ungueal se procura o ponto mais doloroso. G: inserção de agulha de acupuntura em direção caudocranial até tocar o periósteo, e com a ponta de agulha procura-se ponto mais doloroso e procede-se a sua estimulação. H, I, J e K: o efeito imediato, com liberação dos movimentos da região cervical e a remissão da cervicalgia.

SYAOO E MEMBRO SUPERIOR

O membro superior, pela técnica de Acupuntura do Osso Occipital, localiza-se na sutura occipitotemporal, tendo como limites o Ponto Craniométrico Astério, onde se situa a mão, e o forame magno, em cuja proximidade se situa o ombro em virtude de a representação do corpo humano estar invertida no sentido craniocaudal na face externa do osso occipital. Por isso, na sutura occipitotemporal direito localiza-se o membro superior esquerdo e, do lado esquerdo, o membro superior esquerdo, apesar de que na prática se mostrou não haver tanta importância essa divisão, devendo-se optar pelo lado mais doloroso à pressão digital (Figuras 9 e 10).

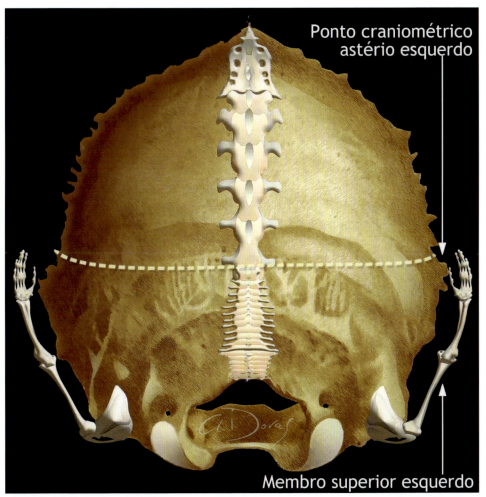

FIGURA 9 Na sutura occipitotemporal, localiza-se o membro superior. Do lado direito do osso occipital situa-se o membro superior esquerdo, e do lado esquerdo, o membro superior direito.
Fonte: acervo Center AO.

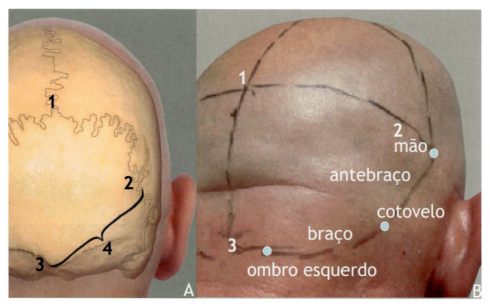

FIGURA 10 A: representação da disposição do osso occipital na região posterior da cabeça. Em virtude de ele ser curvo e de o forame magno estar conectado com a primeira vértebra cervical, não se consegue visualizar essa parte do osso occipital, mas pode ser sentida pela palpação: o 1 corresponde ao Lambda, o 2, ao Astério, o 3, à transição occipitocervical, e o 4, o membro superior. B: no crânio, as localizações aproximadas das partes do membro superior.

Para localizar os segmentos do membro superior, deve-se ter em mente a disposição do osso occipital na parte posterior do crânio e procurar os pontos de referência que são os Pontos Craniométricos Lambda, os Astérios e a transição entre o osso occipital e a primeira vértebra cervical; ainda, procurar pela palpação a sutura occipitotemporal e imaginar o membro superior nessa sutura, tendo como base que a mão se localiza no Astério e o ombro nas proximidades do forame magno (ver Figura 10B); com a palpação ungueal, procurar o ponto mais doloroso e nele inserir a agulha de acupuntura até o periósteo, e novamente com a ponta de agulha deve-se procurar o ponto mais doloroso e, uma vez encontrado, fazer estimulação até a remissão da dor (Figuras 11 a 14).

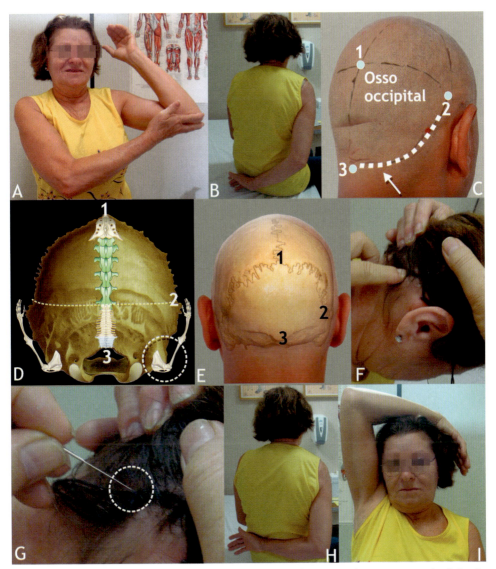

FIGURA 11 A e B: paciente com ombralgia à direita, com limitação de movimento de abdução e de extensão e rotação interna do ombro. C, D, E e F: a posição 1 indica o Ponto Craniométrico Lambda, o 2, o Ponto Craniométrico Astério, o 3, a transição entre o osso occipital e a primeira vértebra cervical; as setas apontam para a localização aproximada da área correspondente ao ombro (ver Figura 10). G: localização do ponto ombro com pressão ungueal. H: inserção de agulha de acupuntura, procurando-se com sua ponta o ponto mais doloroso (que corresponde ao ponto ombro). I e J: o resultado imediato, com a liberação de movimentos e ausência de ombralgia.

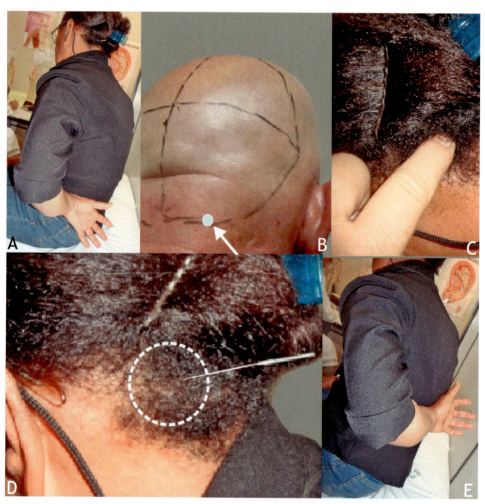

FIGURA 12 A: paciente com ombralgia à esquerda, com limitação de movimento de extensão e rotação interna do ombro. B e C: as setas apontam para a localização aproximada da área correspondente ao ombro (ver Figura 10B). D: localização do ponto ombro com pressão ungueal e a inserção de agulha de acupuntura, procurando-se com sua ponta o ponto mais doloroso (que corresponde ao ponto ombro) e sua estimulação. E: o resultado imediato, com a liberação de movimentos e ausência de ombralgia.

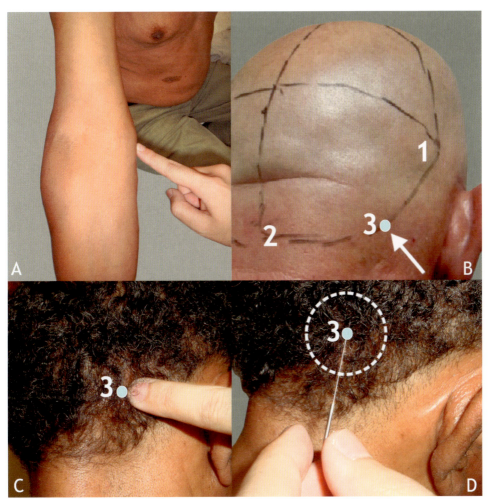

FIGURA 13 A: paciente com epicondilite medial (cotovelo) direita. B e C: o 1 corresponde ao Ponto Craniométrico Astério, o 2, à transição entre o osso occipital e a primeira vértebra cervical, as setas (3) apontam para localização aproximada da área correspondente ao cotovelo, e com a pressão ungueal deslizante sobre o periósteo é localizado o ponto mais doloroso (ver Figura 10B). D: localização do ponto cotovelo com pressão ungueal e a inserção de agulha de acupuntura, que deve atingir o periósteo, procurando-se novamente com sua ponta o ponto mais doloroso, e sua estimulação até a remissão da dor.

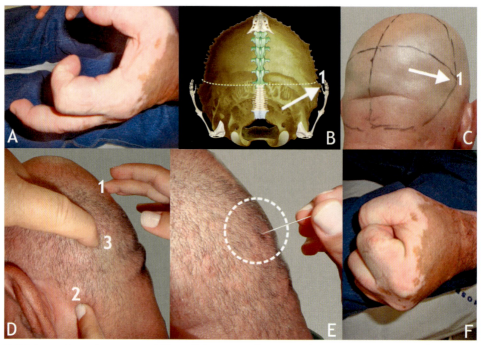

FIGURA 14   A: paciente com vitiligo, diabete, com limitação de movimento da articulação metacarpofalângica do dedo indicador (dedo em gatilho). B1 e C1: localização do Ponto Craniométrico Astério. As setas indicam a área correspondente à mão (ver Figura 10B). D1: localização do Lambda. D2: extremidade do mastoide. D3: o Astério (obs.: a incidência da fotografia muda as referências). E: inserção e manipulação do ponto correspondente à mão. F: o resultado imediato.

SYAOO E MEMBRO INFERIOR

O membro inferior, pela técnica de Acupuntura do Osso Occipital, localiza-se na sutura occipitoparietal, tendo como limites o Ponto Craniométrico Lambda, em cuja proximidade se situa o quadril, e o Ponto Craniométrico Astério, onde se situa o pé; em virtude de a representação do corpo humano estar invertido no sentido craniocaudal na face externa do osso occipital, é no Lambda que se localiza a extremidade inferior da coluna vertebral e, um pouco ao lado na sutura occipitoparietal, o quadril heterolateral, isto é, na sutura occipitoparietal direita se localiza o membro inferior esquerdo e na sutura occipitoparietal esquerda se localiza o membro inferior direito, embora a prática tenha mostrado não ter tanta importância essa divisão, devendo-se optar pelo lado mais doloroso à pressão digital (Figuras 15 e 16).

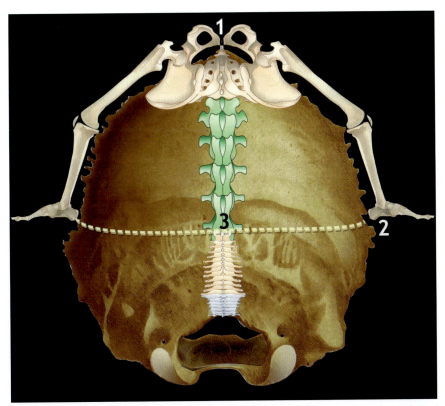

FIGURA 15   Na concepção da técnica de Acupuntura do Osso Occipital, o membro inferior localiza-se na sutura occipitoparietal, fazendo limite com os Pontos Craniométricos Lambda (1) e o Astério (2). O 3 corresponde à protuberância occipital externa. Na sutura occipitoparietal direita localiza-se o membro inferior esquerdo e vice-versa.

Fonte: acervo Center AO.

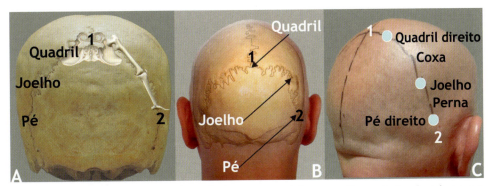

FIGURA 16   A e B: o osso occipital anatômico e sua posição na região posterior da cabeça; o 1 corresponde ao Ponto Craniométrico Lambda e o 2, o Ponto Craniométrico Astério e as localizações aproximadas dos segmentos do membro inferior. C: localização da sutura occipitoparietal e as localizações aproximadas dos segmentos do membro inferior que devem ser procurados pela palpação ungueal (crânio do museu da Disciplina de Anatomia do Departamento de Morfologia da EPM/UNIFESP).

Para localizar os segmentos do membro inferior, deve-se ter em mente a disposição do osso occipital na parte posterior do crânio e procurar os pontos de referência que são os Pontos Craniométricos Lambda, Astérios e a protuberância occipital externa; ainda, por meio da palpação, localizar a sutura occipitoparietal e imaginar o membro inferior nessa sutura, tendo como base que o pé se situa no Astério e o quadril perto do Lambda (Figura 16C); deve-se, por fim, com a palpação ungueal, procurar localizar o ponto mais doloroso e nele inserir a agulha de acupuntura até o periósteo; e novamente com a ponta de agulha deve-se procurar o ponto mais doloroso e, uma vez encontrado, fazer estimulação até a remissão da dor (Figuras 17 e 18).

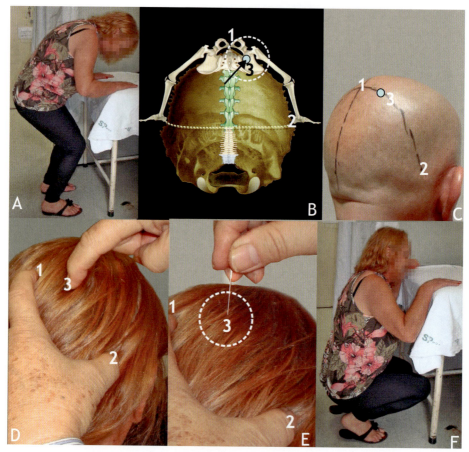

FIGURA 17 A: paciente que teve AVCI com dor no quadril direito, com marcha claudicante antálgica e limitação leve de movimentos de rotação interna e externa do quadril que impede a flexão deste (agachar-se). B, C e D: localização do Ponto Craniométrico Lambda (1), do Ponto Craniométrico Astério (2) e a área correspondente ao quadril (3). E: inserção de agulha de acupuntura tocando o periósteo e procurando com a ponta de agulha o ponto mais doloroso; em seguida, a estimulação até a remissão da dor. G: o resultado imediato, com retorno dos movimentos do quadril, conseguindo agachar-se, e a remissão da dor.

AVCI: acidente vascular cerebral isquêmico.

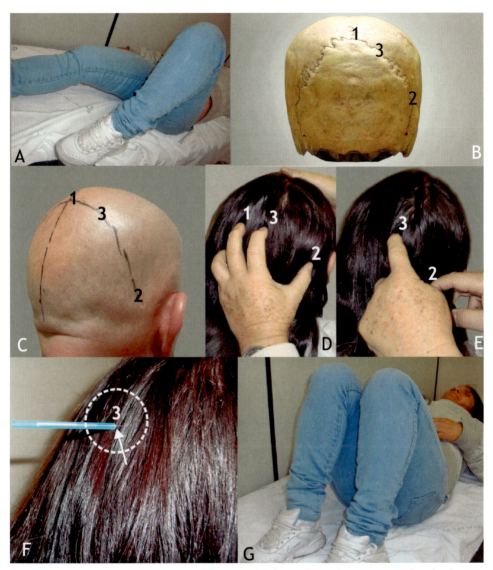

FIGURA 18   A: paciente com dor aguda no quadril direito há 2 dias, com marcha claudicante antálgica e limitação de todos os movimentos do quadril. B, C, D e E: localização do Ponto Craniométrico Lambda (1), do Ponto Craniométrico Astério (2) e a área correspondente ao quadril (3). F: inserção de agulha de acupuntura (está com o mandril para fins de foto) tocando o periósteo e procurando com a ponta da agulha o ponto mais doloroso; em seguida, a estimulação até a remissão da dor. G: o resultado imediato com retorno dos movimentos do quadril e a remissão da dor (crânio do museu da Disciplina de Anatomia do Departamento de Morfologia da EPM/UNIFESP).

O joelho, pela técnica de Acupuntura do Osso Occipital, localiza-se na sutura occipitoparietal no meio entre os Pontos Craniométricos Lambda e o Astério (ver Figura 16C). Para localizar o joelho, no osso occipital, deve-se ter em mente a disposição do osso occipital na parte posterior do crânio, procurar os pontos de referência que são os pontos craniométricos Lambda e Astério e procurar, por meio da palpação ungueal na área correspondente aproximada do joelho, o ponto mais doloroso. Nele inserir a agulha de acupuntura e novamente, com a ponta de agulha, procurar o ponto mais doloroso tocando o periósteo; uma vez encontrado, fazer estimulação até a remissão da dor (Figuras 19).

A perna, tornozelo e pé, pela técnica de Acupuntura do Osso Occipital, localizam-se na sutura occipitoparietal entre o ponto joelho e o Ponto Craniométrico Astério (ver Figura 16C); o terço superior da perna é encontrado mais perto do ponto joelho e o terço inferior, assim como o tornozelo e o pé, na proximidade do Astério (Figuras 20 e 21).

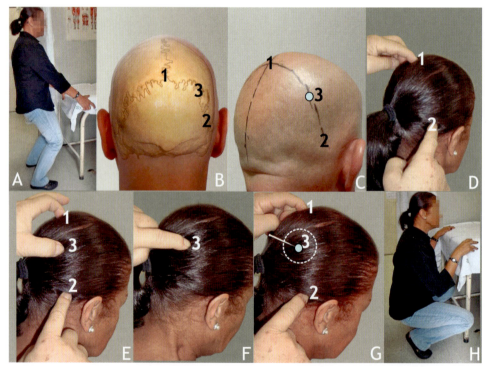

FIGURA 19 A, paciente com gonalgia à D com marcha claudicante e limitação de flexão do joelho. B, C, D e E: localização do Ponto Craniométrico Lambda (1), do Ponto Craniométrico Astério (2) e a área correspondente ao joelho (3). F: com a pressão ungueal e fazendo-se deslizamento, procura-se o ponto mais doloroso na sutura occipitoparietal. G: inserção de agulha de acupuntura tocando o periósteo e procurando com a ponta de agulha o ponto mais doloroso; em seguida, a estimulação até a remissão da dor. H: o resultado imediato, com retorno do movimento de flexão do joelho e a remissão da dor.

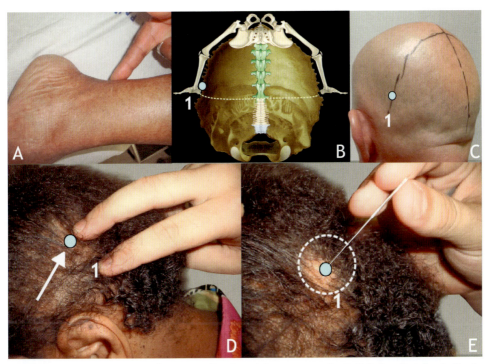

FIGURA 20 A: paciente com dor no tendão do calcâneo esquerdo. B, C, D: localização do Ponto Craniométrico Astério (1). As setas apontam para a área correspondente ao terço inferior da perna; nessa área é feita a pressão ungueal e o deslizamento no periósteo, para procurar o ponto mais doloroso na sutura occipitoparietal. E: inserção de agulha de acupuntura tocando o periósteo e procurando com a ponta de agulha o ponto mais doloroso; em seguida, a estimulação até a remissão da dor.

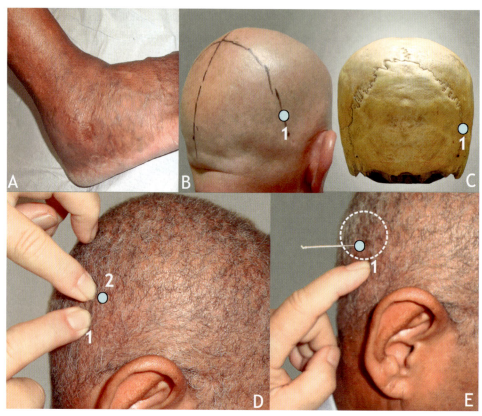

FIGURA 21 A: paciente com dor e edema da região infra e retromaleolar lateral do tornozelo direito. B1 e C1: localização do Ponto Craniométrico Astério; as setas indicam a área correspondente ao pé na sutura occipitoparietal. D1: localização do Astério. D2: área correspondente ao pé onde se tem dor intensa à pressão ungueal. E: inserção e manipulação da agulha de acupuntura do ponto correspondente ao pé; a estimulação é feita no periósteo até a remissão da dor (crânio do museu da Disciplina de Anatomia do Departamento de Morfologia da EPM/UNIFESP).

SYAOO E *ZANG FU* (ÓRGÃOS E VÍSCERAS)

Considerando que o osso occipital, por excelência, é local de emanação do *Jing* proveniente do *Shen* (Rins), isso significa que nele também estão localizados os pontos Jing correspondentes aos *Zang Fu* (Órgãos e Vísceras), tal como acontece nos microssistemas e no sistema auricular.

Considerando a topografia da coluna vertebral e dos membros superiores e inferiores em relação aos pontos craniométricos e suturas em que existe a localização do ser humano de maneira invertida no osso occipital, como ocorre na representação do corpo humano na orelha, foi idealizada a localização topográfica dos Órgãos Internos no osso occipital, e sua eficácia foi comprovada clinicamente.

Para a localização topográfica dos Órgãos Internos no osso occipital, foram traçadas quatro linhas verticais no corpo humano (Figura 22):

- Uma linha que passa pela linha mediana anterior do corpo humano (linha 1).
- Uma linha vertical que passa pelo mamilo (linha 3).
- Uma linha vertical na posição intermediária entre a linha mediana anterior do corpo e a linha do mamilo (linha 2).
- Uma linha vertical entre a linha do mamilo e a parede externa do corpo (linha 4).
- Além da linha do diafragma (linha 5) e da linha transversal que passa pelo umbigo (linha 6).

Essas linhas têm por função localizar a topografia dos Órgãos Internos; assim, o coração localiza-se nas linhas 1 e 2, no espaço entre as linhas 2 e 3 do lado esquerdo e acima do diafragma, enquanto o fígado localiza-se nas linhas 1, 2, 3 e 4 do lado direito; a bexiga, o útero, a próstata localizam-se na linha mediana anterior, na pelve (Figura 22). O intestino delgado situa-se abaixo da linha que passa pela cicatriz umbilical e ocupa as linhas 1, 4 e 5 tanto do lado direito como do esquerdo, e assim por diante, ao passo que o intestino grosso em sua porção ascendente ocupa as linhas 5 e 6 e metade do cólon transverso direito, as linhas 6, 5, 4, 3 e 1 do lado direito e acima da linha que passa pela cicatriz umbilical; o cólon transverso esquerdo ocupa as linhas 1, 3, 4, 5 e 6 e o cólon descendente, as linhas 5 e 6, o sigmoide, as linhas 4 e 5, o reto, as linhas 1 e 4, e o ânus a linha 1, nas proximidades do Ponto Craniométrico Lambda (Figura 22).

No osso occipital também podem ser traçadas linhas (Figura 23) de maneira semelhante às traçadas no corpo humano. Assim:

- Linha mediana posterior do osso occipital (1).
- Linha intermediária entre a linha mediana posterior e o Astério, que corresponde à linha mamilar (3).
- Linha entre a linha mediana posterior e o precedente (2).
- Linha entre a linha mamilar e o Astério (4).
- Linha que une os dois Pontos Craniométricos Astérios que corresponde ao diafragma (5).

- Linha transversal entre o Lambda e a protuberância externa que corresponde à linha umbilical (6).

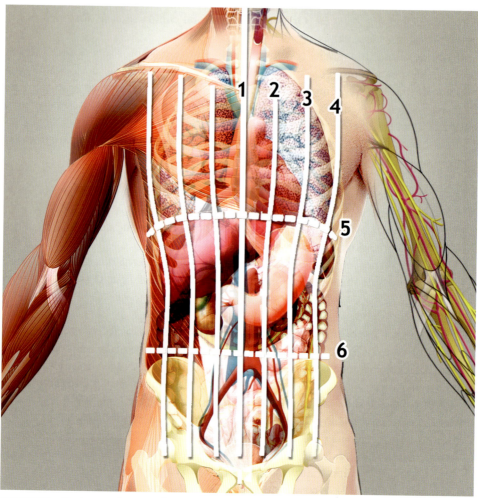

FIGURA 22 No tronco do corpo humano, podem ser traçadas as seguintes linhas obedecendo às divisões por meio de linhas: 1 = linha mediana anterior do tronco; 2 = linha que passa a meia distância entre linha mediana anterior e a linha mamilar; 3 = linha vertical que passa pelo mamilo; 4 = linha que passa a meia distância entre a linha do mamilo e a parede externa do corpo; 5 = linha do diafragma; 6 = linha que passa pela cicatriz umbilical.
Fonte: acervo Center AO.

Sistema Yamamura de Acupuntura do Osso Occipital (SYAOO) 313

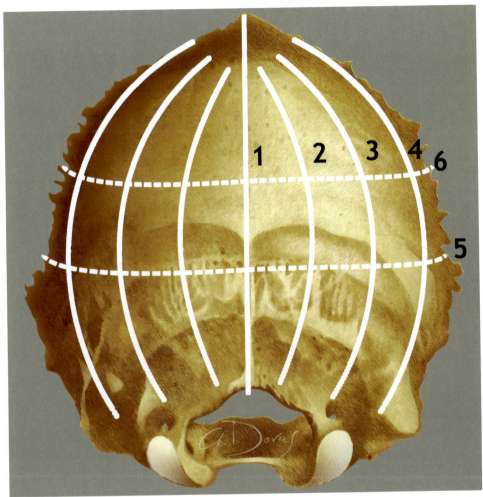

FIGURA 23   No osso occipital, para correspondência com o corpo humano, podem ser traçadas as seguintes linhas, obedecendo às divisões por meio de linhas (ver Figura 22): 1 = linha mediana anterior do tronco; 2 = linha que passa a meia distância entre linha mediana anterior e a linha mamilar; 3 = linha vertical que passa pelo mamilo; 4 = linha que passa a meia distância entre a linha do mamilo e a parede externa do corpo; 5 = linha do diafragma; 6 = linha que passa pela cicatriz umbilical.

Fonte: acervo Center AO.

Os Órgãos Internos têm representação no osso occipital,[2] de maneira invertida, isto é, a face externa do osso occipital corresponde à imagem do tronco visto pelo dorso, conforme ilustra a Figura 24; dessa maneira, pela técnica de Acupuntura do Osso Occi-

---

[2] Existem vários microssistemas em que existe a representação dos Órgãos Internos. O mais conhecido é o microssistema da orelha em que o corpo humano (Órgãos Internos e suas estruturas) está localizado na orelha externa, cuja sistematização lembra um feto invertido. Outro microssistema é a representação do corpo humano na região plantar do pé, constituindo a técnica de reflexologia.

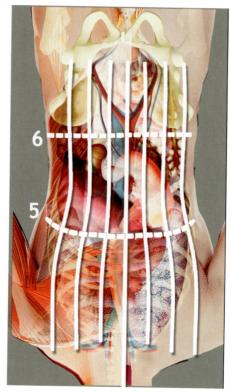

FIGURA 24 Representação do corpo humano na face externa do osso occipital, de maneira invertida craniocaudal e com a visão posterior.
Fonte: acervo Center AO.

pital (SYAOO), a representação dos Órgãos Internos é vista de maneira invertida; assim, se o estômago está do lado esquerdo na região infradiafragmática, na representação no osso occipital localiza-se do lado direito e cranial à linha do diafragma (Figura 25). Para facilitar a localização dos Órgãos Internos no osso occipital é que foram traçadas as linhas correspondentes no tronco do corpo humano e no osso occipital (Figuras 22 e 23).

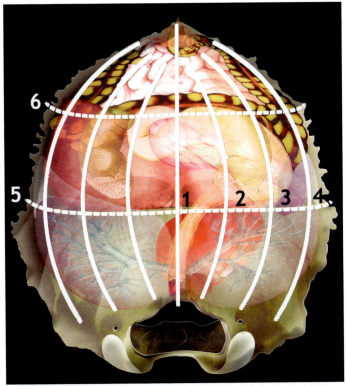

FIGURA 25 Representação dos Órgãos Internos na face posterior do osso occipital e visão pelo dorso do corpo humano, por isso o fígado ocupa a região acima da linha do diafragma (5) e do lado esquerdo, o coração, abaixo da linha diafragmática (5) e do lado direito.
Fonte: acervo Center AO.

LOCALIZAÇÃO CLÍNICA DOS ÓRGÃOS INTERNOS

Em virtude de os pontos referenciais estarem cobertos pelos cabelos, deve-se lançar mão de palpação para localizá-los.

Para a localização dos Órgãos Internos deve-se, antes de tudo, identificar a localização dos cinco pontos referenciais:

- **Ponto Craniométrico Lambda** é obtido espalmando-se a mão (no comprimento da mão do paciente) sobre a protuberância occipital externa, e na extremidade do 3º dedo da mão encontra-se uma pequena depressão óssea que é o Lambda (Figura 26). Às vezes, o Lambda e as suturas que a compõem são bem evidentes, podendo ser visto (Figura 26B).
- **Pontos Craniométricos Astérios** são localizados tomando-se como base o Lambda e a extremidade do processo mastóideo, traçando-se uma linha entre eles e dividindo em três partes; no terço lateral situa-se o Ponto Craniométrico Astério em uma pequena depressão óssea (Figura 27).

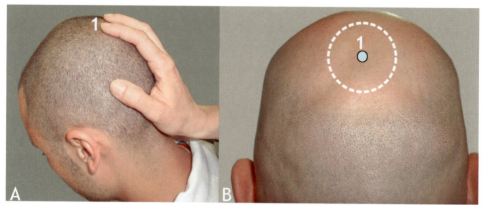

FIGURA 26 A: manobra para a localização do Ponto Craniométrico Lambda: espalmar a palma da mão, correspondente ao comprimento da palma da mão do paciente, sobre a protuberância externa do osso occipital e na extremidade do 3º dedo da mão procurar uma depressão em forma da letra Lambda (1). B: a visualização do Lambda (1).

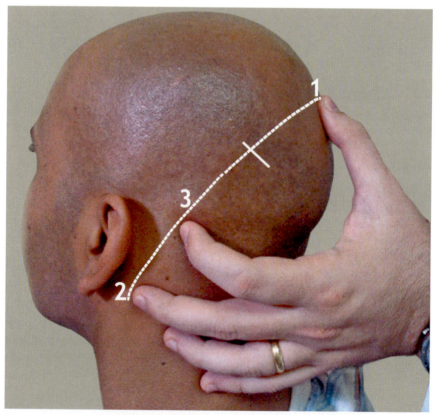

FIGURA 27 Manobra para a localização do Ponto Craniométrico Astério: identificar o Lambda (1), a extremidade do processo mastóideo e dividir em partes a linha que une o mastoide ao Lambda; o Ponto Craniométrico Astério é encontrado no terço distal dessa linha em uma pequena depressão.

- **Transição entre o osso occipital e a 1ª vértebra cervical** é localizada fletindo-se levemente a coluna cervical e palpando o osso occipital em direção da nuca; procurar uma depressão que corresponde à transição craniovertebral (Figura 28).
- **Protuberância occipital externa** é localizada traçando-se a linha entre os dois Astérios; ela se situa na linha mediana posterior do crânio: quando se espalma a mão sobre o osso occipital, percebe-se uma saliência que corresponde à protuberância occipital externa (Figura 28).

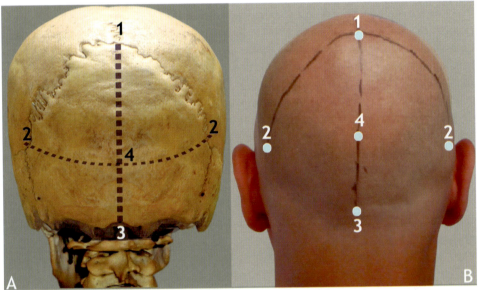

FIGURA 28 As figuras mostram as localizações de: 1 = Lambda; 2 = Astério; 3 = transição craniovertebral; 4 = protuberância occipital externa. Para localizar o 3, a cabeça deve estar levemente fletida.

TÉCNICA DE LOCALIZAÇÃO, INSERÇÃO E MANIPULAÇÃO DE AGULHA DE ACUPUNTURA NO SYAOO

Uma vez localizados os pontos referenciais no osso occipital, deve-se ter em mente a localização do órgão em questão em relação às linhas do corpo humano e transpor para o osso occipital; nessa área, procurar o ponto mais doloroso com a pressão ungueal, fazendo deslizamento sobre o periósteo; uma vez determinado o ponto, é inserida agulha de acupuntura perpendicularmente ao plano ósseo e deve-se procurar com a ponta de agulha o ponto mais doloroso; em seguida, fazer a estimulação até a remissão da dor (se for caso de tratamento de doença de órgão, estimular e depois deixar por algum tempo).

APLICAÇÕES CLÍNICAS DO SYAOO

O tubo digestório toma a maior parte da cavidade abdominal, principalmente da pelve, ocupando, portanto, o terço superior do osso occipital; há de se considerar que a representação do tubo digestório no osso occipital está na posição invertida (Figura 29); assim, o estômago ocupa o lado esquerdo acima da linha do diafragma. Pelo fato de os segmentos do tubo digestório serem grandes e longos, não existe uma topografia exata; por isso, deve-se procurar na área concernente pontos ou ponto doloroso à pressão ungueal e inserir nele(s) agulha de acupuntura.

O **estômago** no corpo humano, em relação às linhas, situa-se na região infradiafragmática, ocupando os espaços entre as linhas 1, 2 e 3. Nessa área se procura o ponto doloroso, que corresponde ao local da afecção do estômago; pelo fato de o estômago ter grande proporção, pode-se ter vários pontos dolorosos na área correspondente, que são compatíveis com a patologia gástrica; por isso, na área correspondente ao estômago pode-se encontrar vários pontos dolorosos que devem ser estimulados com a agulha de acupuntura; se após uma inserção de agulha ainda houver sintomatologia, deve-se procurar outros pontos dolorosos e tratar (Figuras 29 e 30). Se a patologia gástrica for proveniente de uma Plenitude do *Gan-Yang* (Fígado-*Yang*), deve-se acrescentar o ponto correspondente ao fígado.

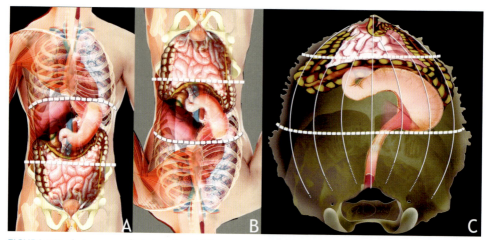

FIGURA 29 A: imagem do tubo digestório: a topografia dos segmentos do tubo digestório em relação às linhas. B: a imagem invertida. C: representação do tubo digestório no osso occipital e relação topográfica com as linhas verticais, do diafragma e do umbigo.
Fonte: acervo Center AO.

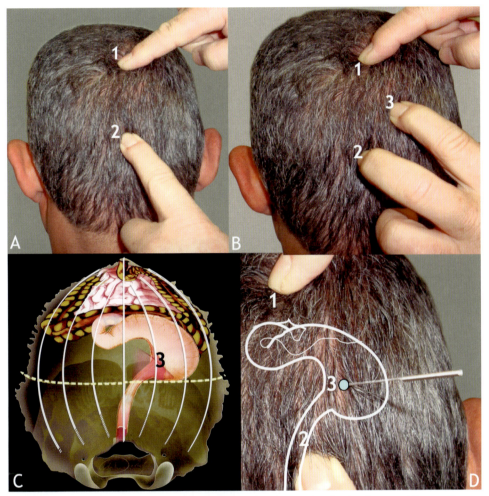

FIGURA 30 Paciente do sexo masculino com queixa de gastrite do tipo "*come, dói, passa*", com ponto VC-12 (*Zhongwan*) doloroso à palpação. A: localização por meio da palpação do Lambda (1) e da protuberância occipital externa (2). B e C: localização da área gástrica no osso occipital (3). D: inserção e manipulação de agulha de acupuntura até a remissão da gastralgia.

O **fígado** situa-se no hipocôndrio direito, ocupando as linhas 1 a 4 do lado direito e o espaço entre as linhas 1 e 2 do lado esquerdo (Figura 31A); a vesícula biliar está sobre a linha 3, enquanto o pâncreas está inferiormente ao fígado, ocupando espaço entre as linhas 2 e 1 do lado direito e espaços entre as linhas 1, 2 e 3 do lado esquerdo; no espaço entre as linhas 3 e 4 e a parede externa do abdome situa-se o baço (Figura 31A).

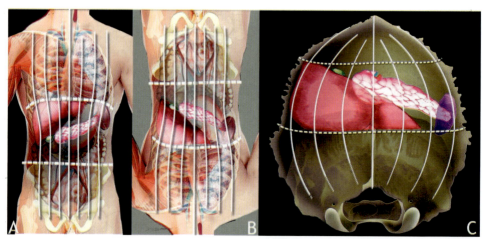

FIGURA 31 A: imagem do fígado/vesícula biliar e baço/pâncreas; a topografia desses órgãos em relação às linhas verticais e abaixo do diafragma. B: a imagem invertida. C: representação do fígado/vesícula biliar e baço/pâncreas no osso occipital e relação topográfica com as linhas verticais e do diafragma.

Fonte: acervo Center AO.

Ao transpor para o osso occipital, o fígado/vesícula biliar (do lado esquerdo) e o baço e o pâncreas situam-se no espaço entre a linha do diafragma e a linha do umbigo do lado direito (Figura 31C). O fígado é um órgão grande, ocupando quase a totalidade do hipocôndrio direito, e os locais de afecção hepática podem situar-se em diferentes áreas; por isso, na área correspondente ao fígado no osso occipital também podem ser encontrados pontos dolorosos esparsos pela área hepática (Figura 32).

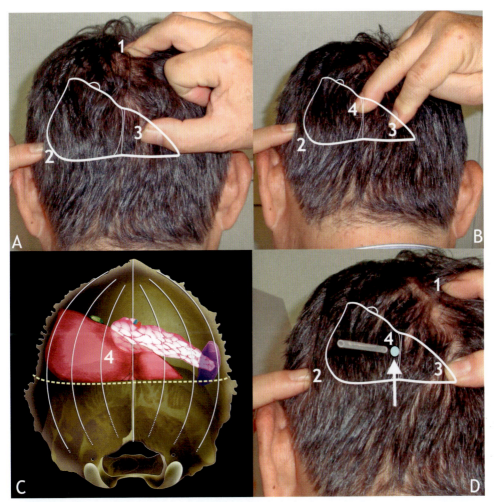

FIGURA 32 Paciente do sexo masculino com incômodo no hipocôndrio direito com hepatite medicamentosa, ponto F-14 (*Qimen*) e VB-24 (*Riyue*) dolorosos à palpação. A: localização por meio da palpação dos Pontos Craniométricos Lambda (1), do Astério (2) e da protuberância occipital externa (3). B: localização da área hepática (4), que foi o mais doloroso dessa região. C: a mesma área hepática (4) na ilustração do osso occipital e, em D, a inserção e manipulação de agulha de acupuntura. Tratar conjuntamente fatores etiopatogênicos e fazer várias aplicações.

No caso de patologia do **intestino grosso**, deve-se inicialmente determinar se se trata de patologia do cólon ascendente ou do descendente, sigmoide e reto. Isso pode ser verificado fazendo-se pressão no ponto *Mo* (Alarme) do *Da Chang* (Intestino Grosso), o ponto E-25 (*Tianshu*): se a dor for do lado direito, a patologia é do cólon ascendente; se for do lago esquerdo, patologia do cólon descendente; e, se for doloroso bilateralmente, significa patologia que acomete todo o intestino grosso. O intestino grosso, no osso occipital, localiza-se perto do Lambda, ocupando as linhas 1 e 2 (Figuras 33 e 34).

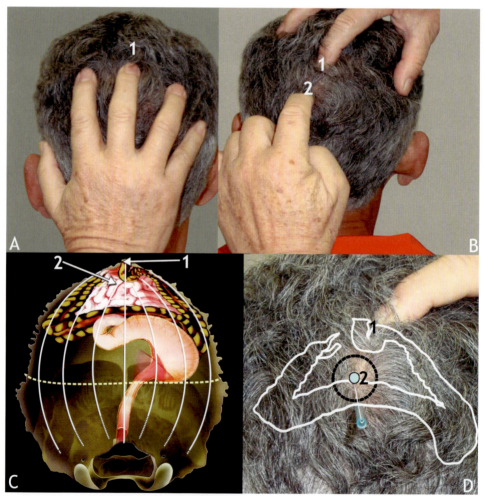

FIGURA 33 A: paciente com constipação intestinal, com fezes duras não fragmentadas, com dor no ponto E-25 (*Tianshu*) do lado direito e manobra para localização do Ponto Craniométrico Lambda (1). B: localização do ponto doloroso do lado esquerdo, na área correspondente ao cólon ascendente (2). C: localização do cólon ascendente no osso occipital (2). D: inserção de agulha de acupuntura (2) que toca o periósteo e sua manipulação.

Sistema Yamamura de Acupuntura do Osso Occipital (SYAOO)

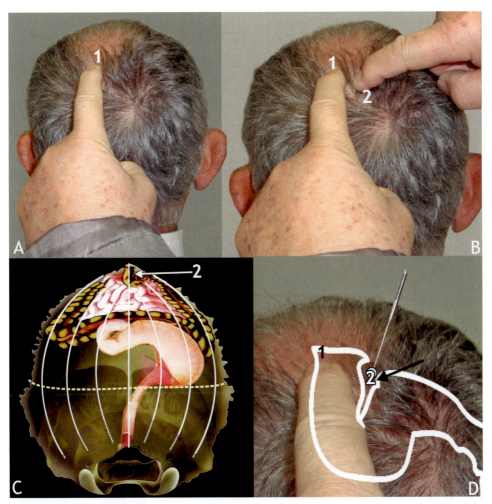

FIGURA 34 A: paciente com retite actínica pós-radioterapia para tratamento de câncer de próstata, identificando-se o Lambda (1). B: localização de ponto doloroso à direita, correspondente à área do reto (2). C: a seta aponta a localização do reto no osso occipital. D: inserção de agulha de acupuntura, procurando-se com a ponta o ponto mais doloroso, e sua estimulação. Como se trata de lesão orgânica do reto, devem ser feitas várias aplicações em curto tempo (no caso, a remissão de hemorragia, secreção retal ocorreu com três aplicações).

Os **rins** ocupam posição infraumbilical nas linhas 2 e 3; no osso occipital estão situados entre o Lambda e a linha do diafragma na posição entre linhas 2 e 3 (Figura 35); o rim direito situa-se à esquerda, e, o esquerdo, à direita. Por meio da área dos rins no osso occipital pode ser tratada patologia energética, funcional ou orgânica dos rins (Figura 36 e 37).

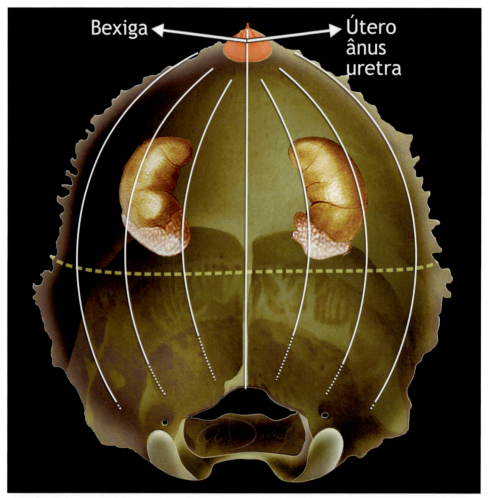

FIGURA 35 Localização dos rins e da bexiga no osso occipital. O rim esquerdo ocupa posição entre as linhas 2 e 3 acima da linha do diafragma do lado direito; o rim direito, do lado esquerdo. Na área da bexiga encontram-se também pontos do útero, da próstata e dos orifícios inferiores, que se localizam na linha mediana do osso occipital e nas proximidades do Lambda.
Fonte: acervo Center AO.

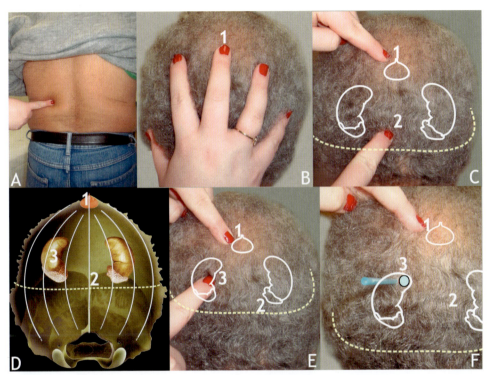

FIGURA 36 A: paciente com lombalgia com ponto doloroso em VB-25 (*Jingmen*) (ponto *Mo* do *Shen*-Rins), com nictúria de 4-6 vezes, hipertensão arterial 150 x 100 e impotência sexual. B: localização do Lambda (1). C: localização da protuberância occipital externa (2). D: topografia dos rins nosso occipital (3). E: localização da área do rim pela palpação ungueal (3). F: inserção e manipulação de agulha de acupuntura. Fazer várias aplicações semanais por tratar de patologia crônica.

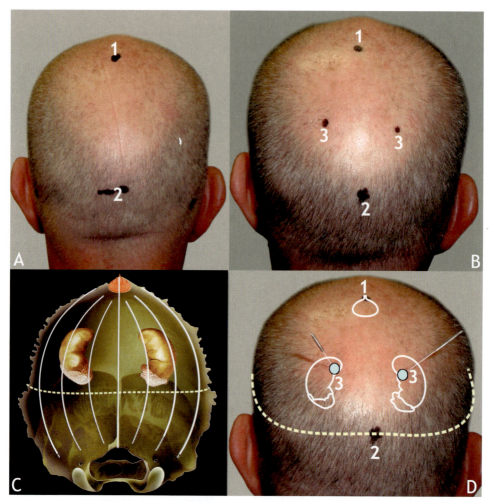

FIGURA 37 A: paciente com disfunção erétil, com lombalgia, poliúria e nictúria, ansiedade; foram localizados o Ponto Craniométrico Lambda (1) e a protuberância occipital externa (2). B: localização dos rins direito e esquerdo (3). C: topografia dos rins no osso occipital. D: inserção de agulhas de acupuntura, estimulação e mantidas por 20 minutos. Fazer aplicações semanais e tratar demais *Zang* (Órgãos) acometidos.

A **bexiga,** assim como a **próstata, útero e anexos** (Figuras 38 e 39), e os **orifícios inferiores**, encontram-se na linha mediana posterior do osso occipital, nas proximidades do Lambda; assim, por esse ponto pode ser tratada patologia pélvica como algia pélvica, dismenorreia, cólica menstrual, disúria, polaciúria, e dos orifícios inferiores, como incontinência urinária, prolapso anal e hemorroidas (Figura 39).

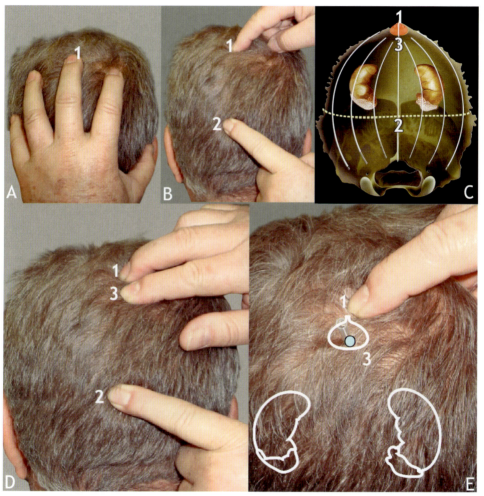

FIGURA 38 A: paciente com dificuldade de urinar por hipertrofia prostática em que foi localizado o Ponto Craniométrico Lambda (A). B: identificação da protuberância occipital externa (2). C: localização da área da próstata (bexiga) (3) no osso occipital. D: identificação da área da próstata (3), na linha mediana posterior do osso occipital, na proximidade do Lambda, procurando-se pontos dolorosos com a pressão ungueal. E: inserção de agulha de acupuntura (3) e sua manipulação. Juntamente, devem-se tratar os fatores causais da hipertrofia prostática.

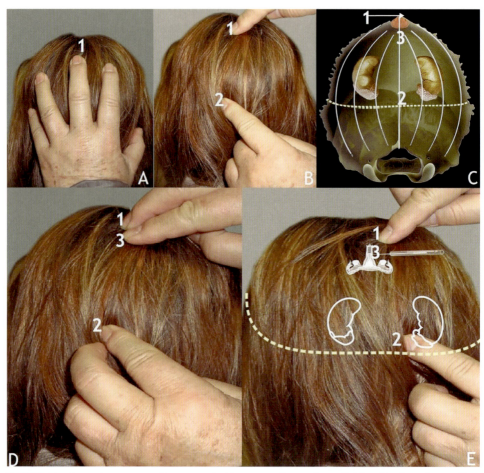

FIGURA 39 A: paciente com dismenorreia *Yang* e endometriose. Foi localizado o Ponto Craniométrico Lambda (A). B: identificação da protuberância occipital externa (2). C: localização da área do útero (bexiga) no osso occipital (3). D: identificação da área do útero (3) na linha mediana posterior do osso occipital na proximidade do Ponto Craniométrico Lambda, procurando-se ponto doloroso com a pressão ungueal. E: inserção de agulha de acupuntura (3) e sua manipulação. Juntamente, deve-se tratar os fatores causais da dismenorreia como a Plenitude *Yang* do *Gan* (Fígado).

O **sistema cardiopulmonar** ocupa no osso occipital a região infradiafragmática. O coração ocupa posição entre as linhas 1 e 2 abaixo da linha do diafragma do lado direito e uma pequena área entre as linhas 1 e 2 do lado esquerdo; enquanto os pulmões ocupam os espaços entre as linhas 1 a 4 e um pouco além da linha 4, o pulmão direito situa-se do lado esquerdo e o direito, no lado direito (Figuras 40 (A e B), 41 e 42). Os pulmões ocupam a totalidade da região infradiafragmática do osso occipital. Para a inserção de agulha de acupuntura para o tratamento de patologia pulmonar devem ser procurados tantos pontos dolorosos à pressão ungueal e inserir agulha de acupuntura em todos os pontos dolorosos, pois cada ponto de dor representa áreas do pulmão acometidas. Igualmente para o coração, podem ser encontrados vários pontos dolorosos e devem ser feitas as inserções de agulha de acupuntura.

A técnica de Acupuntura do Osso Occipital é bastante eficaz, pois os pontos de acupuntura estimulados são considerados pontos *Jing*, que são emanações do *Jing Shen* (Quintessência Energética dos Rins), por isso o efeito é imediato e eficaz na patologia aguda. Se houver lesão orgânica é preciso repetir as aplicações de acupuntura.

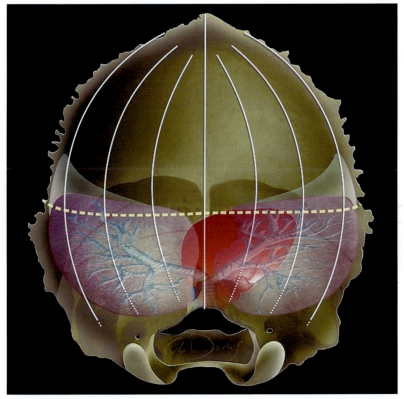

FIGURA 40A Localização do coração e dos pulmões no osso occipital. O coração ocupa posição entre as linhas 1 e 2 abaixo da linha do diafragma do lado direito e uma pequena área entre as linhas 1 e 2 do lado esquerdo. Os pulmões ocupam os espaços entre as linhas 1 a 4 e um pouco além da linha 4; o pulmão direito situa-se do lado esquerdo e o direito, no lado direito.
Fonte: acervo Center AO.

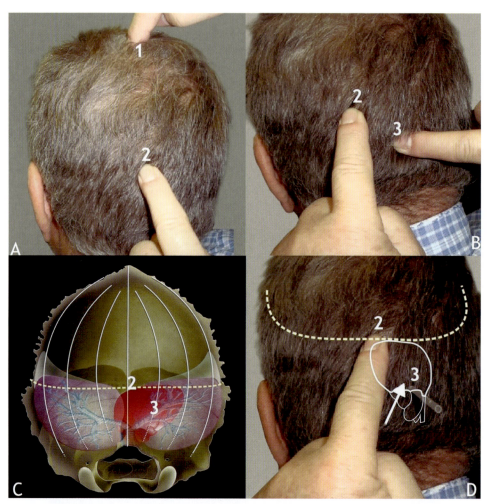

FIGURA 40B A: paciente com hipertensão arterial e palpitação crônica localizando-se os pontos referenciais: Lambda (1) e protuberância occipital externa (2). B: localização da protuberância occipital externa (2) e área correspondente ao coração (3). C: localização da área do coração (3) no osso occipital. D: inserção de agulha de acupuntura perpendicularmente ao plano ósseo e a procura do ponto mais doloroso com a ponta de agulha e sua manipulação; fazer várias aplicações por se tratar de patologia crônica; conjuntamente, tratar demais *Zang* (Órgãos) acometidos.

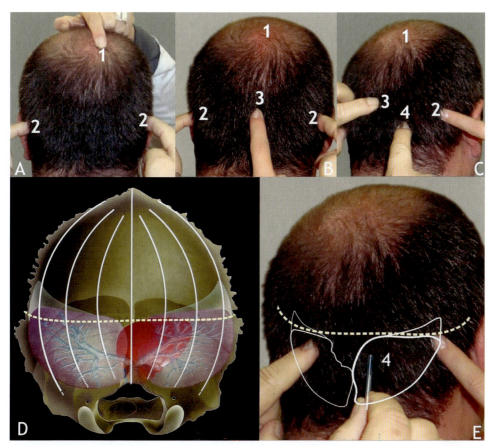

FIGURA 41 A: paciente com asma brônquica crônica, localizando-se os Pontos Craniométricos referenciais: Lambda (1), Astério (2). B: localização da protuberância occipital externa. C: área correspondente ao pulmão esquerdo (4). D: localização da área do pulmão direito e do esquerdo na representação no osso occipital. E: inserção de agulha de acupuntura perpendicularmente ao plano ósseo (mandril) e a procura do ponto mais doloroso com a ponta da agulha e sua manipulação. O tratamento é feito bilateralmente devendo-se fazer várias aplicações por se tratar de patologia crônica e conjuntamente e tratar demais *Zang* (Órgãos) acometidos.

Para a localização dos pontos dolorosos correspondentes à patologia, é necessário lançar mão da palpação pela presença de cabelos, o que inviabiliza a inspeção, e procurar reconhecer os pontos referenciais, que são o Lambda, os Astérios, a protuberância occipital externa e as suturas occipitoparietal e occipitotemporal e ter em mente a representação do corpo humano no osso occipital (Figura 42), que está invertida e cuja visão é dorsal, por isso na sutura occipitoparietal esquerda localiza-se o membro inferior direito, apesar de que pela relação entre o *Yang* e o *Yin* deve-se procurar ponto doloroso nas duas suturas e inserir agulha de acupuntura no mais doloroso. Assim é também para os Órgãos Internos.

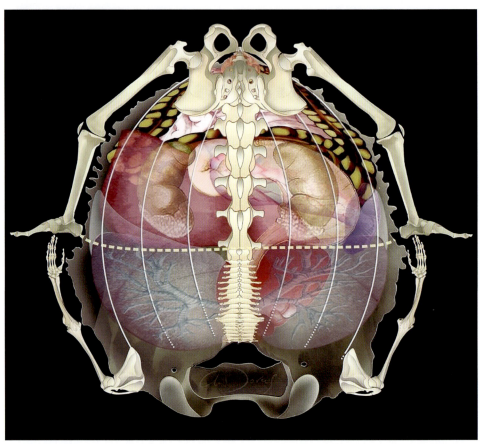

FIGURA 42   Representação das estruturas do corpo humano, dos Órgãos Internos e do sistema musculoesquelético no osso occipital de maneira invertida.

Fonte: acervo Center AO.

14
Sistema Yamamura de Acupuntura da Mandíbula (SYA Mandíbula). Aplicações clínicas

A mandíbula é um osso do crânio que pode ser utilizado para o diagnóstico e tratamento de afecções, principalmente de quadro doloroso. Por situar-se na cabeça, apresenta característica *Yang* do *Yang*, pertencente ao tratamento Fogo, ao *Xin* (Coração) ao *Xin Qi* (Energia Mental) e, é, também, derivado dos arcos branquiais, portanto estando relacionado com o *Shen* (Rins) (Figura 1).

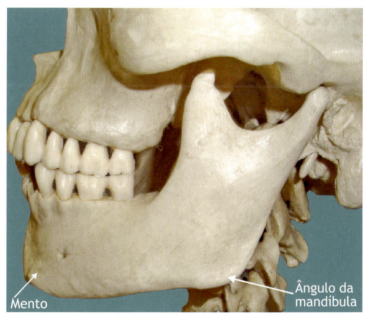

FIGURA 1 A mandíbula não é propriamente osso longo nem entra na classificação de osso chato, mas seu ramo mandibular do mento até o ângulo da mandíbula pode ser considerado osso longo e ser aplicada a técnica do SYAOL em que o mento corresponde à região cefálica e o ângulo mandibular como a extremidade inferior (pés).

De modo que no periósteo da mandíbula pode manifestar-se principalmente o *Shen Qi* (Emoções), considerando-se estar relacionado como o Movimento Fogo [Fogo = *Xin* (Coração) = *Shen Qi* (Energia Mental) = Emoções]. As emoções destrutivas, como já analisadas, estão associadas com as manifestações de doenças do *Xing* (corpo) seja do sistema musculoesquelético, seja dos órgãos internos. Portanto, existe uma relação direta entre emoções e o sentido dado às emoções com o desencadear de doenças, e isso é sobremaneira nítido nas algias do sistema musculoesquelético (ver Capítulos 6 a 8). Assim, diante de agravos emocionais, quando a mente deu o sentido de *"tenho que aguentar"*, pode manifestar-se na mandíbula na área correspondente à região lombar, desencadeando lombalgia, se for *"fardo que carrego"*, na área correspondente à região cervical com manifestação clínica de cervicalgia.

MANDÍBULA E REPRESENTAÇÃO DO CORPO

Na mandíbula e em seu periósteo pode haver a representação do corpo humano em que o mento corresponde à cabeça e o ângulo da mandíbula direita e esquerda, aos pés. Os micropontos que correspondem às estruturas do corpo são encontrados na depressão que se forma entre o corpo da mandíbula e a raiz dos dentes (Figura 2). A face exterior da mandíbula corresponde ao *Yang*, e a interna, ao *Yin*.

TÉCNICA DE INSERÇÃO DE AGULHA DE ACUPUNTURA

Para localizar a área do corpo correspondente, é preciso localizar de imediato os dois pontos de referência, que são o mento e o ângulo mandibular, e depois é feito um desenho imaginário do corpo em relação a essas duas referências (Figuras 2 e 3). O microponto correspondente à patologia é localizado pela palpação ungueal na área em questão, deslizando-se a unha sobre o periósteo. Em seguida, é feita a inserção de agulha de acupuntura procurando com a ponta de agulha o ponto mais doloroso (sinal da careta), e é feita a manipulação de agulha de acupuntura. Em virtude de não haver massa muscular para segurar a agulha, ela é retirada logo após a manipulação e a obtenção de alívio de dor.

Sistema Yamamura de Acupuntura da Mandíbula (SYA Mandíbula)

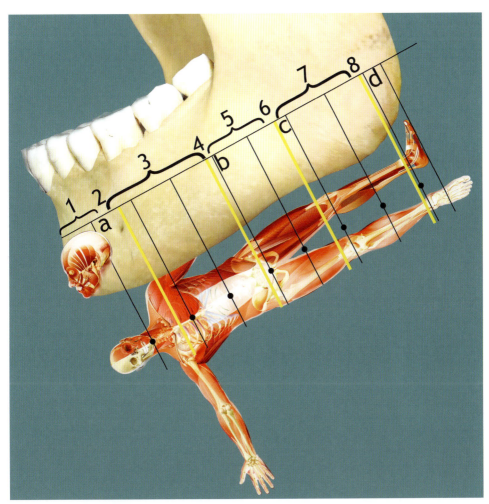

FIGURA 2 Correspondência do ramo mandibular com o corpo humano. O mento corresponde à região cefálica (1), o ângulo da mandíbula ao pé homolateral (8) e entre esses dois extremos se situam o segmento cervical (2), dorso (3), quadril (4), coxa (5), joelho (6), perna (7) e tornozelo e pé (8). O membro superior todo é representado por uma pequena área (a), e as partes do membro superior devem ser procuradas após a inserção de agulha de acupuntura com sua ponta.
Fonte: acervo Center AO.

Se a patologia do sistema musculoesquelético ou dos *Zang Fu* (Órgãos e Vísceras) for de característica *Yin*, ela pode ser tratada pela face interna da mandíbula. O ponto em questão é localizado do mesmo modo, fazendo-se a digitopressão com a polpa polegar. Uma vez encontrado o ponto, mantendo-se a pressão digital, é feita a inserção de agulha e sua manipulação, e somente depois é cessada a pressão digital do polegar a fim de evitar a soltura de agulha de acupuntura.

Na região do mento localiza-se a cabeça, e esta pode dar dividida em duas partes por uma linha que passa pelo nariz. A parte superior dessa linha corresponde ao *Yang*, portanto está na face exterior do mento e a parte inferior, na face interior do mento (Figura 4).

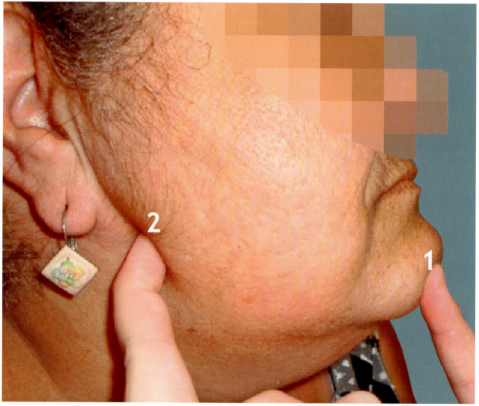

FIGURA 3 Duas referências anatômicas básicas: (1) o mento, que corresponde à cabeça, e (2) o ângulo da mandíbula, correspondente ao pé, para poder localizar as estruturas do corpo.

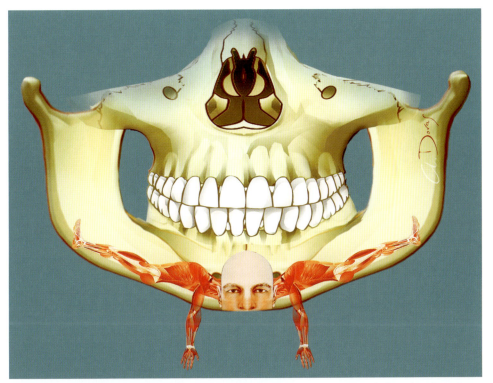

FIGURA 4 A área do mento do lado exterior representa a parte superior da face, localizando-se nela o encéfalo, os órgãos dos sentidos (olhos, orelhas e o nariz). A parte inferior da face situa-se no face interna do mento (estruturas da boca).

Fonte: acervo Center AO.

APLICAÇÕES CLÍNICAS DA ACUPUNTURA DA MANDÍBULA

As Figuras 5 a 13 apresentam exemplos da aplicabilidade clínica da técnica de Acupuntura da Mandíbula do Sistema Yamamura (SYA).

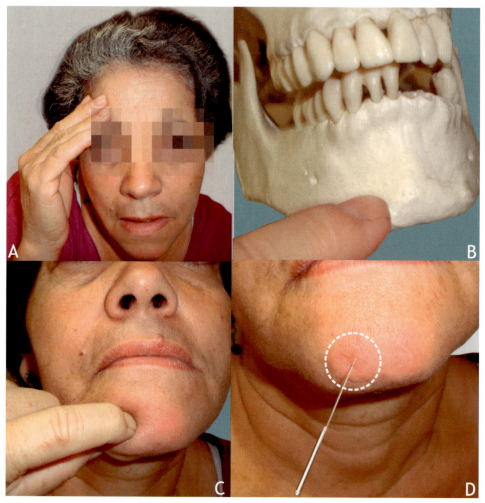

FIGURA 5 A: paciente com queixa de cefaleia na região frontal que se irradia para a parte lateral da cabeça (enxaqueca) e piora com a tensão nervosa. B e C: localização da parte lateral da cabeça no mento, um pouco lateral à linha mediana do queixo, e localização de ponto doloroso pela pressão ungueal. D: inserção de agulha de acupuntura que toca o periósteo e sua manipulação até a remissão da dor.

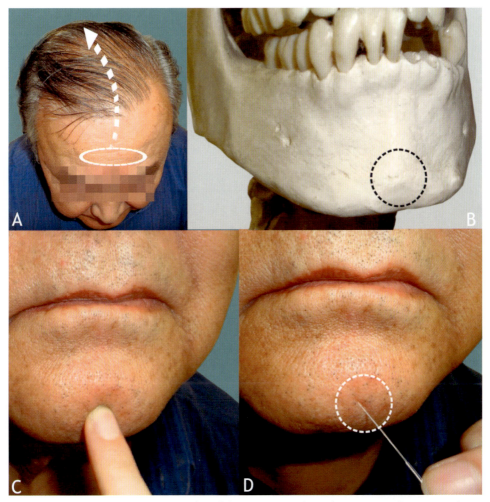

FIGURA 6 A: paciente com queixa de cefaleia na região frontal que se irradia para o vértex, seguindo a linha mediana do crânio com problemas emocionais. B: localização da linha mediana anterior da cabeça, no mento. C: localização de ponto doloroso pela pressão ungueal, no mento. D: inserção de agulha de acupuntura que toca o periósteo e sua manipulação até a remissão da dor.

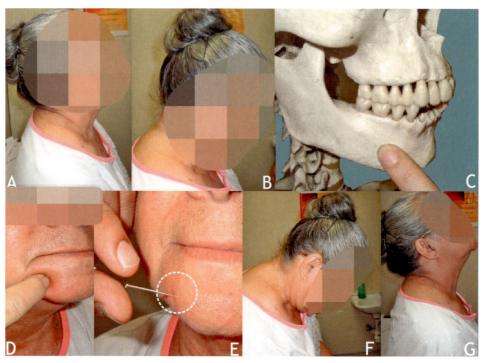

FIGURA 7 A e B: paciente com cervicalgia crônica em fase de agudização com limitação de flexoextensão cervical. C e D: localização da área cervical, na mandíbula. E: inserção e manipulação de agulha de acupuntura. F e G: remissão da dor cervical e melhora dos movimentos de flexoextensão da coluna cervical.

Sistema Yamamura de Acupuntura da Mandíbula (SYA Mandíbula) 341

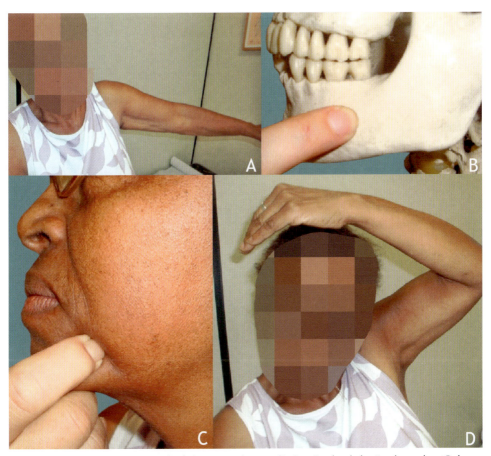

FIGURA 8 A: paciente com ombralgia esquerda com limitação de abdução do ombro. B: localização anatômica da área correspondente ao membro superior (ombro). C: o dedo indicador indica a área mais sensível, e foi inserida a agulha de acupuntura e feita a manipulação. D: remissão da dor e a melhora da abdução do ombro.

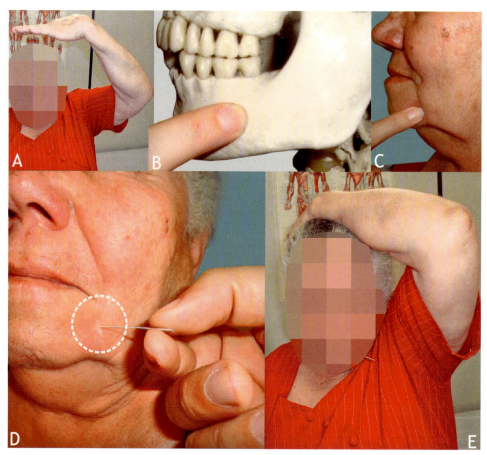

FIGURA 9 A: paciente com ombralgia esquerda com limitação de abdução do ombro. B: localização anatômica da área correspondente ao membro superior (ombro), na mandíbula. C: o dedo indicador mostra a área mais sensível à digitopressão. D: foi inserida a agulha de acupuntura e feita a manipulação. E: remissão da dor e a melhora da abdução do ombro.

Sistema Yamamura de Acupuntura da Mandíbula (SYA Mandíbula) 343

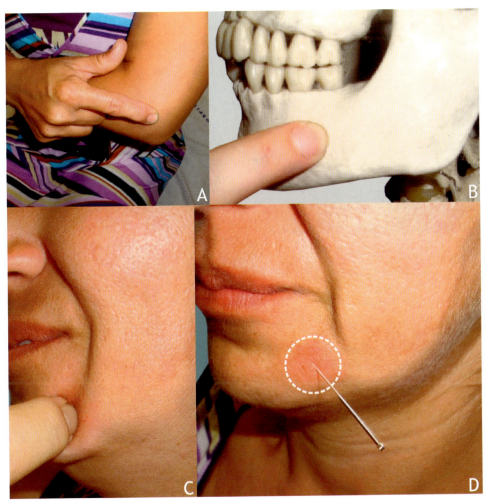

FIGURA 10 A: paciente com epicondilite lateral do cotovelo esquerdo. B: localização anatômica da área correspondente ao membro superior (cotovelo), na mandíbula. C: palpação ungueal na área correspondente ao membro superior; na área mais sensível foi inserida a agulha de acupuntura e feita a manipulação e a remissão da dor no cotovelo.

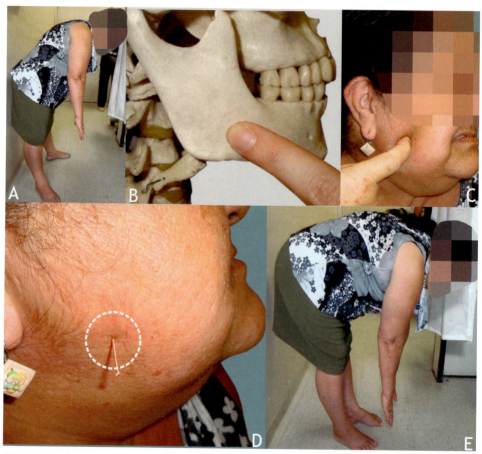

FIGURA 11　A: paciente com lombalgia crônica com limitação de flexão e retificação da coluna vertebral com problemas emocionais do tipo "*tenho de aguentar*". B e C: localização da área correspondente à região lombar na mandíbula que reage com "*sinal da careta*", à digitopressão. D: inserção e manipulação de agulha de acupuntura. E: o resultado.

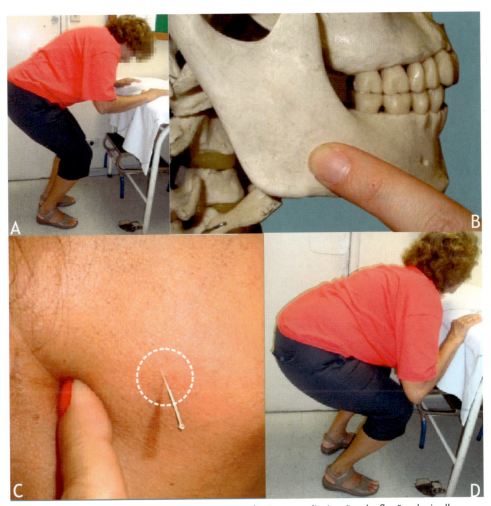

FIGURA 12 A: paciente com gonalgia crônica direita com limitação de flexão do joelho que relata problemas familiares ("*quero separar mas não posso*" = "*quero mudar, mas não posso*"). B: localização anatômica da área correspondente ao joelho, na mandíbula. C: o dedo indicador localiza o ângulo da mandíbula e a agulha inserida na área correspondente ao joelho, feita a manipulação. D: remissão da dor e melhora da flexão do joelho.

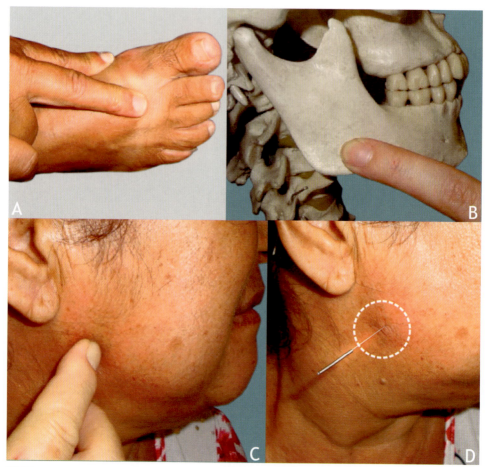

FIGURA 13 A: paciente com dor no dorso do pé direito com problemas emocionais ("*quero mudar mas não posso*"). B: localização anatômica na mandíbula da área correspondente ao pé. C: localização de ponto mais doloroso no ângulo da mandíbula com a digitopressão. D: inserção de agulha de acupuntura, feita a manipulação até a remissão da dor do dorso do pé.

15

Sistema Yamamura de Acupuntura dos Trajetos Musculares (SYA Trajetos Musculares). Sistema Yamamura de Acupuntura dos Músculos (SYA Músculos). Aplicações clínicas

SISTEMA YAMAMURA DE ACUPUNTURA DOS TRAJETOS MUSCULARES

O corpo humano executa série de movimentos musculares cuja complexidade não poderia ser explicada somente pelos trajetos dos Meridianos, sejam eles Distintos, Curiosos e Principais ou Secundários, estes englobando os Meridianos *Luo* Longitudinais e os Tendinomusculares.

Myers, em 2001, descreveu o que denominou "trilhos anatômicos", que são constituídos de sequência de músculos unidos às fáscias, formando um "trilho" ou trajeto que uniria as diferentes partes do corpo, agindo sobre o Alto e o Baixo e vice-versa, atuando como um todo e com a finalidade de promover movimentos complexos de todo o corpo humano; segundo o autor, os trilhos anatômicos não estariam relacionados com os trajetos dos Meridianos da Acupuntura.

Analisando os "trilhos anatômicos" descritos por Myers, pode haver uma semelhança com trajetos dos Meridianos Tendinomusculares da Acupuntura, embora por meio desses Meridianos fique difícil explicar os trilhos anatômicos oblíquos ou conhecidos como linha espiral. Além disso, na patologia dos trilhos anatômicos, não há o relato de agressão por *Xie Qi* (Energia Perversa), não havendo clínica de aparecimento ou a piora com a exposição ao frio (Vento-Frio) ou ao calor (Vento-Calor), nem temor a esses *Xie Qi* (Energias Perversas), e também não apresenta Pontos de Reunião dos Meridianos Tendinomusculares doloroso à digitopressão.[1]

Consequentemente, poder-se-ia tratar de nova patologia dos músculos e fáscias, que abrangem um determinado trajeto miofascial constituído, principalmente, pelos trajetos posterior, anterior e oblíquo motivos de estudo deste capítulo. Assim, o trilho anatômico posterior ou trajeto muscular posterior descrito seria o responsá-

---

1 No caso de haver todas as características assinaladas, trata-se afecção dos Meridianos Tendinomusculares e não afecção dos Trajetos Musculares.

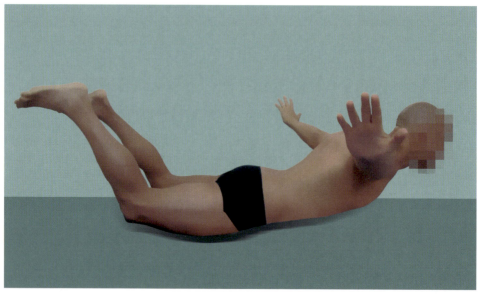

FIGURA 1 O movimento de hiperextensão do tronco e dos membros inferiores e superiores é processado pela contração simultânea dos músculos e fáscias que compõem o trajeto muscular posterior.

vel pelo movimento de extensão do tronco, do membro inferior e do membro superior (Figura 1).

Havendo a existência dos trilhos anatômicos ou dos trajetos musculares, deve haver maneira de tratar a patologia desses trilhos por meio de acupuntura. Assim, ao se analisar o trajeto e suas inserções musculares e associando-se com os conceitos clássicos da Acupuntura, foi possível encontrar um ponto ou uma área que tem influência nos trilhos anatômicos, e esse sistema de patologia e tratamento por inserção de agulha de acupuntura foi denominado por nós "Sistema Yamamura de Acupuntura dos Trajetos Musculares", para diferenciar dos Meridianos Tendinomusculares.

Serão descritos três sistemas de trajetos musculares mais frequentes na clínica diária: trajetos musculares posterior, anterior e oblíquo.

SISTEMA YAMAMURA DE ACUPUNTURA DO TRAJETO MUSCULAR POSTERIOR

O trilho anatômico descrito por Myers inicia caudalmente na fáscia e nos músculos extensores dos dedos do pé, segue pelo dorso do membro inferior, pelo dorso pelos músculos paravertebrais, segue para o epicrânio e insere-se na região frontal (Figura 2).

O trajeto muscular posterior é constituído pelos seguintes músculos e fáscias (Figura 2):

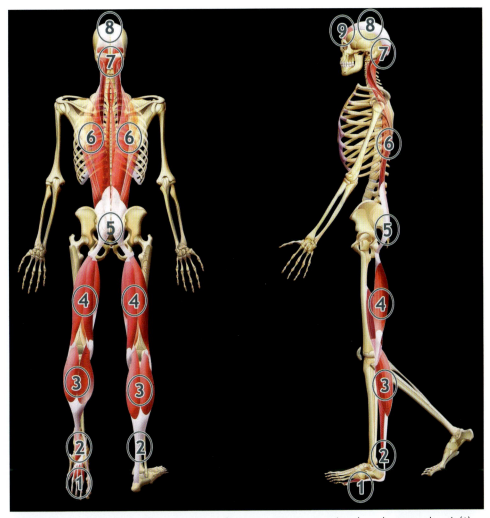

FIGURA 2 O trajeto muscular posterior relaciona-se com os músculos plantares do pé (1) e, como um feixe composto de músculos e de fáscias, segue posteriormente pelo membro inferior, dorso e se relaciona com os músculos frontais (8). O trajeto posterior juntamente com o trajeto anterior dos músculos são os responsáveis pela postura ereta do indivíduo.

Fonte: acervo Center AO.

- Fáscia plantar e músculos flexores dos dedos do pé (1).
- Tendão calcâneo (2).
- Músculo gastrocnêmio (3).
- Músculos posteriores da coxa e seus tendões (4).
- Ligamento sacrotuberal (5).
- Músculos eretores da espinha (6).
- Músculos e fáscia epicrânia, que compreende fáscia e músculo occipital (7).
- Músculo frontal (8).

O trajeto muscular posterior tem por função, juntamente com o trajeto muscular anterior, manter a coluna vertebral ereta. É o responsável pelo movimento de hiperextensão do dorso (Figura 2), e em sua patologia, seja por contratura muscular e/ou com processo inflamatório, seja por fraqueza dos músculos, pode acometer em toda a sua extensão ou em determinados trechos. Nesse caso recebe denominações clínicas específicas do segmento acometido, como lombalgia, retração dos músculos posteriores da coxa, plantalgia etc. (Figura 3). O paciente pode vir com uma queixa, por exemplo, de lombalgia, dor na panturrilha ou cefaleia frontal não relacionada com o frio ou calor e sem temor de frio ou de calor.

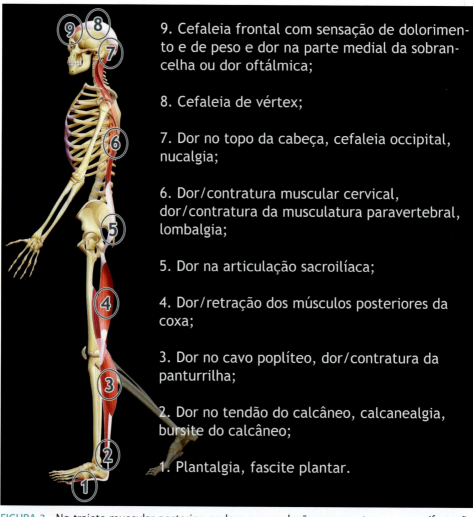

9. Cefaleia frontal com sensação de dolorimento e de peso e dor na parte medial da sobrancelha ou dor oftálmica;

8. Cefaleia de vértex;

7. Dor no topo da cabeça, cefaleia occipital, nucalgia;

6. Dor/contratura muscular cervical, dor/contratura da musculatura paravertebral, lombalgia;

5. Dor na articulação sacroilíaca;

4. Dor/retração dos músculos posteriores da coxa;

3. Dor no cavo poplíteo, dor/contratura da panturrilha;

2. Dor no tendão do calcâneo, calcanealgia, bursite do calcâneo;

1. Plantalgia, fascite plantar.

FIGURA 3 No trajeto muscular posterior, podem ocorrer lesões segmentares ou manifestação de dores ao longo de determinado trecho desse trajeto e, se for a lesão do trajeto, todas as manifestações clínicas são tratadas do mesmo jeito, pois constituem um único sistema.
Fonte: acervo Center AO.

Para o diagnóstico de afecção do trajeto muscular posterior deve-se inicialmente proceder ao exame de movimento de flexão do tronco, pedindo para flexionar o corpo, buscando tocar o chão com as mãos, com o joelho estendido, e procurando observar a limitação desse movimento, a curvatura do dorso, indagando sobre os locais de dor e, se tiver, sua irradiação. Ainda em posição fletida, fazer pressão digital até 4 kg em todo o trajeto muscular posterior até a região frontal, para averiguar áreas de dor. A limitação de flexão verificada pela distância mão-chão com retificação da coluna vertebral é o achado mais comum da afecção do trajeto muscular posterior. Em todos os pacientes que apresentem dor muscular posterior (nucalgia, cervicalgia, lombalgia etc.) ou dor frontal ou cefaleia de vértex, deve ser verificado se existe limitação de flexão da coluna vertebral (Figura 4). Deve ser feito diagnóstico diferencial com a afecção do Meridiano Curioso *Du Mai*, que apresenta também retificação da coluna vertebral, porém não retração dos músculos posteriores da coxa.

De modo geral, a retificação da coluna vertebral pode ser a causa de lombalgia, às vezes com irradiação bilateral para a região glútea, no caso de acometimento do trajeto muscular posterior, devido à retração dos músculos posteriores da coxa. Deve-se, então, examinar o paciente em decúbito dorsal horizontal e fazer manobra semelhante à

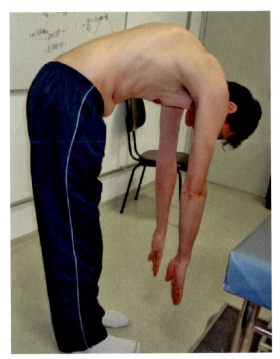

FIGURA 4 Modo de examinar o trajeto posterior: com perna aberta na largura dos ombros, fazer a flexão da coluna vertebral mantendo-se os joelhos retos. Observar a distância mão-chão, que deve tocar o chão até 10 cm. Observar se existe a curvatura da coluna vertebral ou a sua retificação e observar a gibosidade torácica. Geralmente, a retificação da coluna vertebral associada com a presença de gibosidade é indício de retração dos músculos posteriores da coxa.

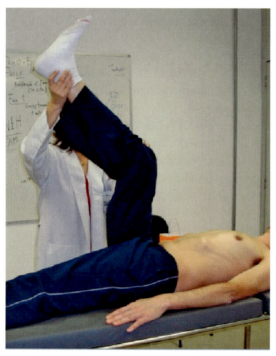

FIGURA 5 Manobra para detecção de retração dos músculos posteriores da coxa: em posição ortostática, colocar o membro inferior na posição 90/90, isto é, 90° de flexão do quadril e 90° de flexão do joelho e lentamente ir estendendo o joelho mantendo-se fixo a articulação do quadril. Se houver a retração dos músculos posteriores da coxa, haverá limitação na extensão da perna.

de Lasègue de modo a observar a existência de limitação de extensão do joelho (Figura 5), o que vai comprovar a presença de retração dos músculos posteriores da coxa, e esse fato pode provocar quadro de lombalgia e de retificação da coluna vertebral, apesar de que a patologia da coluna vertebral da região lombar, como hérnia do disco intervertebral crônico ou artrose das articulações zigoapofisárias da região lombar, pode causar retração dos músculos posteriores da coxa. A causa mais frequente de retração dos músculos posteriores da coxa deve-se ao desequilíbrio muscular que se instala entre os músculos agonistas e antagonistas da coxa, isto é, entre os extensores e flexores do joelho por desuso, fato que ocorre se após a prática esportiva há sedentarismo ou permanência por muito tempo em posição sentada, sem exercícios adequados de alongamento muscular.

O sistema do trajeto posterior dos músculos do dorso comunica-se com o sistema do trajeto dos músculos posteriores do membro superior formado pelos músculos:

- Trapézio na sua inserção cranial.
- Deltoide.
- Tríceps braquial.
- Extensores dos dedos da mão e pronadores do antebraço.

O trajeto muscular posterior do membro superior é o responsável pelo movimento de extensão dos dedos da mão, do antebraço, do braço e da cintura escapular. Em virtude do sinergismo entre os trajetos musculares posteriores do membro inferior, do tronco e do membro superior, pode-se realizar movimento de hiperextensão máxima do corpo (ver Figura 1); portanto, na patologia de trajeto muscular posterior, pode afetar tanto o membro inferior como o tronco conjuntamente com a região posterior do membro superior, devendo-se pensar nesse diagnóstico quando a queixa é de dor na face posterior do membro inferior e, ao mesmo tempo, dor na face posterior do membro superior.

Deve ser feito diagnóstico diferencial com:

- Afecção do Meridiano Curioso *Yang Qiao*, que se manifesta por dores pelo corpo e retificação da coluna vertebral, cujo elemento de diagnóstico é a presença de sono não reparador.
- Afecção do Grande *Luo* do *Pi* (Baço/Pâncreas), que se manifesta por polimialgia (dói o corpo todo), porém sem a retificação da coluna vertebral, nem a presença de sono não reparador, e apresenta o ponto BP-21 (*Dabao*) bastante doloroso à palpação.
- Estagnação do *Xue* (Sangue), seja por Vazio, seja por Plenitude, que se manifesta por dor muscular generalizada e não em determinado trajeto, sem retificação da coluna vertebral; o que determina a Estagnação do *Xue* (Sangue) é a presença de veias sublinguais túrgidas; se a língua estiver avermelhada escura, é por Plenitude; se for pálida, é por Vazio do *Xue* (Sangue).
- Afecção do Meridiano Tendinomuscular do membro inferior, mais notadamente do *Pangguang* (Bexiga), que tem trajeto posterior caracterizado por dor, presença de pontos *Ashi*, dor à pressão do Ponto de Reunião, ID-18 (*Quanliao*) e temor ao *Xie Qi* (Energia Perversa) Frio ou Calor.

Tratamento do Trajeto Muscular Posterior pela Acupuntura

Ao aplicar as técnicas *Dao Yuan Ci* (técnica Alto/Baixo) e o Sistema de Acupuntura dos Ossos Longos e considerar que os trilhos anatômicos descritos por Myers se assemelham ao trajeto do Meridiano Tendinomuscular do *Pangguang* (Bexiga), procurou-se um ponto ou área dolorosa no Baixo ou mais propriamente no pé (parte mais baixa do corpo); encontrou-se uma área dolorosa na base lateral do 5º metatarso, na região em que muda de cor a pele do dorso e da planta do pé (Figura 6).

Técnica SYA Trajetos Musculares

Com a pressão ungueal preferencialmente do polegar, procura-se na base lateral do 5º dedo do pé uma área de dor ou sensível à pressão ungueal, e nela é inserida a agulha de acupuntura (agulha de calibre 0.30 e curta) até o periósteo, procurando com a ponta da agulha o ponto mais sensível quando é feita a estimulação; em se-

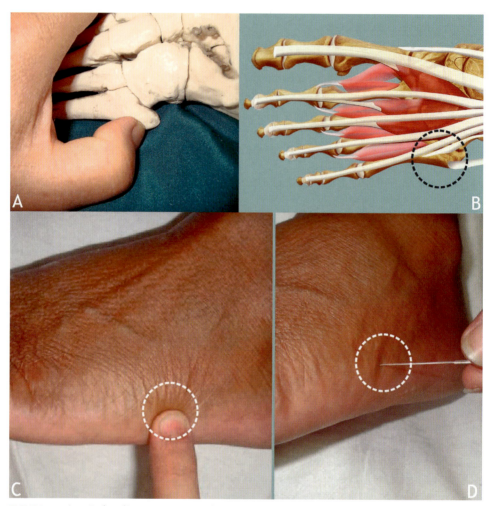

FIGURA 6 A e B: localização, no esqueleto, da área dolorosa na face lateral da base do 5º metatarso, em qure deve ser procurada a área dolorosa com pressão ungueal. C; localização anatômica da base do 5º metatarso. D: inserção de agulha de acupuntura; com a ponta dela devem ser procurados pontos dolorosos e manipulação em várias direções até a obtenção do resultado.

guida se retiram alguns milímetros e se insere novamente em outra direção, procurando novamente outro ponto mais sensível e feita nova estimulação. Repete-se a manobra em várias direções, até a remissão da patologia, pois nessa área existe a representação de todo o trajeto posterior dos músculos; cada ponto doloroso é como se fosse uma parte do trajeto muscular (Figura 6).

Aplicações clínicas da técnica do Sistema Yamamura de Acupuntura do Trajeto Muscular Posterior

Exemplos clínicos de aplicação da técnica de Acupuntura do Trajeto Muscular (Figuras 7 e 8).

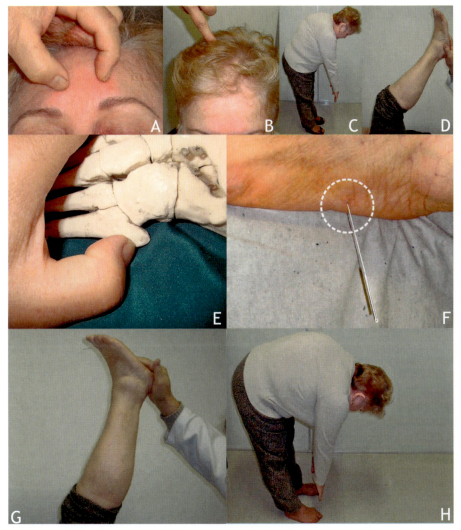

FIGURA 7 A a D: paciente com cefaleia frontal com irradiação para o topo da cabeça, lombalgia com retificação da coluna vertebral e dor e retração dos músculos posteriores da coxa, indicando tratar-se de afecção do trajeto muscular posterior. E: localização no esqueleto da base do 5º metatarso. F: inserção de agulha de acupuntura e manipulação em várias direções, inserindo-se sempre a agulha no ponto mais doloroso. G: melhora da retração dos músculos posteriores da coxa. H: liberação da retificação da coluna vertebral e melhora da sintomatologia da cefaleia e da lombalgia.

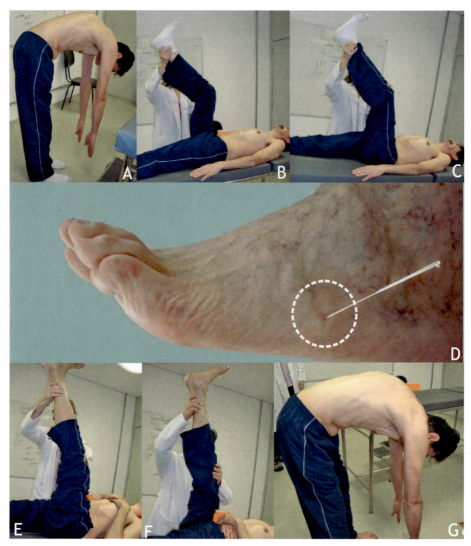

FIGURA 8 A a C: paciente com lombalgia crônica com irradiação posterior para as coxas, com limitação e retificação da coluna vertebral e retração dos músculos posteriores da coxa bilateralmente. D: inserção de agulha de acupuntura e manipulação em várias direções na base do 5º metatarso. E, F e G: melhora imediata da retração dos músculos posteriores das coxas e da limitação de flexão da coluna vertebral.

SISTEMA YAMAMURA DE ACUPUNTURA DO TRAJETO MUSCULAR ANTERIOR

A linha superficial ou o trilho anatômico anterior superficial descrita por Myers designa a formação do trajeto muscular anterior do corpo humano formado por músculos e fáscias (Figura 9):

- Músculos extensores dos dedos do pé.
- Músculo tibial anterior.
- Tendão patelar e patela.
- Músculo quadríceps.
- Músculo reto abdominal.
- Músculo esternal e fáscia esternocostal.
- Músculo esternocostal.
- Músculo esternoclidomastóideo.
- Fáscia lateral do couro cabeludo.

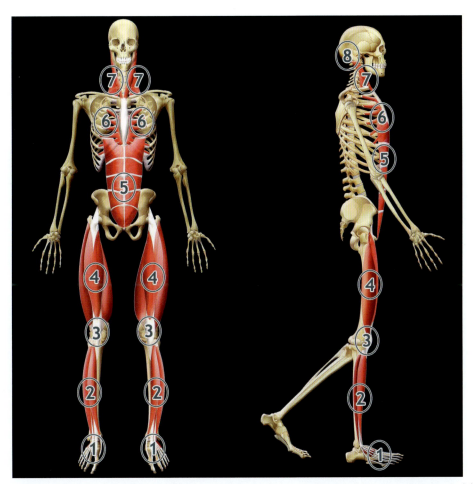

FIGURA 9 O trajeto muscular anterior relaciona-se com os músculos (1) extensores do pé, (2) tibial anterior, (3) tendões da patela e do quadríceps, (4) quadríceps, (5) reto abdominal, (6) esternal, fáscia esternocostal e músculo esternocostal, (7) esternoclidomastóideo e (8) fáscia lateral do couro cabeludo. O trajeto muscular anterior conjuntamente com o posterior são os responsáveis pela manutenção da postura ereta.

Fonte: acervo Center AO.

Os músculos do trajeto anterior têm a função de promover a flexão ventral do corpo e a hiperextensão da cabeça pelo fato de o músculo esternoclidomastóideo ter inserção anterior (no esterno) e posterior (no processo mastóideo) (Figura 10).

O sistema dos trajetos musculares anterior e posterior mantém o equilíbrio anteroposterior do corpo, entre o dorso e o ventre, responsável pela postura ereta do ser humano, e seu desequilíbrio pode ocasionar má postura.

Quando existe a deficiência do trajeto posterior dos músculos ou a plenitude do trajeto muscular anterior, passa a haver predominância muscular da parte anterior, e nesse caso o corpo se curva anteriormente com extensão dos joelhos, flexão da coluna vertebral e extensão da região cervical (Figura 11).

Na patologia do trajeto muscular anterior pode manifestar-se em toda a extensão de seu trajeto quando assume a postura conforme mostra a Figura 11, e apresentar dor mais importante em determinados trechos do trajeto, como dor no músculo esternoclidomastóideo, dor esternal, dor paraesternal, dor na face anterior da coxa, dor na face anterolateral da perna, embora a palpação digital de todo ou de grande parte do trecho se manifeste por dor.

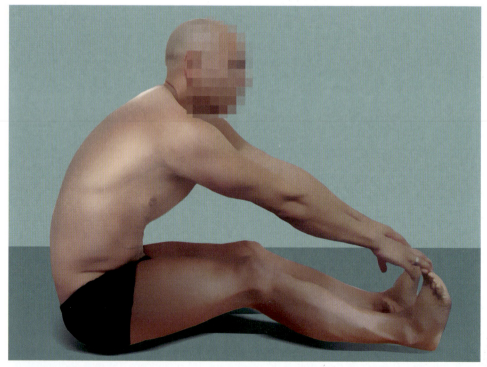

FIGURA 10 A contração dos músculos do trajeto anterior é o que propicia a flexão anterior do tronco juntamente com a hiperextensão cervical, ocasionada pela contração do músculo esternoclidomastóideo. O trajeto anterior relaciona-se com os músculos ventrais do membro superior.

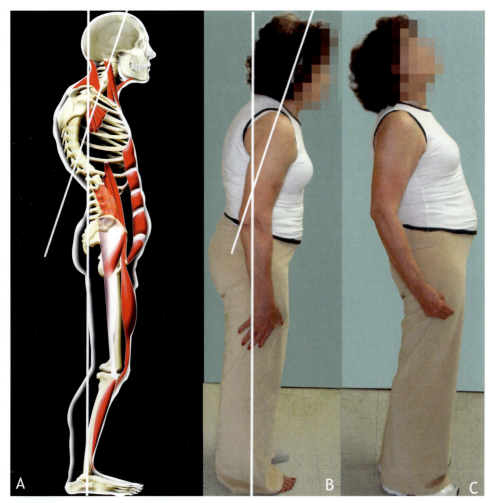

FIGURA 11 A retração do trajeto muscular anterior condiciona a uma postura de flexão do tronco com anteriorização do corpo e extensão da coluna cervical; promove também a limitação antálgica da hiperextensão do tronco, tornando os músculos do trajeto anterior dolorosos ao movimento de hiperextensão ou à digitopressão.

Para o diagnóstico do acometimento do trajeto muscular anterior, deve-se observar inicialmente a postura do paciente (Figura 11) e pedir-lhe para fazer a hiperextensão da coluna vertebral; verificar se há o aparecimento ou a piora de dor no trajeto muscular anterior e/ou fazer digitopressão (até 4 kg) aleatoriamente no trajeto muscular anterior, que deverá ser dolorosa.

Tratamento pela acupuntura de dores e correção postural do Trajeto Muscular Anterior

O ponto de acupuntura encontrado para o tratamento de afecção do trajeto muscular anterior é o da face lateral da base do 2º metatarso. Nessa região, deve-se procurar, pela palpação ungueal, o ponto mais doloroso e inserir agulha de acupuntura; tocar o periósteo, com a ponta de agulha procurar o ponto mais sensível e estimular em várias direções, até a remissão da sintomatologia (Figura 12).

Exemplos clínicos de aplicação da técnica de Acupuntura do Trajeto Muscular Anterior (Figuras 13 e 14).

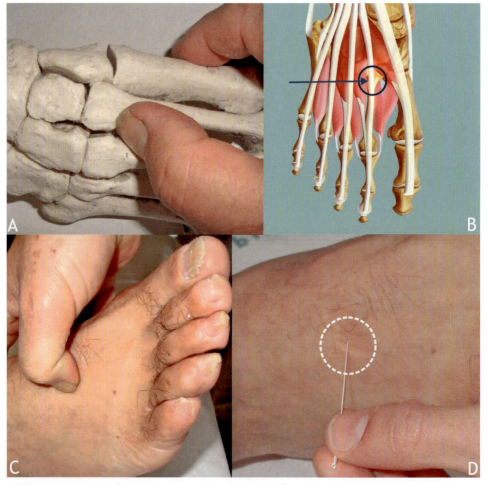

FIGURA 12 A e B: localização, no esqueleto, da área da face lateral da base do 2º metatarso, em que deve ser procurado o ponto mais doloroso com a pressão ungueal, de preferência do polegar. C: localização anatômica da base do 2º metatarso. D: inserção de agulha de acupuntura, procurando-se com a ponta de agulha os pontos dolorosos, e manipulação em várias direções, até a obtenção de resultado.

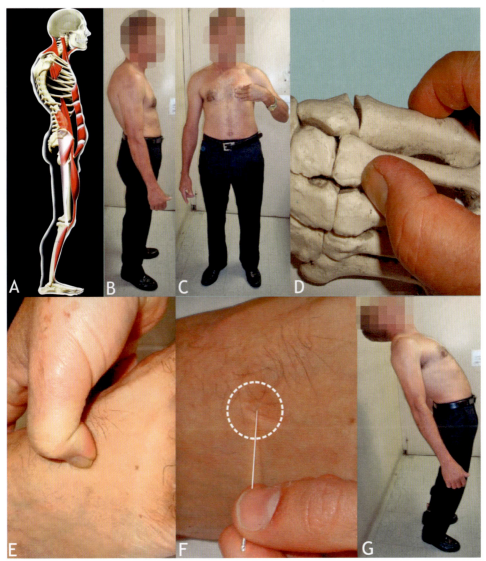

FIGURA 13 A: o encurtamento do trajeto anterior provoca postura em flexão do tronco e extensão da região cervical. B e C: paciente com dor precordial há 2 anos sem causa aparente; postura com cifose torácica, leve lordose cervical com desalinhamento anterior do corpo e cuja hiperextensão do tronco exacerba a dor precordial; à pressão digital, a parede anterior do abdome e da coxa é dolorosa. D e E: localização do ponto doloroso na face lateral da base do 2º metatarso, que está bastante sensível. F: inserção de agulha de acupuntura e sua estimulação em várias direções, até a remissão do quadro clínico. G: hiperextensão do tronco indolor.

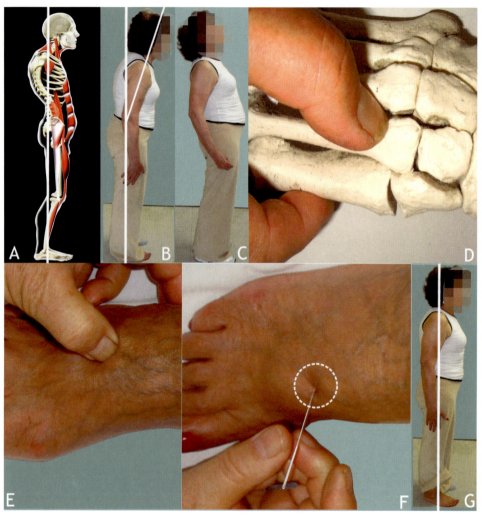

FIGURA 14 A e B: paciente com lombodorsalgia, com postura fletida e limitação da extensão da coluna vertebral. C, D e E: localização da base lateral do 2° metatarso, em que se relaciona com o Trajeto Muscular Anterior (C). F: inserção de agulha de acupuntura e sua manipulação. G: melhora da lombalgia, da postura e da extensão da coluna vertebral.

SISTEMA YAMAMURA DE ACUPUNTURA DO TRAJETO MUSCULAR OBLÍQUO

A compreensão do trajeto muscular oblíquo ou a linha espiral do trilho anatômico descrito por Myers é importante para entender os movimentos oblíquos do tronco realizados cotidianamente ou em situações da prática desportiva; esse sistema é amplamente utilizado na prática de remo, golfe, ginástica, assim como para entender as más posturas do corpo, como escoliose de curva longa e desvios rotacionais, principalmente de adolescentes.

O trajeto muscular oblíquo (Figura 15) relaciona-se lateralmente à linha mediana do osso occipital, na altura do processo mastoide, em que têm origem os músculos esplênicos ou músculos oblíquos do pescoço (1), que se dirigem para a linha mediana posterior do pescoço e se une contralateralmente aos músculos romboides (maior e menor) (2); segue ao músculo serrátil anterior (3), continuando pelo músculo oblíquo externo do abdome (4), cruza a linha mediana anterior do abdome, une-se à aponevrose da linha Alba (5), segue pelo músculo oblíquo interno do abdome (6), assim como pelo músculo tensor da fáscia lata e pelo trato iliotibial (7);

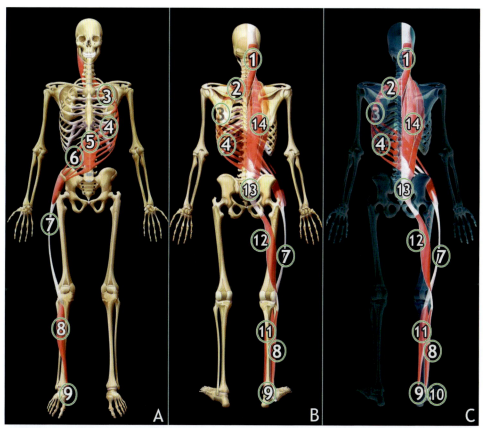

FIGURA 15 A e B: trajeto muscular oblíquo que se relaciona cranialmente com a origem dos músculos esplênios ou músculos oblíquos do pescoço (1), cruza a linha mediana posterior da região cervical (2), envolve o tórax contralateralmente (3 e 4), cruza a linha mediana anterior do abdome (5 e 6), segue lateralmente pelo membro inferior (7 e 8), faz uma alça no pé (9) e toma sentido ascendente pala face lateral da perna (10), segue posteriormente pela coxa (11), tronco (12 e 13) e se conecta com a sua origem cranial. C: o trajeto posterior do trajeto muscular oblíquo forma uma reta e a parte oblíqua o envolve, daí podendo realizar movimentos torcionais do tronco.

Fonte: acervo Center AO.

continua pelo músculo tibial anterior (8) e se insere nos ossos na base do 1º metatarso e na articulação do 1º metatarso com o osso cuneiforme medial (9); forma uma alça (10), seguindo em direção ascendente por meio do músculo fibular longo (11), que continua pelo músculo bíceps femoral (12); segue pelo ligamento sacrotuberal (13) e pelos músculos eretores da espinha (14) e se insere na região occipital homolateral (1) (Figura 15).

O trajeto ascendente do muscular oblíquo é como que formasse uma "coluna" muscular para funcionar como um fulcro de movimento torcional do tronco, podendo então fazer a rotação do tronco, importante nos movimentos de olhar para trás, na prática desportiva como golfe, remo, movimentos rotacionais (rodopios) da prática de balé (Figuras 16A e 16B).

A patologia do trajeto muscular oblíquo pode se manifestar por apresentar dor em hemicorpo diferente, por exemplo, ombralgia de um lado e do outro lado dor no quadril oposto, ou manifestar-se por postura inadequada ou deformidades como escoliose de curva longa, báscula de bacia, antepulsão e báscula dos ombros, posturas estas frequentemente observadas em adolescentes (Figura 17).

O diagnóstico é realizado, além da queixa clínica de dor em hemicorpo diferente ou por apresentar má postura, pedindo ao paciente que faça flexão do tronco cruzado, ou seja, pedindo ao paciente em pé que toque o pé com a mão contralateral, sem flexionar os joelhos, com os pés bastante afastados. Repetir o movimento com a outra mão e verificar nesses movimentos o aparecimento ou a piora da dor, além de observar limitação do movimento (Figura 17).

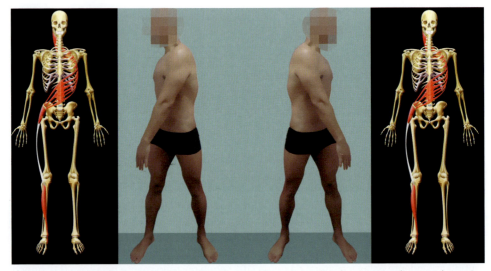

FIGURA 16A Movimentos torcionais do tronco podem ser realizados à custa da ação dos músculos que compõem o trajeto muscular oblíquo.

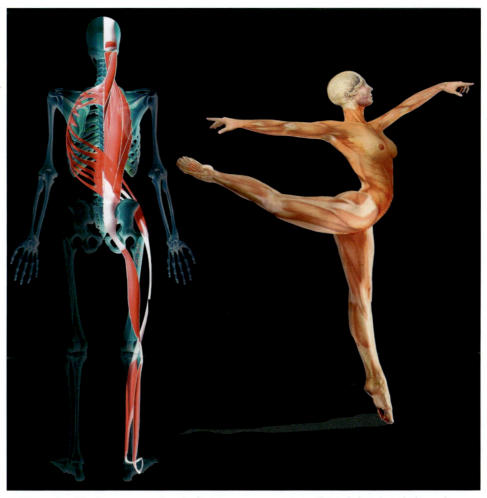

FIGURA 16B Movimentos torcionais do tronco com apoio unilateral do pé no balé podem ser realizados à custa da ação dos músculos que compõem o trajeto muscular oblíquo.
Fonte: acervo Center AO.

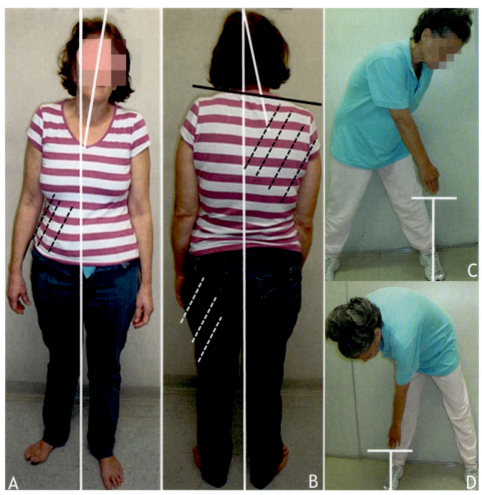

FIGURA 17 Para o diagnóstico de desequilíbrio do trajeto muscular oblíquo é importante a queixa dolorosa cruzada, isto é, dor em um hemicorpo e outra dor no outro (A e B: paciente com queixa dolorosa na região da escápula direita, no flanco direito e face lateral da coxa esquerda). Outro dado importante é a inspeção; em A e B, observa-se a assimetria do corpo com desvio lateral, desnível de ombro (em perfil foi observada a antepulsão do ombro direito e leve escoliose cervical). O exame consiste no do movimento de tocar a mão o pé contralateral. C e D: observa-se a limitação de flexão torcional à esquerda visto pela distância mão-chão, além de recrudescimento de dor muscular do trajeto muscular oblíquo.

Tratamento pela acupuntura do Trajeto Muscular Oblíquo

A afecção do trajeto muscular oblíquo pode ser tratada pela inserção de agulha de acupuntura na base do 1º metatarso ou na articulação do 1º metatarso com o osso cuneiforme medial. Nessa região se deve fazer uma pressão digital, preferencialmente com o polegar, fazendo contraforça com os demais dedos, procurando área mais dolorosa; uma vez encontrada essa área, inserir agulha de acupuntura de calibre 0.30 em direção caudocranial e mediolateral, que atinge o periósteo, e fazer manipulação com estimulação em várias direções (nessa área está contido todo o trajeto muscular oblíquo, cada ponto doloroso correspondendo a uma parte dele), até a remissão de dor (Figura 18).

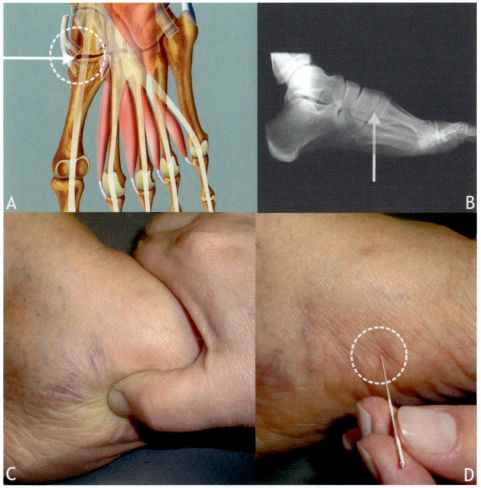

FIGURA 18 Para o tratamento de afecção do trajeto muscular oblíquo é estimulada com a ponta de agulha de acupuntura na base inferomedial do 1º metatarso com articulação do osso cuneiforme medial. A e B: a localização anatômica. C: modo de procurar a área dolorosa com palpação digital do dedo polegar pressionando da face medial para lateral e caudocranial. D: inserção de agulha de acupuntura no sentido caudocranial e mediolateral, procurando com a ponta de agulha os pontos mais dolorosos. Fazer inserção em várias direções até a remissão de dor.

Aplicações clínicas da técnica do Sistema Yamamura de Acupuntura do Trajeto Muscular Oblíquo

Exemplos clínicos de aplicação da técnica de Acupuntura do Trajeto Muscular Oblíquo (Figuras 19 a 22A e 22B).

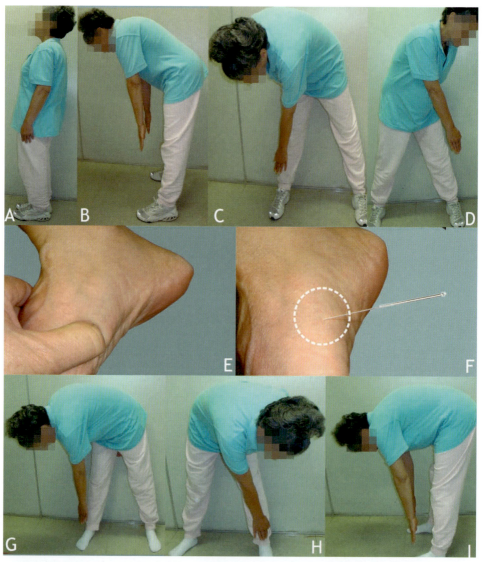

FIGURA 19 Paciente com lombalgia crônica com limitação de flexão e retificação da coluna vertebral e dor na face lateral da coxa esquerda (A e B). C e D: limitação do movimento oblíquo para a esquerda com acentuação da dor lombar e da face lateral da coxa esquerda. E e F: localização e inserção de agulha de acupuntura na articulação entre o 1º metatarso e o osso cuneiforme medial. G, H e I: o resultado imediato após a acupuntura.

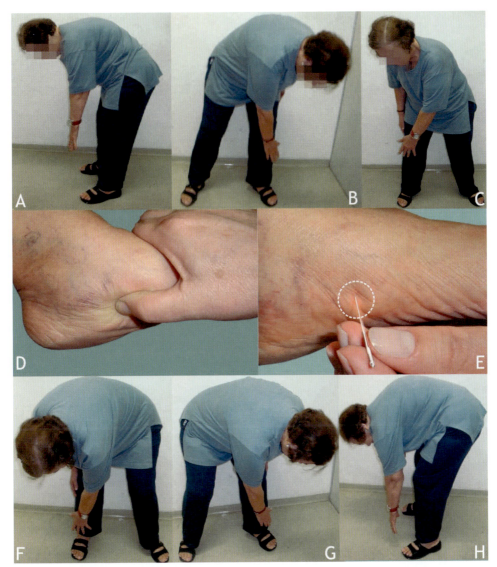

FIGURA 20 Paciente com lombalgia crônica com discreta limitação de flexão da coluna vertebral e retificação da coluna vertebral e cervicalgia e dores nos membros inferiores (A). B e C: limitação do movimento oblíquo, principalmente para a direita, quando se exacerbam as dores, e nessa posição ocorrem dores à digitopressão nos músculos oblíquos abdominais. D e E: localização e inserção de agulha de acupuntura na articulação entre o 1º metatarso e o osso cuneiforme medial. F, G, H: o resultado imediato após a acupuntura.

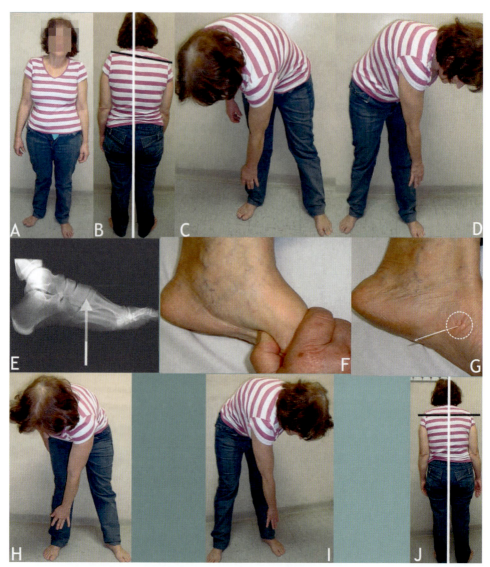

FIGURA 21 Paciente com queixa dolorosa na região da escápula direita, no flanco direito e face lateral da coxa esquerda, que não melhoraram com tratamento por acupuntura clássico. A e B: observa-se assimetria do corpo com escoliose cervical, báscula de ombro e desalinhamento do hemicorpo. C e D: leve limitação de flexão torcional para à esquerda. E, F e G: localização da área dolorosa na região da base do 1° metatarso e inserção de agulha de acupuntura e estimulação em várias direções. Em H e I, a melhora da flexão rotacional e, em J, a correção da postura com alinhamento do corpo.

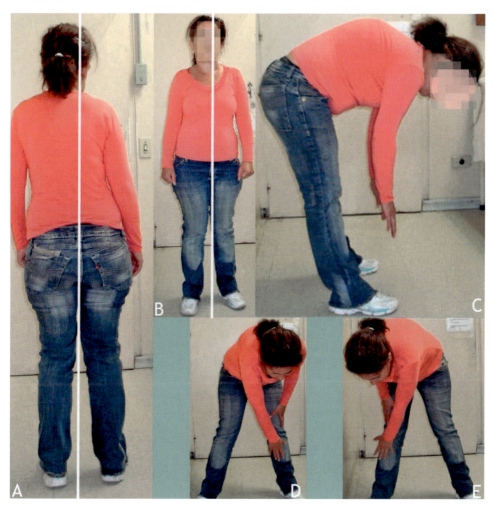

FIGURA 22A Paciente com lombalgia crônica, dorsalgia. A inspeção mostra desalinhamento postural (A e B), limitação de flexão e retificação da coluna vertebral (C) e limitação no movimento mão-pé contralateral bilateralmente (D e E), indicando tratar-se de patologia do sistema muscular oblíquo.

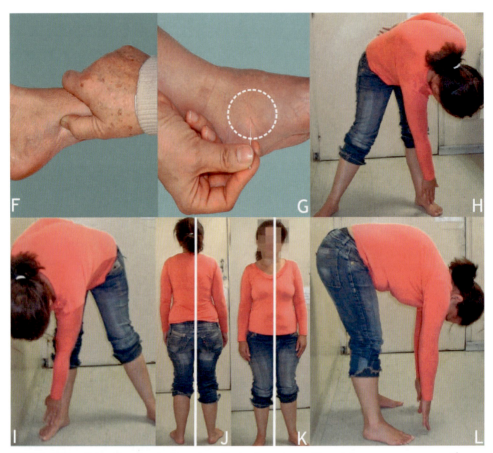

FIGURA 22B   F: localização da área da articulação entre o 1º metatarso e o osso cuneiforme medial. G: inserção e manipulação da agulha de acupuntura. H, I, J, K e L: o resultado imediato após a manipulação de agulha de acupuntura com o restabelecimento da flexão da coluna vertebral e da distância mão-pé e a melhora da postura.

SISTEMA YAMAMURA DE ACUPUNTURA DOS MÚSCULOS

Na prática clínica, depara-se com áreas de dor localizadas nos músculos sem estarem relacionadas aos trajetos dos Meridianos Principais ou aos pontos de acupuntura. Quando se solicita ao paciente localizar a dor com a ponta do dedo da mão, ele não consegue fazê-lo e mostra uma área de dor colocando a palma da mão, e, quando faz pressão digital sobre a área, esta estará bastante dolorosa ou sensível. Poder-se-ia tratar-se de pontos *Ashi*, mas não se deve à patologia dos Meridianos Tendinomusculares, uma vez que não existe relação com o acometimento pelo *Xie Qi* (Energia Perversa), tampouco apresenta dor nos Ponto de Reunião desses Meridianos Tendinomusculares nem temor ao frio ou ao calor, que é a característica de acometimento dos Meridianos

Tendinomusculares,[2] significando com isso indicar a não penetração de *Xie Qi* (Energias Perversas).

Um fato curioso é que, nesses casos (encontro de área de dor muscular), encontra-se, também, área de dor muscular à palpação, nos músculos correspondentes nos membros de maneira oposta, como numa relação *Yang* e *Yin*. Isto é, se a área dolorosa muscular situar-se na região anterior do ombro direito, igualmente se encontra área dolorosa muscular na região anterior do quadril homolateral e vice-versa. Então, tem-se dor primária, a dor mais importante, e a dor secundária (Figura 23).

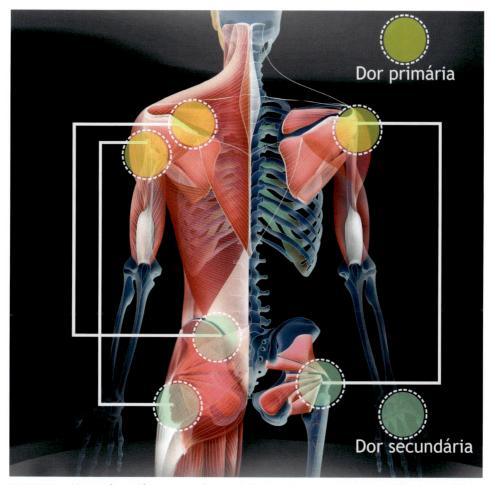

FIGURA 23 Na patologia álgica muscular não relacionada com o trajeto dos Meridianos Principais, normalmente são encontrados dois locais de manifestação dolorosa, a primária e a secundária. A primeira constitui o motivo da queixa maior e a segunda é encontrada pela palpação digital profunda na região simétrica ao local da dor primária.

Fonte: acervo Center AO.

---

2 Pode haver dor no Ponto de Reunião, mas não está relacionada com temor ao Vento-Frio ou Vento-Calor.

Do mesmo modo, a dor primária na região lateral do ombro comumente se encontra dor secundária à palpação profunda na região lateral do quadril homolateral, assim como, se a dor primária for na face lateral do quadril, encontra-se dor secundária na face lateral do ombro do mesmo lado (Figura 23). A primeira localização (ombro) é denominada dor primária (motivo da queixa) e a do quadril, secundária; isso pode ocorrer pelo princípio de acupuntura dito *Yuan Dao Ci* (Alto/Baixo), um dos processos de acupuntura, significando que o que ocorre no Alto (*Yang*) ocorre também no Baixo (*Yin*) e vice-versa, assim como a utilização e o desenvolvimento de outro processo de acupuntura, o *Fen Ci*, acupuntura realizada na repartição das carnes, e o método de acupuntura, o *Hui Ci*, técnicas de tratamento de dores musculares e tendíneas, conforme consta no Capítulo 7 do Ling Shu. A ampliação e a evolução desses conceitos constituem as técnicas de acupuntura dos músculos e dos trajetos musculares.

A técnica *Yuan Dao Ci* (Alto/Baixo) pode ser aplicada em virtude de haver simetricidade entre os músculos do membro superior e com os do membro inferior (e vice-versa); assim, observa-se relação outra com os músculos flexores, extensores, abdutores, adutores do membro superior com os do membro inferior e vice-versa, havendo semelhanças quanto à anatomia e função (Figura 24).

A simetricidade ocorre também em outros grupos musculares, como os músculos da face anterolateral da perna (extensores dos dedos do pé e flexores dorsais do pé), que são semelhantes aos músculos dorsais do antebraço (extensores dorsais dos dedos da mão), os músculos e tendões ventrais do antebraço e do punho com os da panturrilha e o tendão do calcâneo com os tendões flexores radial do carpo, ulnar do carpo e flexor longo do carpo (Figura 25).

Em relação ao dorso, pode-se considerar como referência de relacionamento a crista ilíaca com a margem da escápula. Assim, os músculos localizados na fossa ilíaca externa (glúteos) mantêm correspondência com os músculos deltoide e músculos supraespinhais, assim como o músculo trapézio com o grande dorsal (Figura 23). Os músculos localizados acima da crista (oblíquas, quadrado lombar) com os músculos elevadores da omoplata. O músculo grande dorsal e o trapézio (as inserções musculares são simetricamente opostas) (Figura 23).

Os músculos paravertebrais também apresentam área de dor primária e secundária, cujo relacionamento é Alto/Baixo, isto é, tomando como referência a inserção cranial ou caudal, a área secundária se localiza equidistalmente (Figura 23).

Em relação aos músculos abdominais, deve-se ater a suas inserções na pelve e nas costelas. Por exemplo, o reto abdominal insere-se no púbis e nas 5ª e 6ª costelas, embora haja uma fáscia que vai até a região clavicular. De modo que a dor primária localizada na inserção inferior (púbis) pode ter área de dor secundária nas inserções costais ou subclaviculares (Figura 26).

Os músculos oblíquos abdominais inserem-se na crista ilíaca e nas 7ª a 11ª costelas contralateralmente. Esses músculos são importantes na rotação do tronco (Figura 27). Nesses músculos as localizações das áreas de dores primárias e secundárias cruzam a linha mediana.

Sistema Yamamura de Acupuntura dos Trajetos Musculares (SYA Trajetos Musculares) 375

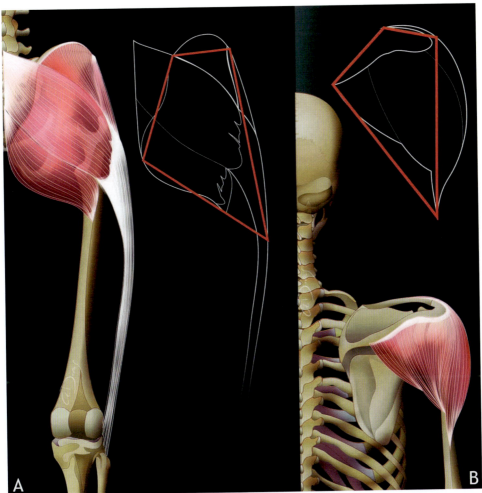

FIGURA 24 A: imagem dos músculos glúteos e do tensor da fáscia lata. B: visão posterior do ombro com a imagem do músculo deltoide. As imagens dos músculos são semelhantes na função, forma trapezoide e inserções musculares, denotando a simetria existente entre os membros superiores e inferiores.

Fonte: acervo Center AO.

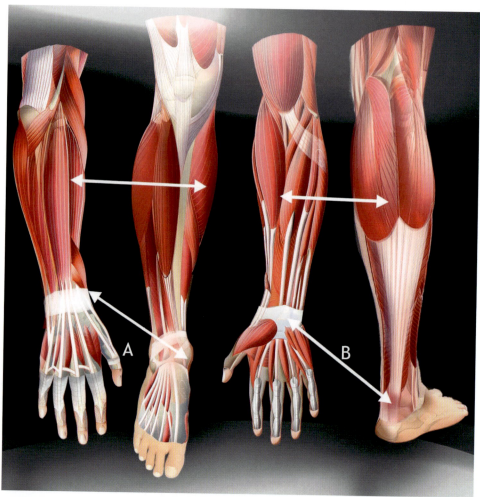

FIGURA 25 A: simetria existente entre os músculos dorsais do antebraço e os músculos anterolaterais da perna. B: a simetria dos músculos ventrais do antebraço com os músculos da panturrilha. Os flexores radial do carpo, da ulna e do palmar longo é como estivessem fundidos para formar o tendão do calcâneo.

Fonte: acervo Center AO.

Sistema Yamamura de Acupuntura dos Trajetos Musculares (SYA Trajetos Musculares) 377

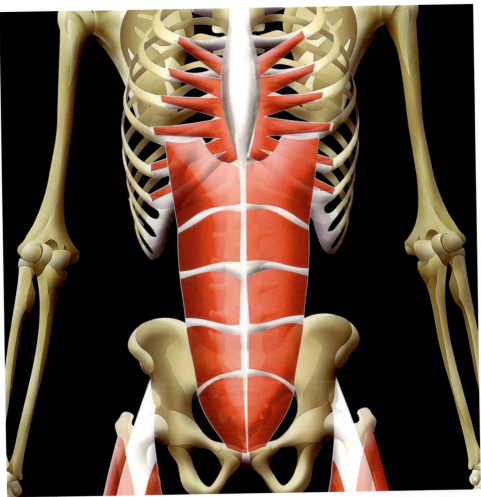

FIGURA 26 Nos músculos retos abdominais, as inserções nas costelas constituem o Alto e a inserção no púbis, o Baixo.
Fonte: acervo Center AO.

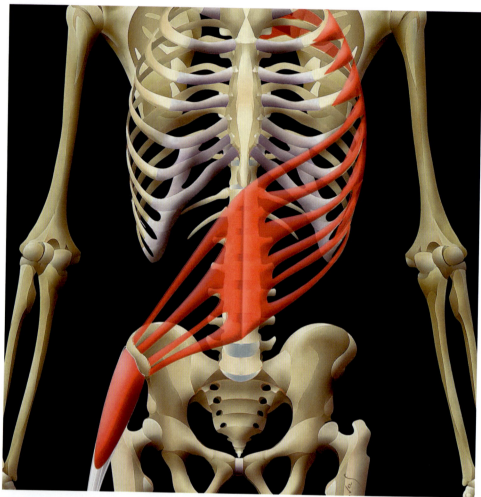

FIGURA 27 Os músculos oblíquos têm a relação Alto/Baixo; a inserção na crista ilíaca corresponde ao Baixo, e as inserções nas costelas, o Alto.
Fonte: acervo Center AO.

Tratamento de Patologia dos Músculos pela Acupuntura

O tratamento pela técnica de acupuntura dos músculos baseia-se na regra mais simples de tratamento por acupuntura preconizado pelos antigos chineses:

"Doença do Alto (Yang), trate o Baixo (Yin)".

"Doença do Baixo (Yin), trate o Alto (Yang)".

"Doença do meio, trate o Alto (Yang), o Baixo (Yin), o Anterior (Yin) e o Posterior (Yang)".

Aplicações clínicas da técnica do Sistema Yamamura de Acupuntura dos Músculos

Exemplos clínicos de aplicação da técnica de Acupuntura dos Músculos (Figuras 28 a 32).

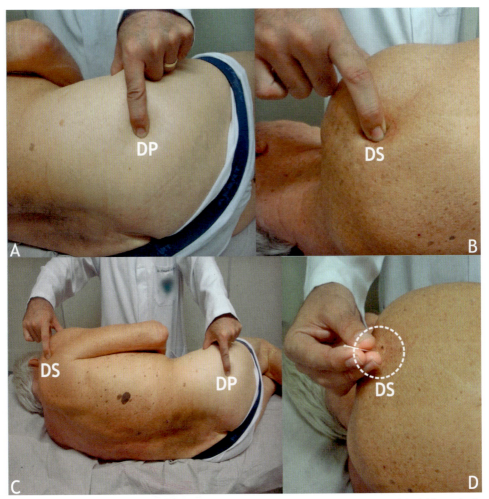

FIGURA 28 A: paciente com dor na face lateral do quadril (bursite pertrocantérica) (dor primária – DP). B e C: localização de dor secundária (DS) na região posterior do ombro correspondente à área de dor primária. D: inserção e manipulação de agulha de acupuntura em várias direções até a remissão da dor do quadril.

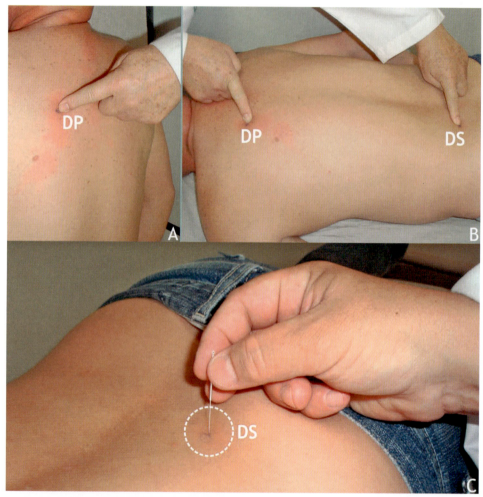

FIGURA 29 Em A, paciente com dorsalgia (dor primária – DP) na altura do T2-T3. B: localização da dor secundária (DS) na altura L2-L3. C: inserção de agulha de acupuntura e estimulação em várias direções até a remissão da dorsalgia.

Sistema Yamamura de Acupuntura dos Trajetos Musculares (SYA Trajetos Musculares) 381

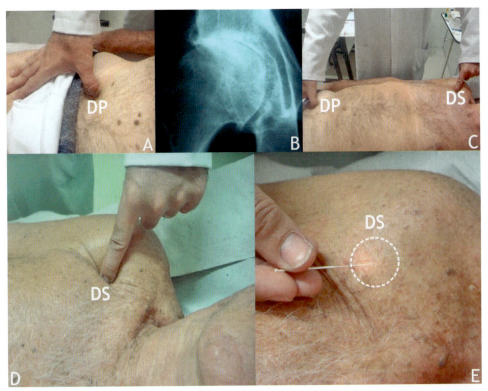

FIGURA 30 A: paciente com dor na prega inguinal direita, com dificuldade de flexão do quadril (dor primária – DP) por artrose do quadril (B). C e D: localização de dor secundária (DS) na prega axilar anterior do ombro, correspondente à área de dor primária. E: inserção e manipulação de agulha de acupuntura em várias direções até a remissão da dor do quadril.

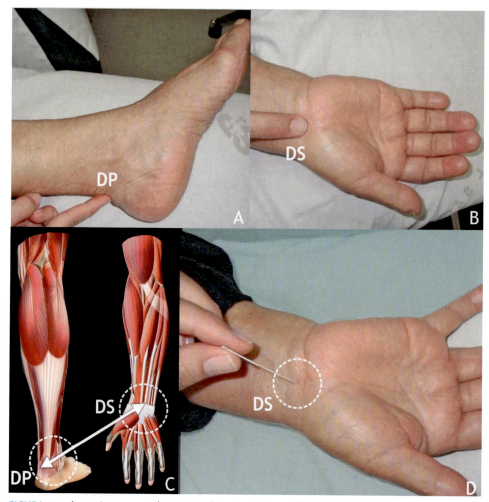

FIGURA 31   A: paciente com dor no tendão do calcâneo (dor primária – DP). B e C: localização da dor secundária (DS) que se situa nos tendões flexores do punho; se a dor no tendão do calcâneo for mais medial, a dor secundária localiza-se no tendão flexor radial do carpo; se for lateral, no tendão flexor ulnar do carpo. D: inserção de agulha de acupuntura no tendão (técnica de acupuntura nos tendões) e sua manipulação até a remissão da dor no tendão do calcâneo.

Sistema Yamamura de Acupuntura dos Trajetos Musculares (SYA Trajetos Musculares) 383

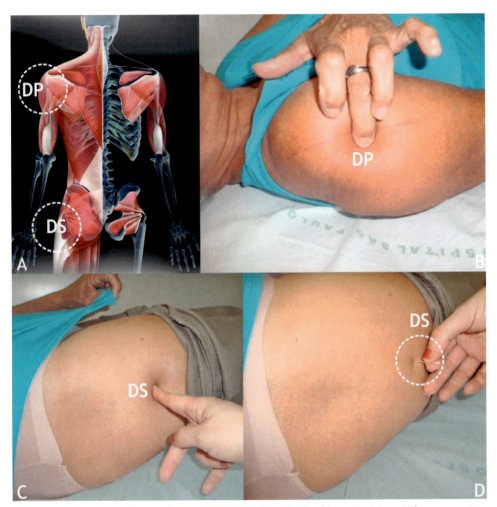

FIGURA 32 A: paciente com dor residual no ombro direito (dor primária – DP), que persiste após tratamento de ombralgia *Yang Ming*. B e C: localização da dor secundária (DS), que se situa na face lateral da coxa simetricamente à área do dor no ombro. D: inserção de agulha de acupuntura na massa muscular profundamente e sua manipulação em várias direções, até a remissão da dor no ombro com liberação de movimentos. Pode aparecer com os movimentos outra área de dor no ombro; neste caso, procurar outra área de dor secundária na face lateral da coxa e proceder ao mesmo tratamento.

16

Sistema Yamamura de Acupuntura da Patela (SYA Patela). Aplicações clínicas

A patela é um osso que faz parte da articulação do joelho, de formato triangular, cuja base se localiza na região cranial e cujo ápice se encontra na caudal; é importante na fisiologia do joelho como elemento de estabilidade e por promover a união entre o quadríceps e o tendão patelar. Além do ápice e da base da patela, podem ser reconhecidas as extremidades do eixo transversal, que passa pela parte mais larga desse osso, dividindo-o em quadrantes superior e inferior (Figura 1).

O ápice da patela situa-se na região caudal do joelho, e a base, na região cranial. Quando se representa o corpo humano na patela, a região cefálica corresponde ao ápice da patela e a base à parte inferior do corpo humano (Figura 2).

SISTEMA DE YAMAMURA DE ACUPUNTURA DA PATELA E SISTEMA MUSCULOESQUELÉTICO

SYA Patela e Coluna Vertebral

A coluna vertebral, na patela, localiza-se em sua linha mediana anterior, em que a base da patela corresponde à extremidade inferior da coluna vertebral (cóccix), e a linha transversal que passa entre a parte mais larga da patela corresponde à localização do diafragma e da transição toracolombar da coluna vertebral; dessa linha até o ápice da patela corresponde às regiões torácica e cervical da coluna vertebral, e o ápice da patela corresponde à região cefálica (Figura 2).

O exame da patela, a fim de reconhecer os pontos referenciais, deve ser realizado com o joelho semifletido, para estabilizar a patela no sulco intercondilar do fêmur, e deve ser mantida nessa posição durante a inserção e a manipulação de agulha de acupuntura e, também, se for o caso de deixar a agulha de acupuntura *in situ* por determinado tempo. Em pacientes obesos ou com artrose grave ou sinovite crônica com derrame articular de joelho, pode haver dificuldade no exame da patela.

Sistema Yamamura de Acupuntura da Patela (SYA Patela) 385

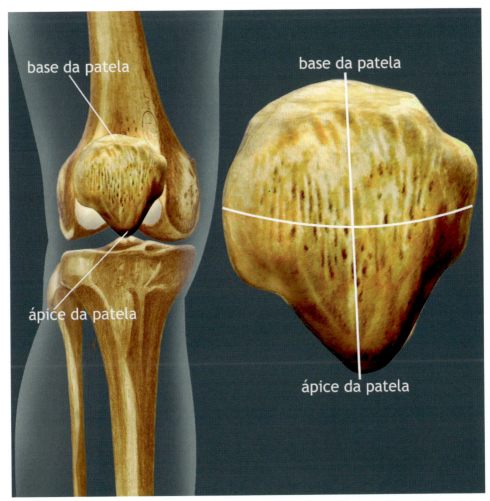

FIGURA 1 Anatomia da patela, na qual se observa a base da patela na região cranial e o ápice da patela, caudal e a linha transversal que passa pela parte mais larga desse osso.
Fonte: acervo Center AO.

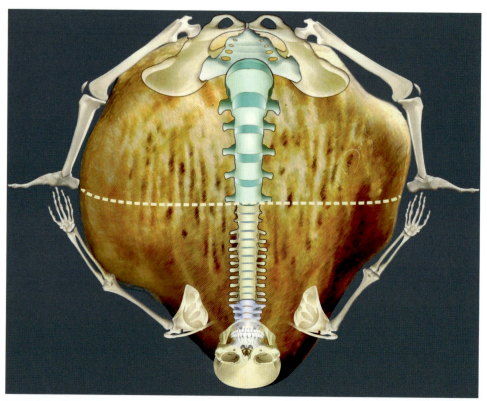

FIGURA 2 Representação na linha mediana anterior da patela, em que a base da patela corresponde à extremidade inferior do cóccix e o ápice da patela, ao segmento cefálico e à extremidade proximal da coluna cervical. Da base da patela à linha transversal, localizam-se os segmentos cóccix, sacro e lombar, e, dessa linha ao ápice da patela, os segmentos torácico e cervical da coluna vertebral.
Fonte: acervo Center AO.

Na patela, para a localização mais exata de uma patologia da coluna vertebral, por exemplo, lombalgia ao nível do L5, devem-se localizar inicialmente a base e o ápice da patela, depois sua parte mais larga; traçar uma linha mediana unindo as duas estruturas e, na área aproximada, fazer uma pressão digital; para localização, fazer movimento de deslizamento sobre o periósteo. Uma vez localizado o ponto mais doloroso, deve-se inserir a agulha de acupuntura perpendicularmente e atingir o periósteo; com sua ponta, procurar novamente o ponto doloroso e, depois, fazer a estimulação até a remissão da dor lombar; pode haver necessidade de fazer outras inserções em direções diferentes, para obter a resolução total da dor (Figura 3).

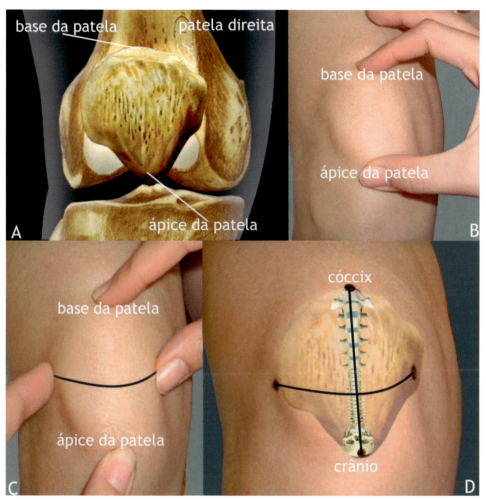

FIGURA 3 A: localização anatômica da base e do ápice da patela. B e C: com o joelho semifletido, a localização da base e do ápice da patela e da parte mais larga da patela. D: localização do cóccix e do crânio na patela, a linha transversal unindo a parte mais larga da patela, formando um quadrante.

Aplicações clínicas do SYA Patela no tratamento de patologias da coluna vertebral

A patela é um osso de fácil localização, e seus limites são bem nítidos, facilitando colocar-lhe a imagem do corpo humano invertido, além de não ter estruturas vasculo-nervosas como elementos complicadores de um possível acidente de inserção de agulha de acupuntura (Figuras 4 a 7).

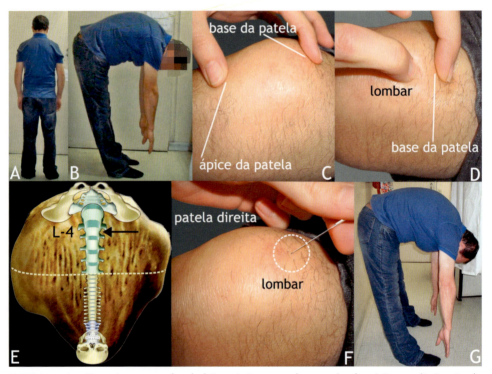

FIGURA 4 A e B: paciente com lombalgia crônica com dor na vértebra L4, com limitação de flexão e retificação da coluna vertebral. C: com o joelho semifletido, a localização da base e do ápice da patela. D: localização do ponto doloroso na linha mediana da patela correspondente à vértebra L4. E: localização da coluna vertebral na patela. F: inserção de agulha de acupuntura atingindo o periósteo e sua manipulação. G: o resultado, com remissão da dor lombar e melhora da flexão da coluna vertebral.

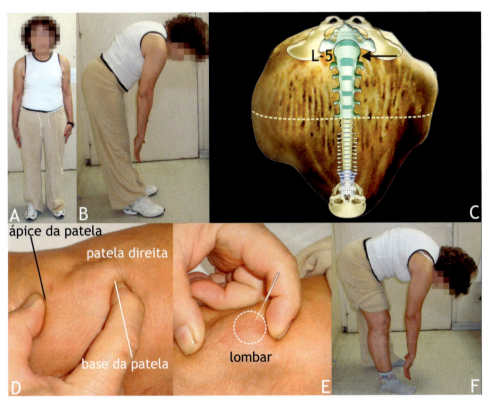

FIGURA 5 A e B: paciente com lombalgia crônica com dor mais intensa na transição L5-S1 com limitação de flexão e retificação da coluna vertebral. C: localização do L5-S1 na linha mediana da patela. D: localização da base e do ápice da patela com o joelho semifletido. E: inserção de agulha de acupuntura tocando o periósteo, a procura do ponto doloroso com a ponta de agulha e sua manipulação. F: o resultado, com remissão da dor lombar e melhora da flexão da coluna vertebral.

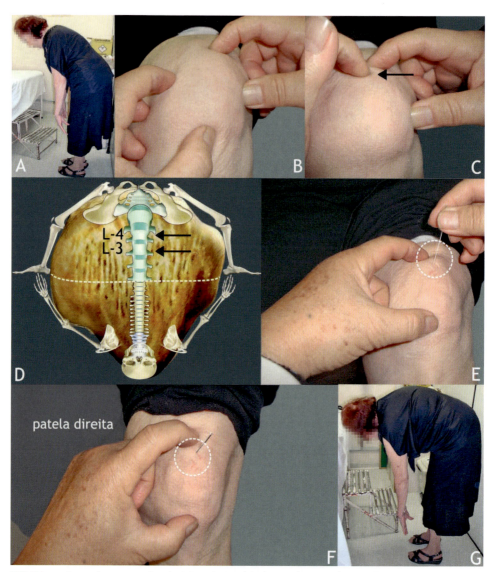

FIGURA 6 A: paciente com lombalgia crônica (síndrome facetária) com dor na vértebra L3, L4, L5 com marcha claudicante, limitação de flexão e retificação da coluna vertebral; B: localização das referências da patela com o joelho semifletido. C: localização da área lombar na linha mediana anterior da patela. D: localização da região lombar na patela. E: inserção de agulha de acupuntura tocando o periósteo, procura do ponto doloroso com a ponta de agulha e sua manipulação. F: procura de outros pontos dolorosos na área lombar. G: o resultado, com remissão da dor lombar e melhora da flexão da coluna vertebral.

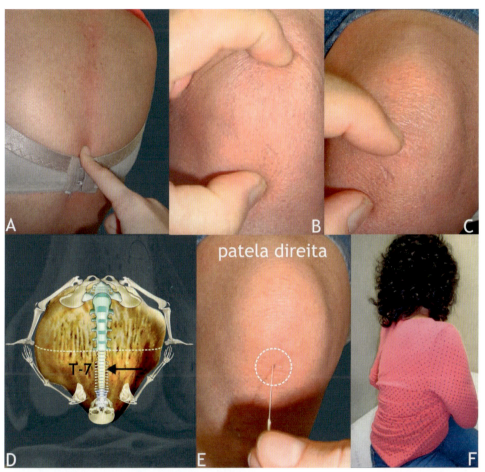

FIGURA 7 A: paciente com dorsalgia com dor na vértebra T7 com piora à rotação do tronco. B: localização das referências da patela com o joelho semifletido. C: localização da área da vértebra torácica T7 na linha mediana anterior da patela. D: localização do T7 na patela. E: inserção de agulha de acupuntura tocando o periósteo, procura do ponto doloroso com a ponta de agulha e sua manipulação. F: o resultado, com remissão da dor lombar e melhora da torção da coluna vertebral.

A região cervical da coluna vertebral, pela técnica de acupuntura da patela, localiza-se na linha mediana anterior da patela, perto do ápice da patela, e a cabeça, no ápice da patela (ver Figura 4). No caso de tratamento de cefaleia ou de enxaqueca, deve-se procurar a área mais dolorosa com a pressão ungueal na área do ápice da patela; se for cervicalgia, deve-se procurar com a pressão ungueal área de dor na linha mediana da patela em direção cranial. Uma vez determinada a área de dor, deve-se inserir a agulha de acupuntura perpendicularmente, atingindo o periósteo, e fazer sua manipulação (Figura 8).

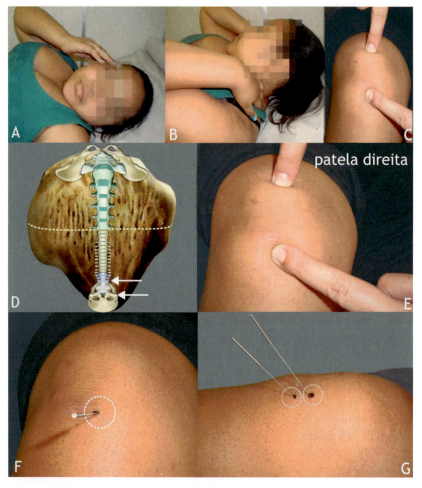

FIGURA 8 A e B: paciente com enxaqueca crônica e cervicalgia crônica em fase de agudização. C: localização da base e do ápice da patela direita com o joelho semifletido. D: localização da cabeça e da região cervical na linha mediana da patela. E e F: localização na patela da área correspondente à cabeça e inserção de agulha de acupuntura e sua manipulação. G: inserção de agulha de acupuntura e sua manipulação na área correspondente à coluna cervical; a inserção é feita no periósteo, procurando com a ponta de agulha o ponto mais doloroso e procede-se à sua estimulação.

SYA Patela e Membro Superior

O membro superior, pela técnica de acupuntura da patela, localiza-se na margem medial e lateral da patela, em que na proximidade do ápice da patela se localiza o ombro e na junção da linha transversal com a margem da patela situa-se a mão, e meia distância o cotovelo (Figura 9); em virtude de a representação do corpo humano estar invertida no sentido craniocaudal, na margem medial da patela direita se localiza o membro superior direito, e na margem lateral direita o membro superior esquerdo, enquanto na patela esquerda a margem medial corresponde ao membro superior esquerdo, e a margem lateral, ao membro superior direito, apesar de que na prática mostrou não haver tanta importância essa divisão, devendo-se optar pelo lado mais doloroso à pressão ungueal (Figuras 9).

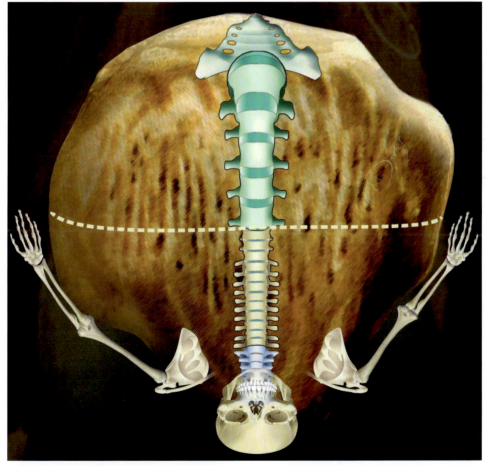

FIGURA 9 O membro superior localiza-se, no sistema de acupuntura da patela, entre o ápice da patela e a junção da linha transversal com a margem da patela, na qual a mão se situa nessa junção e o ombro na proximidade do ápice da patela. Os lados dos membros superiores estão invertidos na representação na patela.

Para localizar os segmentos do membro superior, deve-se ter em mente a disposição da patela e procurar os pontos de referência, que são a base, o ápice da patela e a linha transversal que passa pela parte mais larga da patela e, na margem da patela entre o ápice da patela e a linha transversal, imaginar o membro superior nessa margem tendo como referência que o ombro se localiza nas proximidades do ápice da patela e a mão no cruzamento da linha transversal com a margem da patela (ver Figura 9); com a palpação ungueal, procurar o ponto mais doloroso e nele inserir a agulha de acupuntura até o periósteo, e novamente, com a ponta de agulha, deve-se procurar o ponto mais doloroso; uma vez encontrado, fazer estimulação até a remissão da dor.

Aplicações clínicas do SYA Patela no tratamento de patologias do membro superior

As Figuras 10 a 13 apresentam exemplos da aplicabilidade clínica da técnica de Acupuntura da Patela.

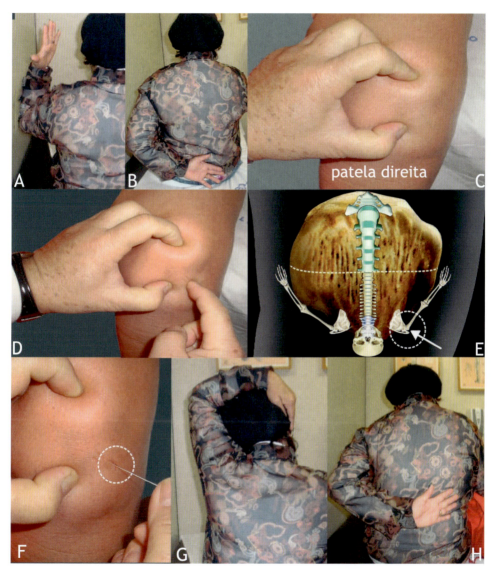

FIGURA 10 A e B: paciente com ombralgia à esquerda com limitação de movimento de abdução e de extensão e rotação interna do ombro. C: localização da base e do ápice da patela direita. D e E: localização aproximada da área correspondente ao ombro. F: inserção de agulha de acupuntura, procurando com a ponta dela ponto mais doloroso (que corresponde ao ponto ombro). G e H: o resultado imediato, com a liberação de movimentos do ombro e a ausência de dor de ombro.

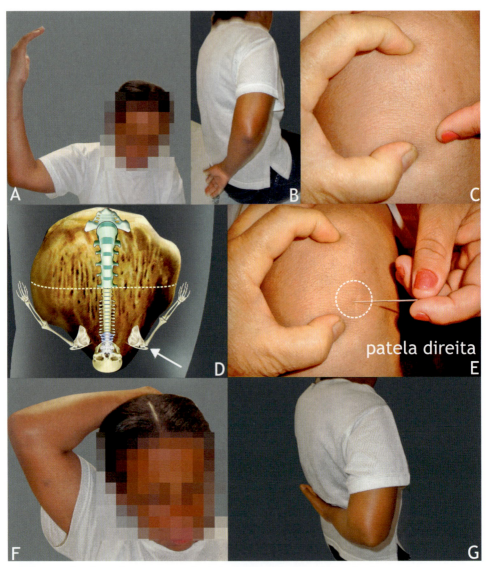

FIGURA 11 A e B: paciente com ombralgia à esquerda com limitação de movimento de abdução e de extensão e rotação interna do ombro. C: localização da base e do ápice da patela direita. D e E: localização aproximada da área correspondente ao ombro. E: inserção de agulha de acupuntura procurando com sua ponta o ponto mais doloroso (que corresponde ao ponto ombro). F e G: o resultado imediato, com a liberação de movimentos do ombro e a ausência de ombralgia.

Sistema Sistema Yamamura de Acupuntura da Patela (SYA Patela) 397

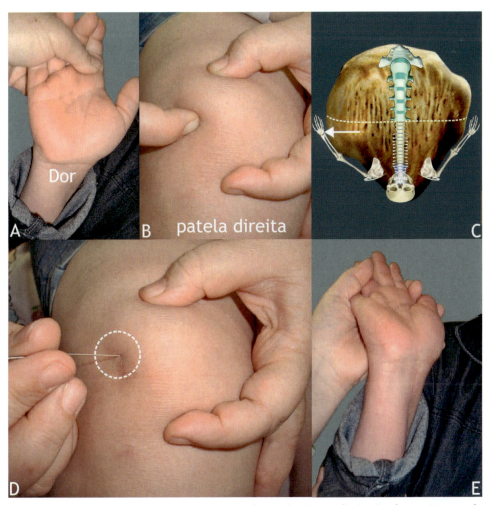

FIGURA 12 A e B: paciente com tenossinovite do punho D com limitação de movimento de flexão dorsal do punho. C e D: localização da base e do ápice da patela e a área correspondente ao punho na patela direita. E: inserção de agulha de acupuntura procurando com sua ponta o ponto mais doloroso (que corresponde ao punho). F: o resultado imediato, com a liberação de movimento de flexão do punho e a ausência de dor.

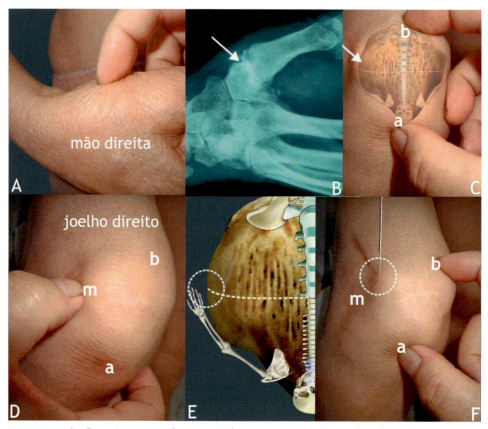

FIGURA 13 A e B: paciente com dor na articulação metacarpocárpica do polegar com rizartrose do punho direito. C, D e E:a localização da base (b) e do ápice da patela direita (a) e a área correspondente à mão (m) na margem da patela na proximidade da parte mais larga da patela. F: inserção de agulha de acupuntura, procurando com sua ponta o ponto mais doloroso (que corresponde à mão) e estimulação até a remissão da dor (técnica de analgesia, não de tratamento).

SYA Patela e Membro Inferior

O membro inferior, pela técnica de acupuntura da patela, localiza-se nas margens medial e lateral da patela, entre a base da patela e a junção da linha transversal que passa pela parte mais larga da patela; nesse local se situa o pé e o tornozelo. O quadril se localiza na proximidade da base da patela, e a meia distância entre a base e a parte mais saliente se situa o joelho. Em virtude da representação do corpo humano, na patela, estar invertido no sentido craniocaudal, por isso na margem medial da patela direita se localiza o membro inferior direito e na margem lateral direita, o membro inferior esquerdo, enquanto na patela esquerda a margem medial corresponde ao membro inferior esquerdo, a margem lateral, ao membro inferior direito, apesar de que na prática mostrou não haver tanta importância essa divisão, devendo-se optar pelo lado mais doloroso à pressão digital nas margens da patela (Figura 14).

Para localizar, na patela, os segmentos do membro inferior, deve-se ter em mente a disposição desse membro na margem da patela e procurar os pontos de referência, que são a base da patela e o cruzamento da linha transversal com a margem da patela e imaginar o membro inferior nessa margem tendo como referência que o pé se localiza nesse cruzamento e o quadril perto da base da patela (Figura 14); com a palpação ungueal,

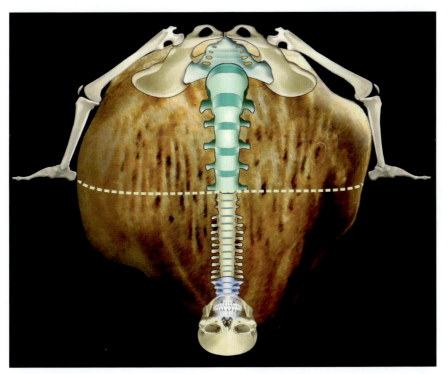

FIGURA 14 O membro inferior se localiza no sistema de acupuntura da patela, entre a base da patela e a junção da linha transversal com a margem da patela, onde o pé se situa nessa junção e o quadril na proximidade da base da patela. Os lados dos membros inferiores estão invertidos na representação na patela.

procurar localizar o ponto mais doloroso e nele inserir a agulha de acupuntura até o periósteo, e novamente, com a ponta de agulha, deve-se procurar o ponto mais doloroso; uma vez encontrado, fazer estimulação até a remissão da dor.

Aplicações clínicas do SYA Patela no tratamento de patologias do membro inferior

As Figuras 15 a 18 apresentam exemplos da aplicabilidade clínica da técnica de Acupuntura da patela.

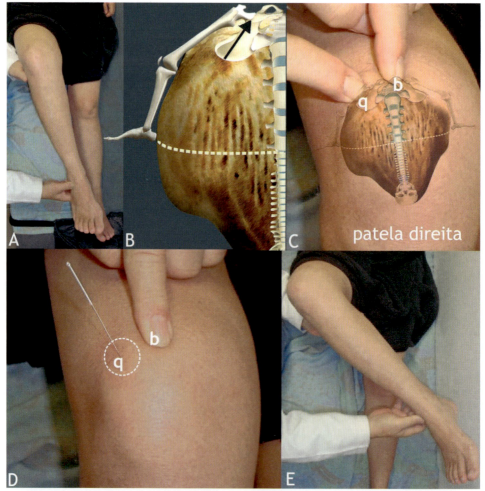

FIGURA 15 A: paciente com coxalgia à direita com limitação de movimento de rotação externa do quadril. B e C: localização da base da patela (b) e da área do quadril (q), na patela direita. D: inserção de agulha de acupuntura procurando com sua ponta o ponto mais doloroso (que corresponde ao quadril) e sua estimulação. E: o resultado imediato, com a melhora de movimento de rotação externa do quadril e a remissão da dor.

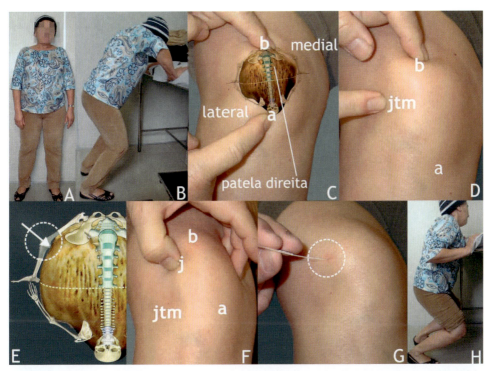

FIGURA 16 A e B: paciente com gonalgia crônica bilateral com limitação de movimento de flexão dos joelhos. C e D: localização da base (b), do ápice da patela e a junção da linha transversal que passa pela parte mais larga da patela e a margem da patela (jtm), na patela direita. E e F: localização da área do joelho (j) na margem da patela. G: inserção de agulha de acupuntura procurando-se com a ponta dela ponto mais doloroso (que corresponde ao joelho). H: o resultado imediato, com a melhora de movimento de flexão do joelho e a ausência de dor.

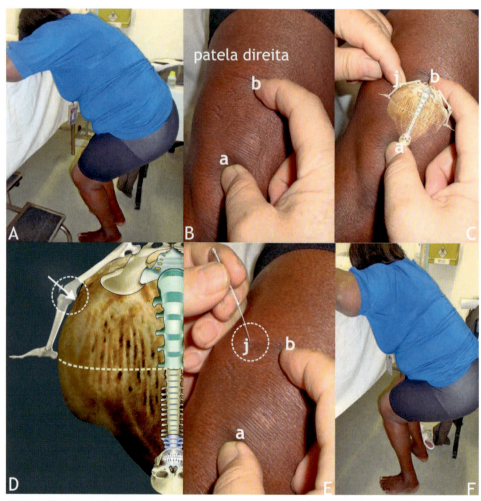

FIGURA 17 A: paciente com gonalgia crônica à direita com limitação de movimento de flexão do joelho. B: localização da base (b), do ápice da patela direita (a). C e D: localização da área do joelho (j) na margem da patela. E: inserção de agulha de acupuntura procurando com a ponta dela o ponto mais doloroso (que corresponde ao joelho). F: o resultado imediato, com a melhora de movimento de flexão do joelho e a ausência de dor.

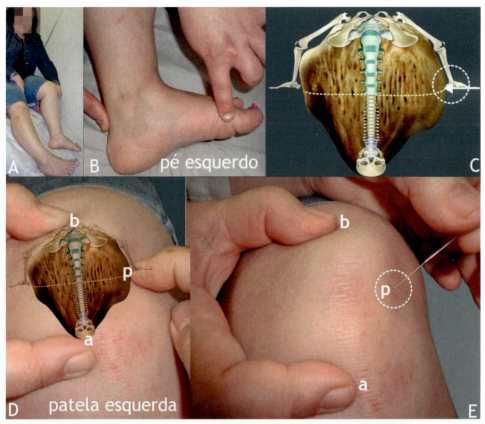

FIGURA 18 A e B, paciente com dor no tendão do calcâneo e na articulação metatarsofalângica do hálux. C e D: localização da base (b), do ápice da patela (a), e a área do pé (p) na margem da patela esquerda. E: inserção de agulha de acupuntura procurando com sua ponta o ponto mais doloroso (que corresponde ao pé) e sua manipulação até a remissão da dor.

O joelho, pela técnica de acupuntura da patela, localiza-se na margem da patela no ponto médio entre a base da patela e o cruzamento da linha transversal com a margem da patela (ver Figura 14). Para localizar o joelho, na patela, devem-se procurar os pontos de referência e, por meio da palpação digitoungueal na área correspondente aproximada do joelho, procurar localizar o ponto mais doloroso e nele inserir a agulha de acupuntura até o periósteo, e novamente, com a ponta de agulha, deve-se procurar o ponto mais doloroso e, uma vez encontrado, fazer estimulação até a remissão da dor (Figuras 16).

A perna, pela técnica de acupuntura da patela, localiza-se na margem da patela entre a área do joelho e a intersecção da linha transversal com a margem da patela, enquanto o tornozelo e o pé se localizam na junção da linha transversal com a margem da patela (ver Figuras 14 e 18).

SISTEMA YAMAMURA DE ACUPUNTURA DA PATELA E *ZANG FU* (ÓRGÃOS E VÍSCERAS)

Considerando a topografia da coluna vertebral e dos membros superiores e inferiores em relação aos quatro pontos referenciais da patela (ver Figura 1), pode ser colocada a figura do ser humano de maneira invertida na patela, como ocorre na representação do corpo humano na orelha e na patela; assim, foi idealizada uma distribuição topográfica dos Órgãos Internos na patela, cuja eficiência foi comprovada clinicamente.

Para poder fazer a localização topográfica dos Órgãos Internos na patela, foram traçadas quatro linhas verticais no corpo humano, respectivamente (Figura 19):

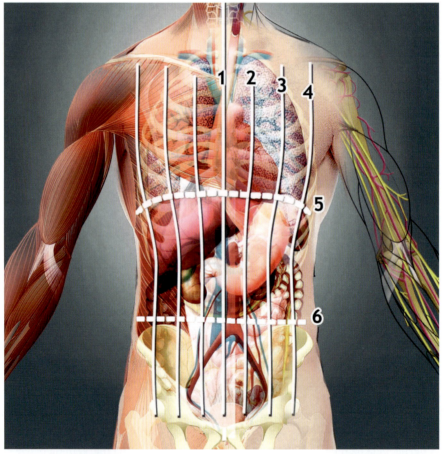

FIGURA 19 No tronco do corpo humano, podem ser traçadas as seguintes linhas, obedecendo às divisões por meio de linhas: (1) linha mediana anterior do tronco, (2) linha que passa a meia distância entre a linha mediana anterior e a linha mamilar, (3) linha vertical que passa pelo mamilo, (4) linha que passa a meia distância entre a linha do mamilo e a parede externa do corpo, (5) linha do diafragma, (6) linha que passa pela cicatriz umbilical.

Fonte: acervo Center AO.

- Uma linha que passa pela linha mediana anterior do corpo humano (linha 1).
- Uma linha vertical que passa pelo mamilo (linha 3).
- Uma linha vertical na posição intermediária entre a linha mediana anterior do corpo e a linha do mamilo (linha 2).
- Uma linha vertical entre a linha do mamilo e a parede externa do corpo (linha 4).

Além da linha do diafragma (linha 5) e da linha transversal que passa pelo umbigo (linha 6).

Essas linhas têm por função localizar a topografia dos Órgãos Internos; assim, o coração se localiza nas linhas 1, 2, e no espaço entre as linhas 2 e 3 do lado esquerdo e acima do diafragma, enquanto o fígado se localiza nas linhas 1, 2, 3 e 4 do lado direito, a bexiga, o útero e a próstata se localizam na linha mediana anterior, na pelve (Figura 22). O intestino delgado se situa abaixo da linha que passa pela cicatriz umbilical e ocupa as linhas 1, 4 e 5 tanto do lado direito como do esquerdo, e assim por diante, ao passo que o intestino grosso em sua porção ascendente ocupa as linhas 5 e 6 e metade do cólon transverso direito, as linhas 6, 5, 4, 3 e 1 do lado direito e acima da linha que passa pela cicatriz umbilical e o cólon transverso esquerdo ocupa as linhas 1, 3, 4, 5 e 6, e o cólon descendente, as linhas 5 e 6, o sigmoide, as linhas 4 e 5, o reto, as linhas 1 e 4, e o ânus a linha 1 nas proximidades do ponto craniométrico Lambda (Figura 19).

Na patela também podem ser traçadas linhas (Figura 20) de maneira semelhante às traçadas no corpo humano:

- Linha mediana anterior da patela (1).
- Linha intermediária entre a linha mediana anterior da patela e a junção entre a linha transversal e a margem da patela (3).
- Linha a meia distância entre a linha mediana anterior e a margem da patela (2).
- Linha entre a linha mediana anterior e a linha 2 (4).
- Linha entre a linha 2 e a margem da patela (5).
- Linha transversal entre os pontos mais largos da patela que corresponde à linha umbilical (6).

Os Órgãos Internos têm representação na patela,[1] de maneira invertida, isto é, a face anterior da patela corresponde à imagem do tronco com visão frontal, conforme ilustra a Figura 21; dessa maneira, pela técnica de acupuntura da patela, a representação dos Órgãos Internos é vista de maneira invertida; assim, se o estômago está do lado esquerdo na região infradiafragmática, na representação na patela se localiza do lado direito e cranial à linha do diafragma (Figura 21). Para a facilidade de localização dos Órgãos

---

1 Em vários microssistemas existe a representação dos órgãos internos; o mais conhecido é o microssistema da orelha: o corpo humano (órgãos internos e suas estruturas) está localizado na orelha externa, cuja sistematização lembra um feto invertido; outro microssistema é a representação do corpo humano na região plantar do pé, constituindo a técnica de reflexologia.

Internos na patela é que foram traçadas as linhas correspondentes no tronco do corpo humano e na patela (Figuras 21 e 22).

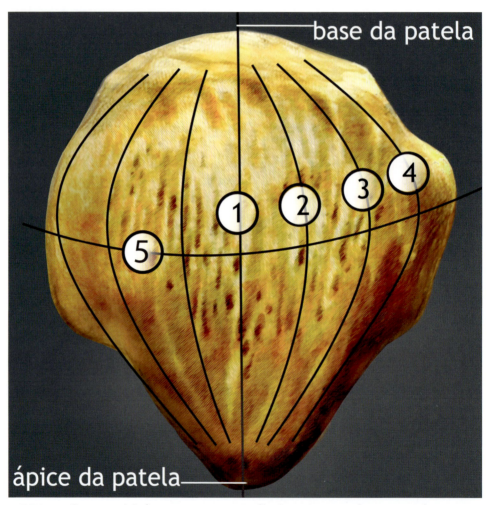

FIGURA 20 O osso occipital – para ter correspondência com o corpo humano, podem ser traçadas as seguintes linhas, obedecendo às divisões por meio de linhas (ver Figura 22): (1) linha mediana anterior do tronco, (2) linha que passa a meia distância entre linha mediana anterior e a linha mamilar, (3) linha vertical que passa pelo mamilo, (4) linha que passa a meia distância entre a linha do mamilo e a parede externa do corpo, (5) linha do diafragma.

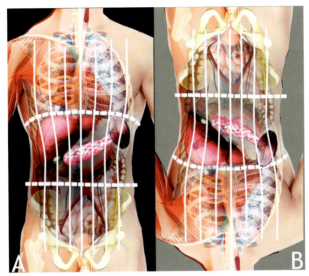

FIGURA 21   A: os Órgãos Internos e relações com as linhas verticais e transversais. B: representação do corpo humano na face anterior da patela, de maneira invertida craniocaudal.
Fonte: acervo Center AO.

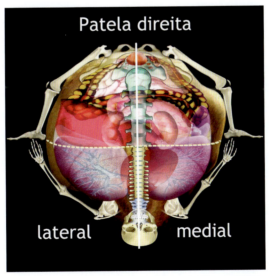

FIGURA 22   Representação dos Órgãos Internos na face anterior da patela de maneira invertida; os Órgãos Internos ficam distribuídos nos quadrantes. Por isso o fígado ocupa a região acima da linha do diafragma e do lado esquerdo, e o coração, abaixo da linha diafragmática e do lado direito.
Fonte: acervo Center AO.

LOCALIZAÇÃO DOS ÓRGÃOS INTERNOS NO SYA PATELA

Para a localização dos Órgãos Internos, deve-se identificar a localização dos quatro pontos referenciais:

- **Base da patela**, que corresponde à parte mais cranial da patela. Deve ser identificada juntamente com o ápice da patela, segurando-a com os dedos indicador e polegar com o joelho semifletido, a fim de prender a patela no sulco intercondilar (Figura 23).
- **Ápice da patela**, a parte mais caudal, de forma afunilada e arredondada.
- O ponto entre a junção da **linha transversal** que passa pela parte mais larga da patela e a margem da patela. A linha transversal corresponde aproximadamente à linha do diafragma.
- A linha entre a base e o ápice da patela corresponde à coluna vertebral, dividindo, então, a patela em quadrantes.

Os Órgãos Internos se situam dentro desses quadrantes, conforme a Figura 22.

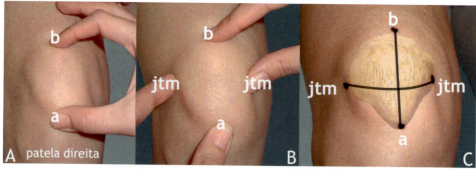

FIGURA 23 Para a localização da área de um órgão interno, deve-se reconhecer a base da patela (b), o ápice da patela (a), a junção entre a linha transversal que passa pela parte mais larga da patela e a margem da patela (jtm) e traçar a linha vertical entre a base e o ápice da patela, formando um quadrante, e nos quadrantes são colocados os Órgãos Internos (ver Figura 22).

TÉCNICA DE LOCALIZAÇÃO E INSERÇÃO E MANIPULAÇÃO DE AGULHA DE ACUPUNTURA

Uma vez localizados os pontos referenciais na patela, deve-se ter em mente a localização do órgão em questão em relação às linhas do corpo humano e transpor para a patela; nessa área, procurar o ponto mais doloroso com a pressão ungueal, fazendo deslizamento sobre o periósteo; uma vez determinado o ponto, é inserida agulha de acupuntura perpendicularmente ao plano ósseo e se deve procurar com a ponta de agulha o ponto mais doloroso e, em seguida, fazer a estimulação até a remissão da dor (se for caso de tratamento de doença de órgão, estimular e depois deixar por algum tempo).

APLICAÇÕES CLÍNICAS DO SISTEMA YAMAMURA DE ACUPUNTURA DA PATELA

O tubo digestório ocupa a maior parte da cavidade abdominal, principalmente da pelve, tomando, portanto, o terço superior do osso occipital, e se há de considerar que a representação do tubo digestório na patela está na posição invertida (Figuras 24); assim, o estômago ocupa o lado esquerdo acima da linha do diafragma. Pelo fato de os segmentos do tubo digestório serem grandes e longos, não existe nenhuma topografia exata; por isso, deve-se procurar na área concernente ponto ou pontos dolorosos à pressão ungueal e inserir nele(s) agulha de acupuntura.

SYA Patela e Estômago

O **estômago** no corpo humano, em relação às linhas, situa-se na região infradiafragmática e ocupa os espaços entre as linhas 1, 2 e 3. Nessa área da patela se procura o ponto doloroso que corresponde ao local da afecção do estômago, e, pelo fato de o estô-

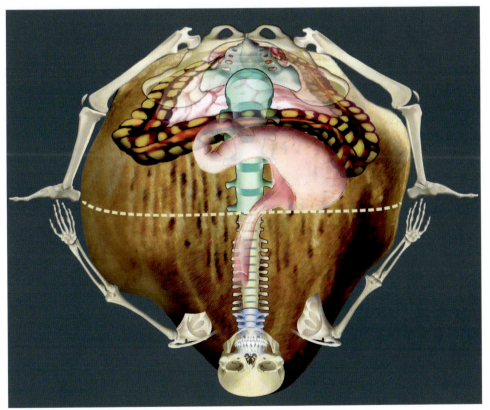

FIGURA 24 Representação do tubo digestório no Sistema Yamamura de Acupuntura da Patela.
Fonte: acervo Center AO.

mago ter grande proporção, pode-se ter vários pontos dolorosos na área correspondente compatíveis com a patologia gástrica; por isso, na área correspondente ao estômago, deve-se estimular o encontro de vários pontos dolorosos com a agulha de acupuntura; por outro lado, se após uma inserção de agulha ainda houver sintomatologia, deve-se procurar outros pontos dolorosos e tratar (Figuras 25 e 26). Se a patologia gástrica for proveniente de uma Plenitude do *Gan-Yang* (Fígado-*Yang*), deve-se acrescentar o ponto correspondente ao fígado.

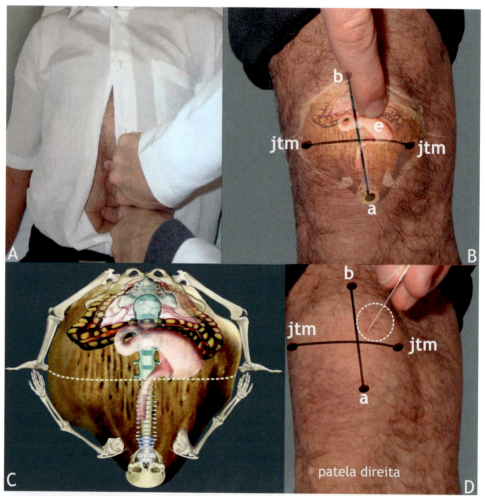

FIGURA 25 A: paciente do sexo masculino com queixa de gastrite do tipo *"come, dói, passa"* com ponto VC-12 (*Zhongwan*) doloroso à palpação. B e C: localização dos quatro pontos básicos: a base (b), o ápice da patela (a) e a junção entre a linha transversal e a margem da patela (jtm) e localização por meio da palpação da área do estômago na patela direita (e). D: inserção e manipulação de agulha de acupuntura até a remissão da dor no VC-12 (*Zhongwan*).

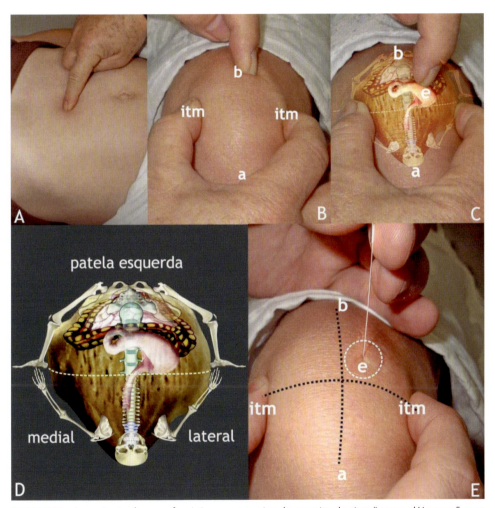

FIGURA 26 A: paciente do sexo feminino com queixa de gastrite do tipo *"come, dói, passa"* com ponto VC-12 (*Zhongwan*) doloroso à palpação. B, C e D: localização dos quatro pontos básicos: a base (b), o ápice da patela (a) e a junção entre a linha transversal e a margem da patela (jtm) e localização por meio da palpação da área do estômago na patela esquerda (e). E: inserção e manipulação de agulha de acupuntura até a remissão da dor no VC-12 (*Zhongwan*).

SYA Patela e Fígado

O **fígado** situa-se no hipocôndrio direito, ocupando as linhas 1 a 4 do lado direito e o espaço entre as linhas 1 e 2 do lado esquerdo (Figura 27A); a vesícula biliar está sobre a linha 3, enquanto o pâncreas se situa inferiormente ao fígado, ocupando espaço entre as linhas 2 e 1 do lado direito e espaços entre as linhas 1, 2 e 3 do lado esquerdo; no espaço entre as linhas 3 e 4 e a parede externa do abdome se situa o baço (Figura 27A). Ao transpor para a patela, o fígado/vesícula biliar (do lado esquerdo) e o baço e o pâncreas se situam no espaço entre a linha do diafragma e a linha do umbigo do lado direito (Figura 27B). O fígado é um órgão grande ocupando quase a totalidade do hipocôndrio direito, e os locais de afecção hepática podem estar localizados em diferentes áreas; por isso, na área correspondente ao fígado na patela também se pode encontrar pontos dolorosos esparsos pela área hepática (Figura 27B).

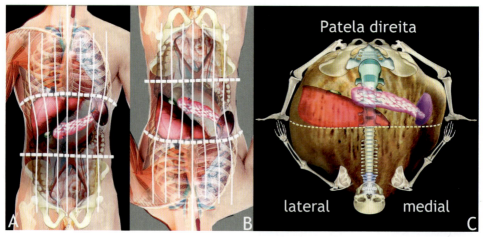

FIGURA 27   A: representação do fígado, baço e pâncreas em sua localização anatômica. B: imagem do fígado, baço e pâncreas invertidos. C: localização desses órgãos na patela direita, em que o fígado se situa no quadrante superior lateral, o baço e o pâncreas, no quadrante superior medial.

Fonte: acervo Center AO.

Aplicação prática de tratamento de patologia do *Zang Fu* (Órgãos e Vísceras) pela técnica de acupuntura da patela

No caso de patologia do **intestino grosso**, deve-se inicialmente determinar se se trata de patologia do cólon ascendente ou do descendente, sigmoide e reto. Isso pode ser verificado fazendo pressão no ponto *Mo* (Alarme) do *Da Chang* (Intestino Grosso) no ponto E-25 (*Tianshu*): se a dor for do lado direito, a patologia é do cólon ascendente; se for do lado esquerdo, patologia do cólon descendente; se for doloroso bilateralmente, significa patologia que acomete todo o intestino grosso. O intestino grosso, na patela, localiza-se perto do Lambda, ocupando as linhas 1 e 2 (ver Figuras 21 e 22).

Os **rins** ocupam posição infraumbilical nas linhas 2 e 3; na patela estão situados entre o Lambda e a linha do diafragma, na posição entre linhas 2 e 3 (Figura 29); o rim direito situa-se à esquerda e o esquerdo, à direita. Por meio da área dos rins na patela, pode-se tratar patologia energética, funcional ou orgânica dos rins (Figura 29).

A **bexiga**, assim como **próstata, útero e anexos**, e os **orifícios inferiores** encontram-se na linha mediana da patela, nas proximidades da base da patela; por isso, por esse ponto pode ser tratada patologia pélvica, como algia pélvica, cólica menstrual, e dos orifícios inferiores, como incontinência urinária, anal e hemorroidas (Figuras 29, 30 e 31).

O **sistema reprodutor** situa-se na linha mediana da patela, na região correspondente à pelve nas proximidades em que se localiza a bexiga (Figura 32).

Exemplos clínicos de aplicação da técnica de Acupuntura da Patela (Figuras 28 a 31).

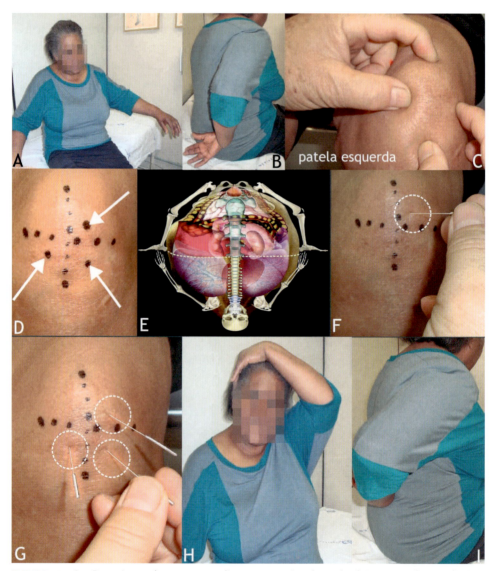

FIGURA 28 A e B: paciente do sexo masculino com queixa de ombralgia esquerda com limitação de movimentos de abdução e extensão e rotação interna por agravo emocional que a deixou com revolta e tristeza. C: localização dos quatro pontos básicos. D e E: localização por meio da palpação da área do fígado e do pulmão, na patela esquerda. F e G: inserção e manipulação de agulha de acupuntura nas áreas estômago e pulmão (bilateral) na patela até a remissão da dor. H e I: o resultado imediato.

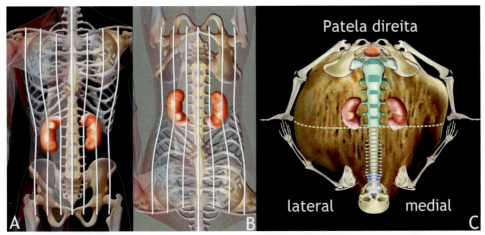

FIGURA 29 A: representação dos rins, bexiga e órgãos pélvicos (matriz, próstata, reto, ânus) em sua localização anatômica e sua representação na patela, que está em posição invertida. B: imagem dos rins, bexiga e órgãos pélvicos (matriz, próstata, reto, ânus) com o corpo humano invertido. C: representação do corpo humano na patela direita, por isso esses órgãos se localizam na região cranial à linha transversal. O rim direito em sua representação na patela direita se localiza no quadrante superior medial, se for patela direita, e lateral, se patela esquerda. O rim esquerdo em posição inversa.

Fonte: acervo Center AO.

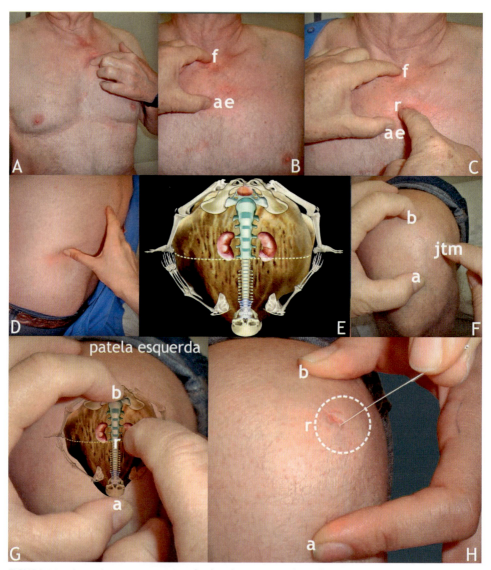

FIGURA 30 A: paciente com queixa de dor do esterno, além de apresentar urina arenosa, punhopercussão da loja renal indolor, mas com ponto VB-25 (*Jingmen*), ponto *Mo* do *Shen* (Rins) doloroso. O ponto de dor indicado pelo paciente corresponde à área do rim no esterno. B e C: localização da fúrcula do esterno (f), articulação do manúbrio com o corpo do esterno (ângulo do esterno) (ae) e localização da área do rim. D: palpação dolorosa do ponto VB-25 (*Jingmen*). E, F, G: localização da base da patela (b), o ápice da patela (a), junção da linha transversal com a margem da patela (jtm) e localização da párea do rim na patela esquerda. H: inserção e manipulação da agulha até a remissão da dor do esterno.

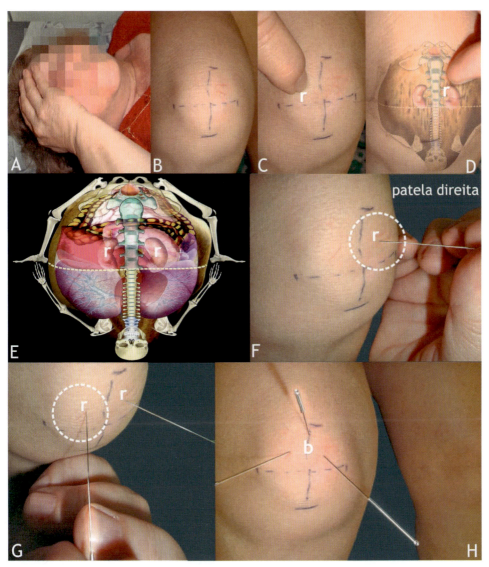

FIGURA 31 A: paciente com enxaqueca, lombalgia crônica e incontinência urinária. Tratamento para incontinência urinária. B: demarcação dos quatro pontos referenciais da patela direita. C, D e E: localizações dos rins (r). F e G: inserção de agulhas de acupuntura na área dos rins. H: inserção de agulha de acupuntura na área da bexiga na base da patela. Com duas aplicações houve melhora da incontinência urinária.

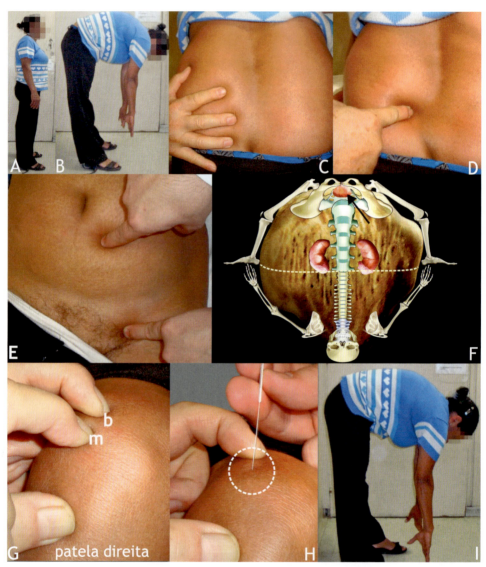

FIGURA 32 A e B: paciente com queixa de lombossacralgia direita com limitação leve de flexão da coluna vertebral. C e D: localização do ponto doloroso que correspondeu ao B-32 (*Ciliao*). E: palpação dolorosa do ponto *Zigong* (útero) e do ponto ovário. F, G e H: localização aproximada da área do sistema reprodutor (útero e ovário) (m), na patela direita. I: inserção e manipulação de agulha de acupuntura. J: o resultado imediato.

SYA Patela e Sistema Cardiopulmonar

O **sistema cardiopulmonar** ocupa na patela a região infradiafragmática. O coração ocupa posição entre as linhas 1 e 2 abaixo da linha do diafragma, do lado direito, e uma pequena área entre as linhas 1 e 2, do lado esquerdo, enquanto os pulmões ocupam os espaços entre as linhas 1 a 4 e um pouco além da linha 4; o pulmão direito se situa do lado esquerdo e o direito, no lado esquerdo (Figura 19). Os pulmões ocupam a totalidade da região infradiafragmática da patela; para a inserção de agulha de acupuntura para o tratamento de patologia pulmonar, devem ser procurados tantos pontos dolorosos à pressão ungueal e inserir agulha de acupuntura em todos eles, pois cada ponto de dor representa áreas do pulmão acometidas. Igualmente para o coração, podem ser encontrados vários pontos dolorosos, e em todos eles devem ser feitas as inserções de agulha de acupuntura (Figuras 33 e 34).

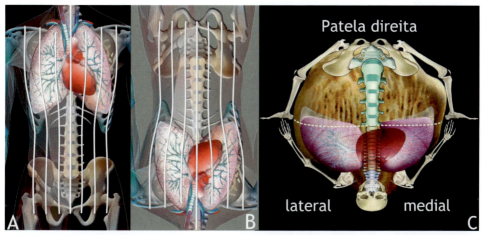

FIGURA 33   A: representação dos pulmões e do coração em sua localização anatômica e sua representação. B: localização dos órgãos supradiafragmáticos em posição invertida. C: imagem dos pulmões e do coração patela direita. Pelo fato de a representação do corpo humano estar invertido na patela, esses órgãos se localizam na região caudal à linha transversal.

Fonte: acervo Center AO.

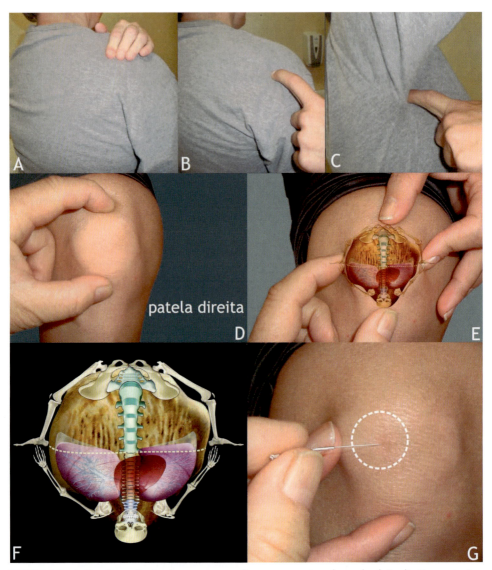

FIGURA 34 A, B e C: paciente do sexo masculino com queixa de ombralgia direita posterior, com dor no ID-10 (*Houxi*) e no C-1 (*Jiquan*) por estresse emocional; trata-se de afecção dos Meridianos Distintos do *Xin* (Coração) e do *Xiao Chang* (Intestino Delgado). D e E: localização dos quatro pontos básicos. F: localização do coração na patela direita. G: inserção e manipulação de agulha de acupuntura na área do coração, com remissão da dor no ombro.

17

Sistema Yamamura de Acupuntura do Osso Esterno (SYA Esterno). Aplicações clínicas

O esterno é um osso constituído de três partes – o manúbrio, o corpo do esterno e o processo xifoide do esterno –, situado na linha mediana anterior do tórax, unindo as costelas por meio de cartilagem condroesternal. O manúbrio situa-se na parte mais cranial e se articula com a clavícula e com o primeiro arco costal, e o processo xifoide localiza-se caudalmente, não se articulando com costelas, e pode ser único, bifurcado ou ausente (Figuras 1 e 2).

Pelo osso esterno, passam vários Meridianos que o energizam de Calor, Fogo e Água, além do fato de ser osso e estar impregnado de *Jing Shen*. Os Meridianos que se relacionam com o esterno são (Figura 3):

- Meridiano Curioso *Ren Mai*, que passa pela linha mediana, que inunda esse osso com Calor Orgânico, seja pela face anterior ou posterior.
- Meridiano Principal do *Sanjiao* (Triplo Aquecedor), que segue o *Ren Mai,* carreando a Água Celeste proveniente do *Xin* (Coração) para constituir os Três Aquecedores.
- Em seu centro está o ponto de Acupuntura VC-17 (*Danzhong*), que se relaciona com o Fogo proveniente do *Xin* (Coração) e com a água Celeste, ponto autorregulador do Fogo e de Água que circula pelo *Ren Mai*.
- O *Ren Mai* é também via da comunicação do Fogo Ministerial do *Xin Bao Luo* (Circulação-Sexo), que a partir do VC-17 (*Danzhong*) se dirige para constituir os Aquecedores do *Wei* (Estômago): VC-13 (*Shangwan*) (Aquecedor Superior do *Wei* (Estômago), VC-12 (*Zhongwan*) [Aquecedor Médio do *Wei* (Estômago)] e VC-10 (*Xiawan*) [Aquecedor Inferior do *Wei* (Estômago)].
- Pela margem lateral do esterno passam dois Meridianos:
  1. O Meridiano Curioso *Chong Mai*, que carreia Calor Orgânico, via mais importante de distribuição desse Calor.
  2. O Meridiano Principal do *Shen* (Rins), que carreia a Água Terrestre.

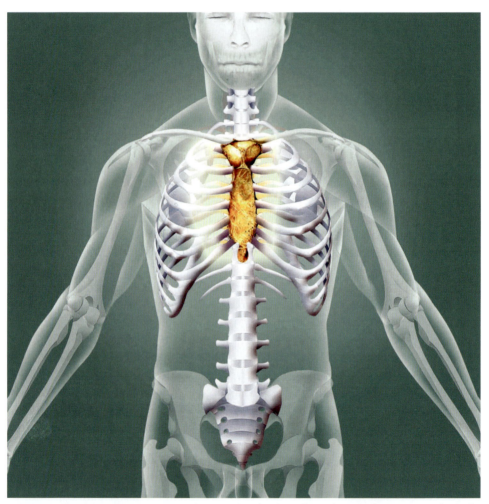

FIGURA 1 O osso esterno ocupa a região anterior do tórax, fazendo articulação com a clavícula, e se une diretamente com as primeiras sete costelas por meio da cartilagem condroesternal. Termina caudalmente no processo xifoide, que pode ser único e ou estar bifurcado.

Fonte: acervo Center AO.

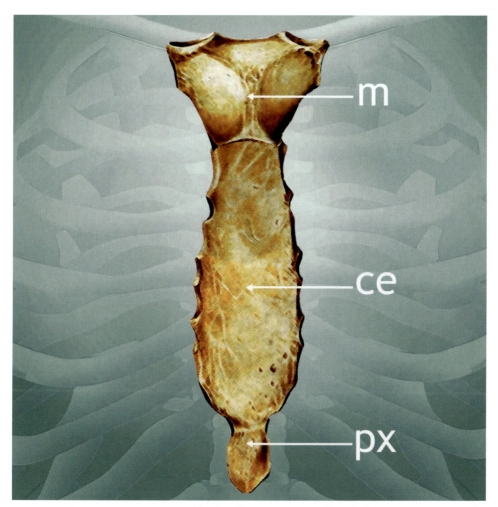

FIGURA 2 O osso esterno, constituído de três partes, o manúbrio (m) com a incisura jugular (ij), o corpo do esterno (c), a transição entre o manúbrio e o corpo do esterno, é o ângulo do esterno (ae), e o processo xifoide (px) é um osso plano *sui generis* que apresenta três partes, podendo haver conotação com as três partes do ser humano: o Céu, a Terra e o Homem, na teoria do *Santai* (Três Forças).

Fonte: acervo Center AO.

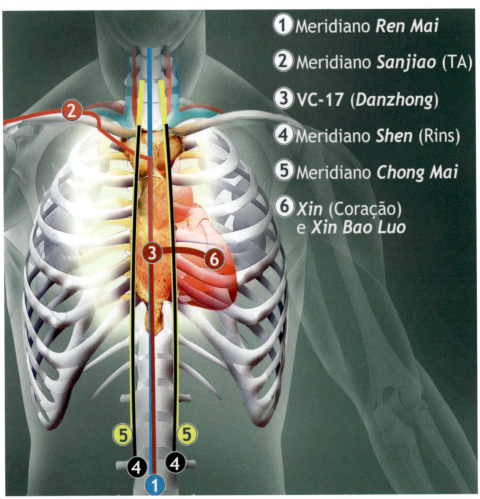

FIGURA 3 Relações do esterno com os Meridianos. Pela linha mediana anterior passam dois Meridianos, o *Ren Mai* (1) e o *Sanjiao* (Triplo Aquecedor) (2), e, lateralmente, mais dois Meridianos: o Meridiano Curioso *Chong Mai* (5) e o Principal do *Shen* (Rins) (4), além de que no ponto VC-17 (*Danzhong*) (3) relaciona-se com o Fogo proveniente do *Xin* (Coração) e com o Fogo Ministerial proveniente do *Xin Bao Luo* (Circulação-Sexo) (6).

Fonte: acervo Center AO.

De modo que o esterno é a sede de Fogo, Calor Orgânico, Água Celeste e Água Terrestre, além de ter o *Jing Shen* [Quintessência Energética do *Shen* (Rins)], por isso constituindo um sistema de manifestação de patologia do corpo humano, assim como meio de tratamento de doenças.

No esterno, como em todos os ossos, existem os pontos *Jing*, que representam o corpo humano, seja do sistema musculoesquelético ou de Órgãos Internos. Neste capítulo será sistematizada a localização no esterno de tais estruturas.

A configuração anatômica do esterno, composta de três partes, sugere uma associação com o *Santai* (Três Forças), representada por Céu, Terra e Homem, em que o manúbrio poderia estar representando a Terra, o corpo do esterno, o Homem, e o processo xifoide do esterno, o Céu; daí se pode fazer a associação de que o processo xifoide está relacionado com a cabeça, o corpo do esterno com os Órgãos Internos e o manúbrio com o *Shen* (Rins) ou *Xiajiao* (Aquecedor Inferior) e seus órgãos da pelve (ver adiante: relações do esterno com os Órgãos Internos).

SISTEMA YAMAMURA DE ACUPUNTURA DO ESTERNO E SISTEMA MUSCULOESQUELÉTICO

SYA Esterno e Coluna Vertebral

A coluna vertebral, no esterno, localiza-se em sua linha mediana anterior, em que a incisura jugular corresponde à extremidade inferior da coluna vertebral (cóccix) e a linha transversal que passa a meia distância do corpo do esterno corresponde à localização do diafragma; a transição toracolombar da coluna vertebral corresponde à articulação entre o manúbrio e o corpo do esterno (ângulo do esterno) (Figura 4).

No esterno, o cóccix, o sacro, região lombar com seus órgãos pélvicos que se situam na linha mediana, como a bexiga, o útero, a próstata, situam-se entre a incisura jugular e o ângulo do esterno (fazer a correspondência com as vértebras).

No esterno, para a localização mais exata diante de uma patologia da coluna vertebral, deve-se localizar inicialmente a incisura jugular e o ângulo do esterno e, na linha mediana da área aproximada de dor lombar, fazer pressão ungueal, podendo-se fazer um movimento de deslizamento sobre o periósteo para localizar a área mais dolorosa. Em seguida, inserir a agulha de acupuntura perpendicularmente e atingir o periósteo e com sua ponta procurar novamente o ponto doloroso; depois, fazer a estimulação até a remissão da dor.

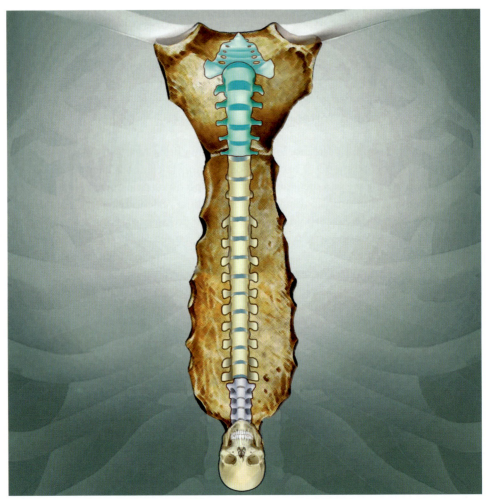

FIGURA 4 A coluna vertebral ocupa a linha mediana do esterno, situando-se o cóccix na incisura jugular e o crânio no processo xifoide do esterno. A transição da coluna lombar com a torácica se faz no ângulo do esterno. Na extremidade distal do corpo do esterno observa-se a superposição da metade inferior do crânio com as vértebras cervicais de C1 a C4.

Fonte: acervo Center AO.

Aplicações Clínicas do SYA Esterno no tratamento de patologias da coluna vertebral

A região da incisura jugular e do manúbrio é de fácil localização, e seus limites são bem nítidos, facilitando a colocação da imagem da coluna vertebral da região lombar, sacral e coccígea, além de não ter estruturas vasculonervosas como elementos complicadores de um possível acidente de inserção de agulha de acupuntura (Figuras 5 a 8).

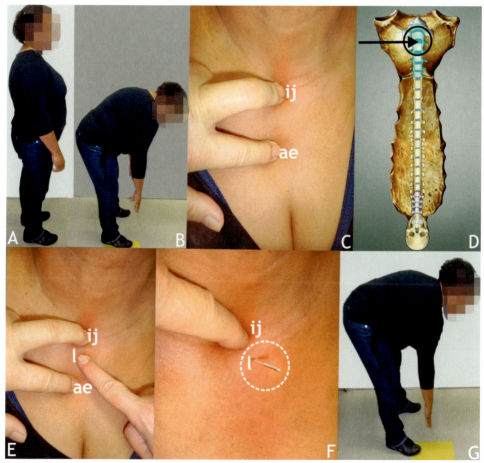

FIGURA 5 A e B: paciente com lombalgia crônica com limitação de flexão e retificação da região lombar. C: localização do ângulo do esterno (ae) e incisura jugular (ij). D e E: localização da área lombar na linha mediana do esterno. F: inserção de agulha de acupuntura, procurando com sua ponta o ponto mais doloroso, e sua manipulação. G: o efeito imediato, com alívio da dor e melhora da flexão da região lombar.

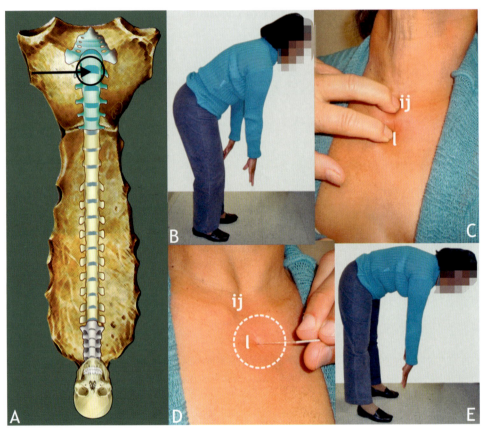

FIGURA 6 A: paciente com lombalgia crônica com limitação de flexão e retificação da região lombar. B e C: localização da área lombar (l) na linha mediana do esterno, nas proximidades da incisura jugular (ij), obtida pela pressão ungueal. D: inserção de agulha de acupuntura, procurando com sua ponta o ponto mais doloroso, e sua manipulação. E: o efeito imediato, com alívio da dor e melhora da flexão da região lombar.

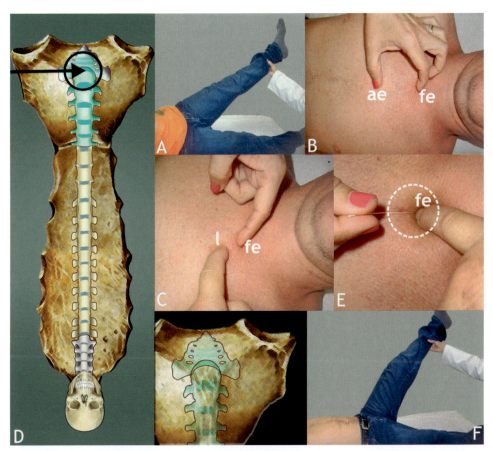

FIGURA 7 A: paciente com lombociatalgia à esquerda há 30 dias, com hérnia de disco intervertebral L5-S1 extrusa com sintoma de Valsalva +, TEPR + a 35 graus e Nafziger +. B: localização da fúrcula do esterno (ou incisura esternal) (fe) e do ângulo do esterno (ae). C e D: localização por depressão ungueal da área lombar. E: inserção da agulha de acupuntura e sua estimulação. F: melhora da dor lombar e da dor irradiada e do grau de extensão do membro inferior esquerdo.

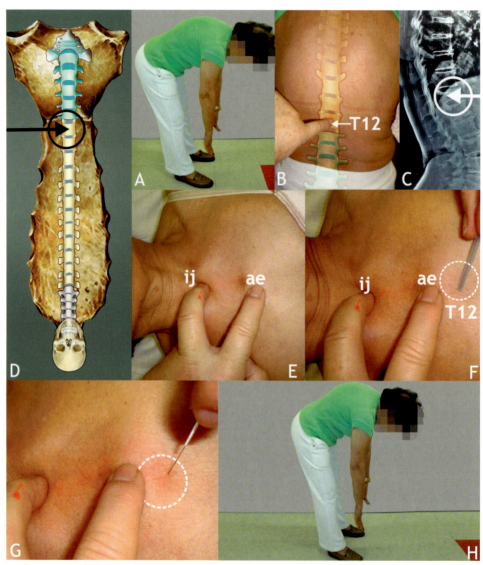

FIGURA 8 A: paciente com dorsolombalgia que há 3 meses teve queda com fratura de T12, dor nesse local com limitação de flexão dolorosa da coluna vertebral e osteoporose. B, C e D: localização do T12. E: localizações da incisura jugular (ij) e do ângulo do esterno (ae). F: localização da área do T12, na linha mediana do esterno. G: inserção e manipulação de agulha de acupuntura. H: o resultado, com melhora da dor da coluna e da flexão da coluna vertebral.

A região cervical da coluna vertebral e a cabeça, pela técnica de acupuntura do esterno, localizam-se na linha mediana anterior do esterno no processo xifoide do esterno (ver Figura 4). No caso de tratamento de cefaleia, enxaqueca ou de qualquer patologia do encéfalo e do cerebelo, como vertigens, tremores, Parkinson, parestesias de origem central, sequela de acidente vascular cerebral (AVC), perda de memória, desequilíbrio etc., deve-se procurar a área mais dolorosa com a pressão ungueal na área do processo xifoide do esterno e, se for cervicalgia, deve-se procurar com a pressão ungueal área de dor na linha mediana do esterno em direção cranial na linha mediana anterior. Uma vez determinada a área de dor, deve-se inserir a agulha de acupuntura perpendicularmente, atingindo o periósteo, e fazer sua manipulação (Figuras 9 a 11).

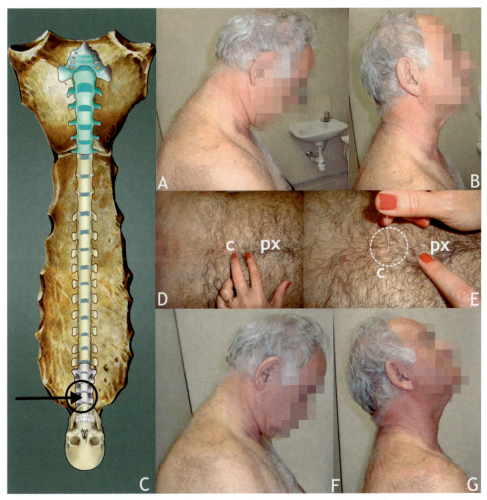

FIGURA 9   A e B: paciente com cervicalgia crônica e artrose cervical com limitação dos movimentos da coluna vertebral e osteoporose. C e D: localização da região cervical (c) e o processo xifoide (px). E: inserção e manipulação de agulha de acupuntura. F e G: o resultado, com melhora da dor e dos movimentos da região cervical.

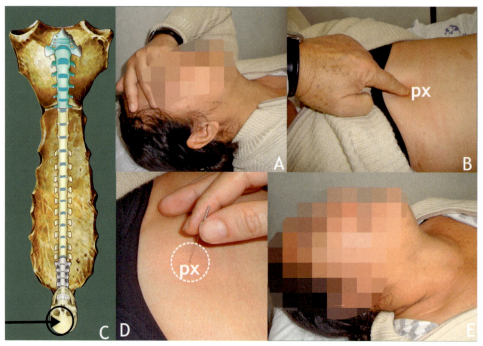

FIGURA 10   A: paciente em crise de enxaqueca e cefaleia, com irradiação para olho e orelha direitos. B e C: localização do processo xifoide (px), que corresponde à cabeça, e procura do ponto mais doloroso com a pressão digital. D: inserção de agulha de acupuntura e sua manipulação. E: o resultado imediato, com o alívio da enxaqueca.

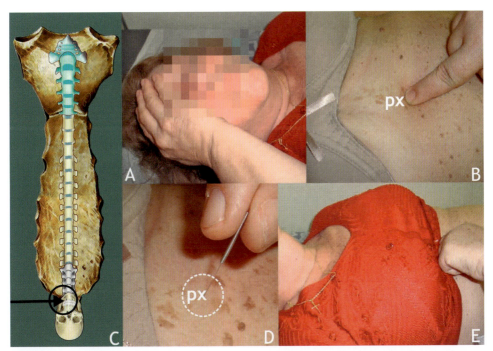

FIGURA 11 A: paciente em crise de cefaleia com irradiação para olho. B e C: localização do processo xifoide (px), que corresponde à cabeça, e procura do ponto mais doloroso com a pressão digital. D: inserção de agulha de acupuntura e sua manipulação. E: o resultado imediato, com o alívio da cefaleia.

SYA Esterno e Membro Superior

O membro superior, pela técnica de acupuntura do esterno, localiza-se na margem do corpo do esterno. Na proximidade do processo xifoide do esterno, situam-se o ombro e a mão na margem do esterno dois terços distais do seu corpo[1] (figura 12); em virtude de a representação do corpo humano estar invertida no sentido craniocaudal, na margem direita do esterno localiza-se o membro superior esquerdo e na margem lateral esquerda, o membro superior direito. A prática, porém, tem mostrado não haver tanta importância essa divisão, devendo-se optar pelo lado mais doloroso à pressão ungueal (Figura 12).

Para localizar os segmentos do membro superior (ombro, cotovelo, mão), deve-se ter em mente a disposição das margens laterais do esterno e procurar os pontos de referência, que são o processo xifoide do esterno e a margem do esterno; nessa margem, imaginar o membro superior tendo como referência que o ombro se localiza nas pro-

---

1 O corpo do esterno pode ser divido em três partes iguais, para facilitar a localização de suas estruturas.

ximidades do processo xifoide do esterno e a mão na transição do terço superior e dois terços inferiores do corpo do esterno (ver Figura 12); com a palpação ungueal, procurar o ponto mais doloroso e nele inserir a agulha de acupuntura até o periósteo e novamente, com a ponta da agulha, deve-se procurar o ponto mais doloroso e, uma vez encontrado, fazer estimulação até a remissão da dor.

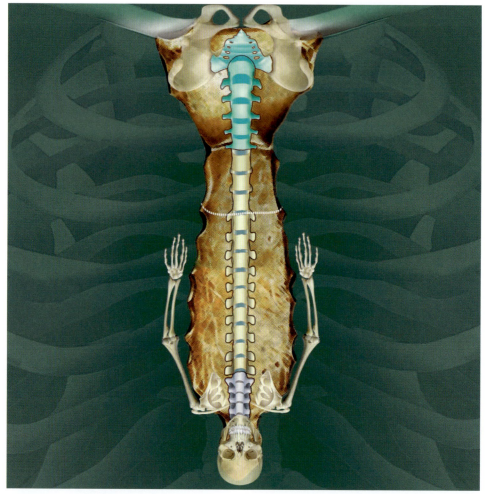

FIGURA 12 O membro superior localiza-se, no sistema de acupuntura do esterno, nas margens laterais do esterno. O ombro nas proximidades do processo xifoide do esterno, e a mão na transição entre o 1º terço e o 2º terço do corpo do esterno; o cotovelo na transição entre o 2º terço e o 3º terço do corpo do esterno. O membro superior esquerdo situa-se na margem lateral direita, e o esquerdo, à direita, em virtude de os membros superiores estarem invertidos na representação no esterno.

Fonte: acervo Center AO.

Aplicações clínicas do SYA Esterno Patela no tratamento de patologias do membro superior

Exemplos clínicos de aplicação da técnica de Acupuntura do Osso Esterno (Figuras 13 a 16).

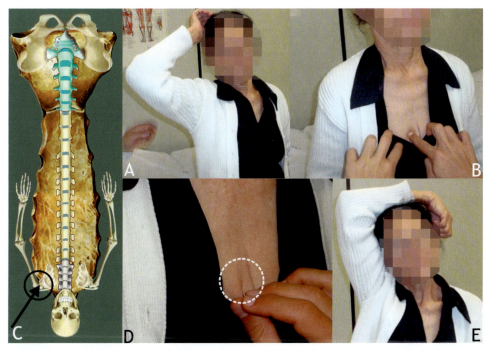

FIGURA 13   A: paciente com ombralgia à direita, com limitação de movimento de abdução. B e C: localização da área do ombro na margem do esterno. D: inserção de agulha de acupuntura, procurando com sua ponta o ponto mais doloroso (que corresponde ao ponto ombro). E: o resultado imediato, com a liberação de movimentos do ombro e a ausência de dor de ombro.

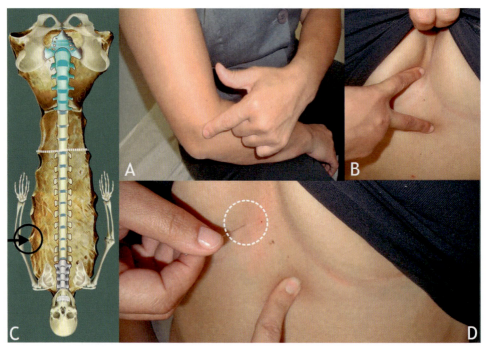

FIGURA 14 A: paciente com epicondilite lateral do cotovelo direito com irradiação para o antebraço. B e C: localização da área do cotovelo na margem do esterno. D: inserção de agulha de acupuntura, procurando com sua ponta o ponto mais doloroso (que corresponde ao ponto cotovelo), e manipulação até a remissão da dor.

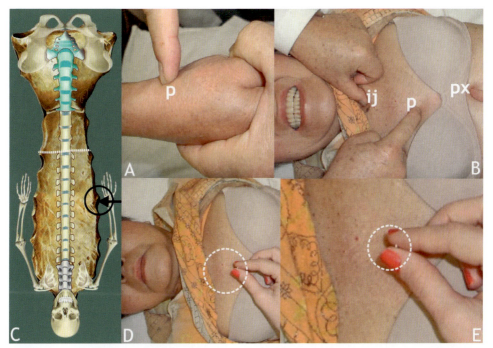

FIGURA 15 A: paciente com dor no ligamento radiocarpiano do punho direito com limitação de movimento de adução do polegar. B e C: localização da área do punho na margem do esterno, que é bastante dolorosa. D e E: inserção de agulha de acupuntura, procurando com a ponta dela ponto mais doloroso (que corresponde ao ponto punho) sua manipulação até a melhora da dor.

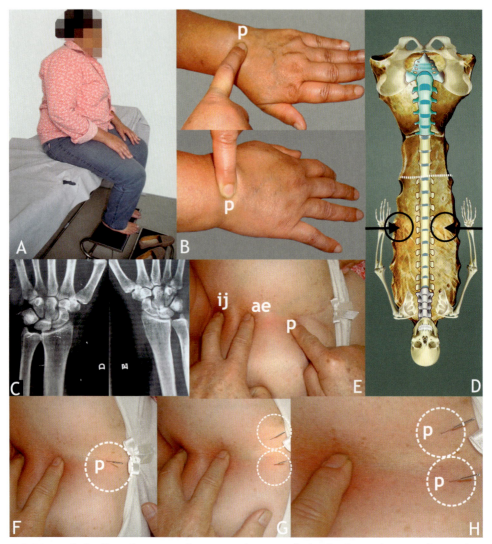

FIGURA 16 A, B e C: paciente com dor nos punhos, com limitação de movimentos dos punhos e com rarefação óssea. D: localização da área do punho na margem do esterno. E: localizações da incisura jugular (ij), do ângulo do esterno (ae) e da área do punho (p). F, G e H: inserção de agulhas de acupuntura, procurando com sua ponta o ponto mais doloroso (que corresponde ao ponto punho), e sua manipulação até a melhora da dor e dos movimentos.

SYA Esterno e Membro Inferior

O membro inferior, pela técnica de acupuntura do esterno, localiza-se nas margens do esterno, entre a incisura jugular e a transição entre o terço superior e dois terços inferiores do corpo do esterno; o quadril localiza-se nas margens laterais, nas proximidades da incisura jugular, e o pé na transição entre o terço superior e dois terços inferiores do corpo do esterno. Em virtude de a representação do corpo humano estar invertida no sentido craniocaudal, na margem lateral direita se localiza o membro inferior esquerdo, e na margem lateral esquerda, o membro inferior direito, apesar de que na prática se mostrou não haver tanta importância essa divisão, devendo-se optar pelo lado mais doloroso à pressão digital nas margens do esterno (Figuras 17).

Para localizar, no esterno, os segmentos do membro inferior, deve-se ter em mente a disposição desse membro na margem do esterno e procurar os pontos de referência, que são a incisura jugular e a transição entre o terço superior e os dois terços inferiores do corpo do esterno, tendo como referência que o pé se localiza na margem dessa transição e o quadril perto da incisura jugular (Figura 17); com a palpação ungueal, procurar localizar o ponto mais doloroso e nele inserir a agulha de acupuntura até o periósteo e novamente, com a ponta da agulha, deve-se procurar o ponto mais doloroso; uma vez encontrado, fazer estimulação até a remissão da dor.

Aplicações clínicas do SYA Esterno no tratamento de patologias do membro inferior

O joelho, pela técnica de acupuntura do esterno, localiza-se na margem do esterno no ponto médio entre a incisura jugular e na transição entre o terço superior e dois terços inferiores do corpo do esterno. Para localizar o joelho, deve-se procurar os pontos de referências e, por meio da palpação digitoungueal na área correspondente aproximada do joelho, procurar localizar o ponto mais doloroso; nele inserir a agulha de acupuntura até o periósteo e novamente, com a ponta da agulha, procurar o ponto mais doloroso; uma vez encontrado, fazer estimulação até a remissão da dor (Figuras 17 a 20).

A perna, pela técnica de acupuntura do esterno, localiza-se na margem do esterno entre a área do joelho e na transição entre o terço superior e dois terços inferiores do corpo do esterno, enquanto o tornozelo e o pé se localizam nessa transição (Figura 21).

Exemplos clínicos de aplicação da técnica de Acupuntura do Osso Esterno (Figuras 18 a 21).

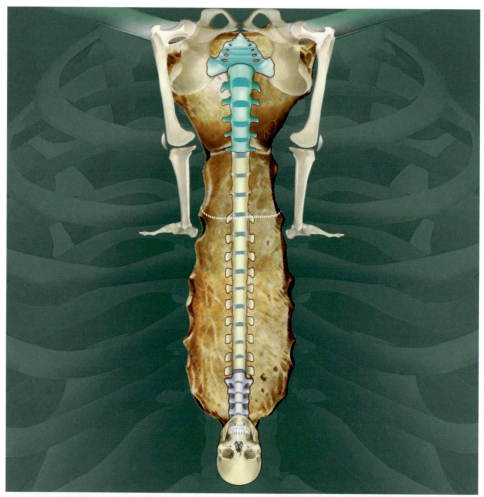

FIGURA 17 O membro inferior localiza-se, no sistema de acupuntura do esterno, entre a incisura jugular e o pé, na transição entre o terço superior e dois terços inferiores do corpo do esterno. Os lados dos membros inferiores estão invertidos na representação no esterno.

Fonte: acervo Center AO.

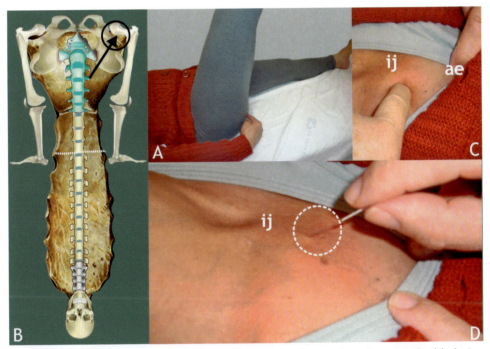

FIGURA 18 A: paciente com coxalgia posterior. B e C: localização da incisura jugular (ij), do ângulo do esterno (ae), e a área do quadril na margem do esterno que corresponde à articulação esternoclavicular. D: inserção de agulha de acupuntura, procurando com sua ponta o ponto mais doloroso, que corresponde à área do quadril, com a remissão da coxalgia.

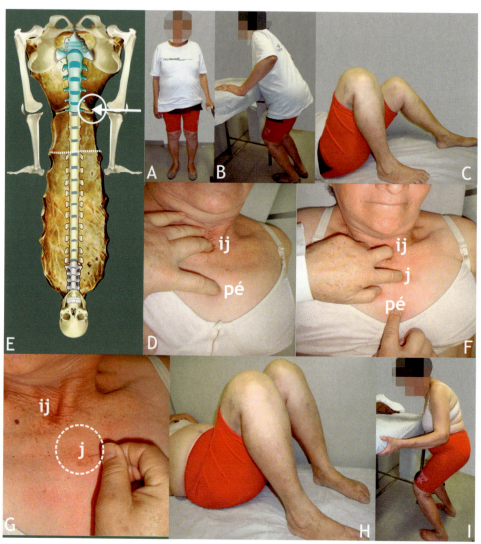

FIGURA 19 A, B e C: paciente com gonalgia crônica à esquerda, com limitação de movimento de flexão do joelho esquerdo. D e E: localização da incisura jugular (ij) e do pé (p). F: localização do joelho na margem do esterno. G: inserção de agulha de acupuntura, procurando com sua ponta o ponto mais doloroso (que corresponde ao joelho). H e I: o resultado imediato, com a melhora de movimento de flexão do joelho e a ausência de dor.

Sistema Yamamura de Acupuntura do Osso Esterno (SYA Esterno) 443

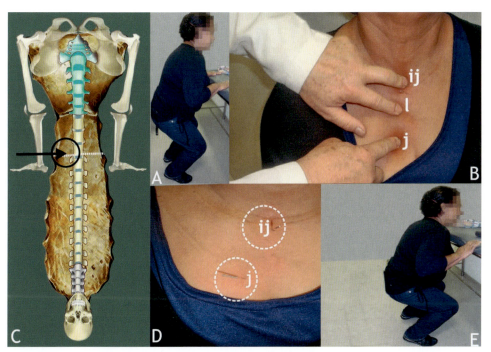

FIGURA 20 A: paciente com lombalgia crônica e gonalgia à direita, com limitação de flexão do joelho. B, C e D: localização da incisura jugular (ij), da área do joelho na margem do esterno (j) e da área lombar (l); inserção de agulhas de acupuntura nas áreas joelho e lombar. E: o resultado, com a melhora da dor da flexão do joelho.

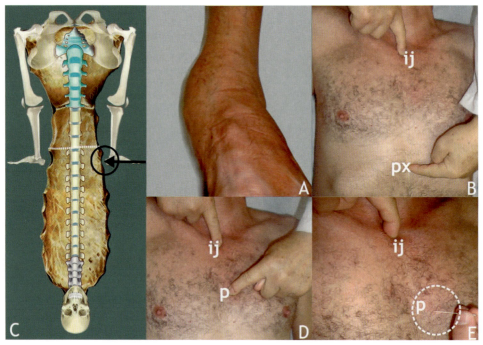

FIGURA 21 A: paciente com dor no tornozelo esquerdo com deformidade pós-fratura, com sinais de artrose e marcha claudicante. B: localização da incisura jugular (ij) e do processo xifoide (px). C e D: área do pé na margem do esterno (p). E: inserção de agulhas de acupuntura na área do pé e manipulação da agulha de acupuntura em várias direções, até a melhora da dor.

SISTEMA YAMAMURA DE ACUPUNTURA DO ESTERNO E *ZANG FU* (ÓRGÃOS E VÍSCERAS)

Considerando a topografia da coluna vertebral e dos membros superiores e inferiores em relação aos pontos referenciais do esterno (Figura 22), pode ser colocada a figura do ser humano de maneira invertida no esterno, como ocorre na representação do corpo humano na orelha, no osso occipital e na patela; foi idealizada uma distribuição topográfica dos Órgãos Internos no esterno cujo efeito foi comprovado clinicamente.

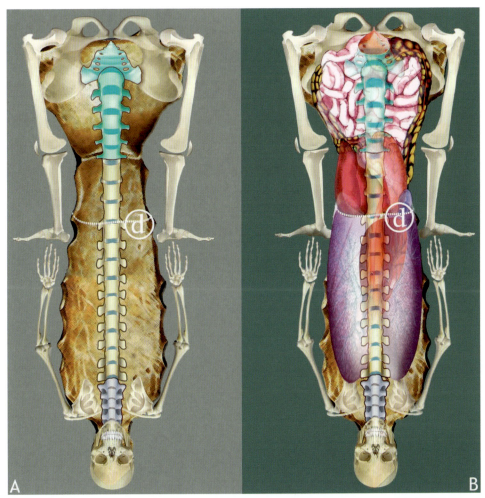

FIGURA 22 A: o sistema esquelético representado no esterno, o diafragma (d), linha que separa o terço superior dos dois terços inferiores do corpo do esterno. B: topografia dos Órgãos Internos distribuídos nos quadrantes, tendo como limites a linha mediana do esterno e a linha do diafragma (d).
Fonte: acervo Center AO.

Os Órgãos Internos têm representação no esterno de maneira invertida, isto é, a face anterior do esterno corresponde à imagem do tronco com visão frontal, conforme ilustra a Figura 22. Dessa maneira, pela técnica de acupuntura do esterno, a representação dos Órgãos Internos é vista de maneira invertida; assim, se o estômago está do lado esquerdo na região infradiafragmática, na representação no esterno se localiza do lado direito e cranial na linha do diafragma (Figuras 23 e 24).

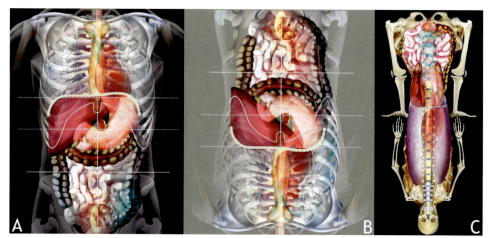

FIGURA 23   A: os Órgãos Internos e relações com o diafragma (d). B: representação do corpo humano na face anterior do esterno, de maneira invertida craniocaudal. C: representação dos Órgãos Internos na face anterior do esterno de maneira invertida, em que os Órgãos Internos ficam distribuídos nos quadrantes. Por isso o fígado ocupa a região acima da linha do diafragma (d) e do lado esquerdo, enquanto o coração se localiza abaixo da linha diafragmática (ou caudal) e do lado direito.
Fonte: acervo Center AO.

Localização clínica dos Órgãos Internos

Para a localização dos Órgãos Internos, deve-se identificar a localização dos quatro pontos referenciais:

- **Incisura jugular (ie)**, que corresponde à parte mais cranial do esterno e deve ser identificada juntamente com o processo xifoide (px) (Figura 24).
- **Linha entre a incisura jugular e processo xifoide**, que corresponde à coluna vertebral, dividindo, então, o esterno em quadrantes.
- **Processo xifoide (px)**, a parte mais caudal, de forma afunilada e arredondada (Figura 24).
- A **linha transversal**, que passa na transição entre o terço superior e dois terços inferiores do esterno, que corresponde aproximadamente à linha do diafragma (Figura 24).

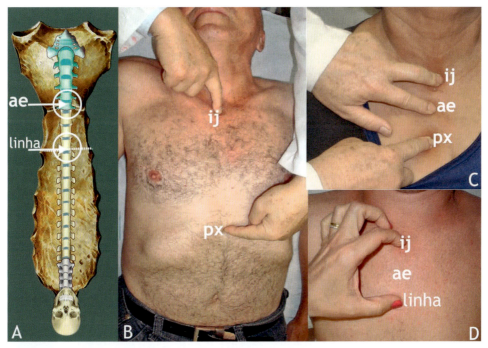

FIGURA 24 Para a localização da área de um órgão interno, devem-se reconhecer a incisura jugular (ij), o processo xifoide (px), o ângulo do esterno (ae) a linha que separa o terço superior quando se divide o corpo do esterno em três partes e dois terços inferiores (l) e reconhecer a linha mediana anterior do esterno.

Os órgãos internos se situam dentro desses quadrantes, conforme a Figura 23.

TÉCNICA DE LOCALIZAÇÃO E INSERÇÃO E MANIPULAÇÃO DE AGULHA DE ACUPUNTURA

Uma vez localizados os pontos referenciais no esterno, deve-se ter em mente a localização do órgão de maneira invertida e transpor para o esterno; nessa área, procurar o ponto mais doloroso com a pressão digitoungueal. Uma vez determinado o ponto, é inserida agulha de acupuntura perpendicularmente ao plano ósseo e deve-se procurar com a ponta da agulha o ponto mais doloroso; em seguida, fazer a estimulação até a remissão da dor (se for caso de tratamento de doença de órgão, estimular e depois deixar por algum tempo).

APLICAÇÃO DA TÉCNICA DE ACUPUNTURA DO OSSO ESTERNO

O tubo digestório ocupa a maior parte da cavidade abdominal infradiafragmática, principalmente da pelve, tomando, portanto, a área do manúbrio e terço superior do corpo do esterno, levando em consideração que a representação do tubo digestório no esterno está em posição invertida. Assim, o estômago ocupa o lado esquerdo acima da linha do diafragma. Pelo fato de os segmentos do tubo digestório serem grandes e longos, não existe uma topografia exata; por isso, deve-se procurar na área concernente ponto ou pontos dolorosos à pressão ungueal e nele(s) inserir agulha de acupuntura (Figuras 25A e 25B).

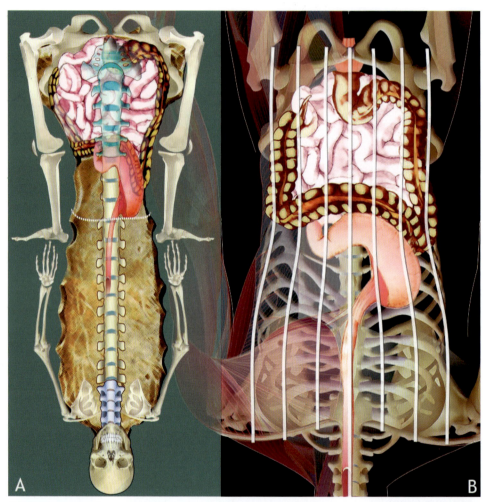

FIGURAS 25 A e B: representação do tubo digestório no esterno que está invertido. Na linha mediana, na região da incisura jugular, localiza-se o períneo, portanto, para tratamento de hemorroidas, dores perianais, incontinência fecal, vulvodínea.

Fonte: acervo Center AO.

O **fígado e a vesícula biliar** situam-se no hipocôndrio direito e o **baço e o pâncreas**, no lado esquerdo. Ao transpor para o esterno, o fígado/vesícula biliar (do lado esquerdo) se localizam à esquerda, acima da linha do diafragma no esterno, e o baço e o pâncreas situam-se acima da linha do diafragma do esterno, do lado direito (Figura 26). O fígado é um órgão grande, ocupando quase a totalidade do hipocôndrio direito, e os locais de afecção hepática podem situar-se em diferentes áreas; por isso, na área correspondente ao fígado no esterno também podem existir pontos dolorosos esparsos pela área hepática (Figuras 27 e 28).

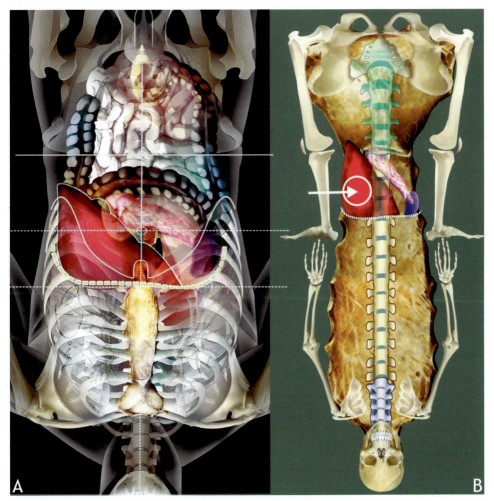

FIGURAS 26 A: representação do fígado, vesícula biliar, baço e pâncreas no corpo humano em posição invertida. B: representação no esterno da área hepatobiliar.
Fonte: acervo Center AO.

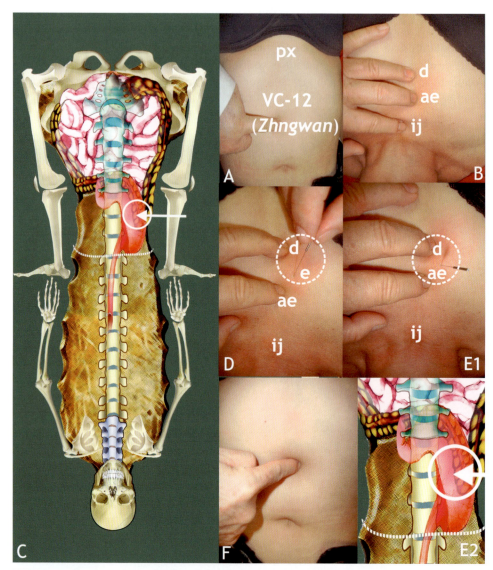

FIGURA 27 Em A, paciente do sexo masculino com queixa de gastrite do tipo *"come, dói, passa"*, com ponto VC-12 (*Zhongwan*) doloroso à palpação (px = processo xifoide). Em B, a localização dos pontos básicos: incisura jugular (ij), ângulo do esterno (ae) e a linha correspondente ao diafragma (d); em C, a localização do estômago no esterno; em D, localização por meio da palpação da área do estômago (e) no esterno; em E1 e E2, inserção e manipulação de agulha de acupuntura até a remissão da dor no VC-12 (*Zhongwan*) (F).

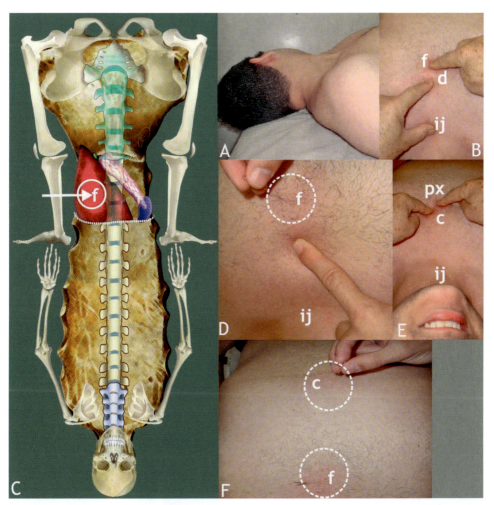

FIGURA 28 A: paciente com cefaleia frontal crônica, que piora com o estresse quando se torna irritadiço e nervoso. B e C: localização da incisura jugular (ij), a linha do diafragma (d) e a localização do fígado pela palpação digital (f). D: inserção e a manipulação de agulha de acupuntura. E: localização da cabeça (c) no processo xifoide (px), que era bastante dolorosa. F: inserção e manipulação da agulha de acupuntura até a remissão da cefaleia. Foram utilizados neste caso dois pontos: um para tratar o *Gan* (Fígado) e o outro para tratar a cefaleia.

No caso de patologia do **intestino grosso,** deve-se inicialmente determinar se se trata de patologia do cólon ascendente ou do descendente, sigmoide e reto. Isso pode ser verificado fazendo pressão no ponto *Mo* (Alarme) do *Da Chang* (Intestino Grosso), o ponto E-25 (*Tianshu*): se a dor for do lado direito, a patologia é do cólon ascendente; se for do lado esquerdo, patologia do cólon descendente; se for doloroso bilateralmente, significa patologia que acomete todo o intestino grosso. O intestino grosso, no esterno, localiza-se no manúbrio (Figura 29).

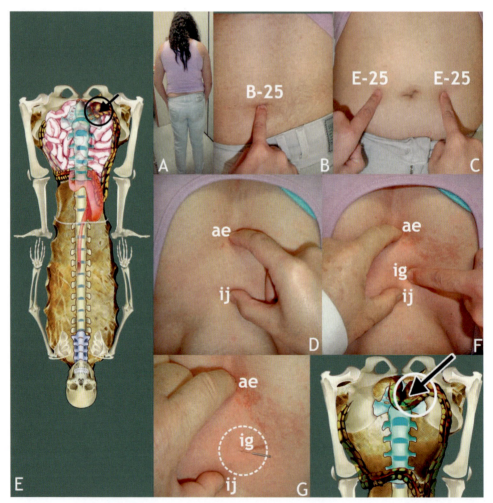

FIGURA 29 A, B e C: paciente com lombalgia crônica sem irradiação e flexão da coluna vertebral normal, com área de maior dor no ponto B-25 (*Dachangshu*), ponto E-25 (*Tianshu*) doloroso bilateral (*Mo* de Alarme do *Da Chang* – Intestino Grosso) e referindo constipação intestinal. D: localização da incisura jugular (ij) e do ângulo do esterno (ae). E e F: localização da área do intestino grosso no manúbrio lateralmente à linha mediana. G: inserção de agulha de acupuntura e sua manipulação.

Os **rins**, no esterno, estão situados entre a linha do diafragma e o ângulo do esterno; o rim direito situa-se à esquerda, e o esquerdo, à direita (Figura 30). Por meio da área dos rins no esterno pode ser tratada patologia energética, funcional ou orgânica dos rins, assim como de lombalgia, palpitações e medos noturnos decorrentes do Vazio do *Shen* (Rins) (Figuras 30 a 32).

O sistema **reprodutor, seja feminino ou masculino,** localiza-se, no esterno, na linha mediana do esterno na região correspondente à pelve, nas proximidades da incisura jugular, em que se localiza a bexiga (Figura 30).

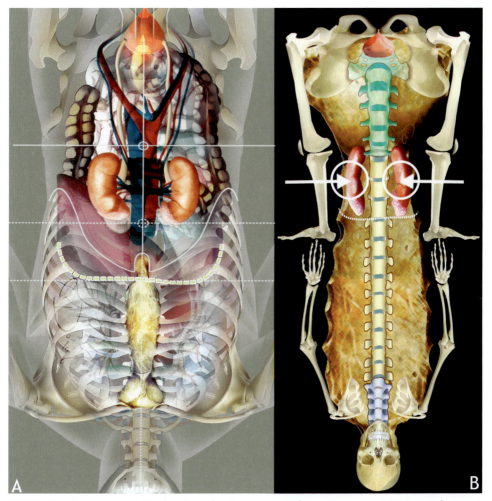

FIGURA 30 A: representação dos rins e bexiga no corpo humano em posição invertida. B: representação dos rins e da bexiga no esterno. Este se situa na fúrcula do esterno e aqueles entre o ângulo do esterno e a linha correspondente ao diafragma.

Fonte: acervo Center AO.

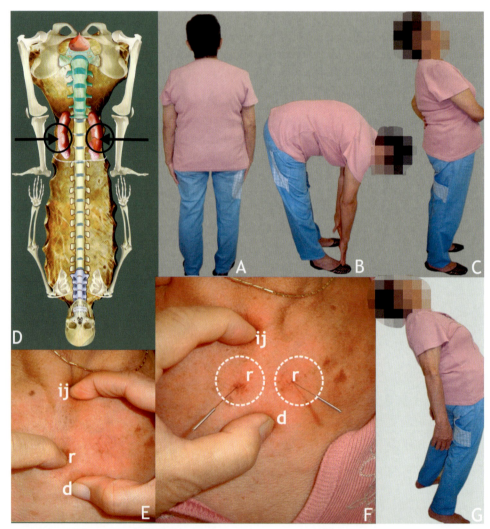

FIGURA 31 A, B e C: paciente com lombalgia crônica, sem limitação de flexão da coluna vertebral, porém com limitação à extensão da coluna vertebral; trata-se de lombalgia por Vazio do *Shen* (R). D e E: localização da área dos rins no esterno, mostrando a incisura jugular (ij), a linha do diafragma (d) e a área do rim. F: inserção de agulhas de acupuntura nas áreas dos rins. G: melhora da dor lombar e do movimento de extensão da coluna lombar.

Sistema Yamamura de Acupuntura do Osso Esterno (SYA Esterno)

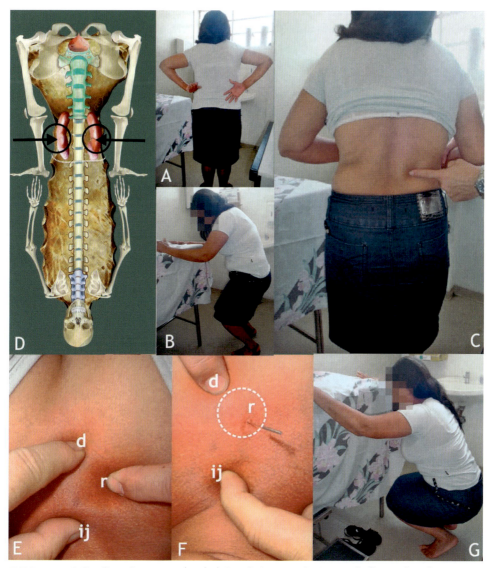

FIGURA 32 A, B e C: paciente com lombalgia crônica, com limitação de flexão da coluna vertebral que a impedia de se ajoelhar, com área mais dolorosa no ponto VB-25 (*Jingmen*), com poliúria, nictúria, pés frios e palpitações noturnas; trata-se de lombalgia por Vazio do *Shen* (R). D e E: localização da área dos rins no esterno, mostrando a incisura jugular (ij), a linha do diafragma (d) e a área do rim. F: inserção de agulha de acupuntura na área do rim. G: melhora da dor na coluna lombar, indolor ao se agachar.

Geralmente, a patologia do sistema reprodutor pode manifestar-se como lombalgia crônica sem irradiação nem limitação de movimentos da coluna vertebral; pode haver piora por ocasião de menstruações, se for caso de patologia como dismenorreia, endometriose e algias pélvicas, denotando patologia da matriz, o que ocasiona dor no ponto B-32 (*Ciliao*) (como se fosse o ponto *Shu* dorsal da matriz); por isso, na vigência de dor, o B-32 (*Ciliao*) deve sempre pressionar o ponto *Zigong* (como se fosse o ponto *Mo* da matriz) e também três dedos laterais (2 *cun*) o VC-7 (*Yinjiao*) (como se fosse o ponto *Mo* do ovário e do testículo). Tudo isso pode ser tratado pelo ponto matriz na linha mediana do esterno, na altura correspondente à bexiga.

A **bexiga**, assim como a **próstata** e os **orifícios inferiores**, encontra-se na linha mediana do esterno, nas proximidades da fúrcula do esterno; por isso, por esse ponto pode ser tratada patologia pélvica como infecção urinária, disúria, polaciúria, incontinências urinária e fecal, assim como de patologia da próstata (Figuras 33 a 36).

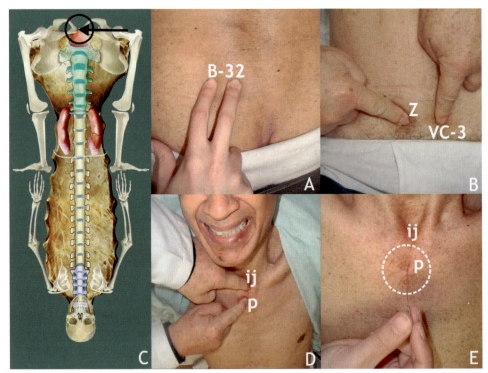

FIGURA 33 A: paciente com lombalgia crônica com ponto mais doloroso o B-32 (*Ciliao*), pesquisada a dor no ponto *Zigong* que era doloroso, com antecedentes de prostatite crônica. C e D: localização da área da próstata na linha mediana do esterno e nas proximidades da incisura jugular (ij), que era extremamente doloroso. E: inserção e manipulação de agulha de acupuntura até a remissão da dor lombar.

Sistema Yamamura de Acupuntura do Osso Esterno (SYA Esterno) 457

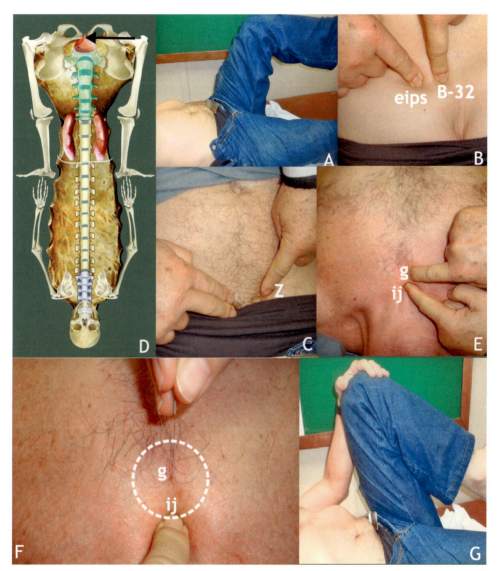

FIGURA 34 A, B, C e D: paciente com lombalgia que se manifesta quando flete o quadril, com quadro de disfunção sexual; o ponto mais doloroso da região lombar era o B-32 (*Ciliao*) (eips = espinha ilíaca posterossuperior), e na região anterior dor à palpação do ponto *Zigong*. D e E: localização dos genitais (g) na linha mediana do esterno, nas proximidades da incisura jugular (ij). F: inserção de agulha de acupuntura e sua manipulação. G: o resultado imediato, com remissão da dor lombar e normalidade da flexão do quadril.

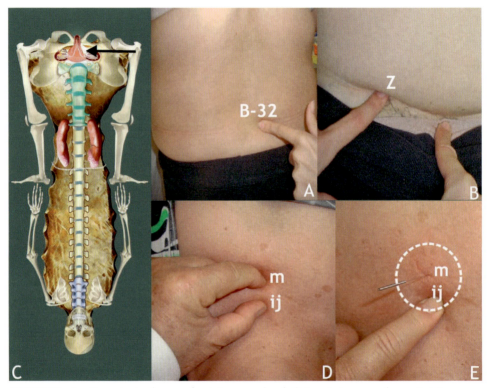

FIGURA 35 A e B: paciente do sexo feminino com lombalgia crônica com dor mais intensa no ponto B-32 (*Ciliao*). B: o ponto *Zigong* doloroso (Z); trata-se de paciente com quadro agudo de dismenorreia. C e D: localização no esterno da área correspondente à matriz (m), nas proximidades da incisura jugular na linha mediana (ij). E: inserção de agulha de acupuntura e sua manipulação até cessar a dismenorreia.

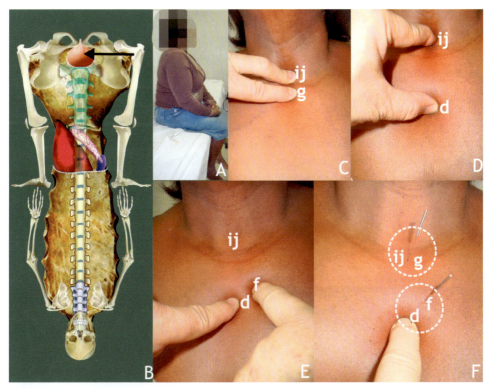

FIGURA 36 A: paciente com infecção urinária de repetição, pós-cirurgia da bexiga; a queixa atual é herpes genital nos grandes lábios. Para o tratamento foram utilizados os pontos genitais externos e fígado no esterno. B e C: localização da incisura jugular (ij) e da área dos genitais externos (g), na linha mediana do esterno, nas proximidades da incisura jugular (ij). D: localização do diafragma (d) e (f). E: localização do fígado (f). F: inserção das agulhas nas áreas dos genitais (g) e do fígado (f).

O **sistema cardiopulmonar** ocupa no esterno a região situada inferiormente à linha do diafragma; o coração ocupa posição à direita e os pulmões, o esquerdo do lado direito e vice-versa (Figura 37). Os pulmões ocupam a totalidade da região do corpo do esterno, de modo que para tratamento de patologia pulmonar devem ser procurados tantos pontos dolorosos à pressão ungueal e inserir agulha de acupuntura em todos eles, pois cada ponto de dor representa áreas do pulmão acometidas. É válido também para o coração; assim, podem ser encontrados vários pontos dolorosos e devem ser feitas as inserções de agulha de acupuntura (Figuras 37 a 39).

A técnica de acupuntura do esterno é bastante eficaz, pois os pontos de acupuntura estimulados são considerados pontos *Jing*, que são emanações do *Jing Shen* (Quintessência Energética dos Rins), além de esse osso ser bastante relacionado com Fogo Imperial, Fogo Ministerial, Calor Orgânico, Água Celeste e Água Terrestre. O estudo clínico tem mostrado melhores efeitos, principalmente quando se tem componente emocional. Na técnica da acupuntura do esterno devem ser utilizados pontos correspondentes à patologia energética. Se a causa de ombralgia for de origem emocional, por exemplo, tristeza, devem ser feitas, além da área do ombro, as áreas do pulmão e do processo xifoide (por componente emocional). Se a causa da asma em criança for por Plenitude do *Gan-Yang* (Fígado-*Yang*), devem ser estimuladas as áreas do pulmão, rim, fígado e do processo xifoide.

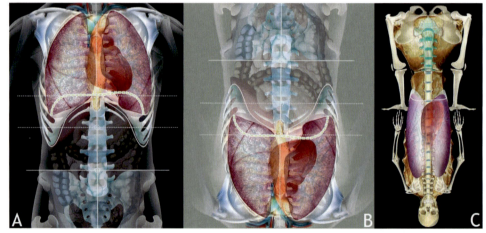

FIGURA 37 A: representação do coração e dos pulmões no corpo humano. B: representação do coração (c) e dos pulmões (p) no corpo humano em posição invertida. C: representação do coração e dos pulmões no esterno, que se situam inferiormente à linha do diafragma, ocupando praticamente toda a área do corpo do esterno.

Fonte: acervo Center AO.

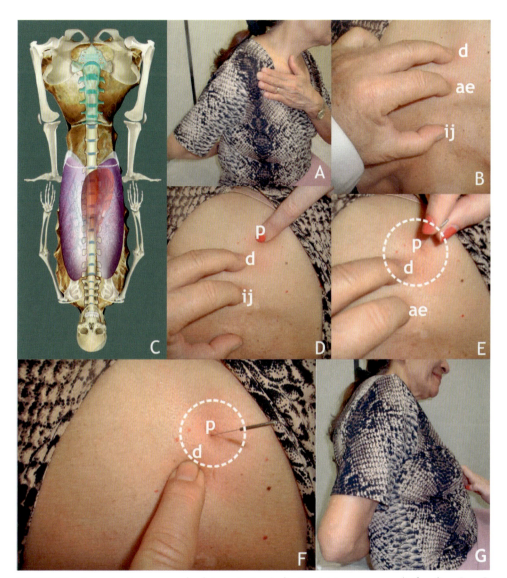

FIGURA 38 A: paciente com ombralgia anterior à direita, tristeza por perda familiar. B e C: localização dos pontos de referência do esterno: incisura jugular (ij), ângulo do esterno (ae) e da linha do diafragma (d). D: localização de ponto doloroso pela digitopressão na área correspondente ao pulmão. E e F: inserção e manipulação de agulha de acupuntura até a remissão da ombralgia. G: o resultado.

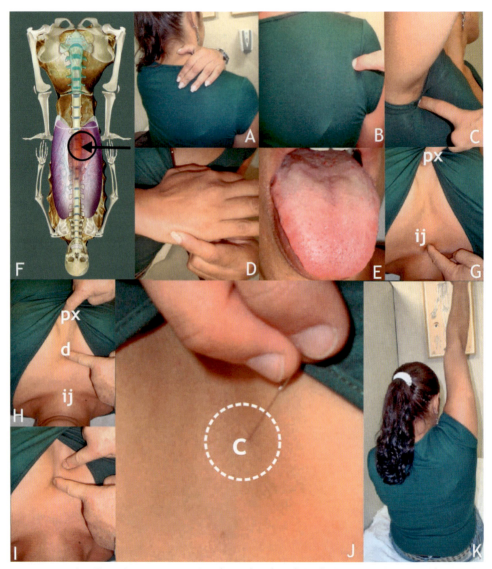

FIGURA 39   A a E: paciente com queixa de ombrodorsalgia direita posterior, com dor no ID-10 (*Houxi*) e no C-1 (*Jiquan*) e com hiperestesia do eixo ulnar do antebraço e da mão; ponta da língua levemente avermelhada por estresse emocional; trata-se de afecção dos Meridianos Distintos do *Xin* (Coração) e do *Xiao Chang* (Intestino Delgado). F, G e H: localização dos pontos referenciais do esterno: incisura jugular (ij), processo xifoide (px) e linha do diafragma (d). I e J: localização do coração no esterno e inserção e manipulação de agulha de acupuntura na área do coração, com remissão da dor no ombro (K).

18

Sistema Yamamura de Acupuntura Vertebral (SYA Vertebral). Aplicações clínicas

No capítulo 81 do Ling Shu, que versa sobre "Abscessos e Tumores", em um dos comentários do Zhang Shi há uma referência ao fato de que a coluna vertebral é local de entrada e de saída do *Shen Qi* (Energia Mental) e relaciona os níveis vertebrais com os *Zang* (Órgãos) – Quadro 1.[1] O autor não relaciona os níveis vertebrais com o *Shen Qi* (Energia Mental), mas podem-se associar os *Zang* (Órgãos) com os componentes do *Shen Qi* (Energia Mental), que são, respectivamente, o *Po*, o *Shen* (Consciência), o *Hun*, o *Yi* e o *Zhi* (Quadro 1). Cada um deles, na normalidade, é responsável pela formação dos *Zang* (Órgãos), dando-lhes substrato imaterial ou o esboço energético para a materialização dos *Zang* (Órgãos), feita pelo *Qi* Ancestral por meio dos Meridianos Curiosos.

QUADRO 1   Relações dos *Zang* (Órgãos) com níveis da coluna vertebral e locais de emanação do *Shen Qi* (Energia Mental) e das emoções

Nível vertebral	Relaciona-se com *Zang* (Órgãos)	*Shen Qi* (Energia Mental)	Emoções destrutivas
3ª articulação C3-C4	*Fei* (Pulmão)	*Po*	Tristeza
4ª articulação C4-C5	*Xin Bao Luo* (Circulação-Sexo)	*Shen*	Todas as emoções
5ª articulação C5-C6	*Xin* (Coração)	*Shen*	Todas as emoções
7ª articulação C7-T1	*Gan* (Fígado)	*Hun*	Raiva, revolta
11ª articulação T4-T5	*Pi* (Baço/Pâncreas)	*Yi*	Preocupação excessiva
14ª articulação T7-T8	*Shen* (Rins)	*Zhi*	Medo, temor, insegurança

Quando o *Shen Qi* (Energia Mental) é afetado por situações emocionais fortes e intensas ou repetitivas no decorrer da vida, principalmente na vida intrauterina, o *Shen Qi* (Energia Mental) passa a agir de maneira destrutiva, manifestando-se como emoções

---

1 Nguyen VN, Tran VD, Nguyen-Recours C. Hoangdi Nei King Ling Shu. Versão para a língua portuguesa Yamamura Y. São Paulo: Center-AO; 2007.

destrutivas,[2] e estas, antes de acometer danosamente sobre o *Xin* (Coração) e o *Xin Bao Luo* (Circulação-Sexo) (Quadro 1) pela via dos Meridianos Distintos, manifestam-se na medula espinal com saída pelas articulações vertebrais por meio da relação *Yin/Yang*, isto é, as emoções desenvolvidas no sistema límbico estão ocorrendo na área *Yin*, devendo ter manifestação na área *Yang*, que é a medula espinal ou área regida pelo *Du Mai*.[3]

O *Po*, que é o *Shen Qi* (Energia Mental) do *Fei* (Pulmão), quando é agredido pelos fatos que geram emoções, desencadeia estado de tristeza profunda e pode se manifestar na 3ª articulação da coluna vertebral ou entre C3 e C4 (Quadro 1 e Figura 1).

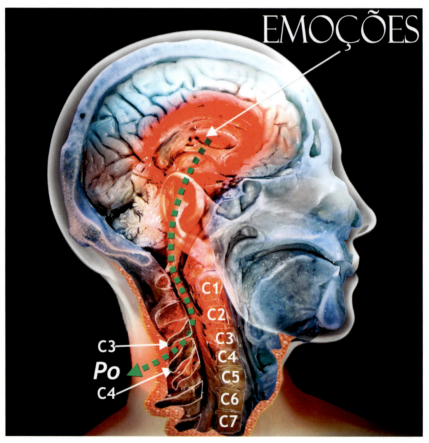

FIGURA 1 As emoções que ocorrem no sistema límbico, diante de agravos do meio ambiente, projetam-se na medula espinal e se manifestam ao nível das articulações da coluna vertebral (cervical e torácica). Quando o *Shen Qi Po* é afetado, o que se traduz por tristeza imensa, manifesta-se na 3ª articulação vertebral ou entre as vértebras C3 e C4, afetando, além dessa articulação, a raiz nervosa C4.

Fonte: acervo Center AO.

---

2 Ver Yamamura Y, Yamamura ML. Emoções e doenças – técnica de mobilização do *Qi* mental. São Paulo: Center-AO [no prelo].
3 O que ocorre no *Yin* deve ocorrer também no *Yang* e vice-versa. Essa é a via de tratamento.

O *Hun*, que é o *Shen Qi* (Energia Mental) do *Gan* (Fígado), quando é agredido pelos fatos que geram emoções, desencadeia estado de raiva e/ou revolta profunda e pode se manifestar na 7ª articulação da coluna vertebral ou entre C7 e T1 (Quadro 1 e Figura 2).

O *Yi*, que é o *Shen Qi* (Energia Mental) do *Pi* (Baço/Pâncreas), quando é agredido pelos fatos que geram emoções, desencadeia estado de preocupação excessiva e pode se manifestar na 11ª articulação da coluna vertebral ou entre T4 e T5 (Quadro 1 e Figura 2).

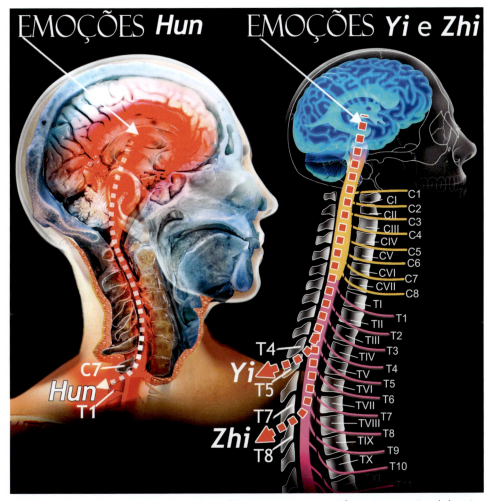

FIGURA 2 Quando os agravos do meio ambiente provocam manifestação emocional de raiva e/ou revolta, o *Shen Qi Hun* manifesta-se na 7ª articulação da coluna vertebral ou entre C7 e T1 e afeta a raiz nervosa C8. Quando o *Shen Qi Yi* é afetado, o que se traduz por preocupação excessiva, manifesta-se na 11ª articulação vertebral ou entre as vértebras T4 e T5, afetando, além dessa articulação, a raiz nervosa T5; quando o *Shen Qi Zhi* é afetado, o que se traduz por medo excessivo, manifesta-se na 14ª articulação vertebral ou entre as vértebras T7 e T8, afetando, além dessa articulação, a raiz nervosa T8.

Fonte: acervo Center AO.

O *Zhi*, que é o *Shen Qi* (Energia Mental) do *Shen* (Rins), quando é agredido pelos fatos que geram emoções, desencadeia estado de medo profundo e pode se manifestar na 14ª articulação da coluna vertebral ou entre T7 e T8 (Quadro 1 e Figura 2).

O fato de o *Shen Qi* (Energia Mental), segundo os conceitos da medicina tradicional chinesa, residir no *Shen* (Coração) ou no *Xin* Encefálico (Coração Encefálico) e, consequentemente, no *Xin Bao Luo* (Circulação-Sexo) significa que todas as emoções emergem na medula espinal ou nas articulações da coluna vertebral correspondente ao *Xin Bao Luo* (Circulação-Sexo) e ao *Xin* (Coração), respectivamente nas 4ª e 5ª articulações da coluna vertebral, ou entre C4-C5 e C5-C6 (Figura 3). Talvez seja esse o motivo de essas articulações serem sedes frequentes de instalação de artroses ou de lesões do disco intervertebral (protrusão ou hérnia).

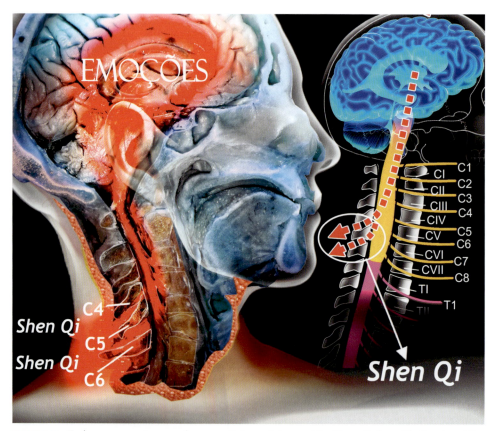

FIGURA 3 Todas as emoções agudas ou crônicas afetam o *Xin* (Coração) e o *Xin Bao Luo* (Circulação-Sexo) cujo *Shen Qi* (Energia Mental) que é o *Shen* (Consciência) emana nas articulações C4-C5 e C5-C6, respectivamente relacionado ao *Xin Bao Luo* e ao *Xin* (Coração).

Fonte: acervo Center AO.

O *Shen Qi* (Energia Mental) que "sai" (emana) pelas articulações inicialmente pode provocar dores na região metamérica correspondente ao nervo espinal correlato. Inicialmente pode manifestar-se por dores, depois por processos inflamatórios como neurite ou discite e posteriormente por processos degenerativos como artroses ou degeneração do disco intervertebral, como protrusão ou hérnia do disco intervertebral (Figura 4).

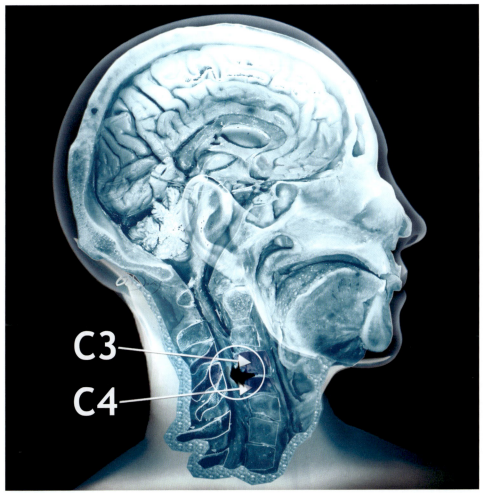

FIGURA 4   A: aparecimento de hérnia do disco intervertebral entre C3-C4 e de C4-C5 talvez possa dever-se às emoções que emergem dessas articulações, no caso a tristeza; por isso, nessas articulações são níveis mais frequentes de aparecimento de lesões discais e de processos degenerativos. B: processo degenerativo da 4ª articulação (C4-C5); provavelmente a emoção mais predominante é a tristeza com grande repercussão emocional, afetando o *Shen Qi* (Consciência) correspondente ao *Xin Bao Luo* (Circulação-Sexo), que emana na 4ª articulação, daí apresentar hérnia do disco intervertebral entre C4 e C5.

Fonte: acervo Center AO.

O acometimento das articulações do C4-C5 e C5-C6 relacionadas respectivamente com o *Xin Bao Luo* (Circulação-Sexo) e com o *Xin* (Coração), além de promover dores nas articulações correspondentes, pode ser a causa de dores cervicais com irradiação cranial ou caudal pelas relações com níveis superiores ou inferiores dos nervos espinais, ocasionando dores nos dermátomos correspondentes, como cervicalgia ou mesmo dores no membro superior seguindo o trajeto do nervo C6 (eixo radial). Como as raízes nervosas espinais mantêm relações com a cadeia simpática, essas articulações cervicais com os nervos C5 e C6 relacionam-se com o coração.

O comprometimento da raiz nervosa C5 relacionado com o *Xin Bao Luo* (Circulação-Sexo) promove dor cervical, no ombro e região interescapular, face lateral do braço, fraqueza muscular dos músculos deltoide, espinal, romboides, perda sensorial da margem lateral do ombro e porção superior do braço, e pode haver comprometimento do reflexo bicipital.

O nervo espinal C6 relacionado com o *Xin* (Coração) pode provocar dores no ombro, face lateral do antebraço e os primeiros dois dedos da mão, fraqueza muscular dos músculos bíceps, braquiorradial, extensor radial do carpo e acometimento da sensibilidade da face lateral do antebraço e dos primeiros dois dedos da mão, assim como acometimento do reflexo braquiorradial e bicipital.

3ª ARTICULAÇÃO (C3-C4) *PO* (TRISTEZA, ANGÚSTIA)

Os fatores que provocam estado de tristeza desde a infância (ou desde o período intrauterino) podem ser predisponentes a asma brônquica e posteriormente desenvolver quadro de bronquite crônica e de enfisema pulmonar.

Ao ocorrer fatos recentes que geram tristeza, como doença grave nos familiares, desencadeando estado de tristeza por "*quero fazer algo para ajudar, mas não posso (consigo)*", eles podem ser a causa de aparecimento de dor no ombro (membro do fazer) e no trajeto do Meridiano Principal do *Fei* (Pulmão) (acometido pela tristeza), podendo haver braquialgia seguindo o trajeto desse Meridiano, ou manifestar-se por cervicalgia no dermátomo correspondente à raiz nervosa C4, ou por fraqueza dos músculos bíceps, deltoide, trapézio, levantador da escápula, romboides e diafragma. Pode também manifestar-se por diminuição da sensibilidade da margem superior da articulação acromioclavicular (Figura 5). A raiz nervosa C4 conecta-se com o gânglio simpático relacionado com o pulmão; daí a localização da emanação do *Po* no C3-C4 pode ser utilizada para tratamento de patologia do pulmão de origem tristeza; nesse caso, deve-se associar com os pontos de acupuntura para o tratamento da patologia pulmonar, que seriam os pontos *Shu* do dorso (B-13 – *Feishu*), inserida obliquamente em direção à linha mediana posterior do tronco, e o ponto *Jing* (B-42 – *Pohu*). Se for o caso de patologia por espasmo bronquiolar (asma, bronquite), deve-se associar o ponto *Jiaji*, o *Dingshuan*, ao lado do T1, além do ponto *Mo* (P-1 – *Zhongfu*) (Figura 6).

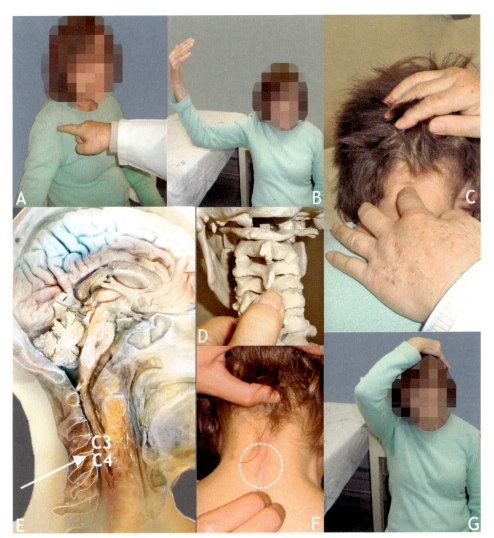

FIGURA 5 A e B: paciente com bronquite crônica com enfisema pulmonar e estado de tristeza, e dor no ombro direito com limitação de abdução do ombro por apresentar dor na face anterior no trajeto do Meridiano Principal do *Fei* (Pulmão). C, D e E: localização de dor entre os processos espinhosos do C3 e C4. D: inserção de agulha de acupuntura e sua manipulação até a remissão da ombralgia e restabelecimento do movimento de abdução do ombro (G).

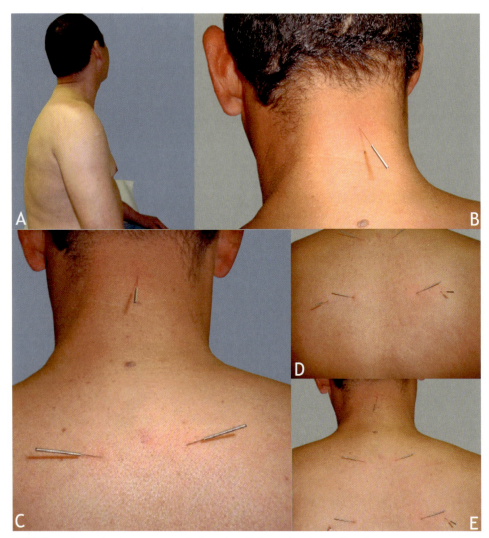

FIGURA 6 A: paciente com asma brônquica. B: inserção de agulha de acupuntura no local correspondente à saída do Po, entre C3 e C4. C: inserção de agulhas no ponto *Dingshuan*, um ponto *Jiaji* com efeito broncodilatador. D: inserção de agulhas de acupuntura nos pontos Shu, o dorso do *Fei* (Pulmão), o B-13 (*Feishu*) e nos pontos *Jing*, o B-42 (*Pohu*). Na região anterior, foi inserido agulha no ponto P-1 (*Zhongfu*).

7ª ARTICULAÇÃO (C7-T1) *HUN* (RAIVA, REVOLTA)

O local de saída do *Hun* corresponde ao espaço interespinhoso de C7-T1, e, quando o *Hun* se torna patológico, manifesta-se por raiva, revolta, acometendo a transição cervicodorsal e podendo comprometer o nervo C8; quando isso acontece, pode manifestar-se por dores na face ulnar do antebraço e da mão, fraqueza dos músculos extensores do carpo e dos dedos, flexores dos dedos (superficial e profundo) e acometimento da sensibilidade das faces ulnar do antebraço e da mão (Figuras 8 e 9), e se relaciona com a cadeia simpática do coração, pulmão.

Por isso, os fatores que provocam estado de raiva e/ou revolta podem ser causa de várias manifestações clínicas, como cervicalgia, braquialgia, lombalgia, parestesias, dores na face lateral do membro inferior, opressão torácica; essas manifestações estão na dependência do sentido que a mente deu às emoções de raiva ou de revolta. Se for *"quero fazer, mas não posso (consigo)"*, pode manifestar-se por aparecimento de dor no ombro e braquialgia ou dores articulares do membro superior; se for *"tenho de aguentar"*, pode manifestar-se por lombalgia; ou *"é um fardo"*, por cervicodorsalgia; *"quero mudar, não consigo"*, por dores na face lateral do membro inferior. A estagnação do *Hun* patológico (raiva, revolta) manifesta-se por dor na articulação C7-T1 seja espontânea ou à pressão digital, ou mesmo aumento de volume (giba) (Figura 7).

A mente pode dar várias significações emocionais a um evento desencadeante como tristeza e raiva, preocupação e medo, angústia e ansiedade, mágoa, ressentimento, tristeza ou pela sucessão de fatos, e para cada fato dar significações diferentes que se vão somando. No fim, o indivíduo pode ter concomitantemente tristeza, raiva, revolta, preocupações etc. Nesse caso, cada emoção (*Shen Qi*) pode manifestar-se nos respectivos locais de saída, acometendo vários níveis da coluna vertebral, que devem ser tratados (Figura 10).

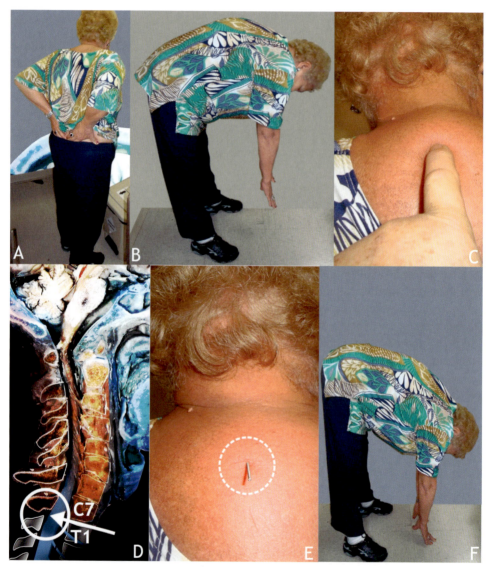

FIGURA 7 A e B: paciente com lombalgia crônica sem irradiação e com retificação da coluna vertebral. Refere sérios problemas familiares com raiva e revolta desde após o casamento, que continua até hoje com sentimento de *"tenho de aguentar e carregar os problemas"*. C e D: localização da saída do *Hun* entre C7-T1 dolorosa à palpação digital. E: inserção de agulha de acupuntura e sua manipulação. F: resultado na lombalgia e na liberação da limitação de flexão da coluna vertebral.

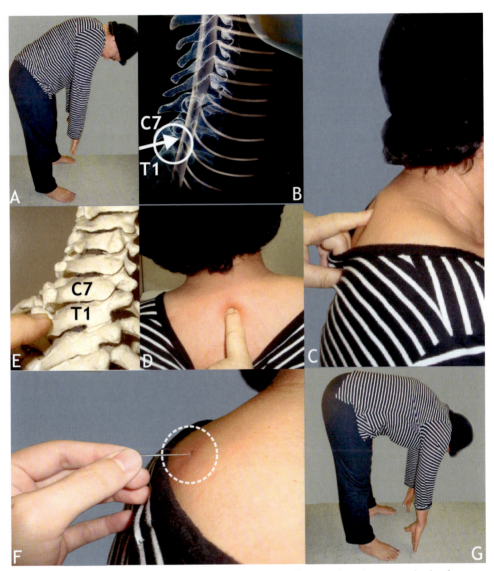

FIGURA 8 A: paciente com lombalgia crônica com retificação da coluna vertebral refere sobrecarga emocional quando o marido morreu deixando enormes dívidas. O *"tenho de aguentar, manter-me rígido, não posso fraquejar"*, além de raiva e revolta pelas dívidas que teve de assumir. B, C, D e E: localização da emergência do *Hun* no espaço entre C7-T1. F: inserção de agulha de acupuntura e sua manipulação. G: melhora da dor lombar e da limitação de flexão da coluna vertebral.

Obs.: o tratamento se completa com a técnica de Mobilização de *Qi* Mental para resolver problemas emocionais e com o uso dos Meridianos Distintos e Curiosos.

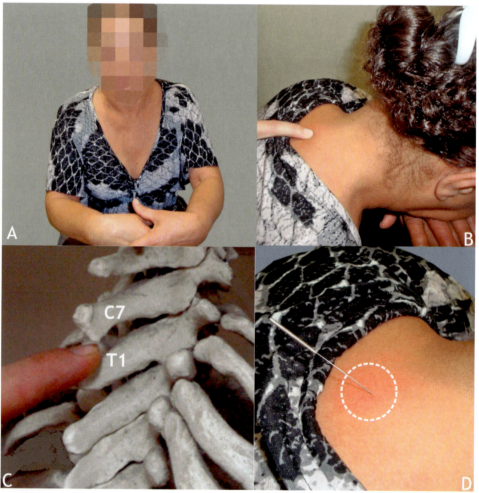

FIGURA 9 A: paciente com dor e contratura cervical e parestesia dos membros superiores, referindo passar raiva no trabalho e estar constantemente irritada. B e C: localização da saída do *Hun* entre C7 e T1. D: inserção e manipulação de agulha de acupuntura com remissão da cervicalgia e da parestesia dos membros superiores.

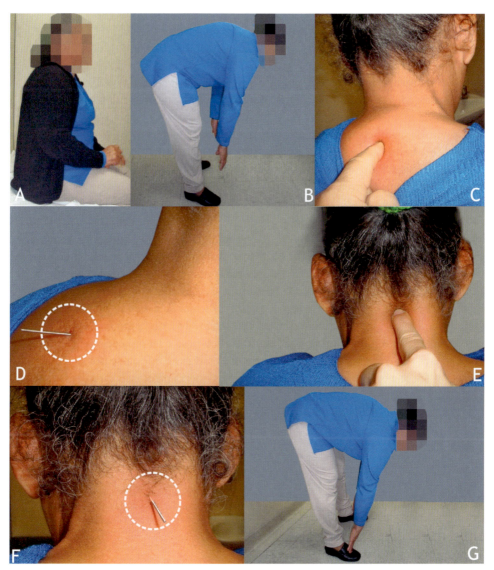

FIGURA 10 A e B: paciente com queixa de dores pelo corpo todo, lombalgia com limitação e retificação da coluna vertebral, dorsalgia, ombralgia, insônia; refere problemas familiares com o filho com sentimento misto de raiva, revolta e de tristeza, além de mágoa, angústia e sono não reparador. B, C e D: localização da saída do *Hun* entre o C7 e T1 e inserção de agulha de acupuntura e sua manipulação, para tratar a raiva e a revolta e seus sentidos como "*tenho de aguentar, fazer, não posso*" e outros. E e F: localização do *Po* entre o C3 e C4 e sua manipulação, para tratar a tristeza e seus sentidos que estão refletindo no corpo físico. G: o resultado nas dores pelo corpo, evidenciando a melhora da lombalgia e flexão da região lombar.

11ª ARTICULAÇÃO (T4-T5) *YI* (PREOCUPAÇÃO EXCESSIVA)

O local de saída do *Yi* corresponde ao espaço interespinhoso de T4-T5, as preocupações excessivas comprometem o *Yi,* que se torna patológico, e pode afetar a articulação T4-T5 e comprometer a raiz nervosa T5; quando isso ocorre, pode manifestar-se por dores na margem inferior da escápula até os mamilos, fraqueza dos músculos transversos do tórax, intercostais do T4, além dos semiespinhais e da musculatura intrínseca do dorso. Pode manifestar-se, também, por perda sensorial do 4º espaço intercostal (mamilos e linha medioclavicular), e relaciona-se com a cadeia simpática do coração pela via do plexo cardíaco. O *Yi* (preocupação excessiva) tem influência importante na patologia do *Pi* (Baço/Pâncreas), como no diabetes, no trato digestório (estômago e intestino, principalmente o grosso), devendo-se, na patologia do *Pi* (Baço/Pâncreas), tratar o local de saída e entrada do *Yi* (Figura 11).

Os fatores que provocam estado de preocupação excessiva podem ser causa de várias manifestações clínicas, como cervicalgia, braquialgia, lombalgia, dores na face medial do membro inferior, má digestão, e essas manifestações estão na dependência do sentido que a mente deu às situações que provocam preocupação excessiva. Se for "*quero fazer, mas não posso (consigo)*", pode manifestar-se por aparecimento de dor, fraqueza ou sensação de peso no membro superior; se for "*tenho de aguentar*", pode manifestar-se por lombalgia com sensação de peso na região lombar, ou "*é um fardo*", por cervicodorsalgia; "*quero mudar, não consigo*", por dores ou peso e letargia do membro inferior A estagnação do *Yi* patológico (preocupação excessiva) manifesta-se por dor na articulação T4-T5, seja espontânea (pode ser motivo da queixa principal) ou à pressão digital (Figura 11).

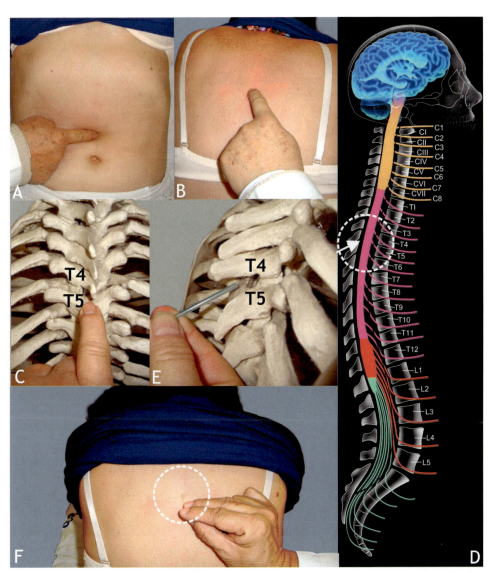

FIGURA 11 Paciente com gastrite do tipo "*dói, come, passa*" caracterizando gastrite *Yin* decorrente de deficiência do *Pi* (Baço/Pâncreas) com preocupação excessiva com família e com doença familiar; pensamentos repetitivos. A: ponto VC-10 (*Xiawan*) doloroso à palpação. B, C e D: localização do local de entrada e saída do *Yi* entre T4 e T5. E e F: inserção de agulha de acupuntura em sentido caudocranial até a remissão da dor gástrica.

14ª ARTICULAÇÃO (T7-T8) *ZHI* (MEDO, TEMOR INSEGURANÇA)

O local de saída do *Zhi* corresponde ao espaço interespinhoso de T7-T8. Medos e temores comprometem o *Zhi*, que se torna patológico e pode afetar a articulação T7-T8 e comprometer a raiz nervosa T_8; quando isso ocorre, pode manifestar-se como dor em seu dermátomo, assim como fraqueza dos músculos transversos do abdome, intercostais inervados pela raiz T8, e musculatura intrínseca do dorso e reto abdominal; pode causar alteração de sensibilidade do 7º espaço intercostal e relaciona-se com a cadeia simpática que compõe o gânglio celíaco relacionados com baço, pâncreas, fígado, vesícula biliar, intestinos, e dos rins e das glândulas suprarrenais (Figura 12).

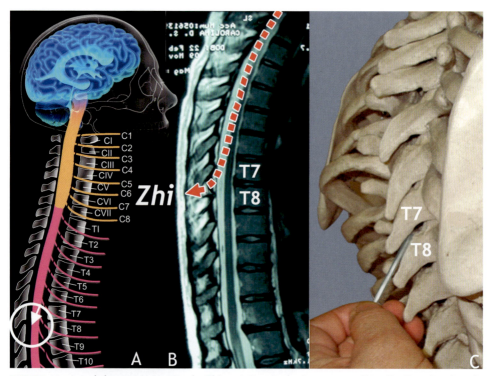

FIGURA 12 Local de exteriorização do *Zhi* na 14ª articulação ou entre T7 e T8. Esse local pode manifestar-se como dor em patologia aguda e intensa do *Zhi* ou quando é pressionado com a palpação digital. Em toda patologia do *Shen* (Rins) deve ser estimulado o local de entrada e saída do *Zhi*. Às vezes, encontram-se lesões discais, mas não é frequente pelo fato de o gradeado costal fazer a proteção da coluna vertebral dessa região. A inserção de agulha de acupuntura deve ser profunda e em direção caudocranial, seguindo a orientação dos processos espinais dessa região.

Os fatores que provocam estado de medo excessivo podem ser causa de várias manifestações clínicas como lombalgia, dores nos membros inferiores, dores na loja renal (ponto VB-25 – *Jingmen*) ou mesmo dores em outras partes do corpo, como cefaleia, ombralgia, precordialgia, que dependem do sentido que a mente deu às emoções. Se for "*não quero fazer, mas tenho de fazer por medo*", pode manifestar-se por aparecimento de dor, fraqueza ou sensação de peso no membro superior; se for "*tenho de aguentar*", pode manifestar-se por lombalgia com sensação de peso na região lombar; ou "*é um fardo*", por cervicodorsalgia; "*não quero mudar, mas tenho por medo*", por dores ou peso e letargia do membro inferior.

O *Zhi* tem influência importante na patologia do *Shen* (Rins), como nas manifestações de Vazio ou do Falso Calor e suas consequências, seja no *Xin* (Coração), seja no *Gan* (Fígado) ou no *Pi* (Baço/Pâncreas), podendo ocasionar patologias como diabetes, taquicardia, palpitações, arritmia cardíaca, insônia etc,; por isso, na patologia do *Shen* (Rins), deve-se tratar sempre o local de saída e entrada do *Zhi* (Figuras 13 e 14).

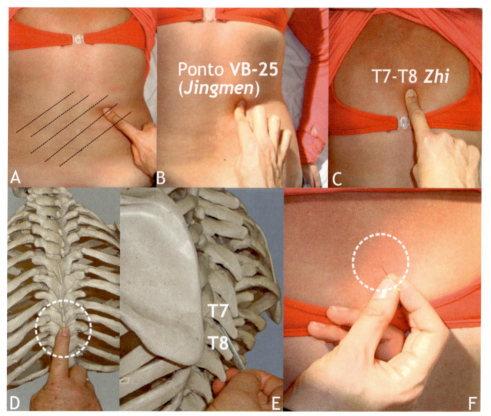

FIGURA 13 A e B: paciente com lombalgia sem irradiação e com antecedente de ter tido várias infecções urinárias, a última há 6 meses, e o ponto VB-25 (*Jingmen*) doloroso e Giordano positivo. C e D: localização e palpação do local de entrada e de saída do *Zhi*, o espaço entre T7 e T8 doloroso. E e F: inserção de agulha de acupuntura e sua estimulação até a remissão da dor lombar.

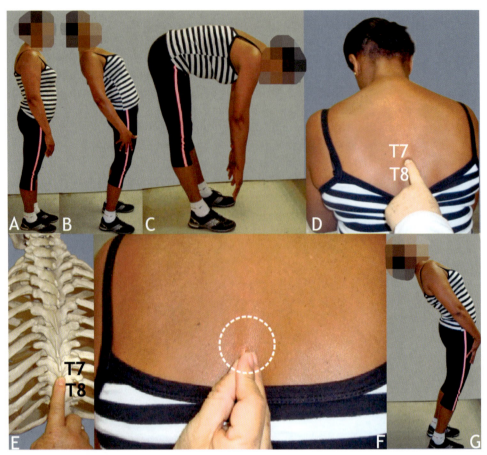

FIGURA 14 A, B e C: paciente com lombalgia crônica sem irradiação que piora com a extensão e melhora com a flexão da coluna vertebral. Trata-se de lombalgia por deficiência do *Shen-Yang* (*Rim-Yang*) com nictúria 3 vezes à noite. D e E: localização da exteriorização do *Zhi*. F: inserção de agulha de acupuntura e sua manipulação. G: ausência de dor lombar.

A Acupuntura Vertebral do Sistema Yamamura é extremamente importante em sua compreensão e em seu uso, ao considerar que a maioria das doenças tem origem emocional, que pode manifestar-se por dores do sistema musculoesquelético ou mesmo por alterações dos Órgãos Internos. Nas técnicas de acupuntura que agem na ação das emoções no corpo físico, como a Acupuntura Vertebral e dos Pontos Craniométricos, esses microssistemas têm capital importância. Nesses casos, se não atuar no *Shen Qi* (Energia Mental), o uso da acupuntura sistêmica pode não resultar em bons efeitos.

Recomenda-se, em um tratamento clínico, associar a técnica de Acupuntura Vertebral com a acupuntura dos Pontos Craniométricos e com a acupuntura do Osso Esterno, para melhores resultados, assim como da técnica de Mobilização de *Qi* Mental.

19

Sistema Yamamura de Acupuntura das Suturas Cranianas (SYA Suturas Cranianas).
Aplicações clínicas

A cabeça é a região *Yang* do *Yang* do corpo, por isso é bastante energizada por vários Meridianos com a finalidade de levar o *Jing Shen* (Quintessência Energética dos Rins) para a região cefálica, assim como de Água Orgânica e de Calor Orgânico por meio dos Meridianos Curiosos do *Du Mai, Yang Qiao, Yin Qiao, Yang Wei, Ren Mai,* além dos Meridianos Principais do *Pangguang* (Bexiga), *Dan* (Vesícula Biliar) e do *Sanjiao* (Triplo Aquecedor). A cabeça está ligada estritamente às funções energéticas do *Shen* (Rins), seja pela via do *Du Mai,* seja pelo ponto VC-3 (*Lianquan*), que se conecta com a região occipital e segue para o ponto B-10 (*Tianzhu*) do Meridiano Principal do *Pangguang* (Bexiga), no qual penetra o encéfalo, emergindo em seguida no ponto VG-20 (*Baihui*), enquanto as atividades encefálicas estão na dependência do *Gan* (Fígado). O couro cabeludo e o crânio relacionam-se com o *Shen* (Rins).

Foi descrita no Capítulo 11 a relação dos Pontos Craniométricos com estruturas encefálicas, assim como da linha de implantação dos cabelos (Capítulo 12) e do osso occipital (Capítulo 13) com o sistema musculoesquelético e com os Órgãos Internos. Neste capítulo, será descrito um sistema de acupuntura localizado nas **suturas cranianas**: na sutura **coronal**, formada entre o osso frontal e os ossos parietais; na sutura **lambdoide**, entre os ossos parietais e occipital; e na sutura **sagital**, entre os ossos parietais (Figuras 1 A e B), cujas suturas cranianas podem ter correspondência com o sistema musculoesquelético e com os Órgãos Internos, estes com a sutura escamosa, formada entre os ossos temporal e parietal.

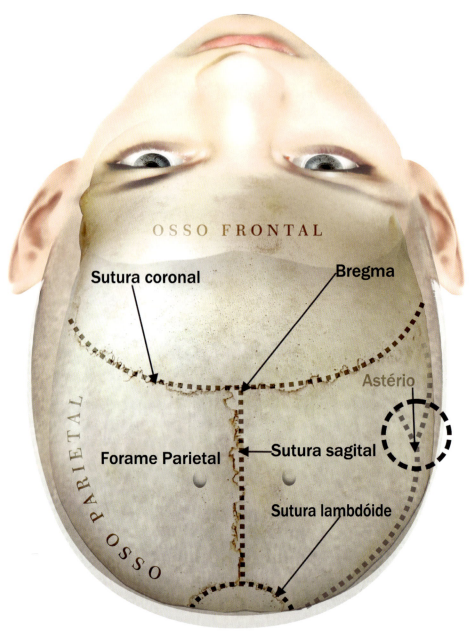

FIGURA 1A
Fonte: acervo Center AO.

Sistema Yamamura de Acupuntura das Suturas Cranianas (SYA Suturas Cranianas)

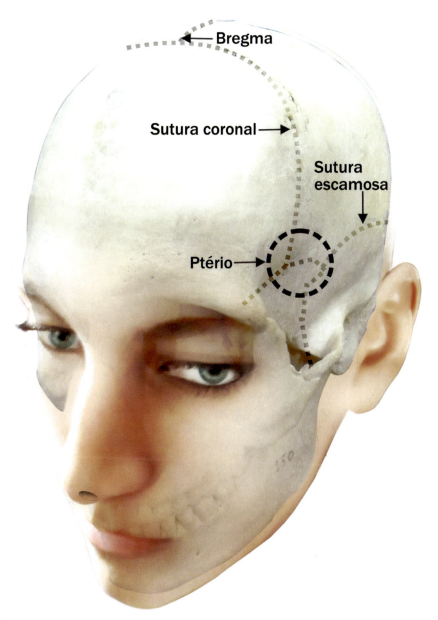

FIGURA 1B   A sutura coronal é formada entre os ossos frontal e os parietais, e na linha mediana do crânio se localiza o Ponto Craniométrico Bregma; a sutura sagital é formada entre os ossos parietais, em sua extremidade anterior limita-se com o Bregma e na extremidade posterior, com o Ponto Craniométrico Lambda; a sutura lambdoide é formada entre os ossos occipital e os parietais, tendo como limites os Pontos Craniométricos Astério e na linha mediana posterior o Ponto Craniométrico Lambda; a sutura escamosa, formada entre os ossos temporal e parietal, limita-se com os Pontos Craniométricos Ptério e o Astério.

Fonte: acervo Center AO.

No capítulo sobre Acupuntura no Osso Occipital (Capítulo 13) foi descrita a disposição do membro inferior na sutura entre os ossos occipital e parietal, em que a região do quadril se localiza perto do Ponto Craniométrico Lambda[1] e o pé no Ponto Craniométrico Astério. Pelo fato de o Ponto Craniométrico Astério ter correspondência com o pé, foi relacionado o Ponto Craniométrico Ptério com a mão e a sutura coronal com o membro superior; a sutura parieto-occipital com o membro inferior; e na sutura sagital foi localizada a coluna vertebral (Figura 2).

SISTEMA DE ACUPUNTURA DAS SUTURAS: ACUPUNTURA NA SUTURA SAGITAL

A coluna vertebral pode ser localizada na linha mediana, na cabeça, onde está a sutura sagital formada na sutura sagital formada entre os ossos parietais, tendo como limite anterior o Ponto Craniométrico Bregma e posterior o Ponto Craniométrico Lambda. Localizam-se nessa região a extremidade inferior da coluna vertebral (cóccix) e o Bregma, à primeira vértebra torácica (Figura 2).

Localização da coluna vertebral na sutura sagital:

- O segmento sacrococcígeo localiza-se um pouco anterior ao Lambda.
- As vértebras lombares localizam-se entre o Lambda e a linha que passa unindo os ápices das orelhas,[2] correspondendo à transição entre as vértebras L5 e T12 [as vértebras lombares situam-se no segmento entre o Lambda e o ponto VG-20 (*Baihui*)].
- As vértebras torácicas situam-se no segmento entre o ponto VG-20 (*Baihui*) e o Ponto Craniométrico Bregma (Figura 2).
- As vértebras cervicais localizam-se na linha mediana do crânio, em que a 7ª vértebra cervical se situa logo anteriormente ao Bregma e a primeira vértebra cervical na linha de implantação anterior dos cabelos (Figura 2).

Localização das partes da coluna vertebral (Figura 2):

- *Região lombar*: localizar inicialmente os Pontos Craniométricos Lambda e Bregma e o ponto VG-20 (*Baihui*). Para localizar segmentos da "coluna vertebral", deve-se dividir o espaço entre o Lambda e o ponto VG-20 (*Baihui*) em 5 partes e, pela palpação com a pressão ungueal, procurar o ponto de máxima dor que seja correspondente à patologia ou à localização de dor lombar.
- Região torácica: localizar inicialmente o Bregma e o ponto VG-20 (*Baihui*), dividir esse segmento em 12 partes e, pela palpação com a pressão ungueal, procurar ponto de máxima dor que sejam correspondentes à patologia ou à localização de dor torácica.

---

1 Em relação à técnica de localizar os Pontos Craniométricos, consultar o Capítulo 11 deste livro.
2 Este ponto corresponde ao ponto de acupuntura VG-20 (*Baihui*) do Meridiano Curioso *Du Mai*.

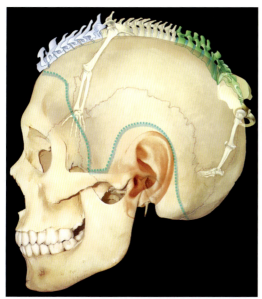 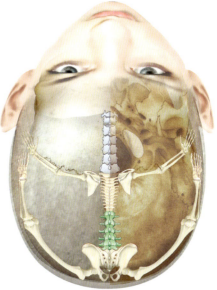

FIGURA 2 Figuras ilustrativas mostrando a topografia do sistema musculoesquelético nas suturas cranianas. A coluna vertebral localiza-se na sutura sagital: o cóccix no Ponto Craniométrico Lambda, a transição toracolombar no ponto VG-20 (*Baihui*), a primeira vértebra cervical no Ponto Craniométrico Bregma e a região cervical do Bregma segue pela linha mediana anterior do osso frontal até a linha de inserção dos cabelos da região anterior, na linha mediana do osso frontal; o membro superior situa-se na sutura coronal: o ombro, nas proximidades do Ponto Craniométrico Bregma, a mão no Ponto Craniométrico Ptério, e a meia distância entre esses dois pontos localiza-se o cotovelo; o membro inferior situa-se na sutura lambdoide: o quadril nas proximidades do Ponto Craniométrico Lambda, o pé no Ponto Craniométrico Astério e a meia distância entre eles situa-se o joelho.

Fonte: acervo Center AO.

- Região cervical: localizar inicialmente o Bregma e a linha de implantação dos cabelos na região frontal na linha mediana anterior, dividir esse segmento em 7 partes e, pela palpação com a pressão ungueal, procurar o ponto de máxima dor que seja correspondente à patologia ou à localização de dor cervical, assim como de emoções em correspondência com a emanação do *Shen Qi* (Energia Mental), lembrando que o *Po* e a tristeza emanam na articulação entre as vértebras C3 e C4, todas as emoções entre C4 e C5 e C5 e C6, o *Hun*, a raiva e a revolta entre C7 e T1 (ver Capítulo 18).

Quando se tratar de dores da região paravertebral, geralmente nos músculos espinais ou, no caso da acupuntura, dos pontos *Shu* do dorso, dos pontos *Jing* ou dos pontos *Jiaji* que se situam no dorso na musculatura paravertebral, os pontos a serem estimulados estão na correspondência com os respectivos corpos vertebrais homolaterais, um pouco lateral à linha da sutura sagital, que podem ser localizados com a pressão ungueal, procurando o ponto mais doloroso.

A inserção da agulha de acupuntura é feita perpendicularmente, procurando com sua ponta o ponto de máxima dor fazendo sua manipulação.

SISTEMA YAMAMURA DE ACUPUNTURA DAS SUTURAS CRANIANAS E MEMBRO INFERIOR

O membro inferior, pela técnica de acupuntura das suturas cranianas, localiza-se na sutura occipitoparietal ou lambdoide, tendo como limites o Ponto Craniométrico Lambda, em cuja proximidade se situa o quadril, e o Ponto Craniométrico Astério, no qual se situa o pé, enquanto o joelho se situa a meia distância entre Lambda e Astério; a perna, entre o ponto joelho e o Ponto Craniométrico Astério, e o tornozelo e o pé nesse Ponto Craniométrico (Figura 2).

Para localizar os segmentos do membro inferior, deve-se localizar os Pontos Craniométricos Lambda, Astério e ter em mente o trajeto da sutura parieto-occipital, e, pela palpação com a pressão ungueal, deve-se procurar o ponto de máxima dor que seja correspondente à patologia ou à localização de dor do membro inferior. A inserção da agulha de acupuntura é feita perpendicularmente, procurando com sua ponta o ponto de máxima dor e fazendo sua manipulação.

SISTEMA YAMAMURA DE ACUPUNTURA DAS SUTURAS CRANIANAS E MEMBRO SUPERIOR

O membro superior, pela técnica das suturas cranianas, localiza-se na sutura fronto-parietal ou sutura coronal, tendo como limites o Ponto Craniométrico Ptério, o Ponto Craniométrico Bregma e tendo em mente o trajeto da sutura coronal (Figura 2). Para localizar os segmentos do membro superior deve-se procurar os Pontos Craniométricos Bregma e o Ptério e o trajeto da sutura coronal; o ombro localiza-se nessa sutura perto do Bregma; a mão localiza-se no Ptério e, a meia distância entre eles, o cotovelo; o braço, entre o ombro e o cotovelo, e o antebraço, entre o cotovelo e o Ptério.

Pela palpação com a pressão ungueal, deve-se procurar o ponto de máxima dor que seja correspondente à patologia ou à localização de dor do membro superior. A inserção da agulha de acupuntura é feita perpendicularmente, procurando, com sua ponta, o ponto de máxima dor e é fazendo sua manipulação.

SISTEMA YAMAMURA DE ACUPUNTURA DAS SUTURAS CRANIANAS E ESTRUTURAS DA FACE

A cabeça localiza-se no osso frontal, em que a área *Yin* ou a parte coberta por cabelos situa-se anteriormente à sutura coronal, e a face, na região frontal anteriormente à linha de implantação dos cabelos (Figura 3). A face, da linha de implantação dos cabelos da região até a mandíbula, pode ser dividida em 3 regiões. A primeira linha ou superior passa horizontalmente pela linha de implantação dos cabelos; a segunda linha passa horizontalmente pela ponta do nariz, e a terceira linha, pelo mento. Cada espaço entre as linhas, geralmente em indivíduos com face simétrica, corresponde à largura de 4 dedos transversais, ou seja, aproximadamente 3 cun (Figura 3).

A distância ente as pupilas corresponde a 3 *cun*; a boca localiza-se a meia distância entre a ponta do nariz e o queixo ou a 1,5 *cun*, e a largura da boca corresponde a 3 *cun* ou corresponde à largura da linha vertical entre as pupilas. A orelha localiza-se na linha vertical traçada dos olhos aproximadamente a 6 *cun*, a partir da pupila (Figura 3).

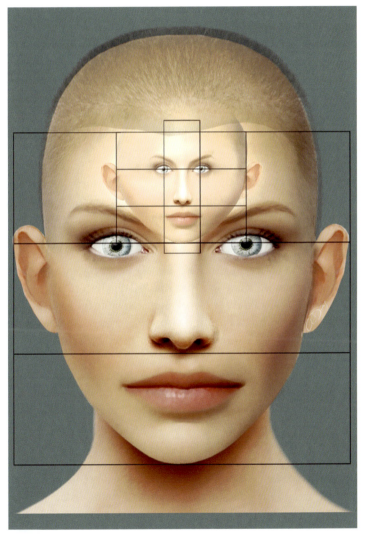

FIGURA 3 A face da linha de implantação dos cabelos até o mento pode ser dividida em três partes iguais, cada parte com a largura de 3 *cun*; a primeira linha passa pela linha de implantação dos cabelos, a segunda pelo Ponto Craniométrico Násio, a terceira abaixo do nariz e a última pelo mento. A representação das estruturas da face pode ser situada na fronte, mantendo-se a proporcionalidade entre as estruturas.

Fonte: acervo Center AO.

Todas essas estruturas devem ser alocadas na fronte entre a linha de implantação anterior dos cabelos e a glabela, assim distribuídas (Figura 3):

- A linha horizontal dos olhos localiza-se a 1 *cun* inferior à linha de implantação dos cabelos da região frontal e os olhos a 0,5 *cun* lateral à linha mediana anterior da fronte.
- A orelha localiza-se a 2 *cun* lateral à área do olho, o que corresponde ao encontro da linha horizontal que passa pelos olhos[3] com a vertical traçada pela pupila.
- O nariz situa-se na linha mediana anterior a 1 *cun* inferior à linha horizontal dos olhos e ocupa uma extensão de 1 *cun*, por ser uma estrutura alongada.
- A boca localiza-se a 0,5 *cun* entre a linha da pirâmide nasal e a glabela, a largura da boca é de 1 *cun* ou 0,5 *cun* lateralmente à linha mediana anterior da cabeça ou ainda na vertical que passa pelos olhos na representação na fronte.

SISTEMA YAMAMURA DE ACUPUNTURA DAS SUTURAS CRANIANAS E *ZANG FU* (ÓRGÃOS E VÍSCERAS)

Os *Zang Fu* (Órgãos e Vísceras), na técnica de Acupuntura das Suturas Cranianas, localizam-se na sutura parietotemporal ou sutura escamosa tendo como limite anterior o Ponto Craniométrico Ptério, e, o posterior, o Ponto Craniométrico Astério.

Neste trecho da sutura escamosa pode ser relacionado com os *Zang Fu* (Órgãos e Vísceras) em que o Ponto Craniométrico Astério corresponde ao *Shen* (Rins),[4] o Ponto Craniométrico Ptério ao *Xin* (Coração),[5] a meia distância entre os pontos Ptério e o Astério na sutura escamosa situa-se o sistema *Pi/Wei* (Baço/Pâncreas-Estômago). A meia distância entre o ponto *Pi/Wei* (Baço/Pâncreas-Estômago) e o Astério localiza-se o sistema *Fei/Da Chang* (Pulmão|Intestino Grosso) e, a meia distância entre o Ptério e ponto *Pi/Wei* (Baço/Pâncreas-Estômago) situa-se o sistema *Gan/Dan* (Fígado/Vesícula Biliar)[6] (Figuras 4 e 5).

Clinicamente estas áreas correspondentes aos *Zang Fu* (Órgãos e Vísceras) podem ser localizadas colocando-se o polegar da mão direita do examinador no Astério do lado direito do paciente,[7] o 5º dedo da mão no ponto Ptério; o 3º dedo da mão na sutura escamosa acima do ápice da orelha onde geralmente encontra uma pequena depressão e a pressão digital é na maioria das vezes dolorosa corresponde à localização do sistema *Pi/Wei* (Baço/Pâncreas-Estômago); o 4º dedo da mão é colocado na sutura escamosa à meia distância entre o Ptério e o ponto correspondente ao sistema *Pi/Wei* (Baço/Pâncreas-Estômago) corresponde ao sistema *Gan/Dan* (Fígado/Vesícula Biliar); o 2º dedo

---

3 O meato acústico situa-se um pouco inferior a esta linha.

4 Os pés respondem ao *Shen* (Rins).

5 As mãos respondem ao *Xin* (Coração).

6 Nas áreas correspondentes aos *Zang Fu* (Órgãos e Vísceras) localizam-se também as estruturas orgânicas relacionadas, por exemplo: nervos, músculos, tendões relacionam-se com o *Gan* (Fígado).

7 Quando se tratar de examinar o lado esquerdo do paciente com a mão direita do examinador, o dedo polegar é colocado no Ptério e, o 5º dedo, no Astério.

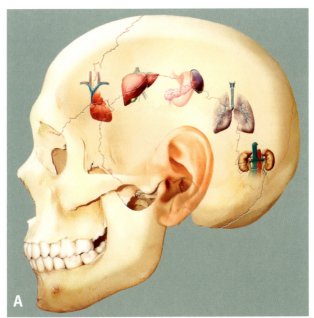

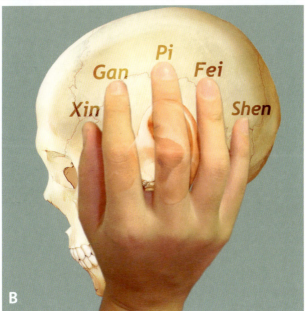

FIGURAS 4 A E B A Figura A mostra a ilustração esquemática da distribuição dos *Zang Fu* (Órgãos e Vísceras) na sutura parietotemporal: o *Xin* (Coração) e o *Xiao Chang* (Intestino Delgado) situam-se no Ponto Craniométrico Ptério, o *Shen* (Rins) e o *Pangguang* (Bexiga) ocupam o Ponto Craniométrico Astério, o *Pi* (Baço/Pâncreas) e o *Wei* (Estômago) na intersecção da linha vertical que passa pelo ápice da orelha e a sutura perietotemporal, à meia distância entre o *Xin* e o *Pi* localiza-se o *Gan* (Fígado) e o *Dan* (Vesícula Biliar) e entre *Pi* e o *Shen* situa-se o *Fei* (Pulmão) e o *Da Chang* (Intestino Grosso). A Figura B mostra como posicionar os dedos da mão para localizar os *Zang Fu* (Órgãos e Vísceras).

Fonte: acervo Center AO.

da mão é colocado à meia distância entre o sistema *Pi/Wei* (Baço/Pâncreas-Estômago) e o Astério que corresponde ao sistema *Fei/Da Chang* (Pulmão/Intestino Grosso) (Figura 4).

Na patologia dos *Zang Fu* (Órgãos e Vísceras) afetados, a digitopressão destes pontos evidencia sensação dolorosa (Figura 5). Por exemplo, um paciente que se queixa de lombalgia crônica sem irradiação que piora com a hiperextensão da região lombar, com nictúia. Trata-se de lombalgia por Deficiência do *Shen-Yang* (Rim-*Yang*); para o tratamento, deve-se procurar com a pressão ungueal o ponto doloroso na sutura sagital nas proximidades do Lambda em que deve encontrar um ou mais pontos dolorosos e inserir agulha de acupuntura perpendicularmente tocando o periósteo e fazer forte estimulação até a remissão da dor lombar e recuperação do movimento de hiperextensão

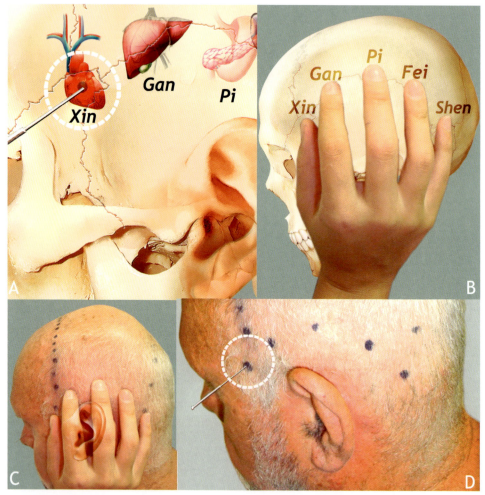

FIGURA 5 A figura mostra como localizar o *Xin* (Coração) no Ponto Craniométrico Ptério. Nessa área, deve ser feita pressão digital para localizar o ponto mais doloroso e nele inserir a agulha de acupuntura perpendicularmente até o periósteo e fazer a manipulação.

e para o tratamento da Deficiência do *Shen-Yang* (Rim-*Yang*), deve-se inserir agulha de acupuntura no ponto mais doloroso no Astério perpendicularmente e fazer forte estimulação.

TÉCNICA DE LOCALIZAÇÃO E DE INSERÇÃO DE AGULHA DE ACUPUNTURA NAS SUTURAS CRANIANAS

Pela queixa do paciente é feita a localização da patologia, por exemplo, lombalgia localizada na transição L_4-L_5. Na sutura sagital, procura-se a localização aproximada do nível L_4-L_5 no espaço entre o Lambda e o Bregma e com a pressão ungueal procura-se um ponto doloroso que deve corresponder ao nível L_4-L_5, em seguida procede-se a inserção de agulha de acupuntura perpendicular até o periósteo e procura-se com a ponta da agulha ponto mais doloroso em que é feita a estimulação até a remissão da dor lombar.[8]

Quando for tratamento de patologia de Órgãos Internos, deve-se fazer a associação das estruturas e dos *Fu* (Vísceras) com o respectivo Zang (Órgãos), por exemplo, gastrite *Yang* com o *Wei/Pi* Baço/Pâncreas) e com o *Gan* (Fígado) e localizar estas estruturas na sutura parietotemporal (Figuras 4 e 5) e fazer pressão digital para encontrar o ponto mais doloroso e neles inserir agulha de acupuntura perpendicularmente até o periósteo e fazer a manipulação. No caso de dismenorreia *Yang*,[9] pelo fato de o útero estar na linha mediana e na pelve, por isto deve-se procurar ponto doloroso na linha mediana do crânio perto do Lambda correspondente à região da pelve e a área do *Gan/Dan* na sutura escamosa (parietotemporal) e inserir agulhas de acupuntura nestas duas áreas até a remissão da sintomatologia (Figuras 4 e 5).

---

8 Não realizar a técnica de Acupuntura das Suturas Cranianas em crianças com fontanelas abertas ou enquanto não houver a ossificação das suturas.
9 Que se deve à Plenitude do *Gan-Yang* (Fígado-*Yang*).

APLICAÇÃO DA TÉCNICA DE ACUPUNTURA DAS SUTURAS CRANIANAS

Exemplos clínicos de aplicação da técnica de Acupuntura das Suturas Cranianas (Figuras 6 a 16).

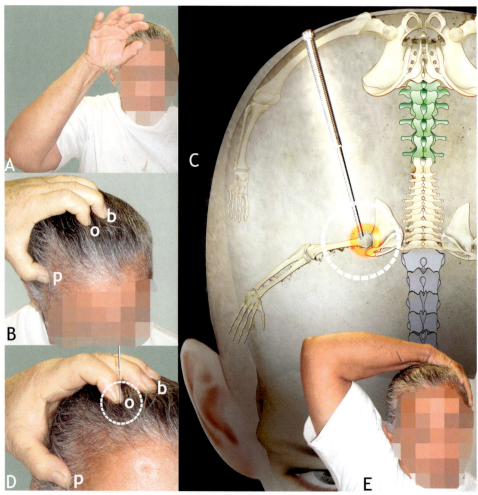

FIGURA 6 Paciente feminino de 70 anos com ombralgia direita crônica com limitação de abdução do ombro (A). B: localização dos Pontos Craniométricos Bregma (b) e Ptério (p) como referência para localizar a área do ombro (o) na sutura sagital (B, C e D), em que foi inserida agulha de acupuntura perpendicularmente até atingir o periósteo e sua estimulação (D) até a remissão da dor e melhora do movimento de abdução do ombro (E).

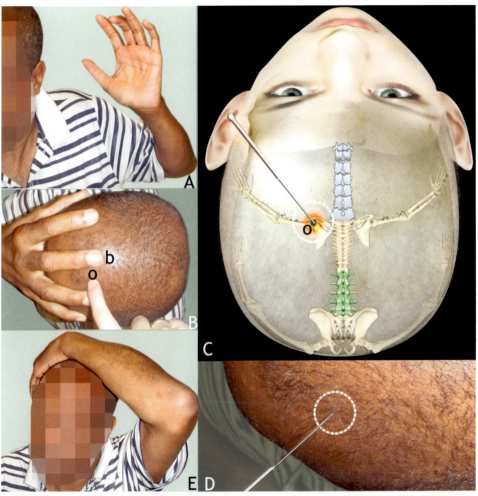

FIGURA 7 Paciente do sexo masculino de 63 anos com ombralgia esquerda crônica com limitação de abdução do ombro (A). B: localização do Ponto Craniométrico Bregma (b) como referência para localizar a área do ombro (o) na sutura sagital (C), em que foi inserida agulha de acupuntura perpendicularmente até atingir o periósteo e sua estimulação (D) até a remissão da dor e melhora do movimento de abdução do ombro (E).

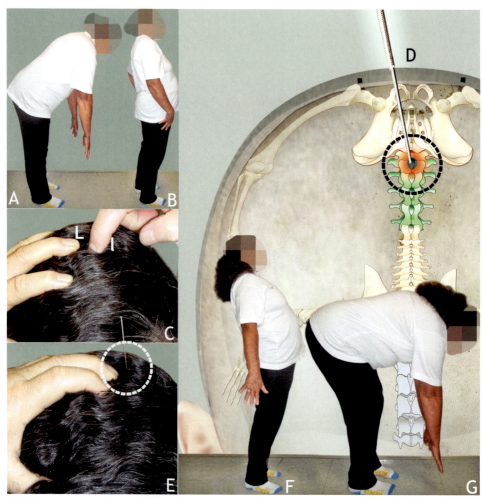

FIGURA 8 Paciente feminino de 65 anos com lombalgia crônica com limitação e retificação da coluna vertebral, piora com a hiperextensão da coluna vertebral, nictúria 3 vezes/noite (A e B). C e D: localização do Ponto Craniométrico Lambda (L), como referência para localizar a área da região lombar (l) na sutura sagital, em que foi inserida agulha de acupuntura perpendicularmente até atingir o periósteo e sua estimulação (E) até a remissão da dor e melhora dos movimentos de flexão e de extensão da região lombar (F e G).

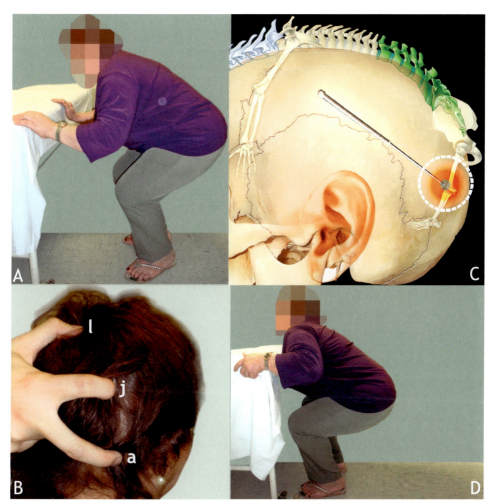

FIGURA 9 Paciente do sexo feminino de 56 anos com gonalgia crônica bilateral mais intensa à direita com limitação de flexão dos joelhos (A). B: localização dos Pontos Craniométricos Lambda (l) e Astério (a) como referência para localizar a área do joelho (j) na sutura lambdoide (C), que se situa a meia distância entre esses dois Pontos Craniométricos, em que foi inserida agulha de acupuntura perpendicularmente até atingir o periósteo e sua estimulação até a remissão da dor e melhora do movimento de flexão dos joelhos (D).

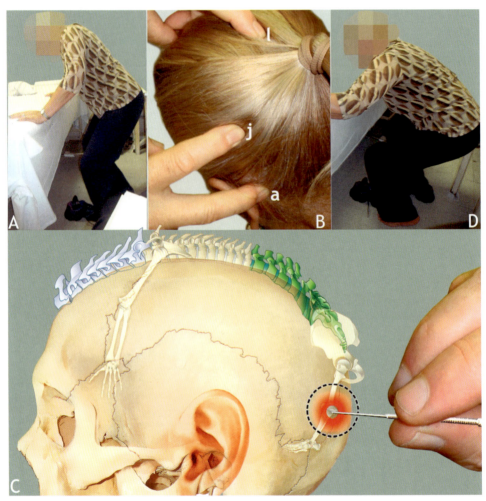

FIGURA 10 Paciente do sexo feminino de 79 anos com gonalgia crônica bilateral com limitação de flexão dos joelhos (A). B: localização dos Pontos Craniométricos Lambda (l) e Astério (a), como referência para localizar a área do joelho (j) na sutura lambdoide (C), que se situa a meia distância entre esses dois Pontos Craniométricos, em que foi inserida agulha de acupuntura perpendicularmente até atingir o periósteo e sua estimulação até a remissão da dor e melhora do movimento de flexão dos joelhos (D).

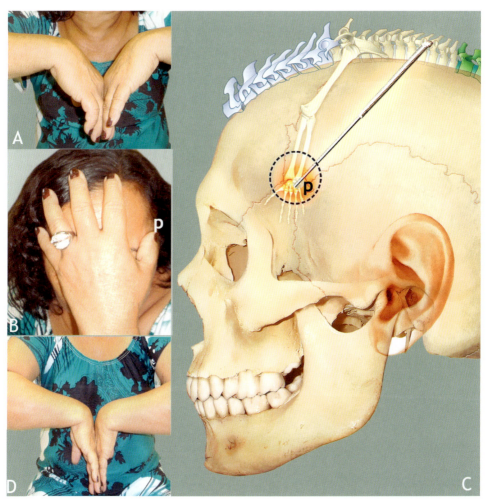

FIGURA 11 Paciente do sexo feminino de 59 anos com dor nos punhos com limitação de flexão dos punhos (síndrome do túnel do carpo) e com Tinnel positivo (A). B: localização do Ponto Craniométrico Ptério (p) como referência para localizar a área do punho e mão (p) extremidade da sutura coronal (C), em que foi inserida agulha de acupuntura perpendicularmente atingindo o periósteo e sua estimulação até a remissão da dor e melhora da flexão dos punhos (D).

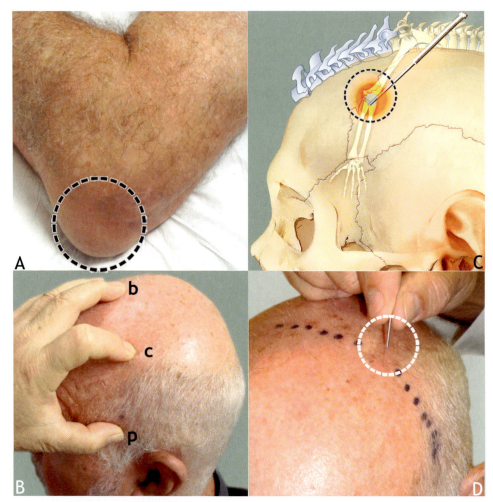

FIGURA 12 Paciente do sexo masculino de 68 anos com dor e bursite subolecraniana do cotovelo esquerdo após queda (A). B: localização dos Pontos Craniométricos Bregma (b) e do Ptério (p) como referência para localizar a área do cotovelo (c) na sutura coronal (C), que se localiza a meia distância entre esses dois Pontos Craniométricos, em que foi inserida agulha de acupuntura perpendicularmente até atingir o periósteo e feita a estimulação (D).

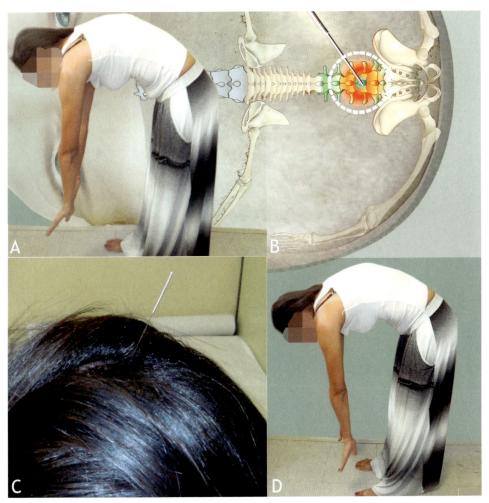

FIGURA 13 Paciente do sexo feminino de 29 anos com lombalgia aguda com limitação e retificação da coluna vertebral, por problemas emocionais ("*tenho de aguentar*") (A). B: localização da área da região lombar na sutura sagital, na qual foi inserida agulha de acupuntura perpendicularmente até atingir o periósteo e sua estimulação (C) até a remissão da dor e melhora dos movimentos de flexão da região lombar (D).

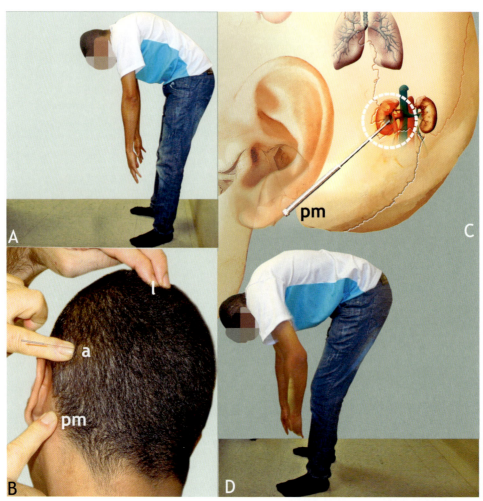

FIGURA 14 Paciente do sexo masculino de 39 anos com lombalgia crônica com limitação e retificação da região lombar que piora com o repouso e com a extensão da coluna vertebral, com poliúria e nictúria (3x), dor, com pressão dolorosa do ponto VB-25 (*Jingmen*) e do B-23 (*Shenshu*) (trata-se de lombalgia *Shao Yin*) (A). B: localização dos Pontos Craniométricos Lambda (l) e do Astério (a) e o processo mastóideo (pm); o Ponto Astério corresponde à localização do *Shen* (Rins), em que foi inserida agulha de acupuntura perpendicularmente até atingir o periósteo e feita a estimulação (C). D: melhora da dor e dos movimentos de flexão e de extensão da coluna vertebral.

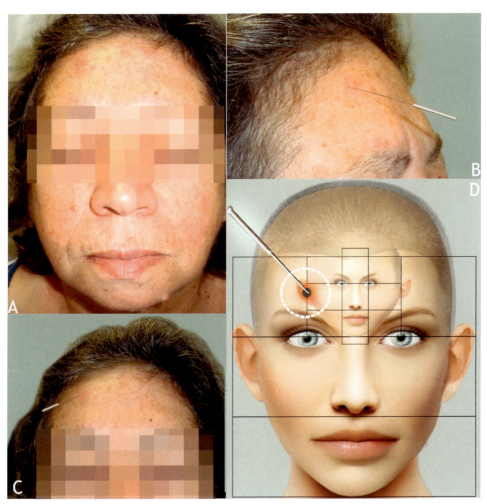

FIGURA 15 Paciente do sexo feminino de 63 anos com zumbido bilateral, no início piorava à noite e atualmente constante (A). B, C e D: localização da orelha na região frontal (ver Figura 3) na qual foi inserida agulha de acupuntura perpendicularmente até atingir o periósteo e sua estimulação. Houve a remissão do zumbido do lado direito e melhora do lado esquerdo.

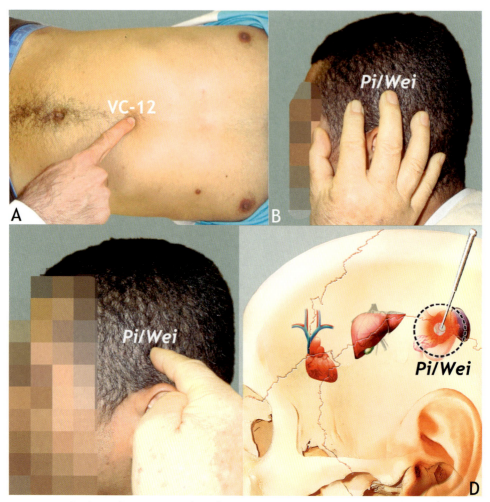

FIGURA 16 Paciente do sexo masculino de 39 anos com gastrite do tipo *Yin* (dor quando em jejum) com ponto VC-12 (*Zhongwan*) VC-10 (*Xiawan*) dolorosos à pressão digital (A). B e C: localização da área do *Pi/Wei* (Baço/Pâncreas/Estômago) na sutura parietotemporal (escamosa), na qual foi inserida agulha de acupuntura perpendicularmente até atingir o periósteo e feita a estimulação (D), com a melhora da gastralgia.

20

Sistema Yamamura de Acupuntura do Osso Nasal (SYA Nasal). Aplicações clínicas

Os ossos nasais são planos, em forma de trapézio, que se localizam na face constituindo a parte óssea do nariz dando a forma final ao dorso do mesmo. Variam bastante quanto à forma e tamanho conforme a idade e ascendência do indivíduo.[1] Geralmente, o dorso do nariz é constituído nos 1,5 *cun* proximais pelos ossos nasais e 1,5 *cun* distais por cartilagem (Figura 1). Os ossos nasais limitam-se com os ossos frontal, etmoidal, maxilares e cartilagem nasal.

O osso nasal apresenta várias suturas:

- A sutura internasal, formada pela margem medial dos dois ossos nasais. A extremidade superior dessa sutura corresponde ao Ponto Craniométrico Násio, este relacionado com o ponto *Jing* do *Xin* (Coração).
- A sutura nasomaxilar ou lateral superior ou da margem superior relaciona-se com o osso maxilar. A margem inferior relaciona-se com a cartilagem triangular.

---

1 A hipoplasia do osso nasal com aumento da translucência nucal em fetos pode ser indicativo de doenças genéticas ou de malformação congênita, principalmente do coração.

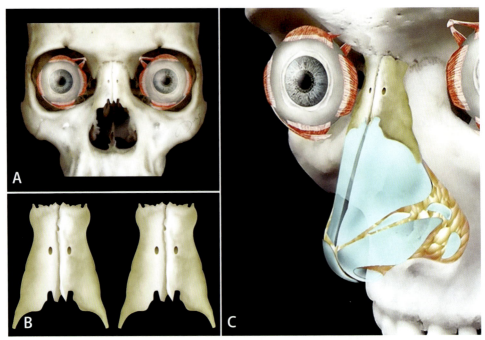

FIGURA 1 Os ossos nasais situam-se na região anterior da face; são ossos laminares, finos, limitam-se superiormente com o Ponto Craniométrico Násio e a sutura frontonasal, lateralmente com os ossos maxilares e inferiormente com a cartilagem nasal; cada osso nasal apresenta um ósteo vascular.
Fonte: acervo Center AO.

No Capítulo 19 foi descrito o Sistema de Acupuntura das Suturas Cranianas, e neste capítulo é descrito o Sistema de Acupuntura do Osso Nasal, abrangendo as suturas e o corpo do osso nasal e descrevendo neles a topografia do corpo humano (Figura 2).

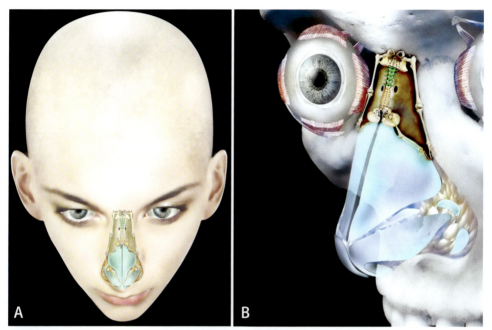

FIGURA 2 O nariz de forma e tamanho dentro da normalidade tem aproximadamente 3 *cun* de comprimento, sendo 1,5 *cun* a parte óssea e 1,5 *cun* a cartilagínea; a sutura entre os ossos maxilar e nasal pode ser encontrada ao se colocar o dedo indicador lateralmente ao nariz, encostando o dedo no osso maxilar. No osso nasal pode-se localizar o corpo humano, seja o sistema musculoesquelético ou os Órgãos Internos.

Fonte: acervo Center AO.

Foi considerada a representação do corpo sobre o dorso do nariz, em que:

- A sutura anterior corresponde à coluna vertebral, em que o cóccix se situa no Ponto Craniométrico Násio e a primeira vértebra da coluna cervical (C_1) na junção com a cartilagem nasal (triangular) (Figura 3).
- O membro inferior localiza-se na sutura entre o osso nasal e o osso maxilar (Figura 4) e o membro superior, na margem anterior (Figura 5).
- A mão e o pé localizam-se na junção da margem anterior do osso nasal com o osso maxilar[2] (Figura 6).

A face localiza-se no corpo do osso nasal no quarto distal, hemiface direito no lado direito e vice-versa.

Os Órgãos Internos podem localizados no corpo do osso nasal, fazendo-se a correspondência com a sua topografia em relação aos corpos vertebrais.

---

2 Na cartilagem nasal, podem ser localizados o sistema musculoesquelético e os Órgãos Internos, mas é uma região altamente sensível à inserção de agulha de acupuntura, não bem tolerada da pelos pacientes.

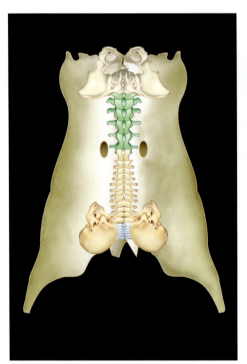 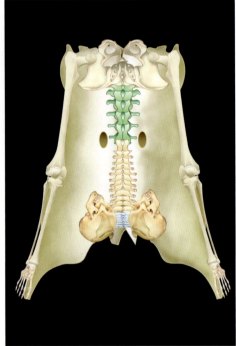

FIGURA 3 A coluna vertebral no osso nasal localiza-se no dorso do nariz na sutura longitudinal anterior. O cóccix situa-se no Ponto Craniométrico Násio, a primeira vértebra cervical na junção entre os ossos nasais e a cartilagem nasal; e no óstio nasal, a transição lombotorácica. O segmento cefálico lateralmente ao osso nasal em sua extremidade distal.

Fonte: acervo Center AO.

FIGURA 4 O membro inferior no osso nasal localiza-se na sutura entre o osso nasal e o osso maxilar, o quadril na região do Ponto Craniométrico Násio, o pé na junção da sutura entre o osso nasal e o osso maxilar e a sutura entre o osso nasal e a cartilagem nasal.

Fonte: acervo Center AO.

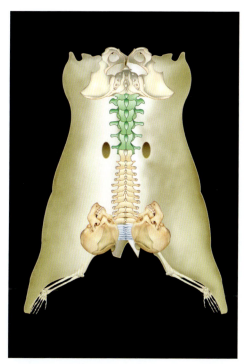
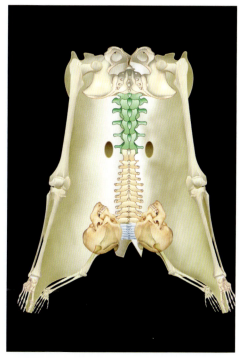

FIGURA 5 O membro superior no osso nasal situa-se na sutura entre o osso nasal e a cartilagem nasal.
Fonte: acervo Center AO.

FIGURA 6 A mão e o pé juntam-se nas extremidades distais das suturas nasomaxilar e nasocartilagínea.
Fonte: acervo Center AO.

TÉCNICA DE LOCALIZAÇÃO E DE INSERÇÃO DE AGULHA DE ACUPUNTURA

Pela queixa do paciente, é feita a localização da patologia, por exemplo, lombalgia localizada na transição L4-L5. No nariz, procura-se a localização aproximada do nível L4-L5 na sutura anterior nas proximidades do Násio, e com a pressão ungueal se procura um ponto doloroso, que deve corresponder ao nível L4-L5, em seguida se procede à inserção de agulha fina[3] até o periósteo e se procura com a ponta da agulha o ponto mais doloroso, sendo feita a estimulação até a remissão da dor lombar.

Quando se tratar de patologia de Órgãos Internos, por exemplo, gastrite, o estômago localiza-se, em relação à coluna cerebral, entre T10 e L2. É nesse segmento que se deve procurar no corpo do osso nasal o ponto doloroso. No caso de dismenorreia, pelo fato de o útero estar na linha mediana e na pelve, deve-se procurar o ponto doloroso na linha mediana do nariz perto do Násio correspondente à região da pelve.

---

3 Por exemplo, agulha de acupuntura 0,20 × 15 mm.

APLICAÇÃO DA TÉCNICA DE ACUPUNTURA DO OSSO NASAL

Exemplos clínicos de aplicação da técnica de Acupuntura do Osso Nasal (Figuras 7 a 16).

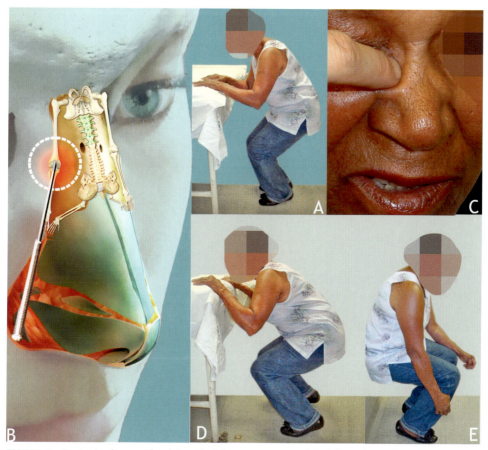

FIGURA 7 Paciente do sexo feminino de 86 anos com gonalgia bilateral com limitação de movimento de flexão dos joelhos (A). B: localização do joelho na técnica de acupuntura do osso nasal. C: localização do ponto joelho com a pressão ungueal, que foi bastante sensível, seguida de inserção de agulha de acupuntura 0,20 x 15 e feita a estimulação. D e E: o resultado imediato, com alívio da dor e melhora da flexão dos joelhos.

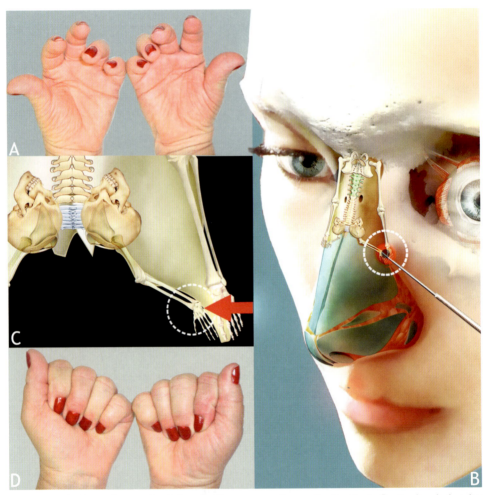

FIGURA 8 Paciente do sexo feminino de 67 anos com dores e limitação de flexão dos dedos das mãos (A). B e C: localização da mão na técnica de acupuntura do osso nasal. D: após a inserção e manipulação de agulha de acupuntura 0,20 x 15, com resultado imediato: alívio da dor e melhora da flexão dos dedos das mãos.

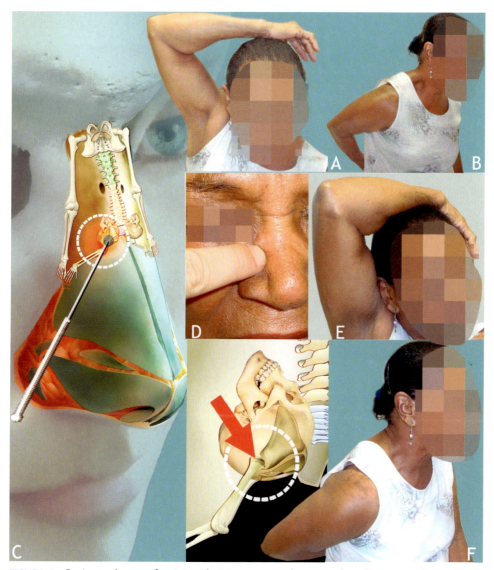

FIGURA 9 Paciente do sexo feminino de 84 anos com dor no ombro direito com limitação de abdução e de extensão e de rotação interna (A e B). C e D: localização do ombro na técnica de acupuntura do osso nasal. E e F: após a inserção e a manipulação de agulha de acupuntura 0,20 x 15, com resultado imediato: alívio da ombralgia e dos movimentos do ombro direito.

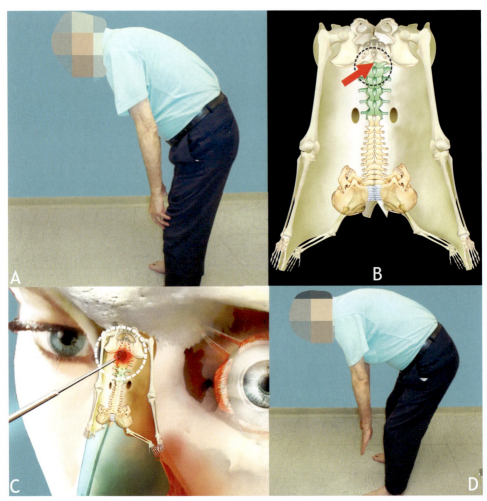

FIGURA 10 Paciente do sexo masculino de 85 anos com lombalgia crônica com limitação de flexão e retificação da coluna vertebral (A). B: localização do ombro na técnica de acupuntura do osso nasal. C: inserção e manipulação de agulha de acupuntura 0,20 x 15 e o resultado imediato, com alívio da lombalgia e do movimento de flexão da coluna vertebral (D).

Sistema Yamamura de Acupuntura do Osso Nasal (SYA Nasal) 513

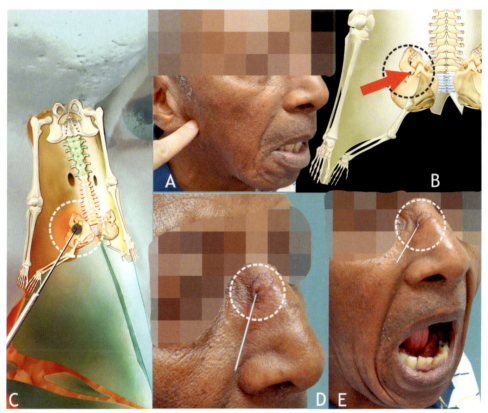

FIGURA 11   Paciente do sexo masculino de 75 anos com dor na ATM direita e parestesia da hemiface direita com limitação da abertura da boca (A). B e C: localização da hemiface direita na técnica de acupuntura do osso nasal, na parte lateral do osso nasal. D: inserção e a manipulação de agulha de acupuntura 0,20 x 15. E: o resultado imediato, com alívio de dor da ATM e com o restabelecimento da abertura da boca.

ATM: articulação temporomandibular.

514 Sistema Yamamura de Acupuntura

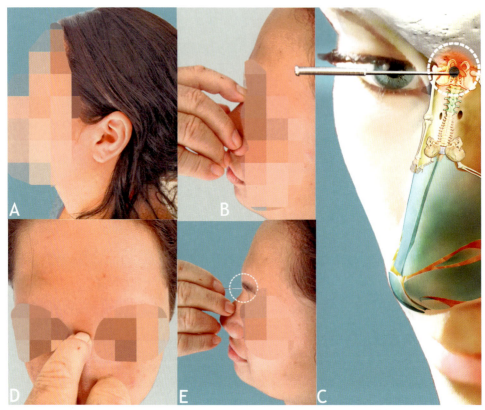

FIGURA 12 Paciente do sexo feminino de 17 anos com cólica menstrual (A). B, C e D: localização da área correspondente ao útero nas proximidades do Ponto Craniométrico Násio (SYA) na técnica de acupuntura do osso nasal. E: inserção e manipulação de agulha de acupuntura 0,20 x 15, com a remissão da cólica menstrual.

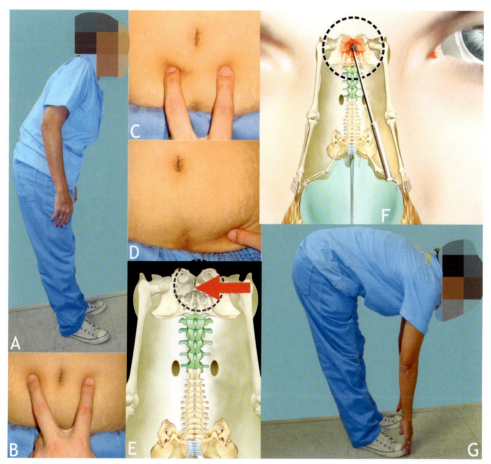

FIGURA 13 Paciente do sexo feminina de 53 anos com lombalgia crônica com limitação de flexão e retificação da coluna vertebral (A) com o ponto B-32 (*Ciliao*) doloroso à pressão digital. B, C e D: os pontos de acupuntura E-25 (*Tianshu*) [ponto *Mo* do *Da Chang*) (Intestino Grosso)], Pontos Curiosos *Sanjiaojiu* [*Mo* dos ovários] e o *Zigong* (*Mo* do útero) dolorosos à pressão digital. E e F: localização da área correspondente ao útero nas proximidades do Ponto Craniométrico Násio (SYA) na técnica de acupuntura do osso nasal, seguida de inserção e manipulação de agulha de acupuntura 0,20 x 15. G: o resultado imediato, com a remissão da lombalgia e normalização do movimento de flexão da coluna vertebral.

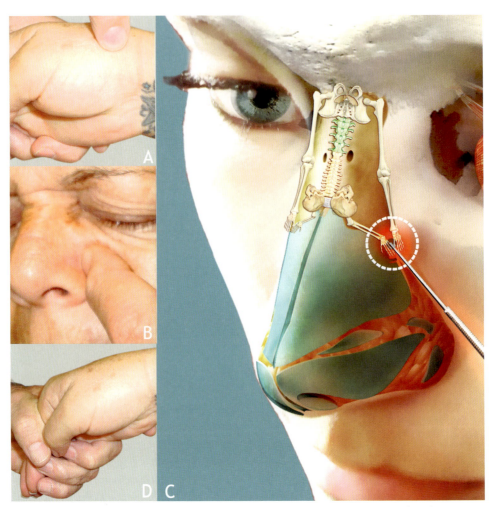

FIGURA 14 Paciente do sexo feminino de 60 anos com dor crônica no punho direito com diagnóstico de tendinite radiocarpiana (tenossinovite estenosante de De Quervain), com dor e limitação de flexão do polegar (sinal de Finkelstein positivo) (A). B e C: localização da área correspondente ao punho na técnica de acupuntura do osso nasal, em que foi feita a inserção de agulha de acupuntura e manipulação de agulha de acupuntura 0,20 x 15. D: remissão da dor e ausência do sinal de Finkelstein.

Sistema Yamamura de Acupuntura do Osso Nasal (SYA Nasal) 517

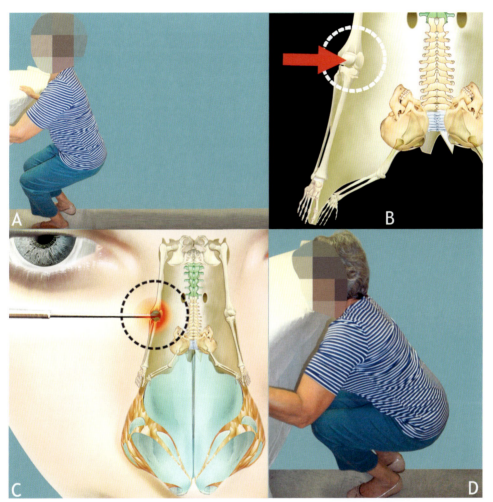

FIGURA 15 Paciente do sexo feminino de 58 anos com gonalgia crônica bilateral com limitação de flexão dos joelhos (A). B e C: localização da área correspondente ao joelho na técnica de acupuntura do osso nasal, em que foi feita a inserção e a manipulação de agulha de acupuntura 0,20 x 15. D: resultado imediato, com remissão da dor e melhora do movimento de flexão dos joelhos.

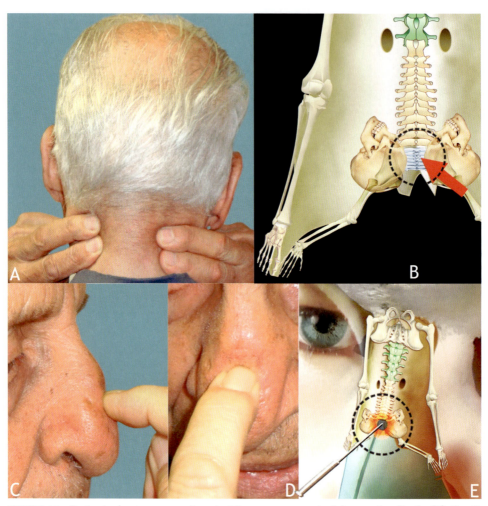

FIGURA 16 Paciente do sexo masculino de 89 anos com cervicalgia sem irradiação (A). C e D: localização da área correspondente à coluna vertebral da região cervical técnica de acupuntura do osso nasal, em que foi feita a inserção e a manipulação de agulha de acupuntura 0,20 x 15 (E), com remissão imediata da cervicalgia.

21

Sistema Yamamura de Acupuntura dos Ossos Metacarpos e Metatarsos (SYA Metacarpos e Metatarsos). Aplicações clínicas

Como visto em capítulos anteriores, em qualquer osso pode haver representação do corpo humano, e isso é mais evidente em ossos longos. Destes, os metacarpianos e os metatarsianos constituem exemplos típicos, dados sua superficialidade, fácil acesso, pelo fato de não estarem recobertos por camadas musculares e por conterem poucos feixes vasculonervosos. Nesse sistema, em vez de se relacionar com trajetos dos Meridianos Principais, são analisados sob seu aspecto próprio, isto é, mostrar que em cada um desses ossos longos existe a representação do corpo humano, notadamente o sistema musculoesquelético.

Um osso longo apresenta duas extremidades: a proximal, que corresponde ao *Yin* e a distal, ao *Yang* (ver Capítulo 2). No caso de ossos do metacarpo e do metatarso, a extremidade proximal corresponde à base desses ossos e, a distal, à cabeça dos metacarpos e metatarsos. Fazendo relação com o sistema musculoesquelético, o *Yang*, portanto a região cefálica, corresponde à extremidade distal, isto é, à cabeça dos ossos metacarpianos e metatarsianos, e o *Yin*, à base desses ossos. Aqui se deve considerar em relação à coluna vertebral, portanto o *Yin*, a base desses ossos corresponde à extremidade da coluna vertebral (região sacrococcígea) (Figura 1).

A cintura escapular e a cintura pélvica situam-se nas margens de ossos metacarpos e dos metatarsos nas proximidades das respectivas extremidades, isto é, a cintura escapular na proximidade da cabeça desses ossos e a cintura pélvica, na base dos ossos metacarpos e dos metatarsos; os segmentos dos membros localizam-se nas margens desses ossos, e na linha que separa a metade cranial da caudal desses ossos localizam-se as mãos e os pés (Figura 2).

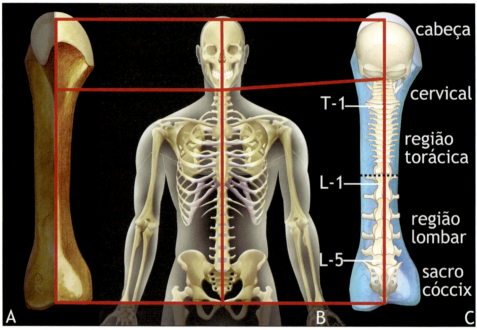

FIGURA 1 Correspondência de um osso longo (metacarpo/metatarso) com a coluna vertebral. Na linha mediana desses ossos situa-se a coluna vertebral, em que a região cefálica corresponde à cabeça dos ossos metacarpos e dos metatarsos, e a base, ao cóccix. Entre a cabeça e a base dos metatarsos e metacarpos, localiza-se o diafragma, no limite entre T12 e L1.

Fonte: acervo Center AO.

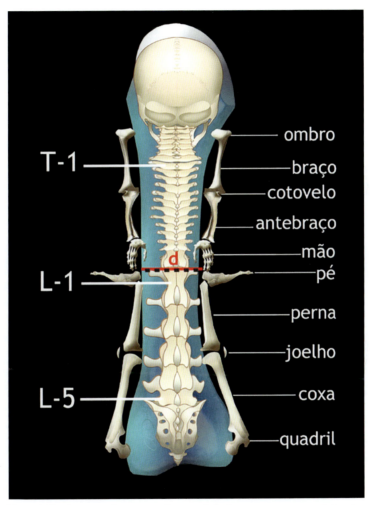

FIGURA 2 Disposição dos membros superiores e inferiores nas margens lateral e medial dos ossos longos (metacarpos e metatarsos). A meia distância entre as extremidades dos ossos metacarpos e metatarsos pode ser traçada uma linha que corresponde à linha do diafragma (d), e nessa linha lateralmente nas margens se localizam os pés e as mãos.

Fonte: acervo Center AO.

Todos os ossos dos metacarpos e dos metatarsos apresentam a mesma disposição do sistema musculoesquelético; isso significa que na prática se pode optar por quaisquer desses ossos para se realizar o tratamento (Figura 3).

Uma vez elegido o osso (metacarpo ou metatarso), deve-se ir à sua procura fazendo pressão ungueal em ponto doloroso na área em questão relacionada à patologia, se for caso de lombalgia, deve-se procurar na linha mediana, na base do osso elegido, fazendo pressão ungueal, e inserir a agulha de acupuntura perpendicularmente, até atingir o periósteo, e com a ponta da agulha procurar novamente o ponto doloroso e fazer a estimulação até a remissão de dor (Figuras 3 a 8).

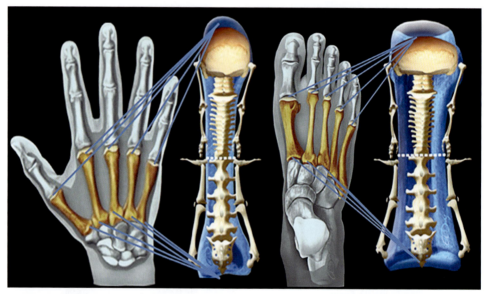

FIGURA 3 Todos os ossos longos, os metacarpos e metatarsos, apresentam a mesma configuração em relação ao sistema musculoesquelético, podendo-se utilizar qualquer desses ossos longos para tratamento de dores do sistema musculoesquelético.

Fonte: acervo Center AO.

Sistema Yamamura de Acupuntura dos Ossos Metacarpos e Metatarsos (SYA Metacarpos e Metatarsos)

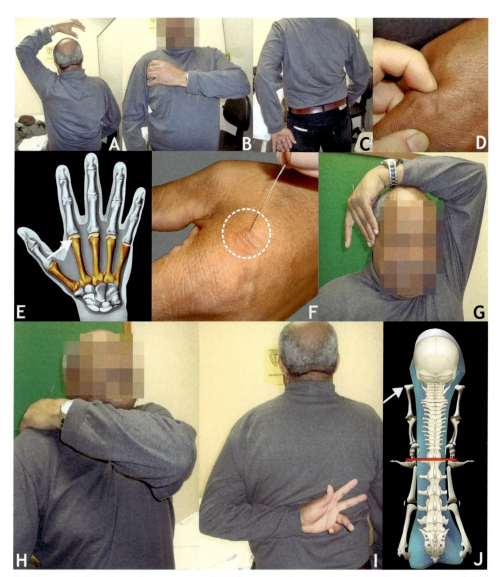

FIGURA 4 A, B e C: paciente com ombralgia esquerda com limitação de movimentos há 6 meses após a perda da mulher. Ele ficou muito triste e queria ter feito algo para que ela não morresse, daí a dor na região anterior do ombro no trajeto do Meridiano do *Fei* (Pulmão). D, E: localização da área do ombro na face radial do 2° metacarpo. F: inserção de agulha de acupuntura e sua manipulação. G, H, I e J: o resultado imediato, após a manipulação com alívio da ombralgia e dos movimentos.

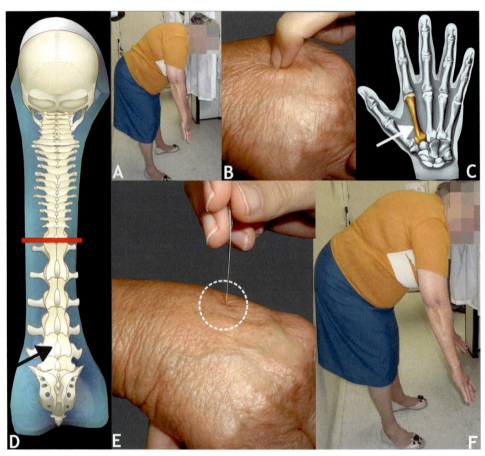

FIGURA 5 A: paciente com lombalgia crônica por artrose da região lombar (síndrome facetária), com marcha claudicante e limitação de flexão da região lombar. B, C e D: localização da área da região lombar no dorso do 2° metacarpo. E: inserção de agulha de acupuntura e sua manipulação. F: o resultado imediato, após a manipulação, com alívio da lombalgia e melhora do grau de flexão lombar.

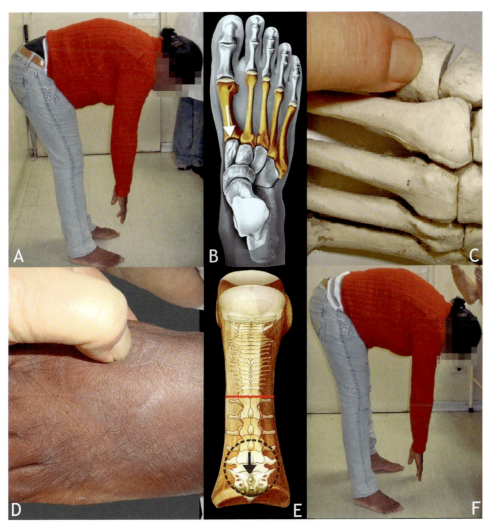

FIGURA 6 A: paciente com lombalgia crônica sem irradiação, com retificação da coluna vertebral, sono não reparador e componente emocional, cujo sentido é de "*tenho de aguentar*". B a E: localização da área lombar na base do 1º metatarso seguida de inserção de agulha de acupuntura no periósteo e de manipulação. F: o resultado imediato da aplicação de acupuntura, com remissão da dor e liberação de movimento de flexão da região lombar.

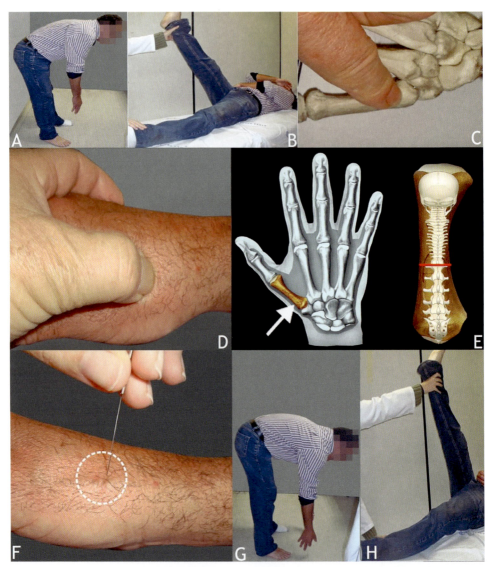

FIGURA 7 A e B: paciente com lombalgia com irradiação para o membro inferior direito, com limitação de extensão, Valsalva negativo. C a E: localização da região lombar na base do 1º metacarpo. F: inserção de agulha de acupuntura até o periósteo e sua manipulação. G e H: o resultado imediato.

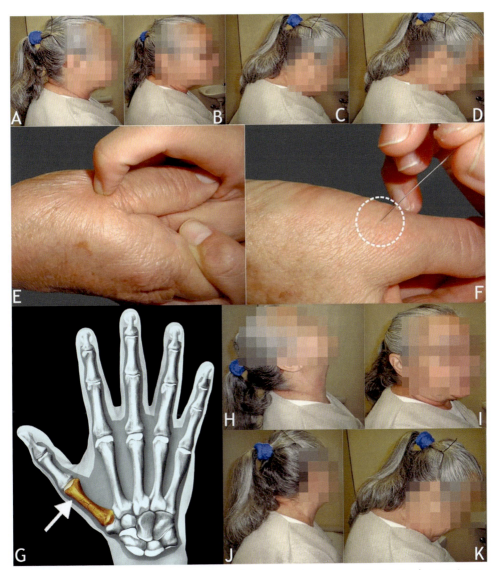

FIGURA 8   A a D: paciente com cervicalgia crônica com artrose e com limitação dos movimentos da região cervical. E: região cervical no colo do 1º metacarpo, que é localizada com a pressão ungueal (com o movimento de deslizamento sobre o periósteo, procura-se o ponto mais doloroso). F: inserção de agulha de acupuntura até o periósteo e sua manipulação. G: localização da região cervical no colo do 1º metacarpo. H a K: o resultado imediato, com alívio da cervicalgia e a liberação dos movimentos cervicais.

22

Sistema Yamamura de Acupuntura. Comentários finais

Um paciente raramente apresenta somente uma queixa clínica; é mais comum o paciente poliqueixoso, em que se entremeiam queixas de dores do sistema musculoesquelético com aquelas de Órgãos Internos e vice-versa, demandando, quando se procura fazer tratamento por meio de aplicações convencionais de acupuntura, o uso de muitas agulhas visando à melhora global do paciente. A técnica de acupuntura do Sistema Yamamura de Acupuntura surgiu para procurar, com o uso mínimo de pontos de acupuntura, dar resolução à situação de doença do paciente, não com o pensamento de tratamento sintomático, mas com a combinação de técnicas baseadas no *Santai* (3 Forças), fazer tratamento de base do adoecimento.

A teoria do *Santai* (Três Forças) refere-se ao conceito do Céu (*Tian*), da Terra (*Di*) e do Homem, significando que o Homem (seres vivos) está dependente do Céu e da Terra, ou, em outros termos, quando a mente está afetada por emoções destrutivas. Estas podem provocar doenças no Homem, e também podem lesar o *Qi* Ancestral e provocar igualmente o Homem, neste caso produzindo lesões orgânicas, pois a Terra pode ter o sentido de forma, ou seja, lesões anatômicas.

TRATAMENTO DO CÉU

Emoções agudas

O Céu refere-se a distúrbios emocionais quando o indivíduo sofre agravos emocionais repentinos (agudos), como tristeza intensa por perda de familiares, raiva/revolta, mágoa, preocupação excessiva, medo intenso, em que as emoções e os sentidos dados às emoções ainda em atividade no encéfalo, pela técnica do Sistema Yamamura de Acupuntura, podem ser tratados por meio das seguintes vias:

- Ponto Craniométrico Ptério.
- Pontos Vertebrais que variam conforme emoções ou associações de emoções:

- Tristeza profunda: C3-C4.
- Raiva, revolta: C7-T1.
- Preocupação excessiva: T4-T5.
- Medo, pânico: T7-T8.
- Em todas as emoções: C4-C5 e C5-C6.
- Ponto Craniométrico Bregma, quando a questão emocional aguda se manifesta por dores.

Emoções crônicas

Quando se trata de emoções crônicas ou crônicas agudizadas, ou seja, de emoções de longa data que por estímulos estão reativadas, como por exemplo, no caso de violência doméstica em que uma das partes tem de estar aguentando de maneira crônica; e a presença reativa, no subconsciente, o sentido que foi dado às emoções e mantém ou agrava a doença. A elaboração de emoções e seu sentido podem estar sendo elaborados nos núcleos supra-hipotalâmicos e atingindo o hipotálamo (coração encefálico) pela via dos Meridianos Distintos.[1] Nessa situação, o tratamento pode ser realizado por meio de acupuntura dos Pontos Craniométricos do Sistema Yamamura de Acupuntura, notadamente o Ptério, assim como dos Pontos Vertebrais (SYA).

Quando as emoções atingem o *Xin* (Coração) e daqui para o *Xin Bao Luo* (Circulação do Sexo), essas emoções se manifestam no ponto CS-1 (*Tianchi*) e daqui passam a afetar os *Zang Fu* (Órgãos e Vísceras); ou vão para TA-16 (*Tianyou*) e afetar o sistema musculoesquelético. Pode-se aplicar a técnica de Sistema Yamamura de Acupuntura de Ossos Longos (SYAOL), em que o CS-1 (*Tianchi*) localiza-se na face radial do 3º metacarpo, na área correspondente ao tórax, e o TA-16 (*Tianyou*), na face ulnar do 4º metacarpo, na área correspondente à região cervical (Figura 1).

Em resumo, pode-se dizer que todas as doenças têm emoções como fator de causa; portanto, em se utilizando mínimo de pontos de acupuntura, pode-se lançar mão dos Pontos Craniométricos Ptério e Bregma (ver adiante), dos Pontos Vertebrais em correspondência com as emoções e TA-16 (*Tianyou*), quando se tratar de dores do sistema musculoesquelético, e de CS-1 (*Tianchi*), nas doenças dos Órgãos Internos.

TRATAMENTO DA TERRA

Quando as emoções destrutivas atingem o *Xin* (Coração), elas podem, pela relação *Xin/Shen* (Coração/Rins), Alto/Baixo, *Yang/Yin*, acometer o *Shen* (Rins) pelas mesmas emoções destrutivas e lesar o *Qi* Ancestral, que se manifesta como patologia dos Meridianos Curiosos.

Se o sentido que *Shen Qi* (mente) deu à emoção for de **movimento**, como *"quero bater, mas não posso"*, pode afetar os Meridianos Curiosos *Yang Qiao* (sono não re-

---

1 Os autores consideram que os Meridianos Distintos sejam a via dos núcleos supratalâmicos para o hipotálamo realizados por meio de neurotransmissores.

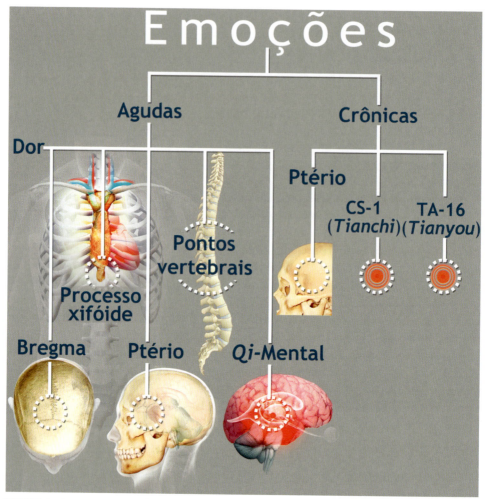

FIGURA 1   As emoções agudas ou crônicas atingem o *Xin* (Coração) e daqui para o *Xin Bao Luo* (Circulação-Sexo). Essas emoções se manifestam no ponto CS-1 (*Tianchi*) e daqui passam a afetar o *Zang Fu* (Órgãos e Vísceras) ou para TA-16 (*Tianyou*) e afetar o sistema musculoesquelético. Pode-se aplicar o Sistema Yamamura de Acupuntura para tratar as emoções, como também deve-se utilizar a técnica de Mobilização de *Qi* Mental desenvolvida pelo Prof. Yamamura para ressignificar as emoções destrutivas.
Fonte: acervo Center AO.

parador), *Du Mai* (rigidez da coluna vertebral) e *Dai Mai* (patologia articular). Nesse caso, pode-se tratar os Meridianos Curiosos afetados pela técnica SYAOL, isoladamente, ou tratar pelo comum a todos os Meridianos Curiosos, que é o Ponto Craniométrico Lambda do Sistema Yamamura de Acupuntura (SYA Vertebral).

Se o sentido for de **vida** (*"não adianta viver"*), acomete os Meridianos Curiosos relacionados com os Órgãos Internos, como *Yin Qiao, Ren Mai,* e na dependência do sistema acometido afetar também o *Chong Mai, Yin Wei* e o *Yang Wei*. Da mesma forma pode-se tratar individualmente pela técnica SYAOL ou tratar todos pelo Ponto Craniométrico Lambda (SYA).

TRATAMENTO DO HOMEM

Com o acometimento do *Shen Qi*, dos Meridianos Distintos e Curiosos, pelas emoções destrutivas, pode ocorrer doenças do Homem, seja no sistema musculoesquelético, seja nos Órgãos Internos, que podem ser tratadas pelo Sistema Yamamura de Acupuntura por meio de:

- Acupuntura dos Ossos Longos (ver Capítulos 6 a 9).
- Técnicas do Sistema Yamamura de Acupuntura da Linha de Implantação dos Cabelos (SYALIC) (ver Capítulo 12).
- Sistema de Acupuntura do Osso Occipital (ver Capítulo 13).
- Sistema de Acupuntura dos Músculos (ver Capítulo 15).
- Sistema de Acupuntura da Patela (ver Capítulo 16).
- Sistema de Acupuntura do Esterno (ver Capítulo 17).

O Sistema Yamamura de Acupuntura (SYA) trouxe grande simplificação ao tratamento de pacientes, com resultados clínicos bem evidentes pelo uso menor de pontos de acupuntura, tendo como vantagem o fato de oferecer várias maneiras ou sistemas para tratar uma mesma patologia, fator importante quando existem situações locais que possam utilizar um ponto de acupuntura sistêmico, por exemplo, lesões de pele, obesidade, amputações etc. O SYA oferece condições de tratar as emoções que são inerentes a uma doença, além de resolver o problema de lesões de Órgãos Internos ou vasculonervosas.

Bibliografia consultada

Barbosa HN, Tabosa AMF, Yamamura Y, Novo NF. Investigação clínica sobre a localização do ponto de acupuntura B-62 (*Shenmai*). Rev Paul Acupunt. 1998, 4:23-28.

Bear MF, Connors BW, Paradiso MA. Neurociências. Porto Alegre, Armed, 2002.

Brattberg G. "Acupuncture therapy for tennis elbow". Pain, 1983, 16:285-88.

Carneiro ER, Carneiro CR, De Castro MA, Yamamura Y, Flor Silveira VL. Effect of electroacupuncture on bronchial asthma induced by ovalbumin in rats. J Altern Complement Med. 2005, 11:127-34.

Chami FAI. Avaliação experimental da acupuntura na de hipersensibilidade do Tipo I no sistema respiratório. Tese de Doutorado. São Paulo, 2003.

Chenggu Y. Tratamiento de las enfermedades mentales por acupuncture y moxibustion. Madrid, Miraguano Ediciones, 1991.

Dundee JW, Macmillan C. Positive evidence for P6 acupuncture antiemesis. Postgrad Med. 1991. 67:417-22.

Fang JL, Krings T, Meister IG, Throu A. Functional MRI in healthy subjects during acupuncture: different effects of needle rotation in real and false acupoints. Neuroradiology. 2004, 46(5):359-62.

Martins MF, Yamamura Y, Tabosa AMF, Novo NF. Efeito dos pontos de acupuntura E-36 (*Zusanli*), E-25 (*Tianshu*) e VC-12 (*Zhongwan*), estimulados por eletroacupuntura, nas lesões agudas da mucosa gástrica, produzidas pela indometacina, em ratos Wistar. Rev Paul Acupunt. 1997, 3:67-71.

Nakano MAY, Yamamura Y. Acupuntura em Dermatologia e Medicina Estética, 2ª ed. São Paulo, Center AO, 2007.

Nguyen VN, Tran VD, Nguyen-Recours C, Hoangdi Nei King LingShu. Versão Yamamura Y. São Paulo, Center-AO, 2007.

Nguyen VN, Nguyen-Recours C. Medicina Tradicional Chinesa. Versão Yamamura Y. São Paulo, Roca, 2010.

Rampes H, Peuker E. Efeitos adversos da acupuntura. In: Ernst E, White A. Acupuntura – uma avaliação científica. São Paulo, Manole, 2001, p165-196.

Rossi EL. A psicobiologia da cura mente-corpo. Campinas, Editorial Psy, 1997.

Saidah R. Tratamento das algias do joelho pela acupuntura com a utilização da técnica "ao oposto" da medicina tradicional chinesa. Tese de Mestrado. São José do Rio Preto, 1997.

Saidah R, Yamamura Y, Yabuta MM. Tratamento das gonalgias pela técnica ao oposto: estudo sobre as características energéticas das gonalgias. Rev Paul Acupunt. 1998, 4:9-13.

Sandberg M, Lindberg LG, Gerdle B. Peripheral effects of needle stimulation (acupuncture) on skin and muscle blood flow in fibromyalgia. Eur J Pain. 2004, 8:163-71.

Shanghai College of Traditional Medicine. Acupuncture - A Comprehensive Text. Seattle, Eastland Press, 1985.

Silva RE, Juliano Y, Yamamura Y, Cricenti SV. Relações anatômicas do ponto de Acupuntura E-2 (Sibai) localizado no forame infraorbital. Rev Paul Acupunt, 1998 4:19-22.

Sugai GC, Freire Ade O, Tabosa A, Yamamura Y, Tufik S, Mello LE. Serotonin involvement in the electroacupuncture- and moxibustion-induced gastric emptying in rats. Physiol Behav. 2004, 82(5):855-61.

Tabosa AMF. Efeito da eletroacupuntura nos pontos E-36 (*Zusanli*) e BP-6 (*Sanyinjiao*) sobre a atividade mioelétrica do 1/3 proximal do intestino delgado de ratos Wistar, relacionada ao sistema nervoso autonômico extrínseco e aos opióides. Tese de Doutorado, São Paulo, 1999.

Tabosa AMF, Yamamura Y, Fukuyama JM. Shen (Rins) e a suprarrenal. Rev Paul Acupunt. 1998, 4:35-41.

Tabosa A, Yamamura Y, Forno ER, Mello LE. Effect of the acupoints ST-36 (Zusanli) and SP-6 (Sanyinjiao) on intestinal myoelectric activity of Wistar rats Braz. J Med Biol Res. 2002, 35(6):731-9.

Yabuta MM. Efeito da eletroacupuntura nos pontos E-36 (*Zusanli*) e BP-6 (*Sanyinjiao*) sobre o desenvolvimento do edema inflamatório agudo induzido por carragenina em pata de ratos Wistar. Tese de Mestrado, São Paulo, 2000.

Yamamoto T, Yamamoto H, Yamamoto MM. Nova cranioacupuntura de Yamamoto.São Paulo, Roca, 2007.

Yamamura ML. Aulas proferidas nos Cursos de Especialização em Desenvolvimento em Medicina Chinesa-Acupuntura do Center-AO – Centro de Pesquisa e Estudo da Medicina Chinesa, São Paulo, de 2004 a 2014.

Yamamura ML. Pacientes portadores de vitiligo e de sobrepeso/obesidade e suas emoções relatadas por meio da técnica de Mobilização de Qi Mental (tese mestrado), São Paulo, 2006.

Yamamura ML Emoções Maternas e Doenças Infantis. In: Yamamura Y; Yamamura ML. Acupuntura - Guia de Medicina Ambulatorial e Hospitalar da UNIFESP-EPM. São Paulo, Manole (no prelo).

Yamamura Y. Aulas proferidas nos Cursos de Especialização em Desenvolvimento em Medicina Chinesa-Acupuntura do Center-AO – Centro de Pesquisa e Estudo da Medicina Chinesa, São Paulo, de 1986 a 2014.

Yamamura Y. "Padronização do tratamento das algias crônicas do joelho pela medicina chinesa-acupuntura". Tese de Mestrado. São Paulo, 1993.

Yamamura Y. Função psíquica na medicina tradicional chinesa. Teoria dos sete espíritos (*Shen*), sete sentimentos e cinco emoções. Rev Paul Acupunt, 2:108-115,1996.

Yamamura Y. Acupuntura tradicional – a arte de inserir, 2ª ed. São Paulo, Roca, 2003.

Yamamura Y.Entendendo Medicina Chinesa-Acupuntura. São Paulo, Center-AO, 2006.

Yamamura Y, Esper RS, Cricenti SV. Forames esternais e os pontos de acupuntura VC-17 (*Shanzhong*) e VC-16 (*Zhongting*) do canal curioso *Ren Mai*. Rev Paul Acupunt. 1996 2:29-33.

Yamamura Y, Kraemer ES, Gallo EMRA, Tabosa AMF, Vieira V. Concepções da medicina chinesa sobre as gonalgias. Análise de 30 pacientes. F Méd (Br). 1994, 108:125-130.

Yamamura Y, Kraemer ES, Novo NF, Tabosa AMF, Guimarães CM. Aspectos energéticos das lombalgias com irradiação para os membros inferiores. F Méd (Br). 1995, 110:107-113.

Yamamura Y, Laredo Filho J, Ishida A, Novo NF, Guimarães CM. Tratamento da síndrome facetária pela acupuntura. Rev Paul Acupunt. 1995, 1:10-18.

Yamamura Y, Laredo Filho J, Novo NF, Puertas EB, Vasconcelos LPWC. Tratamento da hérnia do disco intervertebral lombar pela acupuntura. Análise de 41 pacientes. Rev Paul Acupunt. 1996, 2:13-24.

Yamamura Y, Laredo Filho J, Volpon JB, Novo NF, Kuwajima SS. Acupuntura no tratamento das lombalgias com irradiação para os membros inferiores. Análise de 82 pacientes. Rev Paul Acupunt. 1996, 2:75-84.

Yamamura Y, Laredo Filho J, Puertas EB, Juliano Y, Puertas DMAA. Evolução da hérnia de disco intervertebral lombar com o tratamento pela acupuntura. Rev Paul Acupunt. 1996, 2:95-101.

Yamamura Y, Laredo Filho J, Angelis MA, Tabosa AMF, Takiri R. Importância da inervação macro e microscópica do joelho no tratamento das gonalgias pela acupuntura e sua relação com a teoria dos canais de energia e pontos de acupuntura da medicina chinesa. F Méd (Br). 1994, 108:29-34.

Yamamura Y, Mello LEAM, Juliano Y, Tabosa A, Guimarães CM. Interação energética das agulhas de acupuntura com o ser humano. F Méd. 1995, 110:253-6.

Yamamura Y, Mello LEAM, Novo NF, Guimarães CM, Tabosa AMF. Aspectos elétricos das agulhas de acupuntura. Rev Paul Acupunt. 1996, 2:2-6.

Yamamura Y, Oliveira D, Nozaki MJS. Introdução ao *Tai Chi Chuan, Tui Na* e *Tao Yin*. São Paulo, Center AO, 1991.

Yamamura Y, Tabosa AMF, Mello LEM, Ishida A, Guimarães CM. Bases neurofisiológicas da acupuntura. Rev Assoc Med Bras. 1995, 41:305-310.

Yamamura Y, Mello LEAM, Tabosa AMF, Cricenti SV, DiDio LJA. Acupuncture: physiologic effects explained on a neuroanatomical and neurophysiological basis. Rev Paul Acupunt. 1997, 3:14-18.

Yamamura Y, Puertas DMAA, Saidah A. Hoang Ti Nei Ching - Ling Shu. Capítulo 4 - Formas patológicas do acometimento dos órgãos e das vísceras pela energia perversa. Rev Paul Acupunt. 1997, 3(1):47-52.

Yamamura Y, Tabosa A. Aulas proferidas nos Cursos de Especialização em Desenvolvimento em Medicina Chinesa-Acupuntura do Center-AO – Centro de Pesquisa e Estudo da Medicina Chinesa, São Paulo, de 1986 a 2010.

Yamamura Y, Tabosa AMF. Aspectos neuroanatômicos e neurofisiológicos dos "*Zang Fu*" sob o enfoque dos cinco movimentos. Rev Paul Acupunt. 1995, 1 (1):33-37.

Yamamura Y, Tabosa AMF. Correlações neuroanatômicas e neurofisiológicas entre essência sexual, energia vital e triplo aquecedor. Rev Paul Acupunt. 1995, 1 (1):54-57.

Yamamura Y, Tabosa AMF. Aspectos integrativos das medicinas ocidental e chinesa. Rev Paul Acupunt. 1995, 1:26-32.

Yamamura Y, Tabosa AMF. Concepções energéticas do *Gan* (Fígado), relacionadas à fisiologia hepática humana. Rev Paul Acupunt. 1997, 3:95-101.

Yamamura Y, Tabosa AMF, Chami FAI, Barros FCD, Puertas DMAA, Nishimura K. Rinites segundo a medicina tradicional chinesa. Rev Paul Acupunt. 1995 :49-53.

Yamamura Y, Tabosa AMF, Yabuta MM. O *Jing Shen* e a Fisiologia Hormonal. Rev Paul Acupunt, 4 (2):103-10,1998.

Yamamura Y, Tabosa AMF, Puertas DMAA. Aspectos energéticos e neurofisiológicos das gastralgias. Rev Paul Acupunt. 1997 3:89-94.

Yamamura Y, Tabosa AMF, Puertas DMAA, Kuwajima, SS. Síndrome de dissociação Alto/Baixo e técnica de ligação entre os *Zang Fu* (Órgãos/Vísceras) pela acupuntura. Rev Paul Acupunt. 1996 2:116-121.

Yamamura Y, Tabosa AMF Yabuta MM. O *Jing Shen* e a Fisiologia Hormonal. Rev Paul Acupunt. 1998 4(2):103-10.

Yamamura Y, Tabosa AMF, Yabuta MM. Perturbações menstruais e a acupuntura. Rev Paul Acupunt. 1998 4:47-54.

Yamamura Y, Yamamura ML, Cricenti SV. Aspectos anatômicos da pulsologia tradicional chinesa. Rev Paul Acupunt. 1995, 1:5-9.

Yamamura Y; Yamamura ML. Acupuntura. In: Vitalle MSS, Medeiros EHGR. Adolescência. Guia de Medicina Ambulatorial e Hospitalar da UNIFESP-EPM. São Paulo, Manole, 2008.

Yamamura Y, Yamamura ML. Propedêutica Energética – Exame da língua e pulsologia chinesa. São Paulo, Center-AO, 2009.

Yamamura Y, Yamamura ML. Propedêutica Energética – Inspeção e Interrogatório. São Paulo, Center-AO, 2010.

Yamamura Y; Yamamura ML Emoções e Dor do Sistema Musculoesquelético. In: Yamamura Y, Yamamura ML Acupuntura - Guia de Medicina Ambulatorial e Hospitalar da UNIFESP-EPM. São Paulo, Manole (no prelo).

Yamamura Y, Yamamura ML Uso da Técnica de SYAOL M nas Dores Crônicas. In: Yamamura Y, Yamamura ML. Acupuntura - Guia de Medicina Ambulatorial e Hospitalar da UNIFESP-EPM. São Paulo, Manole (no prelo).

Yamamura Y, Yamamura ML Emoções e Adoecimento. Tratamento pela Técnica de Mobilização do Qi Mental. São Paulo, Center-AO (no prelo).

Zhang Y. ECIWO and its applications to medicine. Jinan (China), Shandong Press of Science and Technology, 1991.

Zhenguo Y. Anatomical atlas of acupuncture points. Shangai, Donica Publishing. 2003.

Índice remissivo

2º osso metacarpiano 32
3ª articulação (C3-C4) Po (tristeza, angústia)
      468
7ª articulação (C7-T1) *Hun* (raiva, revolta) 471
11ª articulação (T4-T5) *Yi* (preocupação
      excessiva) 476
14ª articulação (T7-T8) *ZHI* (medo, temor
      insegurança) 478

A

Acidente vascular cerebral 27
Acupuntura dos Ossos do Crânio 28
Acupuntura Escalpeana 27
Acupuntura Vertebral do Sistema Yamamura
      480
Aftas bucais 288
Algias Viscerais 152
Alto 14
Alzheimer 27
Aplicação(ões)
   da técnica de Acupuntura das Suturas
         Cranianas 492
   clínicas do SYAOL 185
Artralgia 197
Artrites 192, 279
Artrose 381, 444
Asma brônquica 331, 470

B

B-27 (*Pangguangshu*) 15
Baço 449

Baixo 14
Bexiga 327, 413, 456
Bronquite crônica com enfisema pulmonar e
      estado de tristeza 469
Bursite
   pertrocantérica 215, 379
   pré-patelar 217
   subolecraniana do cotovelo 498

C

Calcanealgia 281
Cefaleia 122, 338, 339, 355, 161, 432, 433
   catamenial 125
   de origem *Wei* (Estômago) 126
   frontal de origem *Gan* (Fígado) 122
Cervicalgia 128, 298, 340, 392, 431, 479, 518,
      527
   Shao Yang 128
Chong Mai 102
Choque emocional 288
Cifose torácica 361
Cinco *Jing* dos *Zang* (Órgãos) 30
Cinco Movimentos (Água, Madeira, Fogo,
      Terra, Metal) 1, 9
Cinco *Zang* (Órgãos) 18, 29
Cólica menstrual 514
Coluna vertebral 384, 425
Condromalácia de patela 217
Constipação intestinal 322
Correspondência do corpo humano com o osso
      longo 33
Couro cabeludo 27

Coxa 271
Coxalgia 129, 272, 400, 441

D

Da Chang (Intestino Grosso) 7
Dai Mai 93
Dedo em gatilho 304
Desenvolvimento embriológico de membros
superiores e inferiores 3
Diafragma 13
Disfunção erétil 326
Dismenorreia 328
Doença de Parkinson 27
Dor(es)
  aguda no quadril 307
  articular
    de origem Céu 189
    de origem Homem 190
    de origem Terra 190
    metacarpocárpica do polegar 398
    metatarsofalângica do hálux 403
  crônicas do sistema musculoesquelético 89
  de artrose de joelho 218
  de calcâneo 280
  de Cotovelo 207
  de membro superior 203
  de ombro 203
  do esterno 416
  do membro inferior 214
  pelo corpo todo 475
  na ATM 513
  na Clavícula 224
  na Coluna Vertebral 224, 228
  na fossa poplítea 219
  na inserção do tendão quadricipital 217
  na mão 212
  na "pata de ganso" (joelho) 219
  na região anterior do joelho 217
  na região interescapular 265
  nas Costelas 226
  no dorso do pé 346
  no entorno da cabeça do rádio 211
  no ligamento radiocarpiano do punho 437
  no quadril 214, 215, 306

  nos punhos 212, 438
  no tendão do calcâneo 309, 382, 403
  dor no tendão patelar 217
  no tornozelo 220, 444
  pontual no B-11 (Dazhu) 286
  precordial 361
Dorsalgia 264, 371, 380, 391, 475
Dorsolombalgia 430
Du Mai 91

E

Eixo sagital 15
Embriologia do membro superior 4
Emoções 51
  agudas 466, 528
  crônicas 466, 529
  destrutivas 463
  sentido de "Movimento" 51
  sentido de "Vida" 62
Encéfalo 36
Endometriose 328
Enxaqueca 122, 392, 417, 432
Epicondilite
  lateral do cotovelo 343, 436
  lateral do úmero 209
  medial 303
  medial do úmero 210
Escalpo 27
Escoliose cervical 370
Estado de medo excessivo 479
Estômago 318, 409
Evolução do *Yang* e do *Yin* na Natureza 7
Extremidade
  Yang (Alto) 29
  Yin (Baixo) 29

F

Fei (Pulmão) 1, 2, 10, 48, 464
Fígado 319, 412, 449
Fontanelas 233
Formigamento das mãos 250
Fu (Vísceras) 3, 15, 30

G

Gan (Fígado) 1, 2, 48, 465
Gastrite 287, 288, 319, 410, 411, 450, 477, 502
Gestante 262
Gonalgia 274, 275, 308, 345, 401, 402, 442, 443, 517, 509, 216
Grande Luo do
  Pi (Baço/Pâncreas) 147
  Wei (Estômago) 149

H

Hemicorpo direito 14
Hepatite medicamentosa 321
Hérnia de disco 273
  intervertebral 429
  intervertebral entre C3-C4 e de C4-C5 467
Herpes-zóster 266, 267
Hiperextensão do tronco 361
Hipertensão arterial 330
Hipertrofia prostática 327
Hun (Criatividade) 2, 18, 465

I

Incontinência urinária 285, 417
Infecção urinária 459
Insônia 475
Intestino
  grosso 322, 413, 452
  preso com fezes em cíbalos 288

J

Jing Luo (Meridianos e Colaterais) 3
Jing Shen 18, 22
Jing Shen (Quintessência Energética) 30

L

Lianquan 26
Linha de implantação dos cabelos (LIC) 256
Localização
  clínica dos órgãos internos 315

dos pontos Iong/Iu dos Meridianos Principais Yin da mão e do pé 114
e palpação dos pontos de correspondência do corpo humano em um osso longo 38
Lombalgia 61, 131, 269, 289, 295, 325, 344, 355, 368, 388, 417, 427, 443, 452, 454-458, 499, 512, 515, 524-526
  com limitação e retificação da coluna vertebral 473, 475
  crônica sem irradiação 480
  por deficiência de Shen (Rins) 40, 131
  sem irradiação 479
  Shao Yang 132
Lombociatalgia 429
Lombodorsalgia 362
Lombossacralgia 418
Lordose cervical 361
Luo (Conexão) do Du Mai 150

M

Mandíbula 333
Marcha claudicante 444
Medo 58
Membro
  inferior 399
  superior 393
Meridiano(s)
  Curiosos 18, 85
    Chong Mai 421
    Du Mai 69
    órgãos internos 96
    Ren Mai 421
    sistema musculoesquelético 85
  Principal do
    Da Chang (Intestino Grosso) 42, 115, 118, 121, 159, 179
    Dan (Vesícula Biliar) 46, 71, 94, 124, 129, 135, 140, 145, 162, 194
    Fei (Pulmão) 11, 42, 76, 99, 101, 143, 149, 157, 180, 469
    Gan (Fígado) 70, 125, 160, 172, 177
    Pangguang (Bexiga) 46, 88, 91, 136, 146, 166, 182, 196

Pi (Baço/Pâncreas) 44, 73, 103, 148, 163, 176

Sanjiao (Triplo Aquecedor) 44, 108, 123, 168

Shen (Rins) 46, 98, 165, 173

Wei (Estômago) 44, 74, 75, 117, 119, 127, 142, 144, 150, 164, 178

Xiao Chang (Intestino Delgado) 44, 95, 134, 147, 151, 156, 183, 184, 195

Xiao Chang (Intestino Grosso) 92

do *Xin Bao Luo* (Circulação-Sexo) 43, 66, 181

Xin (Coração) 44, 154, 174, 175

Distintos do 50

Fei-Da Chang (Pulmão-Intestino Grosso) 75

Gan/Dan (Fígado/Vesícula Biliar) 69

Pi-Wei (Baço/Pâncreas-Estômago) 73

Shen-Pangguang (Rins-Bexiga) 79

Xin-Xiao Chang (Coração-Intestino Delgado) 81

Secundários 110

Tendinomusculares 137

Microssistemas 18

Yang 22

Mo (Alarme) 15

Movimento

Água 12, 48

Fogo 11, 48

Madeira 48

Metal 11, 48

Terra 11

N

Nariz 505

Náuseas 288

Neurônios do corno

anterior

contralateral 35

homolateral 35

anterolateral 35

anterolateral contralateral 35

O

Ombralgia 60, 55, 158, 120, 205, 301, 341, 395, 414, 420, 435, 461, 475, 511, 523

Yang Ming (Da Chang) 118

Ombrodorsalgia 462

Orelha 24

Órgãos Internos 313, 408, 445

Orifícios inferiores 327, 413, 456

Osso(s)

esterno 421

do crânio 28

longos 37

metacarpos e metatarsos 519

nasal 503

occipital 290, 406

Osteoporose 431

P

Palpitação crônica 330

Pâncreas 449

Pangguang (Bexiga) 15, 22

Parestesia

da hemiface direita 513

dos membros superiores 474

dos pés 249

Parkinson 251

Patela 384

Periósteo 37

Personalidade "bonzinho/cooperador" 62

Pi (Baço/Pâncreas) 1, 2, 48, 465, 477

Plano mediano 13

Plantalgia 282

Po 18

Ponto Craniométrico

Astério (PC-A) 241, 249, 315

Bregma (PC-B) 240, 251

Lambda (PC-L) 239, 248, 315

Násio (PC-N) 242, 504

Ptério (PC-P) 237, 244

Pontos

Curiosos 184

de Acupuntura 178

Jing 184

Shu do Dorso 23
Po (Sensibilidade) 2
Problemas familiares 475
Processo degenerativo da 4ª articulação (C4-C5) 467
Próstata 327, 413, 456
Prostatismo 285

Q

Qi (Energia) 18
Quintessência Energética 18

R

Regiões pré-auricular e occipital 26
Relação
  dos Meridianos Distintos
    da Mão com os Meridianos Principais 67
    do Pé com os Meridianos Principais 68
  dos Meridianos Principais
    Yang e seus pontos *Ion/Iu* com a teoria dos Cinco Movimentos 113
    Yin e seus pontos *Iong/Iu* de acordo com a teoria dos Cinco Movimentos 113
  entre os *Zang* (Órgãos) e os *Fu* (Vísceras) 171
  dos *Zang* (Órgãos) com níveis da coluna vertebral 463
Retite actínica 286, 323
Rins 413, 453
Rizartrose do punho 398
Rouquidão 284

S

Sacralgia 297
Santai (Três Forças) 425
Seis *Fu* (Vísceras) 29
Shangjiao (Aquecedor Superior) 169
Shen 19
  Consciência 2, 19
  Coração 466
  Qi 1
    Energia dos Rins 12

Energia Essencial 20
  Energia Mental 231, 463, 464, 465
  Rins 1, 2, 30, 48, 466, 478
Shu-Mo 15
Síndrome do túnel do carpo 497
Sinovite 217
Sistema
  cardiopulmonar 329, 419, 459
  musculoesquelético 85
  reprodutor 453
Sistema Yamamura de Acupuntura 528
  Articular e Periarticular (SYAA) 189
  da Linha de Implantação dos Cabelos (SYALIC) 254
  da Mandíbula 333, 336, 338
  da Patela (SYA Patela) 384, 408
    e sistema musculoesquelético 384
    e *Zang Fu* (Órgãos e Vísceras) 404
  das Suturas Cranianas 481
    e Estruturas da Face 486
    e Membro Superior 486
    e *Zang Fu* (Órgãos e Vísceras) 488
  do Esterno
    e Membro Superior 433
    e *Zang Fu* (Órgãos e Vísceras) 445
  dos Músculos (SYA Músculos) 347
  dos Ossos
    Esterno (SYA Esterno) 421, 447
    Longos (SYAOL) 15, 29, 50, 85, 110
    Metacarpos e Metatarsos 519
    Nasal 503, 508, 509
    Occipital (SYAOO) 290, 317, 318
  dos Pontos Craniométricos 230
  dos Trajetos Musculares (SYA Trajetos Musculares) 347
    anterior 356
    oblíquo 362
    Posterior 348
  Vertebral 463
Sistema *Yin* do *Jing Shen* 29
Suturas cranianas 481
SYALIC
  e joelho 271
  e membro inferior – quadril 271
  e membro superior 260

e órgãos e estruturas internos 283
e o segmento cefálico e cervical 256
e pé 278
e perna 275
e região lombossacra 267
e região torácica 260
SYAOO
e membro inferior 304
e membro superior 299
e Sistema Musculoesquelético e coluna
vertebral 293
e Zang Fu (Órgãos e Vísceras) 311
SYA Patela e
Coluna Vertebral 384
Estômago 409
Fígado 412
Membro Inferior 399
Membro Superior 393
Sistema Cardiopulmonar 419

T

Técnica
Alto/Baixo 17
de Analgesia Clínica pelo uso dos
Meridianos Unitários (Seis Grandes
Meridianos) 116
de inserção de agulha de acupuntura no
periósteo do osso longo 39
de palpação ungueal dos micropontos
situados no periósteo de osso longo
38
ECIWO (*Embryo Containing the Information
of the Whole Organism*) 32
Tendinite radiocarpiana 516
Tenossinovite 397
estenosante de De Quervain 516
Teoria dos Cinco Movimentos 2
Tian Qi (Energias Celestes) 7
Trajetos dos Meridianos Principais
da mão 5, 43
do pé 6, 45
Tratamento
da Terra 529
de afecções

do Meridiano Tendinomuscular 139
dolorosas de Meridianos Principais 115
do Céu 528
do Homem 531
Tremores 251
Tronco do corpo humano 404

U

Urina arenosa 416
Útero 327, 413

V

Varizes 277
VC-3 (*Zhonqji*) 15
Vesícula biliar 449
Vômitos 288

X

Xiajiao (Aquecedor Inferior) 171
Xin Bao Luo (Circulação-Sexo) 167, 464
Xin (Coração) 1, 2, 48, 152, 464
Xin Encefálico (Coração Encefálico) 466

Y

Yang 14, 16
Yang Qiao Mai 86
Yi (Pensar) 2, 19, 230, 465
Yin 14, 16
Yin Qiao Mai 97
Yin Wei Mai 106
YNSA (*Yamamoto New Scalp Acupuncture*) 26
Yuan Dao Ci 15

Z

Zang Fu (Órgãos e Vísceras) 15, 231, 2, 404,
152
Zang (Órgãos) 1, 3
Zhi (Execução da Vontade) 2, 19
Zhongjiao (Aquecedor Médio) 170
Zumbido 501